U0195836

CHANGJIAN HULI GUIFAN YU HULI YANJIU

常见护理规范与
——护理研究

主编 刘 莉 刘文织 朱 芳 韩秀霞

张亚囡 张素贞 杨艳霞

上海科学技术文献出版社

Shanghai Scientific and Technological Literature Press

图书在版编目（CIP）数据

常见护理规范与护理研究 / 刘莉等主编 .-- 上海：
上海科学技术文献出版社,2023
ISBN 978-7-5439-8975-7

Ⅰ.①常… Ⅱ.①刘… Ⅲ.①护理学 Ⅳ.①R47

中国国家版本馆CIP数据核字（2023）第206676号

组稿编辑：张 树
责任编辑：应丽春
封面设计：宗 宁

常见护理规范与护理研究

CHANGJIAN HULI GUIFAN YU HULI YANJIU

主 编：刘 莉 刘文织 朱 芳 韩秀霞 张亚囡 张素贞 杨艳霞
出版发行：上海科学技术文献出版社
地 址：上海市长乐路746号
邮政编码：200040
经 销：全国新华书店
印 刷：山东麦德森文化传媒有限公司
开 本：787mm×1092mm 1/16
印 张：22.25
字 数：570 千字
版 次：2023年8月第1版 2023年8月第1次印刷
书 号：ISBN 978-7-5439-8975-7
定 价：198.00 元

编委会

◎ **主 编**

刘 莉　刘文织　朱 芳　韩秀霞

张亚囡　张素贞　杨艳霞

◎ **副主编**

常 君　侯树贞　陈倩倩　李秀丽

左芳蕾　方 芳　武莹莹　蒋宝娥

王 娟

◎ **编 委**（按姓氏笔画排序）

王 娟（贵州中医药大学第二附属医院）

王 璐（青岛市第五人民医院）

王海燕（淄博市周村区人民医院）

王新营（冠县人民医院）

方 芳（三峡大学附属第二人民医院/宜昌市第二人民医院）

左芳蕾（山东省鱼台县人民医院）

朱 芳（临朐县中医院）

刘 莉（枣庄市中医医院）

刘文织（枣庄市立医院）

李秀丽（广州市黄埔区九佛街社区卫生服务中心）

杨艳霞（昌乐县人民医院红河分院）

张亚囡（巨野县北城医院）

张争粉（山东中医药大学附属医院）

张素贞（山东省菏泽市定陶区人民医院）

陈倩倩（新疆医科大学附属肿瘤医院）

陈翠翠（泰安市中心医院）

武莹莹（山东第一医科大学第二附属医院）

侯树贞（山东省滨州市无棣县人民医院）

常 君（山东省淄博市桓台县索镇耿桥卫生院）

蒋宝娥（滕州市中心医院）

韩秀霞（山东省利津县中医院）

前 言
FOREWORD

护理学是以自然科学和社会科学理论为基础的综合性应用学科,其理论性和实践性都很强。临床工作中,患者的病情可能瞬息万变,尽管及时、正确的诊疗工作能有效地缓解患者症状,但大部分细致的工作需要由护理人员来完成;而护理人员在日常护理工作中对患者病情的有效观察,也为诊疗工作的进行提供了精确的数据和有效的信息。由此可见,护理工作早已成为临床医疗工作中不可或缺的重要环节,它在帮助患者康复的同时,也加快了医学发展的步伐。但目前市场上缺乏具有护理学专业特点、符合临床护理工作需要、针对护理新技术及其临床应用的实用参考书。为此,我们组织了一批临床实践经验丰富的专家,编写了《常见护理规范与护理研究》一书。

本书以护理理论为依据,充分体现了以服务对象为中心的整体护理理念,广泛吸取和借鉴了国内外最新的护理技术操作标准,系统介绍了基础护理操作技术及其临床应用。本书具有以下特点:①内容全面,为护理操作提供了理论依据,便于护理人员联系实际工作,更好地理解和掌握操作步骤;②对疾病的介绍主要从护理评估、护理诊断、护理目标、护理措施等方面进行,体现了整体护理思想和护理专业特点;③从实际出发,内容详略得当、重点突出,具有较强的指导性和操作性。本书既可供各级医疗机构的临床护理工作者参考使用,也可作为护理专业学生和教师的参考书。

由于编者编写时间仓促,再加上自身学识水平和工作实践存在局限,本书可能存在疏漏之处。为了进一步提高本书的质量,诚恳地希望各位读者不吝赐教,提出宝贵意见。

《常见护理规范与护理研究》编委会
2023 年 5 月

目 录
CONTENTS

第一章

护理学概述

第一节　护理学的发展史

人们把护士比作"无翼天使"，象征着护士职业的崇高，护士是以人类的健康为服务目标的科技工作者，犹如天使护卫着人们的生命和健康。100 多年来，护理学与医学一同发展，经历了自我护理、简单的清洁卫生护理、以疾病为中心的护理、以患者为中心的护理，直至以人的健康为中心的护理的发展历程。通过实践、教育和研究，不断得到了充实和完善，逐渐形成了特有的理论和实践体系，成为一门独立的学科。

护理产生于人类生存的需要，护理学的发展与人类的文明和健康息息相关。学习护理学的发展历史，可以使护士了解护理学发展过程中的经验及教训，分析及把握现在，预测未来，更好地满足社会对护理服务的需要，提高人们的健康水平。

一、国外护理学的发展史

自有人类以来就有护理，护理是人们谋求生存的本能和需要。因此，可以说护理学是最古老的艺术，最年轻的专业。

（一）人类早期的护理

有了人类就有了生老病死，也就逐渐形成医疗和护理的实践活动。在古代，为谋求生存，人类在狩猎、与自然灾害抗争的活动中难免会有疾病、创伤，人们以自我保护式、互助式、经验式、家庭式等爱抚手段与疾病和死亡做斗争，由此积累了丰富的医疗、护理经验。在古埃及，以木乃伊的制作著称于世，尸体防腐、尸体包裹即为绷带包扎术的创始，还有止血、伤口缝合，以及用催吐、灌肠净化身体等护理技术；在社会发展进程中，人类逐渐认识到进熟食可减少胃肠道疾病，开始了解饮食与胃肠疾病的关系；将烧热的石块或炒热的沙放在患处以减轻疼痛，这就是最原始而简单的热疗。古罗马十分重视个人卫生和环境卫生，修建公共浴室，修建上、下水道以供应清洁的饮水。印度最早有关医学的记载，见于公元前 1600 年婆罗门教的经典《吠陀经》，以此作为戒律、道德及医药行为的准则；它还包括治疗各种疾病的论述和要求人们有良好的卫生习惯，如每天刷牙、按时排便、洗涤等，叙述了医药、外科及预防疾病等方面的内容。在人类社会早期，由于科学技术的落后，医、药、护理活动长期与宗教和迷信活动联系在一起。公元初年基督教兴起，开始了教会长达 1 000 多年对医护的影响。教徒们在传播信仰、广建修道院的同时，还开展了医病、济

1

贫等慈善事业,并建立了医院。这些医院最初为收容徒步朝圣者的休息站,后来发展为收治精神病、麻风病等疾病的医院及养老院。一些献身于宗教的妇女,在从事教会工作的同时,还参加对老弱病残者的护理,并使护理工作从家庭走向社会。她们当中多数人未受过专门的训练,但他们工作认真,服务热忱,有奉献精神,受到社会的赞誉和欢迎。这是早期护理工作的雏形,对以后护理事业的发展有良好的影响。

(二)中世纪的护理

中世纪(476-1500年),由于政治、经济、宗教的发展,频繁的战争,疾病的流行,欧洲对医院和护士有了迫切需要,这对护理工作的发展起到了一定的促进作用,护理逐渐由"家庭式"迈向了"社会化和组织化的服务",形成了宗教性、民俗性及军队性的护理社团。各国虽然建立了数以百计的大小医院,但条件极差。各种疾病的患者混杂住在一起,因此患者和医护人员的交叉感染率和病死率极高。这些医院大多受宗教控制,担任护理工作的多为修女,她们缺乏护理知识,得不到任何护理培训的机会,又无足够的护理设备,更谈不上护理管理。因此,当时的护理工作仅仅局限于简单的生活照料。

(三)文艺复兴时期与宗教改革时期的护理

文艺复兴使欧洲各国的政治经济发生了变化,科学的进步带动了医学的迅速发展。在此期间,人们摆脱了对疾病的迷信,对疾病的治疗有了新的依据。文艺复兴以后,因慈善事业的发展,护理逐渐摆脱教会的控制,从事护理的人员开始接受部分的工作训练以专门照顾伤病者,类似的组织相继成立,护理开始走向独立职业之旅。发生于1517年的宗教革命,使社会结构发生了变化,妇女地位下降,多数修道院及教会医院被毁或被关闭,从事护理工作的修女也受到迫害,纷纷逃离医院,教会支持的护理工作由此停顿,导致护理人员极度匮乏。为了满足护理需要,一些未经培训的妇女进入护理队伍,她们既无经验又无适当训练,也缺乏宗教热忱,致使护理质量大大下降,护理的发展进入了历史上的黑暗时期。

(四)南丁格尔的贡献与现代护理的诞生

19世纪中期,由于科学的不断发展,欧洲相继开设了一些护士训练班,护理的质量和地位有了一定的提高。1836年,德国牧师西奥多·弗里德尔建立了世界上第一个较为正规的护士训练班。南丁格尔曾在此接受了3个月的护士训练,现代护理的发展主要是从南丁格尔时代开始的。

1.南丁格尔的事迹

19世纪中叶,南丁格尔首创了科学的护理专业,护理学理论才逐步形成和发展,护理学教育也逐步走上了正轨。国际上称这个时期为"南丁格尔时代",这是护理学发展的一个重要转折点,也是现代护理学的开始。

南丁格尔,英国人,1820年5月12日生于意大利的佛罗伦萨,她家境优越,受过高等教育,具有较高的文化修养。她乐于关心和照顾受伤的患者,立志要成为一位为患者带来幸福的人。

1854-1856年,英、法等国与俄国爆发了克里米亚战争。战争开始时,英军的医疗救护条件非常低劣,伤员死亡率高达42%。当这些事实经报界披露后,国内哗然。南丁格尔立即写信给当时的英国陆军大臣,表示愿意带护士前往前线救护伤员。获准后,南丁格尔率领38名护士奔赴战地医院。在前线,南丁格尔充分显示了她各方面的才能,她利用自己的威望进行募捐活动,并用募到的3万英镑为医院添置药物和医疗设备,改善伤员的生活环境和营养条件,整顿手术室、食堂和化验室,很快改变了战地医院的面貌,只能收容1 700名伤员的战地医院经她安排竟可收治3 000～4 000名伤员。在这里,她的管理和组织才能得到充分发挥。6个月后,战地医院发生了巨大的变化,伤员死亡率从 42％迅速下降至 2.2％。这种奇迹般的有目共睹的护理效果震动了全国,同时改变了英国朝野对护士们的评价并提高了妇女的地位,护理工作从此受到社会重视。南丁格尔建立了护士巡视制度,每天夜晚她总是提着风灯巡视病房,一夜巡视的路程在7 千米以上。许多士兵回英国后,把南丁格尔在战地医院的业绩编成小册子和无数诗歌流传各地。有一首诗在 50 年之后仍在英国士兵们重逢时传诵,诗中称"南丁格尔是伤员的保卫者、守护神,毫不谋私,有一颗纯正的心,南丁格尔小姐是上帝给我们最大的福祉"。南丁格尔终身未婚,毕生致力于护理的改革与发展,将一生贡献给了护理事业。

2.南丁格尔的贡献

(1)为护理的科学化发展提供了基础:南丁格尔对护理事业的杰出贡献,在于她使护理走向科学的专业化轨道,并成功地使护理从医护合一的历史状态中分离出来。基于她的努力,护理逐渐摆脱了教会的控制及管理而成为一种独立的职业。她认为"护理是一门艺术,需要以组织性、实务性及科学性为基础",她确定了护理学的概念和护士的任务,提出了公共卫生的护理思想,形成并发展了独特的环境学说,开创了护理理论研究的先河。她对护理专业及其理论的精辟论述,形成了护理学知识体系的雏形,奠定了近代护理理论基础,确立了护理专业的社会地位和科学地位,推动护理学成为一门独立的学科。

(2)创办了世界上第一所护士学校:经过克里米亚战场的护理实践,南丁格尔深信护理是科学事业,护士必须要经过严格的科学训练,同时还应是具有献身精神、品德高尚、在任何困难条件下都能护理伤病员的有博爱精神的人。1880 年,南丁格尔在伦敦圣托马斯医院用"南丁格尔基金"创建了世界上第一所护士学校——南丁格尔护士训练学校,开创了正规护理教育的新纪元。早年毕业于南丁格尔护士训练学校的学生,后来都成为护理骨干,她们在各地推行护理改革,创建护士学校,弘扬"职业自由,经济独立,精神自立"的南丁格尔精神,使护理工作有了崭新的局面。

(3)著书立说指导护理工作:南丁格尔一生写了大量的笔记、书信、报告和论著等,其中最著名的是《医院札记》和《护理札记》。在《医院札记》中,她阐述了自己对改革医院管理及建筑方面的构思、意见及建议。在《护理札记》中,她阐述了自己的护理思想及对护理的建议。这两本书多年来被视为各国护士必读的经典护理著作,曾被翻译成多种文字。直到今日,她的思想和理念对护理学仍有指导意义。

(4)创立了一整套护理制度:南丁格尔强调在设立医院时必须先确定相应的政策,采用系统化的护理管理方式,制定医院设备及环境方面的管理要求,从而提高护理工作效率及护理质量。在护理组织机构的设立上,要求每个医院必须设立护理部,并由护理部主任来管理护理工作;要适当授权,以充分发挥每位护理人员的潜能。

(5)其他方面:南丁格尔强调了护理伦理及人道主义观念,要求护士不分信仰、种族、贫富,平等对待每位患者。同时,注重护理人员的训练及资历要求等。

南丁格尔以高尚的品德、渊博的知识和远大的目光投身护理工作,开创了科学的护理事业,提高了护理专业和护理人员的地位,对医院管理,环境卫生、家庭访视、生命统计及红十字会等都有较大贡献,为了纪念南丁格尔,在伦敦圣托马斯医院、印度及佛罗伦萨等地均铸有她的塑像,以供后人景仰。1907 年,为表彰南丁格尔在医疗护理工作中的卓越贡献,英国国王授予她最高国民荣誉勋章,这使得她成为英国首位获此殊荣的妇女。1912 年,国际护士会(ICN)倡议各国医院和护士学校在每年 5 月 12 日(南丁格尔诞辰日)举行纪念活动,并将 5 月 12 日定为国际护士节,以缅怀和纪念这位伟大的女性,旨在激励广大护士继承和发扬护理事业的光荣传统,以"爱心、耐心、细心、责任心"对待每一位患者,做好护理工作。国际红十字会设立南丁格尔奖章,作为各国优秀护士的最高荣誉奖,每 2 年颁发 1 次。我国从 1983 年开始参加第 29 届南丁格尔奖评选活动,至 2017 年已有 81 位优秀护士获此殊荣。

3.现代护理学的诞生

19 世纪以后,现代护理学的诞生与各国经济、文化、教育、宗教、妇女地位及人民生活水平的改善有很大的关系。护理学在世界各地的发展很不平衡,总体来看,西方国家的护理学发展较快,护士的地位相对较高,其他国家的护理学发展相对滞后。现代护理学的发展实际上就是一个向专业化发展的过程,主要表现在以下几个方面。

(1)护理教育体制的建立:自 1860 年以后,欧美许多国家的南丁格尔式的护士学校如雨后春笋般出现,并逐渐完善了护理高等教育体系。以美国为例,1901 年约翰霍普金斯大学开设了专门的护理课程;1924 年耶鲁大学首先成立护理学院,学生毕业后取得护理学士学位,并于 1929 年开设硕士学位;1964 年加州大学旧金山分校开设了第一个护理博士学位课程。世界其他国家和地区也创建了许多护士学校及护理学院,形成了多层次的护理教育体例。

(2)护理向专业化方向的发展:主要表现在对护理理论的研究及探讨、对护理科研的重视及投入和各种护理专业团体的形成。护理学作为一门为人类健康事业服务的专业,得到了进一步的发展及提高。

(3)护理管理体制的建立:自南丁格尔以后,世界各国都相继应用南丁格尔的护理管理模式,并将管理学的原理及技巧应用到护理管理中,强调了护理管理中的人性管理,并指出护理管理的核心是质量管理,对护理管理者要求更加具体及严格,如美国护理协会(ANA)对护理管理者有具体的资格及角色要求。

(4)临床护理分科的形成和深化:从 1841 年开始,特别是第二次世界大战结束以后,由于科学技术的发展及现代治疗手段的进一步提高,使护理专业化的趋势越来越明显,如目前在美国,除了传统的内、外、妇、儿、急等分科,还有重症监护、职业病、社区及家庭等不同分科的护理。

(5)护理专业团队的成立:1899 年,国际护士会(ICN)在英国伦敦正式成立,现总部设在瑞士日内瓦。ICN 是世界各国自治的护士协会代表组织的国际护士群众团体,到目前已由创立之初的 7 个成员国扩大到 111 个会员国,拥有会员 140 多万人。ICN 的使命是"代表全世界的护士推进护理专业的发展,影响卫生政策的制定"。

(五)现代护理学的发展

现代护理学的发展过程也是护理学科的建立和护理专业形成的过程。自南丁格尔开办护士学校,创建护理专业以来,护理学科不断变化和发展。从护理学的实践和理论研究来看,护理学的变化和发展可以概括性地分为以下 3 个阶段。

1.以疾病为中心的护理阶段

以疾病为中心的护理阶段(19 世纪 60 年代至 20 世纪 50 年代)出现在现代护理发展的初期,当时医学科学的发展逐渐摆脱了宗教和神学的影响,各种科学学说被揭示和建立。在解释健康与疾病的关系上,人们认为疾病是由于病原体或外伤等外因引起的机体结构改变和功能异常,"没有疾病就是健康",导致医疗行为都围绕着疾病进行,以消除病灶为基本目标,形成了"以疾病为中心"的医学指导思想。受这一思想影响,加之护理还没有形成自己的理论体系,协助医师诊断和治疗疾病成为这一时期护理工作的基本特点。

以疾病为中心的护理特点:①护理已成为一种专门的职业;②护理从属于医疗,护士是医师的助手;护理工作的主要内容是执行医嘱和各项护理技术操作,并在对疾病进行护理的长期实践中逐步形成了一套较为规范的疾病护理常规和护理技术操作规程。

2.以患者为中心的护理阶段

以患者为中心的护理阶段为20世纪50年代至20世纪70年代。随着人类社会的不断进步和发展,20世纪40年代,社会科学中许多有影响的理论和学说相继被提出和确定,如系统论、人的基本需要层次论、人和环境的相互关系学说等,为护理学的进一步发展奠定了理论基础,促进人们重新认识人类健康与心理、精神、社会环境之间的关系。1948年世界卫生组织(WHO)提出了新的健康观,为护理的研究开拓了领域,20世纪50年代,"护理程序"和"护理诊断"的提出与运用使护理有了科学的工作方法。护理理论家罗杰斯提出的"人是一个整体"的观点受到人们的关住。1977年,美国医学家恩格尔提出了"生物-心理-社会"这一新的医学模式。在这些思想的指导下,护理发生了根本性的变革,从"以疾病为中心"转向"以患者为中心"的护理阶段。

以患者为中心的护理特点:①强调护理是一门专业,护理学的知识体系逐步形成;②以患者为中心,对患者实施身、心、社会等方面的整体护理;③护理人员运用护理程序的工作方法解决患者的健康问题,满足患者的健康需要;④护士的工作场所主要还局限在医院内,护理的服务对象主要是患者。

3.以人的健康为中心的护理阶段

以人的健康为中心的护理阶段为20世纪70年代至今。随着社会的进步,科学技术的发展和人民物质生活水平的提高,人们对健康提出了更高的要求。工业化、城市化、人口老龄化进程加快,使疾病谱发生了很大的变化。过去对人类健康造成极大威胁的急性传染病已得到了较好地控制,而与人的生活方式和行为相关的疾病,如心脑血管疾病、恶性肿瘤、意外伤害等,成为威胁人类健康的主要问题,医疗护理服务局限在医院的现状已不能适应人们的健康需要,人们希望得到更积极更主动的卫生保健服务。1977年,世界卫生组织提出了"2000年人人享有卫生保健"的口号,使"以人的健康为中心"成为广大医护人员特别是护理人员工作的指导思想。

以人的健康为中心的护理特点:①护理学已成为现代科学体系中的一门综合自然、社会、人文科学知识的、为人类健康服务的应用学科;②护理的工作任务由患者转向促进人类健康,工作对象由原来的患者扩大为全体人类,工作场所由医院拓展至社区。

二、中国护理学的发展史

(一)中医学与护理

作为四大文明古国之一,中国的医药学为人类的医药发展做出了大的贡献,其特点是将人看成一个整体,按阴阳、五行、四诊、八纲、脏腑辨别表里、寒热、虚实的证候,采取不同的原则进行针对性的治疗与护理,建立了自己独特的理论体系治疗方法。中国传统医学长期以来医、药、护不分,强调三分治、七分养,养即为护理。在祖国医学发展史和丰富的医学典籍及历代名传记中,均有护理理论和技术的记载,许多内容对现代护理仍有指导意义。春秋时代名医扁鹊提出"切脉、望色、听声、写形,言病之所在",就是护理观察病情的方法。西汉时期写成的《黄帝内经》是我国现存最早的医学经典著作,其中强调对人的整体观念和疾病预防的思想,记载着疾病与饮食调节、精神因素、自然环境和气候变化的关系,如"五谷为养,五果为助,五禽为益,五菜为充""肾病勿食盐""病热少愈,食肉则复,多食则遗,此其禁也",并提出"扶正祛邪"和"圣人不治已病治未病"的未病先防的观念。东汉末年名医张仲景著有《伤寒杂病论》,发明了猪胆汁灌肠术、人工呼吸和舌下给药法。三国时代外科鼻祖华佗医护兼任,医术高明,创"五禽戏"。晋朝葛洪著《肘后方》。唐朝名医孙思邈著有《备急千金要方》,宣传了隔离知识,如传染病患者的衣、巾、枕、镜不宜与人同用,还首创了导尿术。明清时期,瘟疫流行,出现了不少研究传染病防治的医学家,他们在治病用药的同时,十分重视护理,如胡正心提出用蒸汽消毒法处理传染病患者的衣物,还用艾叶燃烧、雄黄酒喷洒消毒空气和环境。中医护理的特点为整体观和辨证施护。中医护理的原则为扶正祛邪;标、本、缓、急;同病异护、异病同护;因时、因地、因人制宜;预防为主,强调治"未病"。中医治疗护理技术有针灸、推拿、按摩、拔火罐、刮痧、气功、太极拳、煎药法、服药法、食疗法等。现代营养学认为,只有全面而合理的膳食营养,即平衡饮食,才能维持人体的健康。最早提出平衡饮食观点的是中国,而且其排列的先后顺序十分科学。

(二)中国近代护理的发展

中国近代护理事业的发展是同国家命运相联系的。在鸦片战争前后,随着西方列强入侵,宗教和西方医学进入中国。1820年,英国医师在澳门开设诊所。1835年,英国传教士巴克尔在广州开设了第一所西医医院,两年后,这所医院以短训班的形式开始培训护理人员。1884年,美国护士兼传教士麦克尼在上海妇孺医院推行现代护理并于1887年开设护士培训班。1888年,美国护士约翰逊女士在福州一所医院里创立了我国第一所正式护士学校。1909年,中国护理界的群众性学术团体中华护士会在江西牯岭成立(1937易名为中华护士学会,1964年改名为中华护理学会)。1920年,护士会创刊《护士季刊》;同年,中国第一所本科水平的护校在北京协和医学院内建立,学制4~5年,5年制毕业学生被授予学士学位,1922年中华护士会加入国际护士会,成为国际护士会的第11个会员国。1931年在江西开办了"中央红色护士学校"。在抗战期间,许多医护人员奔赴延安,在解放区设立了医院,护理工作受到党中央的重视和关怀。1934年,教育部成立医学教育委员会护理教育专业委员会,将护理教育改为高级护士职业教育,招收高中毕业生,护理教育纳入国家正式教育体系。1941年在延安成立了中华护士学会延安分会,毛泽东同志于1941年和1942年两次为护士题词"护士工作有很大的政治重要性""尊重护士,爱护护士"。至1949年,全国有护士学校180多所,护士3万余人。

(三)中国现代护理的发展

新中国成立后,我国的医疗卫生事业有了长足的发展,护理工作进入了一个新的发展时期,特别是党的十一届三中全会以后,改革开放政策进一步推动了护理事业的发展。

1.教育体制逐步健全

1950年,第一届全国卫生工作会议对护理专业的发展做了统一规划,专业教育定位在中专,学制3年,由卫生部(现卫健委)制定全国统一的教学计划和大纲,结束了过去医院办护士学校的分散状态。1961年,北京第二医学院恢复了高等护理教育。1966-1976年,护理教育受到严重影响,护士学校被迫停办。1970年后,为解决护士短缺问题,许多医院开办了2年制的护士培训班。1976年后,中国护理教育进入恢复、整顿、加强和发展的阶段。1979年,卫生部发出《关于加强护理工作的意见》和《关于加强护理教育工作的意见》的通知,统一制定了中专护理教育的教学计划,编写了教材和教学大纲,着手恢复和发展高等护理教育。1980年,南京医学院率先开办高级护理进修班,学制3年,毕业后获大专学历。1983年,天津医学院率先开设了5年制护理本科专业,毕业后获学士学位。1984年1月,教育部联合卫生部在天津召开了全国高等护理专业教育座谈会,决定在医学院校内增设护理专业,培养本科水平的高级护理人才,充实教育、管理等岗位,以提高护理工作质量,促进护理学科发展,尽快缩短与先进国家的差距。这次会议不仅是对高等护理教育的促进,也是我国护理学科发展的转折点。

1985年,全国有11所医学院校设立了护理本科教育。1987年,北京市高等教育自学考试委员会率先组织了护理专业大专水平的自学考试。1992年,北京医科大学护理系开始招收护理硕士研究生,结束了我国不能自主培养护理硕士的历史。2004年,第二军医大学开始招收护理博士生,开始了我国护理博士的教育,形成了中专、大专、本科、硕士生、博士生5个层次的护理教育体系。同时,还注意开展护理学成人学历教育和继续教育。1997年,中华护理学会在无锡召开继续护理学教育座谈会,制定了相应的法规,从而保证了护理学继续教育走向制度化、规范化、标准化,促进了护理人才的培养,推动了护理学科的发展。目前,全国不仅有650多所从事大专、中专护理教育的院校,170多所能够进行本科护理教育的院校,60多所高校招收护理硕士研究生,还培养出一批护理学博士。截至2015年年底,我国注册护士总数达到324万人,大专及以上护士占比达到62.5%。

2.临床实践不断深化

1950年以来,临床护理工作一直以疾病为中心,护理技术操作常规多围绕完成医疗任务而制定,护士是医师的助手,护理工作处于被动状态。1980年以后,随着改革开放政策的落实,逐渐引进国外有关护理的概念和理论,认识到人的健康受生理、心理、社会、文化等诸多因素的影响,护理人员开始加强基础护理工作,分析、判断患者的需求,探讨如何进行以人为中心的整体护理,开始应用护理程序的方法主动为患者提供护理服务,护理工作的内容和范围不断扩展。护理人员的专业水平日益提高,器官移植、显微外科、大面积烧伤、重症监护、介入治疗、基因治疗等专科护理,中西医结合护理,家庭护理,社区护理等迅猛发展。

3.护理管理日趋成熟

(1)健全了护理指挥系统:为加强对护理工作的领导,国家卫生部医政医管局下设医疗与护理处,负责管理全国护理工作,制定有关政策法规。各省、市、自治区卫生和计生委在医政处下设专职护理管理干部,负责管辖范围内的护理工作。各级医院健全了护理管理体制,以保证护理质量。

(2)建立了晋升考核制度:1979年,国务院批准卫健委颁发的《卫生技术人员职称及晋升条例(试行)》,明确规定了护理专业人员的技术职称分为"护士""护师""主管护师""副主任护师""主任护师"5级。根据这一条例,各省、市、自治区制定了护士晋升考核的具体内容与办法,使护理人员具有了完整的晋升考试制度。

(3)实施了护士执业资格考试和执业注册制度:1993年3月,卫生部颁发了我国第一个关于护士执业与注册的部长令和《中华人民共和国护士管理办法》。1995年6月,在全国举行首次护士执业资格考试,考试合格获得执业证书,方可申请注册。2008年5月12日起施行《护士条例》,我国护理管理逐步迈上了标准化、法制化的管理轨道。

4.护理研究逐渐深入

1990年后,接受高等护理教育培养的学生进入临床、教学和管理岗位,我国的护理研究有了较快的发展。护理科学研究在选题的先进性、设计的合理性、结果的准确性、讨论的逻辑性方面均有较快的发展。一些高等护理教育机构或医院设立了护理研究中心,为开展护理研究提供场所和条件,所进行的研究课题及研究成果对指导临床护理工作起到了积极作用。1993年,中华护理学会第21届理事会在北京召开首届护理科技进步奖颁奖仪式及成果报告会,并宣布"护理科技进步奖评选标准"及每 2 年评奖一次的决定。护理研究走上了一个更高的台阶。

5.学术交流日益繁荣

1950 年以后,中华护士学会积极组织国内的学术交流。特别是 1977 年以来,中华护理学会和各地分会先后恢复学术活动,多次召开护理学术交流会,举办各种不同类型的专题学习班、研讨会等。中华护理学会和各地护理学会成立了学术委员会和各专科护理委员会,以促进学术交流。1954 年创刊的《护理杂志》复刊,1981 年更名为《中华护理杂志》。《护士进修杂志》《实用护理杂志》等几十种护理期刊相继创刊。护理教材、护理专著和科普读物越来越多。1952 年,中华护士学会开始参加国际学术交流,与南斯拉夫等国家和地区进行护理学术交流。1980 年以后,国际学术交流日益增多,中华护理学会及各地护理学会多次举办国际学术会议、研讨会等,并与多个国家开展互访交流和互派讲学,提供相互了解、学习、交流和提高的机会。各医学院校也积极参与国际学术交流,同时选派一批护理骨干和师资出国深造或短期进修,获硕士学位或博士学位后回国工作。1985 年,卫生部护理中心在北京成立,进一步取得了 WHO 对我国护理学科发展的支持。通过国际交流,开阔了眼界,活跃了学术气氛,增进和发展了我国护理界与世界各国护理界的友谊,促进了我国护理学科的发展。

(四)对中国护理未来发展的展望

1.护理教育高层次化

随着人们对医疗保健需求的增加,使得社会对护理人力资源的水平和教育层次也提出更高的标准。护理人员必须不断学习新知识、新技术来提高自己的能力和水平,护理教育也需依据市场对人才规格的要求,逐步调整护理教育的层次结构。2011 年,国务院学位委员会正式批准护理学为医学门类下属的一级学科,这必将推动我国高等护理教育的科学化、规范化发展,护理学研究生教育将进入规模与质量并进的快速发展轨道。因此,护理教育将向高层次方向发展,高等护理教育将成为教育的主流,大专、本科、硕士、博士及博士后的护理教育将不断地完善和提高。

2.护理实践专科化

临床高科技医疗设备、先进治疗方法的不断更新,以及我国对优质护理服务工程的开展与深化,都对临床护士的专业素质提出了更高的要求。培养高素质的专科护理人才,处理复杂疑难的病例,为患者提供全面及连续性的护理,也是与国际护理学科接轨的重要策略。"十二五"期间实施了专科护理岗位护士的规范化培训工作,至 2015 年为全国培养了 2.5 万名临床专科护士。

3.护理管理标准化

护理管理的宗旨是以优质护理服务为患者提供全面、全程、专业、人性化的护理。通过完善护理质量标准、规范,以促进护理质量的持续改进,提高临床护理服务水平。目前,西方发达国家实施护理质量标准化管理,质量标准包含了护理工作的全部内容,是所有提供护理服务机构的护理质量管理依据。如美国、加拿大护理界制定了相应的护理质量标准指南。我国首次颁布的《临床护理实践指南(2011 版)》,是我国护理走向标准化的起步。该指南明确了临床护理的技术要点,突出对患者的专业评估、病情观察、人文关怀和健康指导,将有效地指导临床护士科学、规范地从事专业实践活动,为患者提供安全、优质的整体护理。此外,随着我国法制化建设的推进,医疗护理的相关法律、法规将不断完善,护理的标准化管理将会逐步取代经验管理。

4.护理工作国际化

护理工作国际化主要是指专业目标国际化、专业标准国际化、职能范围国际化、教育国际化、管理国际化、人才流动国际化。随着全球经济一体化进程的加快,护理领域国际化交流与合作日益深化,跨国护理援助和护理合作增多,知识和人才交流日趋频繁。由于世界性护理人才资源匮乏,使中国的护士有机会迈出国门,进入国际市场就业。2013 年 5 月 8 日,国际护士会恢复中华护理学会的国际护士会会员资格,标志着中国的护理事业真正迈向了国际舞台。面对这种国际化发展趋势,21 世纪的护理人才应该是具有国际意识、国际交往能力、国际竞争能力和相应知识与技能的高素质人才。

5.护理模式特色化

随着护理学科的发展,未来护理人员所采取的护理模式将是以个案为中心的整体性护理。运用护理程序,尊重护理对象的个人自主权益,做到个别性、连续性、整体性的护理服务,强调护理诊断,并以此统一护理专业间的沟通。在我国,将中医护理的理论融入现代护理理论中,创建具有中国特色的护理理论和技术方法已成为一个重要的课题和研究方向。

(刘　莉)

第二节　护理学的定义、特性与研究方法

一、护理学的定义

护理学是以自然科学与社会科学理论为基础,研究有关维护、促进、恢复人类健康的护理理论、知识、技能及其发展规律的综合性、应用性学科。护理学运用了多方面的自然科学理论,如数学、化学、生物学、解剖学和生理学等,同时也综合了大量的社会、人文科学知识,如社会学、心理学、护理美学、行为学和护理伦理学等。护理学的内容及范围涉及影响人类健康的生物、社会心理、文化及精神等各个方面的因素。

二、护理学的特性

(一)科学性

护理学不仅应用了自然科学、社会科学、人文科学理论知识作为基础,而且自身的理论知识体系也有很强的科学性。护理学有专门的护理专业技术操作,同时有伦理准则和道德规范指导护理专业技术操作。

(二)社会性

护理工作面向社会,给社会带来很多效益。社会的进步和改革又影响护理学的发展。

(三)艺术性

护理的对象是人,人兼有自然属性和社会属性。护理学既要研究人的生物属性和结构,又要关注人的心理和社会属性。对于人的生理、心理和社会活动的整体本质的理解,需要从科学和艺术结合的角度去研究。正如南丁格尔指出的:"人是各种各样的,由于社会地位、职业、民族、信仰、生活习惯、文化程度的不同,所患的疾病与病情也不同,要使千差万别的人都能达到治疗和康

复所需要的最佳身心状态,其本身就是一项最精细的艺术。"

(四)服务性

护理是一种服务,护理为人类和社会提供不可或缺的健康服务,是帮助人的一种方式,而不是有形的商品。因此,护理学是一门服务性很强的综合性应用科学,也属于生命科学的范畴。

三、护理学的研究对象与方法

(一)研究对象

随着单纯的生物医学模式向生物-心理-社会医学模式的转变,护理理念发生了根本的变化,护理学的研究对象也由单纯的患者发展到全体的人类,即包括现存健康问题的人、潜在健康问题的人和健康人群,也包括由人组成的家庭、社区和社会。护理的最终目标是提高整个人群的健康水平。

(二)研究方法

护理活动是一项涉及数理化、生物学、医学、工程技术学等自然科学,又涉及心理学、伦理学、社会学等人文社会科学的多学科的综合性实践活动,这既决定了护理研究范围和研究对象的广泛性,也决定了护理研究方法的多样性。护理学研究的类型可以分为2类。

1.实验性研究

实验性研究是按护理研究目的,合理地控制或创造一定条件,并采用人为干预措施,观察研究对象的变化和结果,从而验证假设,探讨护理现象因果关系的一种研究方法。实验性研究以患者为研究对象时,知情同意和保证不损害患者的权益是必须注意的原则。

实验性研究的结果科学客观,有说服力。但是,由于护理研究的问题较难控制各种混杂因素,受到护理实际工作的许多限制;同时由于护理科研起步较晚,护理现象的要素及因素间的联系规律尚未完全清楚,因此实验性研究在护理研究中的应用受到很大的限制。在实际的实验性研究工作中,由于试验条件的限制,不能满足随机分组的原则,或缺少其他1个或2个实验性研究的特征,因此将这种实验性研究称为类实验性研究,也有人称为半实验性研究。

2.非实验性研究

非实验性研究是不施加任何影响和处理因素的研究,是实验性研究的重要基础,在护理研究中发挥重要作用。常用的非实验性研究如下。

(1)描述性研究:是通过有目的的调查、观察等方法描述护理现象的状态,从中发现规律或找出影响因素的研究。

(2)相关性研究:是在描述性研究的基础上,探索各个变量之间的关系的研究。

(3)比较性研究:是对已经存在差异的两组人群或现象进行比较,从而发现引起差异原因的研究。根据研究目的又可以将比较性研究分为回顾性研究和前瞻性研究两种,前者是探究造成目前差异原因的研究,后者是观察不同研究对象持续若干时间以后的情况变化。

(4)个案研究:是在护理实践中,通过对特殊的病例进行深入的观察和研究,从而总结经验的研究方法。

(张争粉)

第三节 护理学的任务、范畴与工作方式

一、护理学的任务

随着社会的发展和人类生活水平的提高,护理学的任务和目标已发生了深刻的变化。1965 年 6 月修订的《护士伦理国际法》中规定:护士的权利与义务是保护生命,减轻痛苦,促进健康;护士的唯一任务是帮助患者恢复健康,帮助健康人提高健康水平。护理学的最终目标是通过护理工作,保护全人类的健康,提高整个人类社会健康水平。因此,护理学的任务和目标可概括为以下 4 个方面。

(一)促进健康

促进健康就是帮助个体、家庭和社区发展维持和增强自身健康。这类护理实践活动包括教育人们对自己的健康负责、形成健康的生活方式、解释改善营养和加强锻炼的意义、鼓励戒烟、预防药物成瘾、预防意外伤害和提供信息以帮助人们利用健康资源等。

(二)预防疾病

预防疾病的目标是通过预防疾病使人们达到最佳的健康状态。预防疾病的护理实践活动包括:开展妇幼保健的健康教育、增强免疫力、预防各种传染病、提供疾病自我监测的技术、评估社区的保健设施等。

(三)恢复健康

恢复健康的护理实践活动是护理人员的传统职责,帮助的是患病的人,使之尽快恢复健康,减少伤残水平,最大限度地恢复功能。这类护理实践活动包括为患者提供直接护理,如执行药物治疗、生活护理等;进行护理评估,如测血压、留取标本做各类化验检查等;与其他卫生保健专业人员共同研讨患者的问题;教育患者如何进行康复活动;帮助疾病康复期的患者达到最佳功能水平。

(四)减轻痛苦

减轻痛苦的护理实践活动涉及对各种疾病患者、各年龄段临终者的安慰和照顾,包括帮助患者尽可能舒适地带病生活,提供支持以帮助人们应对功能减退、丧失,直至安宁的死亡。护理人员可以在医院、患者家中和其他卫生保健机构(如临终关怀中心)开展这些护理实践活动。

二、护理学的范畴

(一)护理学的理论范畴

随着护理学的研究对象从研究单纯的生物人向研究整体人、社会人方向转变,护理的专业知识结构也发生了变化,在现有的护理学专业知识基础上,还研究发展自己的理论框架、概念模式,吸收其他学科的理论,如社会学、心理学、伦理学、美学、教育学和管理学等,以构成自己的专业知识体系,更大范围地充实和促进护理学科的发展。

(二)护理学的实践范畴

1.临床护理

临床护理的服务对象是患者,工作内容包括基础护理和专科护理。

（1）基础护理：是临床各专科护理的基础，是应用护理学基本理论、基础知识和基本技术来满足患者的基本生活、心理、治疗和康复的需要，如饮食护理、排泄护理、病情观察、临终关怀等。

（2）专科护理：是以护理学及相关学科理论为基础，结合各专科患者的特点及诊疗要求，对患者实施身心整体护理，如消化内科患者的护理、急救护理等。

2.社区护理

社区护理的服务对象是社区所有人口，包括患病的人和健康的人，包括个人、家庭和社区。它以临床护理的理论、技能为基础，对社区所有成员进行疾病预防、妇幼保健、健康教育、家庭护理等工作，以帮助人们建立良好的生活方式，促进全民健康水平的提高。

3.护理教育

护理教育是我国现阶段发展最快的实践领域，也是护理学最高层次人才会聚的领域。目前，我国护理教育体系由 3 个部分组成。①基础护理学教育包括中专、大专、本科。②毕业后护理学教育包括岗位培训和研究生教育。③继续护理学教育主要是为从事护理工作的在职人员提供学习新理论、新知识、新技术、新方法为目的的终身教育。

4.护理管理

护理管理是运用现代管理学的理论和方法对护理工作的各要素——人、财、物、时间、信息进行组织、计划、应用、调控等，最终达到降低成本消耗，提高质量效益的目标。系统化管理以确保护理工作正确、及时、安全、有效地开展，为患者提供完善、优质的服务。

5.护理科研

护理学的发展依赖于护理科研。护理科研指用观察、调查分析等多学科研究方法揭示护理研究对象性质、护理学发展规律，创造新的护理学知识、护理学方法和技术，最终实现提高护理学学科的科学性和应用水平的目的。

三、护理工作方式

护理工作方式是一种为了满足护理对象的护理要求，提高护理工作质量和效率，根据护理人员的工作能力和数量设计出来的不同结构的工作分配方式。在不同的历史时期，不同的社会文化背景下，受不同护理理念的影响及工作环境、工作条件等的限制，相继出现了各种不同的护理工作方式。护理工作方式体现了不同历史时期的医学模式及当时人们对健康的认识，主要有以下 5 种护理工作方式。

（一）个案护理

个案护理是一位护士护理一位患者，即由专人负责实施个体化护理。

护理特点：专人负责实施个体化护理；责任明确，能掌握患者的全面情况；适用于危重患者、特殊患者及临床教学的需要，但消耗人力。

（二）功能制护理

功能制护理是一种以疾病为中心的护理模式，以完成各项医嘱和常规的基础护理为主要工作内容，将日常工作任务根据工作性质机械地分配给护理人员，护士被分为"治疗护士""办公室护士""生活护理护士""巡回护士"等班次来完成护理服务。

护理特点：以完成医嘱和执行常规为主要工作内容，又以工作内容为中心分配任务，分工明确，流水作业，易于组织管理、节省人力。但是较机械，与患者交流少、较少考虑患者的心理和社会需求，护士不能全面掌握患者的情况。

(三)小组护理

小组护理以分组护理的方式对患者进行整体护理。护士分成小组进行护理活动,一般每个护理组分管 10～15 位者。小组成员由不同级别的护理人员构成,各司其职,在小组长的计划、指导下提供护理服务。

护理特点:分组管理患者,各级护士各司其职,护理小组的成员可以同心协力,有较好的工作气氛。护理工作有计划、有步骤、有条理地进行,新护士分配到病区时不至于因不熟悉工作而引起情绪紧张。但是,由于每个护理人员没有确定的护理对象,会影响护理人员的责任心;整个小组的护理工作质量受小组长的能力、水平和经验的影响较大;也可能因对患者护理过程的不连续及护理人员交替过程中的脱节而影响护理质量。

(四)责任制护理

责任制护理从以疾病为中心的护理转向了以患者为中心的护理,按照护理程序的工作方法对患者实施整体护理。护士增强了责任感,真正把患者作为"我的患者";患者增加了安全感,具有护士是"我的护士"的归属感,使护患关系更加密切。护理工作由责任护士和辅助护士按护理程序的工作方法对患者进行全面、系统和连续的整体护理,要求责任护士从患者入院到出院均实行 8 小时在班,24 小时负责制。由责任护士评估患者情况、制订护理计划、实施护理措施及评价护理效果,辅助护士按责任护士的计划实施护理。

护理特点:由责任护士、辅助护士按护理程序对患者进行全面、系统、连续的整体护理;能以患者为中心,掌握患者全面情况。但是,文件书写多、人员需要多,要求对患者 24 小时负责难以做到;责任护士之间较难相互沟通和帮助。

(五)综合护理

综合护理是一种通过有效地利用人力资源、恰当地选择并综合运用上述几种工作方式,为服务对象提供高效率、高质量、低消耗的护理服务的工作方式。

护理特点:各医疗机构可根据机构的特点和资源配备情况,选择符合自身特点的护理工作方式和流程,最终目标是促进患者康复,维持其最佳健康状态;根据患者需要,加强对护理人员的培训;要求明确不同层次人员和机构的职责与角色,既考虑了成本效益,又为护士的个人发展提供了空间和机会。

以上各种护理工作方式是有继承性的,新的工作方式总是在原有的工作方式基础上有所改进和提高。每一种护理工作方式在护理学的发展历程中都起着重要作用,各种工作方式可以综合运用。

（陈翠翠）

第四节　护理学的知识体系与学习方法

一、护理学的知识体系

护理学经过100多年的发展,特别是近几十年的发展,已逐渐形成了相对稳定的知识体系,具有其独特性及科学性。它包括以下内容。

（一）基础知识

1.自然科学基知识

自然科学基知识包括生物学、数学、物理学、化学等。

2.人文社会科学基础知识

人文社会科学基础知识包括语文、社会学、政治和经济学、哲学、心理学、美学、外语、法律基础、伦理等。

3.医学基础知识

医学基础知识包括人体解剖学、人体生理学、微生物与寄生虫学、免疫学、药理学、生物化学等。

4.其他

其他包括统计学、信息学、计算机应用等。

（二）护理专业知识

1.专业基础

专业基础包括护理学导论、基础护理学、健康评估、人际沟通与护理礼仪等。

2.专科护理

专科护理包括内科护理学、外科护理学、妇产科护理学、儿科护理学、精神科护理学、急危重症护理学、耳鼻喉科护理学、老年护理学等。

3.预防保健及公共卫生方面的知识

预防保健及公共卫生方面的知识包括社区护理学、预防医学、流行病学、康复护理学等。

4.护理管理、教育及研究方面的知识

护理管理、教育及研究方面的知识包括护理管理学、护理教育学、健康教育学、护理科研等。

以上介绍的知识结构是以传统的学科课程分类的方法。目前，一些护理院校为了体现以人的健康为中心的护理理念，与国际先进护理教育接轨，采用综合课程模式，以人的生命周期设置护理专业课程。设置的课程有成人护理学、妇女与儿童护理学、老年护理学、临终关怀等。

二、护理学的学习方法

护理学具有自然学科和人文社会学科的双重属性，以及其科学性、实践性、艺术性和服务性，这就决定了护理专业的学习具有自身的特点。

（一）树立以人为本观念，注重培养求实的科学态度和慎独精神

护理服务对象是人，要求护理工作者具有以人为本的护理理念，设身处地地为患者着想，关心、体贴患者，并尽量满足患者的身心需求。同时，学会与患者沟通，建立良好的护患关系。护理学是一门实用性很强的学科，有科学的临床实践操作，护理学生在学校学习过程和临床实习过程中要培养严谨求实的科学态度，认真对待每一项操作，同时培养慎独修养，珍惜每一位患者的生命，对工作认真负责。

（二）注重护理学知识记忆方法的培养

护理学知识体系中包括许多基础内容，比如人体解剖学的结构和形态、生理功能和正常值、基础护理中"三查七对"的内容等，这些基础知识需要牢记。在护理学学习过程中常用的知识记忆方法如下。

1.有意记忆法

有明确目的或任务,凭借意志努力记忆某种材料的方法叫有意记忆。在学习护理学知识过程中,要有明确的学习目的,勤用脑想、用心记,学习时专心致志,留心把重要的内容记住。

2.理解记忆法

在积极思考达到深刻理解的基础上记忆材料的方法叫理解记忆法。在护理学学习过程中,积极思考把学习内容分成大小段落和层次,找出它们之间内在的逻辑联系而进行学习,理解越深刻,记忆越牢固。

3.联想记忆法

联想就是当人脑接受某一刺激时浮现出与该刺激有关的事物形象的心理过程。在学习护理学知识时用与该知识内容相似、相近或相反的事物容易产生联想,用联想的方法增强知识的记忆。

4.作业记忆法

通过做试题、作业,讨论汇报等检测方法,可以检验和巩固记忆。在这过程中发现自己知识薄弱的环节,复习知识、巩固知识,加强知识的记忆。

(三)注重护理实践操作的培训

护理学是一门应用性很强的学科,不仅有很系统的理论知识,还有很强的实践操作知识。所以,我们不仅要掌握理论知识,更重要的是把护理学的知识应用到临床实践操作中。由于临床实践操作直接影响患者的治疗效果,并与患者的舒适、安全密切相关,所以护理专业的学生必须要掌握过硬的护理实践操作。学好护理实践操作离不开实践学习法。实践学习法主要包括实训室学习法和临床学习法。

1.实训室学习法

实训室学习法是护理学生学习护理学重要的方法,护理学生在实训室里认真看教师示教,然后按规范的操作程序逐步反复地模拟练习,直至完全掌握每一项护理操作。

2.临床学习法

临床学习法是提高护理学生护理操作技能的一种很有效的方法。但是,临床学习的前提条件是护理学生实训室内各项技能操作已经达到教学所规定的标准要求,考核优秀。在临床学习过程中,护理学生要严格要求自己,树立良好的职业道德,认真对待每一项护理操作,虚心接受临床带教教师的指导。

通过临床学习,护理学生的护理学操作技能达到很熟练的程度,能很灵活的运用各项操作。在实践操作中,结合护理学理论知识,及时发现问题、解决问题,更牢固的掌握护理学知识。

(四)注重创造性思维能力和护理科研能力的训练

医学和护理学知识更新快,教学相对滞后,护理教师不可能在较短的时间内传授所有的知识。护理学生应学会主动学习和独立学习,学会利用图书馆、计算机网络等资源,拓展知识面,提高自学能力,在护理教学中,护理教师应以学生为主体,鼓励学生善于思考、敢于提出质疑、大胆阐述个人观点,创造利于培养学生评判性思维的学习氛围,使学生敢于提出问题、能够主动收集资料、分析问题并解决问题。

护理要适应时代需求而发展,就要有创新精神,要做科学的研究,护理学迫切需要培养具备科研能力的高层次的护理人才。多数护理学校开设了护理研究的课程,通过学习和实践护理研究的选题、查阅文献、科研设计和实施、结果评价等过程,了解科学研究的方法,培养科研的能力。

(刘 莉)

第二章

护 理 指 标

第一节 护 患 比

一、概述

护患比反映护理服务需求和护理人力的匹配关系。计算护患比能够帮助管理者了解当前护理人力配备状况,进而建立一种以护理服务需求为导向的科学调配护理人力的管理模式,让需要照护的患者获得护理服务,保障患者的安全和护理服务质量。

二、指标的定义和意义

(一)指标定义

1.护患比

统计周期内当班责任护士人数与其负责照护的住院患者数量之比。

2.当班责任护士人数

统计期间内在岗直接看护患者的责任护士总人数,不包括治疗护士(配药护士)、办公班(主班)护士、护士长等其他岗位护士。

(二)指标的意义

患者护理结局的好坏,与护理人力的配备有直接关系。护患比反映护理服务的有效人力投入,反映执业护士直接照护患者数量情况,而护理人力的合理配置,是护理服务的规范化的基本保障,属于护理质量的结构指标。无论是从逻辑还是实证研究的结果上看,合理护理人力配备与护理质量密切相关。如护患比过高,代表每个护士照护患者数量增加,护士的护理工作量超负荷,将影响护理质量、患者结果及护理队伍稳定。患者安全隐患、医患矛盾、护理质量、护理人员因工作压力而离职等问题,都与护理人力配备不足密切相关。

然而,何为"合理",却一直困扰着国内的护理管理者。到目前为止,能够指引管理者配备护理人力的工具依旧十分缺乏。对于护理人力配置而言,我们也一直在探求以患者需要为导向的指标,"护患比"便是其中之一。国内有些医院已经开始探索使用这一指标进行护理人力的调配。此处通过研讨护患比的测算和应用方法,为管理者提供一种从完善人力配备出发提升护理质量的参考路径。

从护患比的定义可以看出,如果需要接受照护的患者数固定,提供护理服务的执业护士人数越多,护患比越高。例如,国家卫健委颁布的"三级医院评审标准"主张每个责任护士平均看护患者数量不超过8个。假定某个护理单元通过实践表明,当护患比达到1∶8时,护理服务质量能够得到保障,那么,其他类似的护理单元若护患比低于此值,应当考虑增加护理人力的配置。再如,当管理者发现不同班次之间护患比的差异很大,夜班的护患比明显低于此值,则应根据患者护理工作量需求配备护士人数,达到合适护患比。

值得注意的是,不同护理单元收治的患者类型不同,所以,即便患者数量相同,护理工作量的差异可能很大。管理者应该监控全院各护理单元护患比情况,根据患者疾病严重程度和护理依赖度合理调配护理人员,必要时增加护士人数。同时,考量各护理单元、各班次患者护理需求的差异性,保持护士与患者的合适比例。重症监护病房(ICU)、母婴同室等收治危重患者等护理工作服务强度明显高于普通病房的护理单元,则需配备的护理人力也较多。故此,测量护患比时,可以计算一个医院各个时段平均的护患比,也可以根据管理的需要,计算不同护理单元、不同时段的护患比,如各护理单元护患比、白班护患比、夜班护患比等。

三、测量方法

(一)计算公式
平均每天护患比=1×(统计周期内每天各班次责任护士数之和/同期每天各班次患者数之和)。

"统计周期"是质量管理者关注的时间段,如某年、某月、某一天或某个班次等。其中,每个班次或每天"收治患者总数"包含统计时期始收治在院患者总数与新转入患者数之和,例如,该班次起始时点在院患者20人,到该班次结束,转出2人,转入3人,则"收治患者总人数"为23人。

(二)数据及来源
1.涉及的变量
统计周期、统计周期内收治患者总人数及在岗责任护士人数。
2.数据来源及采集方式
某一班次及每一天在岗责任护士的总人数,通常可以从各专业临床科室护理单元排班表中获得;收治患者总人数可以从统计报表中获得。

四、指标的使用方法

从护理质量管理的角度出发,护患比至少可以应用于护理人力配置的预判和护理质量与护理人力配置关联推断这两个方面。无论应用在哪个方面,只要应用得当,都有助于一线护理服务规范、有序地开展,进而有助于防范护理不良事件的发生,提升护理质量。

(一)护理人力配置的预判
如前所述,护患比是一个引导管理者"基于患者的护理需要"配置护理人力的工具。管理者根据不同护理单元收治患者的情况,从患者安全出发,应当对这些护理单元最低并合理的护患比的"理论值"做到心中有数。管理者通过采集相关的变量信息,计算当前不同护理单元实际的护患比,与护患比的"理论值"对比,便可以预先判断护理单元人力配置是否恰当、尚可、不足、过多。继而,便可以考虑护理人力的增减和/或存量调配。即便短期内无法改进人力配置,至少让管理者明了潜在的风险。

事实上,每当护理对象发生显著变化时,管理者都可以通过护患比的计算来指引护理人力的配置。另一方面,管理者有必要定期分析各个护理单元护患比(有条件的医疗机构,甚至可以把护患比作为一个日常监测的指标),通过护患比的变化识别护理人力的配置是否合理,进而提前进行护理质量风险的预判,做好应对和预案,以保障患者的安全和护理质量。

(二)护理质量与护理人力配置关联的推断

当管理者同时掌握护理单元护患比和该护理单元其他护理质量指标的情况,或者同时掌握多个护理服务内容和强度相似的护理单元的这两类信息。那么,管理者就可以通过分析护患比与另外一个或几个护理质量指标值的关联,来推断护患比与其他护理质量指标的关联特性,甚至得出护患比与其他指标的关联规律(如护患比每提高1%,某指标值升高或降低2%等)。

关联推断的方法,假定管理者除了护患比以外还掌握另一个护理质量结局指标的数值(图2-1),随着护患比的增加,另一个指标值也随之增加,说明两者之间为正相关关系;如果随着护患比的增加,另一个指标值随之下降,说明两者之间为负相关关系;如果随着护患比的增加,另一个指标值并无显著的变化或变化趋势不明朗,说明两者之间无相关关系。如果分析结果发现护患比与某一护理结局指标关联密切,那么,一线护理人力配置的问题很可能就是导致这个不良事件的原因,管理者应当考虑通过人力调配进行质量改善。

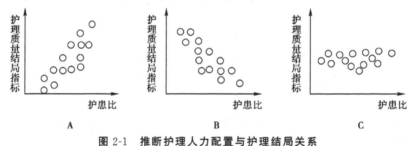

图2-1　推断护理人力配置与护理结局关系
A.表示护理结局指标值与护患比呈正相关关系;B.表示护理结局指标值与
护患比呈负相关关系;C.表示护理结局指标值与护患比没有相关关系

可见,关联分析能够给管理者直接的证据,把通过关联分析获得的证据及时反馈给院长、护理部主任、科主任、护士长、人力资源部门或其他护理单元的决策者,有助于他们快速把握问题,有理有据地进行决策。

五、评述

护患比之所以能够作为护理质量的敏感指标,是因为患者能否获得与其病情相应的规范的护理服务,取决于有多少一线护理人员能够为患者提供服务。如若人手不足,护理服务的数量和质量都会大打折扣,继而有损患者的安全和护理结局。

世界上有些地区甚至对护患比进行了法律上的强制规定。例如,美国的加利福尼亚州早在1999年就强制执行最低护患比,规定ICU的最少护患比为1:2、分娩及产后综合病房为1:3、儿科为1:4、普通专科病房为1:5(2008年调整为1:4)等。许多研究对加利福尼亚州强制执行最小护患比的政策进行了评估,结果发现此项政策的实施确实有助于降低护理不良事件和提升护士工作满意度。到2010年,美国已有15个州和哥伦比亚地区采用了这种"最低护患比"规定或者签署了相关法案。

澳大利亚的维多利亚州是另一个较早实行"最小护患比"制度的地区。初期,维多利亚州要求辖区内的公立医院最小护患比达到1:4。到了2004年,在澳大利亚护士联盟的推动下,维多利亚州政府将最小护患比调整为"5∶20"。尽管从数值上看,5∶20＝1∶4,但在操作层面,政策调整后,护理单元的人力配备较过去灵活了。这是因为一个护理单元有多个护士时,有些护士护理患者病情严重,从绝对数量上看,这些护士人均护理的患者可能不到4个,而另一些护士护理的患者病情较轻,他们人均护理的患者可能超过4个。但只要从总体上看,这个护理单元不违反5∶20的护患比,便不会违规。因此,新的模式把护士人力配置的决定权交回给了病区管理者,使他们可以根据患者的病情和护士的能级情况来决定护士数量,再次强调了护理工作是一个团队的工作,护理工作是由整个病区的护理团队来共同承担的。

日本针对床位数计算出24小时内平均护士人数,还明确规定了夜班护士配置的最低比例。如果患者病情突然变化或有紧急入院等情况而引起护理工作量突然增加时,护理人员的呼叫制度可以保证迅速调集在家备班的护士前来补充;如果配置的护理人力超过了实际工作需要,也可随时安排部分上班护士回家,以减少当班的剩余人力。

目前,我国已经在三级医院评审时引入了护患比的概念,对三级医院提出了"每位责任护士照护患者不超过8人"的基本要求。

作为护理人力资源配置、护理质量结构性指标,国内更多地采用床护比指标,是把床位数量作为护理人员配置的最主要因素,国内大多数医疗机构实际开放床位比编制床位要多,因此床护比指标的床位计算应以实际开放床位为基数,但床护比并未考虑患者数量、病情变化需要,因此存在一定的人力配备局限性。国外更成熟的是评价护患比。护患比是以患者所需的护理工作量为主要因素的,护患比概念更合理化;护患比更符合国家卫生健康委员会提出的"每名责任护士平均负责患者数量不超过8例"的要求。无论是床护比或护患比进行护理人力资源的配备、评价,除与患者的病情、床位使用率有关外,还与病房的条件设施、相关配套设施,如配液中心、护理人员的工作效率及当地的风俗习惯等相关。

六、应用此指标可能遇到的问题和应对方法

(一)统计期间内收治患者总人数
(1)某统计时间点的住院患者人数。
(2)统计期间内收治患者总人次,包括转出、出院、收入患者人数。

(二)护士总人数的确定
统计期间内在岗看护患者的责任护士总人数。

(三)护患比的评价频次
护患比指标主要是评价责任护士与看护患者的比例,评价每位护士看护患者的数量,可测量一段时间的平均护患比,或某班次的平均护患比,或某特定班次的护患比。有条件的医院可利用信息化系统,常规测量每班次护患比。

七、此指标与其他敏感指标的关联和联合应用

(1)护患比与护理时数:护患比是合理护士人力配备指标。合理护患比指标的测算基础是收治患者所需护理时数。

(2)护患比是根据患者的护理需要而配备护士,更符合患者实际需求。但也应考虑影响护理人力配备的基础设施建设、设备配备等因素。

(常 君)

第二节　床　护　比

一、概述

床护比反映开放床位和护理人力的匹配关系。计算床护比能够帮助管理者了解当前开放床位所配备的护理人力状况,进而建立一种以开放床位为导向的护理人力配备管理模式,保障一定数量开放床位护理单元的基本护理人力配备,是医疗机构及其护理单元护理人力的配备参考、评价指标。

二、指标的定义和意义

(一)指标定义

1.床护比

统计周期内提供护理服务的单位实际开放床位与所配备的执业护士人数比例,反映平均每张开放床位所配备的执业护士数量。根据护理服务单位的类型,可分为医疗机构总床护比、普通病房护理单元床护比及特殊护理单元床护比等。

2.相关名词定义

(1)实际开放床位数:医疗机构实际收治患者的长期固定床位数,有别于医疗机构执业注册的"编制床位数"。

(2)特殊护理单元床位数和普通病房护理单元床位数:特殊护理单元床位数包括重症医学科、手术室、产房、层流病房、母婴同室床位数。除这些特殊护理单元外,其他护理单元均为普通护理单元,其床位数计为普通病房护理单元床位数。

(3)执业护士总人数:在护理岗位工作的执业护士总人数,含助产士。

(二)指标的意义

患者护理结局的好坏,与护理人力的配备有直接关系。床护比正是反映护理服务的人力投入。床护比过低,表明护理人力不足,而当受到护理人力不足的掣肘时,护理服务的规范化便失去了基础的保障。护理人员的工作强度很可能超负荷,进而影响护理队伍的稳定。

护理服务的需要是配置护理人力的准绳。不同护理单元收治的病例类型不同,需要的护理服务内容和强度也有区别,故此,应用床护比作为人力配置或护理质量结构性指标时,有必要对不同护理单元区别对待。重症医学科(各类 ICU)、手术室、产房、层流病房、母婴同室等护理单元的护理工作服务强度通常明显高于普通病房,这些单元的床护比一般也比较高。

三、测量方法

(一)计算公式

床护比=1×(统计周期内实际开放床位数/同期执业护士人数)。

(1)根据测量不同类别床护比,护士总人数为统计周期内相应医疗机构或护理单元的总执业护士人数(包含所有护理岗位注册执业护士),但如果某护理单元有非开放床位配置的全院性专科护士,则在测算护理单元床护比时应排除。

（2）统计周期可根据质量管理评价部门的要求确定统计周期时间,如月、某季、某年等,也可以测量某个时点的床护比。为了便于统计,统计周期内执业护士总人数可以通过期初和期末的执业护士人数算得。

（二）数据及来源

计算床护比涉及全院及各护理单元的实际开放床位数和在岗的执业护士数。从"医院统计报表"可以获得实际开放床位数;从医院的人事部门或护理部可以获得在护理岗位的执业护士人数。从临床科室的执业护士名单和排班表,也可以获得各护理单元的在岗护士人数。

数据采集方式:医院的统计和病案部门通常每天都会统计当天实际开放床位。通过医院人力资源管理信息系统和/或护理排班信息系统,可以提取统计期间内医院或各病区护理单元护理岗位的执业护士人数,依据这些信息可以计算医院和各护理单元的床护比。如果医院的信息系统尚不能便利地采集和汇总上述信息,可以通过病案科、人事部门、护理部采集上述开放床位和护理人力信息,汇总成"报表"（表2-1）,进行医院和各护理单元床护比的计算。

表2-1　医疗机构和护理单元床护比信息报表举例

统计单位	统计周期（统计时间）	实际开放床位数	执业护士总数
医院			
普通病房			
手术间			
重症监护室			
母婴同室			
层流病房			
产房			
某护理单元			

四、指标的使用方法

床护比是一个引导管理者基于开放床位数配置护理人力的工具。管理者应当对这些护理单元最低和合理的床护比的"理论值"做到心中有数。理论值可以参考国家卫生行政部门或行业组织的相关推荐,也可以参考国外权威机构发布的推荐值。区域医护服务管理者和医院的管理者还可以结合收治患者的类型、医院的定位和发展方向等因素,拟定自身的床护比标准值。

管理者通过采集相关的变量信息,计算当前不同护理单元实际的床护比,比对床护比的"理论值",可以预先判断护理单元人力配置是否恰当、尚可、不足、过多。继而管理者可以考虑护理人力的增减和/或存量调配。即便短期内无法改进人力配置,至少让管理者了解潜在的风险。

事实上,每当开放床位数发生显著变化时,管理者都可根据床护比的计算来指引护理人力的配置。另一方面,管理者可以定期分析各个护理单元床护比,通过床护比的变化识别护理人力的配置是否合理,进而提前进行护理质量风险的预判,做好应对和预案,以保障患者的安全和护理质量。

医院质量管理通常是医院（质控办）、护理部、护理单元三级管理。护理单元床护比不达标时,及时向护理部汇报,护理部首先进行人力资源调配。如无法完成人力资源调配,护理部应向医院人事部门和质控部门汇报,提交院委会解决。医院院委会在质控办、护理部、人力资源部汇报的数据和目标基础上,给予政策支持,督促执行干预措施,保证最低床护比配备,并实施床护比指标质量持续保持方案。

五、评述

在很长一段时间内,床护比几乎是我国卫生行政部门指导医疗机构配置护理人力的唯一一个量化指标。1978 年,卫生部会发布的《综合医院组织编制原则试行草案》便提出了不同床位规模医疗机构床护比的指导意见,例如,床位数为 100~200 张的机构,推荐床护比为1.00∶(0.46~0.49);床位数为 300 张的机构,推荐床护比为 1.00∶(0.50~0.53);床位数达500 张的机构,推荐床护比为 1.00∶(0.58~0.61)。2011 年底,原卫生部会颁发的《中国护理事业发展规划纲要(2011-2015 年)》提出,到 2015 年,全国三级综合医院、部分三级专科医院的医院床护比不低于 1.0∶0.8,病区床护比不低于 1.0∶0.6。2014 年,国家卫健委颁布的《优质护理服务评价细则》,也使用床护比作为护理质量的结构性指标。

以床护比作为指标,最大的优势是涉及的变量和计算方法简单,便于操作。这也是这一指标得到广泛应用的原因。然而,值得注意的是,床护比实际上是以"实际开放床位数"代表护理服务的需要,以"执业护士数"代表护理服务的提供。这既忽略了床位使用率对护理服务需要的影响,也没有细致区分护士中有多少人是真正从事护理相关工作、有多少人是从事非护理工作。可见,床护比无论是对护理服务的需要还是提供的测量,都比较粗糙。

作为护理质量的结构性指标,护患比和护理时数要比床护比敏感。国内有学者研究了国内外护理人力资源的配置现状与方法,其中包括以护理时数推算护理人力配备,然后评判目前业内流行的床护比标准的恰当性。

此外,影响护理服务需要和提供的因素复杂,应用床护比时应当结合患者的病情、病房的条件设施、相关配套设施(如是否设有配液中心)、护理人员的工作效率及当地的风俗习惯等进行综合考虑。翁卫群等根据收治患者病情危重程度、临床专业、护理工作量不同,将各临床专业病区分为 A、B、C 三类,测算得出 A 类病区床护比为 1.00∶0.75,B 类病区 1.00∶0.68,C 类病区 1.00∶0.57。也有学者以医院等级代表医院收治患者的护理服务需要,提出三级综合医院床护比为 1.00∶(0.63~0.77),二级医院床护比为 1.00∶(0.49~0.51),一级医院床护比为 1.00∶(0.40~0.44)。

总而言之,应用床护比时,应综合考虑床位使用率、平均住院日、危重患者占比等影响护理实际工作量的因素。如能结合护患比、护理时数、基础设施建设、设备配备等做全面分析,则能更好地控制偏差。

(常　君)

第三节　住院患者约束率

一、概述

患者身体约束带来很多负性质量问题。通过对住院患者身体约束率的监测,医院或护理部门能够及时获得约束工具使用率、约束工具使用导致的不良事件和约束工具使用的其他相关信息。通过根本原因分析,找到过度使用约束工具的影响因素。通过医院管理团队和医护人员的共同努力,找到有效的替代措施,努力减少身体约束率或使身体约束更具合理化,从而提高住院患者的安全性,提高人文护理质量。

二、指标的定义和意义

(一)指标定义

1.身体约束率

住院患者在医疗机构任何场所,任何徒手或采用物理的、机械的设备、材料,或者使用患者附近不易移动的设施,来限制患者活动或正常运用身体的自由。其使用率即统计周期内住院患者约束工具使用天数占统计周期内住院患者人数的百分率。由于 ICU、精神科、神经内科、神经外科等病区约束工具使用较普遍,建议目前对这些特殊科室进行约束工具使用的数据监测。

2.约束

一切用身体、药物、环境等措施来限制患者活动能力的行为。

3.身体约束

使用任何物理或机械性设备、材料或工具附加在或邻近患者的身体,患者不能轻易将其移除,限制患者的自由活动或使患者不能正常接近自己的身体。

4.药物约束

通过给药来限制患者活动或用于控制意外行为。但用于患者特殊病情或精神疾病治疗的情况除外。

5.隔离(环境约束)

隔离(环境约束)指把患者独立安置于单独的房间,防止他们离开,也可看作约束的一种形式。

6.约束用具

约束用具是指对自伤、可能伤及他人的患者限制其身体或机体某部位的活动,以达到维护患者安全,保证治疗、护理顺利进行的各种用具。身体约束的装置包括皮制或棉质的腕关节或踝关节约束带、约束大单、软带或背心、连指手套、骨盆带、衣服或背带、轮椅安全带和床栏等。

(二)指标的意义

临床护理服务质量是考评医疗机构质量的重要指标,各个环节的护理内容都需要严格进行质量控制,约束也不例外。以避免自我伤害、非计划拔管、坠床等保障患者安全为目的,身体约束是在我们国家医院部分护理领域经常采取的护理行为。在全球发达国家中,身体约束的使用已经是一个很有争议的问题,尽管是为了保护患者,但是约束却带来了更多负面问题,例如,导致皮肤创伤、压疮、便秘、抑郁、愤怒、功能下降等,这些问题可能增加患者的烦躁,甚至会让患者受到更严重的伤害,增加患者的病死率和住院费用。通过对住院患者身体约束率的监测,医院或部门能够及时获得约束工具使用的率、约束工具使用导致的不良事件和约束工具使用的关联信息。通过根本原因分析,找到过度使用约束工具的因素,可采取一系列有效的预防策略和替代疗法,减少约束工具的使用和克服约束工具使用的不良反应。相关研究表明,护士是直接负责患者安全的主体,也是身体约束的直接实践者,护理人员在约束实践中扮有重要角色,只有拥有正确的认知才能做出正确的决策与实践。因此,监测活动首先起始于护理人员对约束工具使用危害的认知,不然就有可能导致约束工具的过度使用。

通过医院管理团队和医护人员的共同努力,找到有效的替代措施,努力减少约束工具的使用,从而提高住院患者的安全性、减少患者的病死率和住院费用等。因此,以指标监测获得信息为引导的持续质量改进活动,是日常医院患者安全管理的重要内容。由于护理人员在患者身体约束中起着很重要的作用,以护理人员为主导、以团队合作为基础的住院患者身体约束率的监测具有非常重要的意义。

三、测量方法

(一)计算公式

住院患者身体约束率=同期住院患者身体约束日数/统计周期内住院患者实际占用床日数×100%。

统计周期可根据质量管理评价部门要求确定统计周期,如每月、每季度、每年。"约束天数"每班由相关成员观察每位患者使用约束工具的情况,每位患者每天使用 1 次或 1 次以上计 1 天,约束一个部位或同时约束多个部位均计 1 次。

身体约束率的其他相关指标计算方法扩展:除了基本公式的统计方法,各医院也可以根据自己医院管理的需求采取不同的统计方法,如统计平均每位患者的约束时长等。

(二)数据及来源

1.涉及的变量

病区名称、日期、患者数、班次、当班护士人数;约束患者年龄、性别、主要诊断、APACHE Ⅱ评分;约束发生时的意识状态、是否镇静和镇静程度、是否机械通气、有无气管插管、各种导管置管情况;约束原因、约束部位、约束工具、约束开始和结束时间、有无约束医嘱、意外拔管等不良事件发生率、患者知情同意等。

2.数据来源

患者身体约束天数可来自护理病历记录、病程记录、医嘱单、患者约束观察表;住院患者实际占用床日数来源于病区的病案日报。如医院有信息系统,患者身体约束天数可直接从护理电子病历系统获取,住院患者实际占用床日数从病案系统直接获取。

四、指标的使用方法

住院患者身体约束率作为一个常用指标进行监测,通常用于使用约束工具频率较高的科室,如 ICU、精神科、神经内科、神经外科等病区。身体约束的使用受多因素影响,研究显示患者类型、治疗特征、医护人员对身体约束的认知及实践行为、医疗资源环境等都是影响临床使用身体约束的重要因素。

通过数据监测,可以了解住院患者约束工具使用情况,同时可分析身体约束的相关因素,为制定合理使用约束、减少身体约束策略提供理论依据。因此,医院应建立身体约束的记录、分析、反馈和上报系统,建立完整的合理使用约束和减少患者身体约束的流程及制度,并对医护人员进行定期培训、教育和考核。

一旦患者给予约束,所有医护人员都应有记录和上报的习惯。护理部、病区每月进行全院和病区约束工具使用数据的收集和统计分析,每季度向医院质量管理委员会汇报。根据监测结果,可以检验临床护理实践、组织体系、医护合作、规章制度是否合理,医护人员对于约束的认知是否到位、了解护理人员是否短缺、替代约束的措施有无落实到位,通过寻找相关原因并制定整改计划;按照计划实施落实;监测过程、维持改进。改进后的结果与基线比较,确认整改措施是否有效。如果无效,需要改变措施,进入下一轮的持续质量改进。

五、评述

(一)实施身体约束的争议

身体约束主要用于以下两个方面:①减少医疗干扰,降低医疗潜在风险,保证医疗和护理工作的顺利实施。②对意识障碍患者的肢体制动,减少伤害和自我伤害的发生,其中,最主要的是降低非计划拔管的发生率。但其使用指征和程度尚有争议。澳大利亚循证医学循证卫生保健中心于 2013 年 7 月公布的身体约束原则中指出:尽量不使用约束,应尽早解除约束;尽可能地寻求替代性治疗方法。美国护理协会及其他相关护理和医疗组织表示,减少约束已经成为衡量护理质量的重要指标,也是持续质量改进的目标之一。国外很多医疗机构认为,身体约束会明显降低护理质量,属于不合格护理。强制约束患者只能作为其他方法都无效的情况下,被采用的最后一种不得已方法。目前,国外的很多医疗机构已制订了大量限制或禁止医护人员对患者使用身体约束的规定和鉴定标准,要求所有医院应制订相应规定,将约束的应用降低到最低。国内 ICU 人力资源相对不足,部分医护人员约束使用知识不够、约束工具使用技能不熟练,缺乏有效的身体约束相关制度和流程,导致患者身体约束率居高不下。现状调查发现当前 ICU 身体约束主要存在以下问题:身体约束告知流程不规范、约束指征不明确、约束期间护理不到位、对患者及家属缺乏必要的人文关怀等。在患者法律观念和维权意识日益增强的今天,不恰当的身体约束的使用或将带来医患纠纷。研究发现身体约束可能引发下列不良后果。

(1)身体约束可能导致皮肤、血管、神经和肌肉骨骼的损伤,其原因可能是烦躁或意识模糊的患者在身体约束时挣扎、躁动引起的机械性损伤。

(2)身体约束也被认为是 ICU 患者不适感的主要来源。ICU 患者处在陌生环境,若同时身体约束,极有可能发生意识状态和精神心理因素的改变。Shehabi 等的一项大样本研究表明身体约束增加 ICU 谵妄的发生率。Tugay 等报道身体约束的患者可能遭受一系列不良的心理后果,从淡漠和拒绝到认知行为异常等。

(3)身体约束在一定程度上被认为侵犯患者的自主权和人格尊严。这个论点在国外伦理学和医学界被广泛争议。

(4)身体约束与 ICU 获得性肌无力(ICU acquired weakness,ICUAW)相关。ICUAW 是一项重要的重症相关性并发症,可引起较长时间的神经和肌肉功能障碍。

因此,保护性身体约束作为一项对患者干预治疗的方法,实际却是涉及生理、心理、法律和伦理等方面的复杂课题。但鉴于 ICU 等治疗单元患者病情的特殊性和多样性,以及专业护理人员缺乏等实际情况的存在,使身体约束在今后的临床工作中仍长期存在。

(二)正确评估对身体约束合理使用的作用

身体约束的使用一定要在对患者生理、心理、医疗设备及环境充分评估后进行。用一定的评估工具来衡量是否有使用身体约束的指征,可以降低约束工具使用率,而我国目前尚缺乏相关工具来评估身体约束使用的指征和时机,护理人员往往根据经验判断是否进行身体约束。

(三)身体约束使用的其他相关因素

临床上约束的使用与很多情况相关,多项研究显示患者因素、治疗因素、医护人员对约束的认知与态度及医疗环境等都是影响临床进行约束决策的重要因素。

1.患者因素

研究显示患者的疾病特征、治疗方式、药物使用特点、精神意识状态和人口统计学特征等都影响患者身体约束的使用。重症监护室病情危重和意识不清的患者较多,意识状态的影响和插管带来的不舒适都会导致意外拔管事件的发生,再加上护理工作量较大,监护室中缺少专人陪护,约束就成为最理想的保护措施。患者镇静程度越深身体约束使用越少,镇静越浅身体约束使用越多,但也越容易发生拔管。Martin 等建议身体约束和药物约束的选择应该根据治疗目的、疾病及医疗资源来综合考虑。

2.护士因素

护士是直接负责患者医疗设备完整和安全的主体,也是身体约束的直接实践者,他们对约束的认知、态度及相关行为都会对身体约束的使用产生影响。护理人员在约束实践中扮有重要角色,只有拥有正确的认知才能做出正确的决策与实践,但是许多临床护理人员缺乏对身体约束的正确认知,导致临床护士有滥用约束的倾向。目前临床约束存在的错误认知主要表现在两方面:夸大身体约束使用效果,忽视约束给患者带来的不良反应。法国的调查显示 85% 的护士认为没有身体约束气管插管的患者是不可能有安全保证的,临床护士常常为了预防意外发生而对清醒尚合作的患者使用约束,增加了不必要的身体约束使用。在实践活动中护士是约束决策实践的主体,研究显示临床上约束使用的决策大部分是由护士决定,有些国家护士拥有医嘱权,而有些国家护士需将决定通知给医师,再由医师开医嘱执行,但护士的判断始终是影响约束使用最为重要的因素。

3.环境因素

环境因素主要是指影响身体约束使用的人力资源、管理、物理环境等方面的因素。人力资源包括人力数量、人才结构和职称结构,以及护理临床教学科研等功能发挥和利用的综合概念,特别是作为衡量人力资源数量指标的护患比和人力资源调配过程中护理工作量、每班护士人力及职称的构成都对身体约束的使用产生影响。在我国护患比普遍较低,护士没有能力全面、持续观察到患者的行为举动,不得不预防性使用身体约束来替代临床观察对患者的安全监视,从而潜在性地增加了身体约束的使用。管理方面,Hurlock-Chorostecki 等认为医院的组织构架与相关制度会直接影响约束的使用状况。例如,在欧洲的研究调查发现,相关约束管理制度完善的 ICU 使用约束率比制度不完善的 ICU 低。物理环境已经被证实成为影响身体约束使用的重要因素。ICU 和普通病房相比,ICU 灯光长明、仪器报警、有创诊治操作、限制探视等都可能会使患者发生谵妄、焦虑、激怒等。隔离的环境可能保护了患者的尊严与隐私,但是也可能限制护士能够及时观察患者,护士会通过增加身体约束来保障患者的安全。

(四)通过多元化的干预减少身体约束率

通过管理、教育、身体约束的替代和正确使用约束工具四个维度减少身体约束发生率。首先约束工具使用时必须做好记录和相关数据的收集和分析,医院管理部门应规定约束相关内容的记录方式并指定相应责任人负责数据的整理和分析。通过对患者身体约束率的分析,明确与患者身体约束的相关的因素,积极使用替代约束的方法以减少约束的使用。建立和完善医院减少约束工具使用的制度和流程,加强医护人员对约束认知的教育,提高护士人力资源配备。为减少身体约束的应用,医疗团队应做到:优化镇静策略、尽早脱离机械通气、早期开始运动康复训练等。护理方面需要注意以下几点:①维持患者定向力:要加强与患者的语言或非语言沟通,重视他们参与护理计划,安慰、抚触患者。②防止患者自行拔除治疗监护设备:可将管道等设备移到患者直接视野之外,如将胃管绕到前额,将微量泵放到患者身后,提供让患者抓在手里的物品。③环境疗法和其他分散注意力的方法,如音乐、按摩、推拿、针灸等。

六、此指标与其他敏感指标的关联和联合应用

(1)患者身体约束率的高低与其他指标密切相关。大量文献表明,护患比、住院患者每24小时平均护理时数可以影响约束率的高低。如果护患比、住院患者每24小时平均护理时数低下,则不能满足床旁护理的需求。为了保障患者安全和非计划拔管等不良事件的发生,很多医护人员会选择患者身体约束来替代护理人员对患者的床旁实时监护,导致约束的过度使用。

(2)本科及以上学历护士的占比、不同级别护士的合理配置等指标对降低住院患者身体约束率都起着非常大的作用。学历结构的高低决定护士对培训的接受度和对知识的理解能力,护理团队中如果低学历、低层级护士多,这些护理人员相对工作经验缺乏,对如何合理使用身体约束的判断能力较低,从而导致给患者盲目使用身体约束的率增加。

(3)约束率的高低与非计划拔管之间存在一定的关联性。约束时段的镇静水平不合适,可以导致非计划拔管的发生。以减少非计划拔管的发生为目的产生的身体约束,虽然非计划拔管率有可能降低,也是约束率居高不下的原因之一。部分文献表明:使用约束并不能降低非计划拔管的发生率。

(4)约束工具的使用与压疮发生率有关。约束状态下患者主动活动和被动活动均减少,护士由于担心约束的有效性加之约束状态下操作的不方便,间接减少了给患者被动活动的频率和活动时间,也可能改变给患者活动的方式如翻身不彻底,侧卧位时间减少等。患者约束状态下身体舒适度下降,主动活动减少,躁动的可能性增加,导致皮肤破损的危险,也可以成为压疮的诱因之一。

(韩秀霞)

第四节　住院患者跌倒发生率

一、概述

患者发生跌倒可能造成伤害,导致严重甚至危及生命的后果。通过对住院患者跌倒发生率指标的监测,了解所在医院或部门的跌倒发生率和伤害率。通过根本原因分析和有效的对策实施,可以降低导致患者跌倒的风险及跌倒的发生率,保障患者安全。对患者跌倒风险的评估,可以帮助护理工作者建立患者分类管理的职业思维。预防患者跌倒的过程,充分体现了护理工作对患者的责任和关怀。

二、指标的定义和意义

(一)指标定义

1.跌倒

跌倒指住院患者在医疗机构任何场所,未预见性地倒于地面或倒于比初始位置更低的地方,

可伴或不伴有外伤。所有无帮助及有帮助的跌倒均应包含在内,无论其由生理原因(如晕厥)或是环境原因(如地板较滑)造成。若患者是从一张较低的床上滚落至垫子(地面)上也应视其为跌倒并上报。

2.跌倒伤害

跌倒伤害指患者跌倒后造成不同程度的伤害甚至死亡。跌倒对患者造成的影响可根据美国护理质量指标国家数据库做出的分级定义。①无:没有伤害;②严重度1级(轻度):不需或只需稍微治疗与观察的伤害程度,如擦伤、挫伤、不需要缝合的皮肤小撕裂伤等;③严重度2级(中度):需要冰敷、包扎、缝合或夹板等医疗或护理处置与观察的伤害程度,如扭伤、大或深的撕裂伤、皮肤撕破或小挫伤等;④严重度3级(重度):需要医疗处置及会诊的伤害程度,如骨折、意识丧失、精神或身体状态改变等;⑤死亡:患者因跌倒产生的持续性损伤而最终致死。

3.住院患者跌倒发生率

统计周期内住院患者跌倒发生例次数(包括造成或未造成伤害的)与统计周期内住院患者总日数的千分比称为住院患者跌倒发生率。

4.住院患者跌倒伤害率

统计周期内住院患者跌倒发生伤害例次数与统计周期内有记录的跌倒例次数的比例称为跌倒伤害率。

5.跌倒伤害严重度1级比率

统计周期内住院患者跌倒发生伤害严重度1级的例次数与同期住院患者有记录的跌倒发生伤害例次数的比率。

6.跌倒伤害严重度2级比率

统计周期内住院患者跌倒发生伤害严重度2级的例次数与同期住院患者有记录的跌倒发生伤害例次数的比率。

7.跌倒伤害严重度3级比率

统计周期内住院患者跌倒发生伤害严重度3级的例次数与同期住院患者有记录的跌倒发生伤害例次数的比率。

8.住院患者

住院患者包括所有住院患者和急诊观察室患者。

(二)指标的意义

住院患者跌倒是医院内患者不良事件之一,跌倒可能导致严重甚至危及生命的后果。

跌倒的发生与医院的整体管理、护理质量、患者教育、疾病因素和治疗方法等密切相关。跌倒发生率的高低是评价医院患者安全的重要指标之一。美国医疗机构联合委员会在患者安全目标中指出,跌倒是护理质量的核心指标,也是护理的一项敏感指标。采用某些工具来评估并辨别出具有较高跌倒风险的患者,实施跌倒预防措施,对发生的跌倒事件进行监测和上报,医院或部门能够及时获得跌倒发生的频率、严重度和跌倒发生相关联的其他信息。通过根本原因分析,使患者跌倒的相关危险因素得到及时识别,在医院管理团队和医护人员的共同努力下,找到有效的预防措施,努力减少跌倒不良事件的发生,借此提高住院患者的安全性。住院患者发生跌倒造成的伤害,不但给患者带来身体和精神上的痛苦,也给医院的整体利益带来损失,包括增加患者的住院时间和医疗费用、增加护理人员的工作任务、影响床位周转率等。因此,以指标监测获得的信息为基础引导的持续质量改进活动,是日常医院患者安全管理的重要内容。由于护理人员直接接触患者,是控制导致患者跌倒的不安全因素的主要实施者,这些活动包括及时正确评估患者跌倒的高危因素,通过循证获得预防跌倒的最佳措施予以实施,评估跌倒预防措施的落实率,防止责任缺陷。管理部门通过对跌倒发生率、伤害率和伤害程度的分析,得到造成患者跌倒的特异性因素,完善医院预防跌倒管理制度、优化预防流程、提高护士人力资源配备,将与跌倒关联的系统原因包括环境因素、设备因素、人员因素、治疗因素、患者教育因素等改进,防止类似的事件再次发生。因此,护理人员介导的以团队改进为基础的住院患者跌倒发生率的监测具有非常重要的意义。

三、测量方法

(一)计算公式

(1)住院患者跌倒发生率=同期住院患者中发生跌倒患者例次数/统计周期内住院患者人数×1 000‰。

(2)住院患者跌倒伤害率=同期住院患者中发生跌倒伤害例次数/统计周期内有记录的患者跌倒例次数×100%。

(3)跌倒伤害某等级比率=同期住院患者中发生跌倒伤害某等级患者例次数/统计周期内住院患者中发生跌倒伤害例次数。

"统计周期"可根据质量管理部门要求确定,如每月、每季度、每年;"跌倒"的纳入标准:所有的住院患者、急诊观察室的患者发生的跌倒,同一患者多次跌倒每次都需要统计一例。

(二)数据及来源

计算住院患者跌倒发生率,需要先确定统计的周期;然后根据不良事件报表或护理记录,获得统计周期内跌倒发生例数和跌倒造成不同程度伤害的例数。住院患者人数可以通过病区日报表获得。如果医院信息系统比较完善,跌倒发生例数和跌倒造成不同程度伤害的例数可直接从不良事件上报系统或护理记录系统获取,住院患者实际占用床日数从病案系统直接获取。

为了便于做分层分析,通常还会将患者的跌倒风险评分、个体特征(年龄、性别、诊断)等信息一并进行采集。如果要通过跌倒原因寻找病区或医院层面患者跌倒的危险因素,则可以根据跌倒的影响因素设计报表。

四、指标的使用方法

住院患者跌倒发生率和跌倒伤害率作为护理高度相关的常用安全指标进行监测。通过数据监测,可以了解住院患者跌倒发生率和跌倒伤害率的情况,同时可以分析发生跌倒和跌倒伤害的相关因素,是否与护理不当和照护缺失有关,为制定预防跌倒的改进策略提供理论依据。医院应建立护理不良事件上报系统;护理不良事件报告有上报—分析—责任确认—系统整改—落实反馈等完整流程和制度;相关制度与流程有利于主动报告;定期对护士进行安全警示教育。跌倒发生后护理人员除及时上报以外,还应在护理病历中及时记录跌倒的过程、跌倒的结果和处置。护理部、病区每月进行全院和病区跌倒数据的收集和统计分析,每季度向医院质量管理委员会汇报。根据监测结果,可以检验临床护理实践、组织体系、规章制度是否合理,预防跌倒的措施是否落实到位,了解患者跌倒的风险是什么、本医院护理工作的效力和效率如何、护理人员是否短缺、护理临床工作经验是否缺乏、护士防范患者跌倒的知识是否缺乏等问题。通过寻找相关原因并制定整改计划;按照计划实施落实;监测过程、维持改进;改进后的结果与基线比较,确认整改措施是否有效。如无效果,需要改变措施,进入下一轮的持续质量改进。

五、评述

据美国疾病控制与预防中心(CDC)的调查数据显示,跌倒是老年人非致死性损伤和伤害死亡的主要原因,据估计,每年65岁以上的老年人跌倒的发生率为33%,其中20%～30%的人遭受中度到重度跌倒所致的损伤,包括骨折和头部创伤,从而导致死亡率上升、严重致残等;由于跌倒患者群体呈逐年上升趋势,给社会造成的经济负担也很严重。因此,跌倒已成为值得关注的公共卫生问题。很多国家已经或正在把住院患者跌倒发生率作为临床护理质量控制的一项指标。美国医疗机构联合委员会在患者安全目标中指出,跌倒是护理质量的核心指标,也是护理的一项敏感指标。

(一)多团队合作

Merrett等认为跌倒的发生与患者的疾病、生理、心理、所用的药物和周围环境等密切相关,因此,跌倒的预防措施也是全面和多方位的,不能把预防跌倒的工作仅仅作为护理部门的职责,应该通过不同领域的专业人员合作来预防跌倒。文献报道,护理人力资源配置、外部环境、患者个体因素等都会对跌倒和跌倒造成的伤害产生影响。预防患者跌倒是一个系统工程,需要医师、护士、后勤服务等及家属等共同参与。Graham等认为,一个完整的跌倒预防项目需要跨学科的团队去完成,这个团队成员包括每个护理单元的护士代表、药剂师、康复人员、风险管理者和管理员等。Wright等于2007年提出,沟通、政策和程序、团队合作是成功进行跌倒管理的3个要素。Miake Lye等通过文献系统回顾(包括4个Meta-分析涉及19项研究)表明,强调多元化策略预防跌倒,其中包括跌倒风险的评估、患者教育等在住院患者中的应用,可降低跌倒的相对风险高达30%。Ireland等针对各种各样患者的需求、复杂的临床实践环境和有限医疗资源,对传统的干预措施进行了改革,强调主动地利用证据、员工参与、专家咨询、政策和协议、员工和患者教育等措施,在60个临床中心的实施证实了能降低年跌倒率达20%。Bonuel等于2011年提出CATCH模型,建议跨学科团队成员每月定期召开会议,讨论跌倒的案例,并发挥头脑风暴提出可能有效减少跌倒发生的预防策略。其包括制作住院患者跌倒预防宣传册和家庭预防跌倒小册子;重新评价医院的跌倒政策和程序是否与联合委员会及以证据为基础的跌倒预防实践相一致;为员工创建醒目的跌倒教育海报;制作适合本院的跌倒预防视频;开发患者跌倒报告的查检表;将一个新的患者跌倒风险评估模板和跌倒有关的文件模版结合到教育规划中;重新评估医院现有的跌倒预防能力;完成各学科间有关跌倒的教育等预防措施。

(二)跌倒风险评估量表的选择

为了减少患者因跌倒造成的伤害风险,JCAHO中指出,各医院应该建立降低患者跌倒的计划,其中包括评估患者的跌倒风险,并采取措施减少风险和降低跌倒导致的伤害风险。

Dana等指出需使用标准化的风险评估工具评估跌倒的风险。在国外用于预测住院患者跌倒的评估量表有许多种,其中托马斯跌倒风险评估工具,Hendrich跌倒风险评估表,摩尔斯跌倒评估量表和约翰霍普金斯跌倒风险评估量表。4个量表研究较多,是相对较成熟的量表。

1.托马斯跌倒风险评估工具

托马斯跌倒风险评估工具是Oliver等在1997年研制的,量表主要包括5个条目:意识不清/躁动不安;步态不稳;曾发生过跌倒;常上厕所的需求;视觉不佳且造成日常生活功能障碍。评估总分≥2分表明跌倒高风险,需要实施防跌倒措施。Oliver等对托马斯跌倒风险评估工具进行测评,表明其敏感度为 93%,特异度为 87%,阳性预测率为 62%,阴性预测率为 98%。应用此量表评估患者的跌倒风险花费时间短,较容易完成,是专为老年人设计的跌倒风险评估量表,缺点是评估中考虑跌倒内在因素较多,而忽略了外在因素如环境因素等。

2.Hendrich 跌倒风险评估表

Hendrich 跌倒风险评估表是 Ann Hendrich 等在 2003 年研制的。研究者在一家三级综合医院,通过病例对照研究(355 例/780 例),从 600 多条跌倒危险因素中最终筛选出 8 个条目:意识模糊/定向力障碍/行为冲动;排泄状态/抑郁状态;头晕/眩晕;男性;服用抗癫痫类药物;服用苯二氮䓬类药物;起立一行走测试。量表总得分≥5 分被认为是跌倒高危人群,提示护理人员应实施护理干预措施,预防患者跌倒。此量表是目前最新的跌倒风险评估量表,是专门应用于成年住院患者的跌倒风险评估,敏感度为 74.9%、特异度为 73.9%,评定者间信度为 100%。量表简短,使用方便,3~5 分钟即可完成跌倒风险的评估。

3.摩尔斯跌倒评估量表

摩尔斯跌倒评估量表是由 Morse 等在 1989 年研制的,包括 6 个条目:精神状态不佳;步态/移位障碍;曾发生跌倒;行走需辅具;次诊断;附加医疗设备(IV/检测器/导管)。得分 0~24 分为跌倒低危人群,25~44 分为跌倒中危人群,45 分以上为跌倒高危人群。研究者对加拿大的医院、护理院、康复中心的 16 个病房的 2 689 例患者做了测试研究,其中 41% 是 65 岁以上的老年人。当临界值为≥45 分时敏感度为 73%,特异度为 75%,阳性预测率 4%,阴性预测率为 99%。此量表可以应用于社区、护理院及医院的所有患者。

4.约翰霍普金斯跌倒风险评估量表

约翰霍普金斯跌倒风险评估量表是由美国约翰·霍普金斯大学医学院在 2003 年研制的,包括 7 个条目:年龄;跌倒史;排泄(大、小便);使用高风险跌倒的药物;携带的导管;活动能力;认知。得分 0~5 分为低危跌倒风险值,6~13 分为中危跌倒风险值,13 分以上为高危跌倒风险值。有学者应用美国约翰霍普金斯大学医院跌倒危险评估表中文版对住院老年患者进行跌倒危险性的评估,将患者分为高度、中度和低度跌倒危险并给予相应的护理措施,结果经过 1 年的临床研究和效果观察,某老年病房跌倒发生率由预防跌倒分级管理方案实施前 0.045% 下降到 0.015%。

对于跌倒评估的频次,JCAHO 强调住院患者每天评估 1 次,患者转科、病情改变或跌倒后需再次评估。Gustafson 等认为患者入院时即完成跌倒风险的评估,然后在评估的基础上,按照医院的政策和程序采取措施,降低跌倒的发生。

(三)跌倒重在预防

美国、英国、新加坡、日本、加拿大等发达国家,已在社区、医院、养老院等建立了不同规模的预防跌倒团队,团队成员包括医师、护士、药师、心理治疗师、康复或作业治疗师、生物工程技术人员、社会工作者、社会学家、流行病学家、社区警察等。Cumming 报道,通过跌倒预防,养老院老年人跌倒率降低了 26% 且两年内未发生与跌倒有关的入院事件。

跌倒是由环境、生理、病理和心理等因素综合作用的结果。国内外相关研究已证实,给予患者综合性预防,能有效降低住院患者跌倒发生率。然而,到目前为止,所有的研究都片面强调护士的作用,而忽略了其他医护人员(如医师、药师、康复治疗师、后勤、设备人员等)在患者跌倒防范中的作用。因此,以跌倒高危因素为切入点,以多学科合作、综合预防为核心,防患于未然,降低住院患者跌倒率和跌倒伤害率。

(四)数据的真实性和便捷性

据统计,每年有 20% 的住院老年患者发生跌倒,其中 5%～15% 的跌倒造成脑部损伤、软组织损伤、骨折、脱臼,但实际跌倒上报的发生率偏低。据国外报道,42% 住院跌倒患者造成了伤害,8% 住院跌倒患者造成了严重伤害。国内报道,70.28% 住院跌倒患者造成了伤害,23.74% 住院跌倒患者造成了严重伤害。那么高的伤害率有可能存在跌倒漏报的现象,尤其跌倒后没有造成伤害的案例可能被忽视了。目前,国内有关跌倒率和跌倒伤害率并没有统一的计算标准,如果分母、分子的纳入、排除标准不一致,本质上就没有可比性。不同医院收治的病种和病情严重度不一样,导致发生跌倒的风险因素就不一致,那么可比性也较差。因此,要加强教育,必须明确指标监测的意义,指标的监测并不是进行好坏的排序,而是为了自我前后对照、与标杆对照、与目标值对照,帮助机构找差距,找问题,进行持续质量改进。同时,要普及临床护理信息系统,把跌倒相关信息直接植入病历书写模块,那么,数据就可以直接从信息源头抓取,保证了数据的真实和便捷。

(五)关注过程指标

进行指标监测时,不能仅仅关注结果指标,还要关注导致该结果的相关要素(过程)指标,如跌倒的评估、个体化护理计划的制订、预防措施的落实,从而进行过程改进。

(六)跌倒指标计算

不同科室的跌倒指标要分别计算,尤其产科、康复科、儿科、精神科的住院患者跌倒发生率应单独计算,因其发生跌倒的原因和预防策略有其特殊性。

六、此指标与其他敏感指标的关联和联合应用

近年来,有研究提示护理单元的人员配置,尤其是专业护士的数量和专业水平,可能会影响跌倒事件的发生率。护士有责任识别出具有较高跌倒风险的患者,并且有义务制订相应的护理计划来将此风险最小化。护理人员短缺,经验不足,以及专业知识欠缺均可使患者受伤的风险增加。较高的跌倒发生率则提示医院管理部门需要对识别、预防“跌倒高危”患者相关的临床及组织过程进行检视,并考虑是否可能存在人员短缺的情况,包括是否存在护患比低下、护理时数不足、护理人员由于学历层次和教育水平不够导致的经验匮乏,以上因素可以导致组织对患者存在的跌倒风险感知能力和预防能力低下等。对住院患者跌倒发生率的监测可以有效评价医院患者安全管理水平和护理质量,能敏感地影响护理实践,指导护理工作者针对问题主导和进行持续质量改进工作。在一定程度内提高护患比、住院患者每 24 小时平均护理时数、本科及以上学历护士的占比,改善不同级别护士的合理配置等指标,对降低住院患者跌倒发生率和伤害率都起着非常大的作用。

(杨艳霞)

第三章

基础护理技术

第一节 铺 床 法

病床是病室的主要设备,是患者睡眠与休息的必须用具。患者,尤其是卧床患者与病床朝夕相伴,因此,床铺的清洁、平整和舒适,可使患者心情舒畅,增强治愈疾病的自信心,并可预防并发症的发生。

铺床总的要求为舒适、平整、安全、实用、节时、节力。常用的病床有以下几种。①钢丝床:有的可通过支起床头、床尾(二截或三截摇床)而调节体位,有的床脚下装有小轮,便于移动。②木板床:为骨科患者所用。③电动控制多功能床:患者可自己控制升降或改变体位。

病床及被服类规格要求如下。①一般病床:高 60 cm,长 200 cm,宽 90 cm。②床垫:长宽与床规格相同,厚 9 cm。以棕丝制作垫芯为好,也可用橡胶泡沫,塑料泡沫制作垫芯,垫面选帆布制作。③床褥:长宽同床垫,一般用棉花制作褥芯,棉布制作褥面。④棉胎:长 210 cm,宽 160 cm。⑤大单:长 250 cm,宽 180 cm。⑥被套:长 230 cm,宽 170 cm,尾端开口缝四对带。⑦枕芯:长 60 cm,宽 40 cm,内装木棉或高弹棉、锦纶丝绵,用棉布制作枕面。⑧枕套:长 65 cm,宽 45 cm。⑨橡胶单:长 85 cm,宽 65 cm,两端各加白布 40 cm。⑩中单:长 85 cm,宽 170 cm。以上各类被服均以棉布制作。

一、备用床

(一)目的
铺备用床是为了准备接受新患者和保持病室整洁美观。

(二)用物准备
床、床垫、床褥、枕芯、棉胎或毛毯、大单、被套或衬单及罩单、枕套。

(三)操作方法
1.被套法

(1)将上述物品置于护理车上,推至床前。

(2)移开床旁桌,距床 20 cm,并移开床旁椅置床尾正中,距床 15 cm。

(3)将用物按铺床操作的顺序放于椅上。

(4)翻床垫,自床尾翻向床头或反之,上缘紧靠床头。床褥铺于床垫上。

(5)铺大单,取折叠好的大单放于床褥上,使中线与床的中线对齐,并展开拉平,先铺床头后铺床尾。①铺床头:一手托起床头的床垫,一手伸过床的中线将大单塞于床垫下,将大单边缘向上提起呈等边三角形,下半三角平整塞于床垫下,再将上半三角翻下塞于床垫下。②铺床尾:至床尾拉紧大单,一手托起床垫,一手握住大单,同法铺好床角。③铺中段:沿床沿边拉紧大单中部边沿,然后,双手掌心向上,将大单塞于床垫下。④至对侧:同法铺大单。

(6)套被套:①S形式套被套法(图3-1),被套正面向外使被套中线与床中线对齐,平铺于床上,开口端的被套上层倒转向上约1/3。棉胎或毛毯竖向三折,再按S形横向三折。将折好的棉胎置于被套开口处,底边与被套开口边平齐。拉棉胎上边至被套封口处,并将竖折的棉胎两边展开与被套平齐(先近侧后对侧)。盖被上缘距床头15 cm,至床尾逐层拉平盖被,系好带子。边缘向内折叠与床沿平齐,尾端掖于床垫下。同上法将另一侧盖被整理好。②卷筒式套被套法(图3-2),被套正面向内平铺于床上,开口端向床尾,棉胎或毛毯平铺在被套上,上缘与被套封口边齐,将棉胎与被套上层一并由床尾卷至床头(也可由床头卷向床尾),自开口处翻转,拉平各层,系带,余同S形式。

(7)套枕套,于椅上套枕套,使四角充实,系带子,平放于床头,开口背门。

(8)移回桌椅,检查床单,保持整洁。

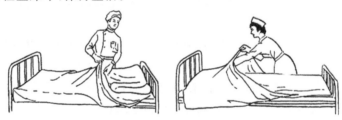

图 3-1　S形式套被套法

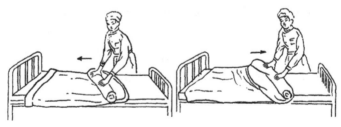

图 3-2　卷筒式套被套法

2.被单法

(1)移开床旁桌、椅,翻转床垫、铺大单,同被套法。

(2)将反折的大单(衬单)铺于床上,上端反折10 cm,与床头齐,床尾按铺大单法铺好床尾。

(3)棉胎或毛毯平铺于衬单上,上端距床头15 cm,将床头衬单反折于棉胎或毛毯上,床尾同大单铺法。

(4)铺罩单,正面向上对准床中线,上端与床头齐,床尾处则折成斜45°,沿床边垂下。转至对侧,先后将衬单、棉胎及罩单同上法铺好。

(5)余同被套法。

(四)注意事项

(1)铺床前先了解病室情况,若患者进餐或做无菌治疗时暂不铺床。

（2）铺床前要检查床各部分有无损坏,若有则修理后再用。

（3）操作中要使身体靠近床边,上身保持直立,两腿前后分开稍屈膝以扩大支持面增加身体稳定性,既省力又能适应不同方向操作。同时手和臂的动作要协调配合,尽量用连续动作,以节省体力消耗,并缩短铺床时间。

（4）铺床后应整理床单位及周围环境,以保持病室整齐。

二、暂空床

（一）目的
铺暂空床是为了供新入院的患者或暂离床活动的患者使用和保持病室整洁美观。

（二）用物准备
同备用床,必要时备橡胶中单、中单。

（三）操作方法
（1）将备用床的盖被四折叠于床尾。若被单式,在床头将罩单向下包过棉胎上端,再翻上衬单做25 cm的反折,包在棉胎及罩单外面。然后将罩单、棉胎、衬单一并四折,叠于床尾。

（2）根据病情需要铺橡胶中单、中单。中单上缘距床头50 cm,中线与床中线对齐,床沿的下垂部分一并塞床垫下。至对侧同上法铺好。

三、麻醉床

（一）目的
（1）铺麻醉床便于接受和护理手术后患者。

（2）使患者安全、舒适和预防并发症。

（3）防止被褥被污染,并便于更换。

（二）用物准备
1.被服类

同备用床,另加橡胶中单、中单两条。弯盘、纱布数块、血压计、听诊器、护理记录单、笔。根据手术情况备麻醉护理盘或急救车上备麻醉护理用物。

2.麻醉护理盘用物

治疗巾内置张口器、压舌板、舌钳、牙垫、通气导管、治疗碗、镊子、输氧导管、吸痰导管、纱布数块。治疗巾外放电筒、胶布等。必要时备输液架,吸痰器、氧气筒、胃肠减压器等。天冷时无空调设备应备热水袋及布套各2只、毯子。

（三）操作方法
（1）拆去原有枕套、被套、大单等。

（2）按使用顺序备齐用物至床边,放于床尾。

（3）移开床旁桌椅等同备用床。

（4）同暂空床铺好一侧大单、中段橡胶中单、中单及上段橡胶中单、中单,上段中单与床头齐。转至对侧,按上法铺大单、橡胶中单、中单。

（5）铺盖被:①被套式,盖被头端两侧同备用床,尾端系带后向内或向上折叠与床尾齐,将向门口一侧的盖被三折叠于对侧床边。②被单式,头端铺法同暂空床,下端向上反折和床尾齐,两侧边缘向上反折同床沿齐,然后将盖被折叠于一侧床边。

(6)套枕套后将枕头横立于床头,以防患者躁动时头部碰撞床栏而受伤(图3-3)。

(7)移回床旁桌,椅子放于接受患者对侧床尾。

(8)麻醉护理盘置于床旁桌上,其他用物放于妥善处。

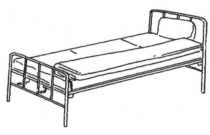

图 3-3　麻醉床

(四)注意事项

(1)铺麻醉床时,必须更换各类清洁被服。

(2)床头一块橡胶中单、中单可根据病情和手术部位需要铺于床头或床尾。若为下肢手术者将单铺于床尾,头胸部手术者铺于床头。若为全麻手术者则单铺于床头。而一般手术者,可只铺床中部中单即可。

(3)患者的盖被根据医院条件增减。冬季必要时可置热水袋两只加布套,分别放于床中部及床尾的盖被内。

(4)输液架、胃肠减压器等物放于妥善处。

四、卧有患者床

(一)扫床法

1.目的

(1)使病床平整无皱褶,患者睡卧舒适,保持病室整洁美观。

(2)随扫床操作协助患者变换卧位,又可预防压疮及坠积性肺炎。

2.用物准备

护理车上置浸有消毒液的半湿扫床巾的盆,扫床巾每床一块。

3.操作方法

(1)备齐用物,推护理车至患者床旁,向患者解释,以取得合作。

(2)移开床旁桌椅,半卧位患者,若病情许可,暂将床头、床尾支架放平,以便操作。若床垫已下滑,需上移与床头齐。

(3)松开床尾盖被,帮助患者翻身侧卧背向护士,枕头随患者翻身移向对侧。松开近侧各层被单,取扫床巾分别扫净中单、橡胶中单后搭在患者身上。然后自床头至床尾扫净大单上碎屑,注意枕下及患者身下部分各层应彻底扫净,最后将各单逐层拉平铺好。

(4)协助患者翻身侧卧于扫净一侧,枕头也随之移向近侧。转至对侧,以上法逐层扫净拉平铺好。

(5)协助患者平卧,整理盖被,将棉胎与被套拉平,掖成被筒,为患者盖好。

(6)取出枕头,揉松,放于患者头下,支起床上支架。

(7)移回床旁桌椅,整理床单位,保持病室整洁美观,向患者致谢意。

(8)清理用物,归回原处。

(二)更换床单法

1.目的

(1)使病床平整无皱褶,患者睡卧舒适,保持病室整洁美观。

(2)随扫床操作协助患者变换卧位,又可预防压疮及坠积性肺炎。

2.用物准备

清洁的大单、中单、被套、枕套,需要时备患者衣裤。护理车上置浸有消毒液的半湿扫床巾的盆,扫床巾每床一块。

3.操作方法

(1)适用于卧床不起,病情允许翻身者(图3-4)。①备齐用物推护理车至患者床旁,向患者解释,以取得合作。移开床旁桌椅,半卧位患者,若病情许可,暂将床头、床尾支架放平,以便操作。若床垫已下滑,需上移与床头齐。清洁的被服按更换顺序放于床尾椅上。②松开床尾盖被,助患者侧卧,背向护士,枕头随之移向对侧。③松开近侧各单,将中单卷入患者身下,用扫床巾扫净橡胶中单上的碎屑,搭在患者身上再将大单卷入患者身下,扫净床上碎屑。④取清洁大单,使中线与床中线对齐。将对侧半幅卷紧塞于患者身近侧,半幅自床头、床尾、中部先后展平拉紧铺好,放下橡胶中单,铺上中单(另一半卷紧塞于患者身下),两层一并塞入床垫下铺平。移枕头并助患者翻身面向护士。转至对侧,松开各单,将中单卷至床尾大单上,扫净橡胶中单上的碎屑后搭于患者身上,然后将污大单从床头卷至床尾与污中单一并丢入护理车污衣袋或护理车下层。⑤扫净床上碎屑,依次将清洁大单、橡胶中单、中单逐层拉平,同上法铺好。助患者平卧。⑥解开污被套尾端带子,取出棉胎盖在污被套上,并展平。将清洁被套铺于棉胎上(反面在外),两手伸入清洁被套内,抓住棉胎上端两角,翻转清洁被套,整理床头棉被,一手抓棉被下端,一手将清洁被套往下拉平,同时顺手将污棉套撤出放入护理车污衣袋或护理车下层。棉被上端可压在枕下或请患者抓住,然后至床尾逐层拉平后系好带子,掖成被筒为患者盖好。⑦一手托起头颈部,一手迅速取出枕头,更换枕套,助患者枕好枕头。⑧清理用物,归回原处。

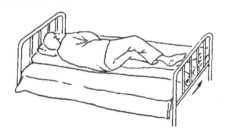

图3-4　卧有允许翻身患者床换单法

(2)适用于病情不允许翻身的侧卧患者(图3-5)。①备齐用物推护理车至患者床旁,向患者解释,以取得合作。移开床旁桌椅,半卧位患者,若病情许可,暂将床头、床尾支架放平,以便操作。若床垫已下滑,需上移与床头齐。清洁的被服按更换顺序放于床尾椅上。②2人操作。一人一手托起患者头颈部,另一人一手迅速取出枕头,放于床尾椅上。松开床尾盖被,大单、中单及橡胶中单。从床头将大单横卷成筒式至肩部。③将清洁大单横卷成筒式铺于床头,大单中线与床中线对齐,铺好床头大单。一人抬起患者上半身(骨科患者可利用牵引架上拉手,自己抬起身躯),将污大单、橡胶中单、中单一起从床头卷至患者臀下,同时另一人将清洁大单也随着污单拉至臀部。④放下上半身,一人托起臀部,一人迅速撤出污单,同时将清洁大单拉至床尾,橡胶中单放在床尾椅背上,污单丢入护理车污衣袋或护理车下层,展平大单铺好。⑤一人套枕套为患者枕好。一人备橡胶中单、中单,并先铺好一侧,余半幅塞患者身下至对侧,另一人展平铺好。⑥更换被套、枕套同方法一,两人合作更换。

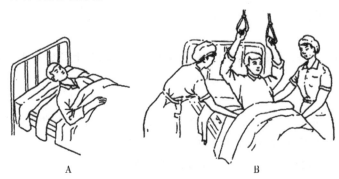

图 3-5   卧有不允许翻身患者床换单法

(3)盖被为被单式更换衬单和罩单的方法:①将床头污衬单反折部分翻至被下,取下污罩单丢入污衣袋或护理车下层。②铺大单(衬单)于棉胎上,反面向上,上端反折 10 cm,与床头齐。③将棉胎在衬单下由床尾退出,铺于衬单上,上端距床头 15 cm。④铺罩单,正面向上,对准中线,上端和床头齐。⑤在床头将罩单向下包过棉胎上端,再翻上衬单做 25 cm 的反折,包在棉胎和罩单的外面。⑥盖被上缘压于枕下或请患者抓住,在床尾撤出衬单,并逐层拉平铺好床尾,注意松紧,以防压迫足趾。

4.注意事项

(1)更换床单或扫床前,应先评估患者及病室环境是否适宜操作。需要时应关闭门窗。

(2)更换床单时注意保暖,动作敏捷,勿过多翻动和暴露患者,以免患者过劳和受凉。

(3)操作时要随时注意观察病情。

(4)患者若有输液管或引流管,更换床单时可从无管一侧开始,操作较为方便。

(5)撤下的污单切勿丢在地上或他人床上。

(李秀丽)

第二节   清洁护理

清洁是患者的基本需求之一,是维持和获得健康的重要保证,清洁可以清除微生物及污垢,防止细菌繁殖,促进血液循环,有利于体内废物排泄,同时清洁使人感到愉快、舒适。

一、口腔护理

口腔护理的目的有以下几方面。

(1)保持口腔的清洁、湿润,使患者舒适,预防口腔感染等并发症。

(2)防止口臭、口垢,促进食欲,保持口腔的正常功能。

(3)观察口腔黏膜和舌苔的变化、特殊的口腔气味,可提供病情的动态信息,如肝功能不全患者,出现肝臭,常是肝昏迷的先兆。

常用的漱口液有生理盐水、朵贝尔溶液(复方硼酸溶液)、1%～3%过氧化氢溶液、2%～3%硼酸溶液、1%～4%碳酸氢钠溶液、0.02%呋喃西林溶液、0.1%醋酸溶液。

(一)协助口腔冲洗

1.目的

协助口腔手术后使用固定器,或对有口腔病变的患者清洁口腔。

2.用物准备

治疗碗、治疗巾、弯盘、生理盐水、朵贝尔溶液、口镜、抽吸设备、压舌板、手电筒、20 mL 空针及冲洗针头。

3.操作步骤

(1)洗手。

(2)准备用物携至患者床旁。

(3)向患者解释。协助患者采取半坐位式,并于胸前铺治疗巾及放置弯盘。①装生理盐水及朵贝尔溶液于溶液盘内,并接上,用 20 mL 注射器抽吸并连接针头。②协助医师冲洗。③冲洗毕,擦干患者嘴巴。④整理用物后洗手。⑤记录。

4.注意事项

为了避免冲洗中弄湿患者,必要时给予手电筒照光,冲洗时需特别注意齿缝、前庭外,若有舌苔,可用压舌板外包纱布予以机械性刮除,冲洗中予以持续性的低压抽吸,必要时协助更换湿衣服。

(二)特殊口腔冲洗

1.用物准备

(1)治疗盘:治疗碗(内盛含有漱口液的棉球 12～16 个,棉球湿度以不能挤出液体为宜;弯血管钳、镊子)、压舌板、弯盘、吸水管、杯子、治疗巾、手电筒,需要时备张口器。

(2)外用药:按需准备,如液状石蜡、冰硼散、西瓜霜、金霉素甘油等,酌情使用。

2.操作步骤

(1)将用物携至床旁,向患者解释以取得合作。

(2)协助患者侧卧,面向护士,取治疗巾,围于颌下,置弯盘于口角边。

(3)先湿润口唇、口角,观察口腔黏膜有无出血、溃疡等现象。对长期应用抗生素、激素者应注意观察有无真菌感染。有活动义齿者,应取下。一般先取上面义齿,后取下面义齿,并放置容器内,用冷开水冲洗刷净,待患者漱口后戴上或浸入清水中备用(昏迷的患者的义齿应浸于清水中保存)。浸义齿的清水应每天更换。义齿不可浸在乙醇或热水中,以免变色、变形和老化。

(4)协助患者用温开水漱口后,嘱患者咬合上下齿,用压舌板轻轻撑开一侧颊部,以弯血管钳夹有漱口液的棉球由内向门齿纵向擦洗。同法擦洗对侧。

(5)嘱患者张口,依次擦洗一侧牙齿上内侧面、上颌面、下内侧面、下颌面,再弧形擦洗一侧颊部。同法擦洗另一侧。洗舌面及硬腭部(勿触及咽部,以免引起恶心)。

(6)擦洗完毕,帮助患者用洗水管以漱口水漱口,漱口后用治疗巾拭去患者口角处水。

(7)口腔黏膜如有溃疡,酌情涂药于溃疡处。口唇干裂可涂擦液状石蜡。

(8)撤去治疗巾,清理用物,整理床单。

3.注意事项

(1)擦洗时动作要轻,特别是对凝血功能差的患者要防止碰伤黏膜及牙龈。

(2)昏迷患者禁忌漱口,需用张口器时,应从臼齿放入(牙关紧闭者不可用暴力张口),擦洗时须用血管钳夹紧棉球,每次一个,防止棉球遗留在口腔内,棉球蘸漱口水不可过湿,以防患者将溶液吸入呼吸道。

(3)传染病患者的用物按隔离消毒原则处理。

二、头发护理

(一)床上梳发

1.目的

梳发、按摩头皮,可促进血液循环,除去污垢和脱落的头发、头屑,使患者清洁舒适和美观。

2.用物准备

治疗巾、梳子、30%乙醇溶液、纸袋(放脱落头发)。

3.操作步骤

(1)铺治疗巾于枕头上,协助患者把头转向一侧。

(2)将头发从中间梳向两边,左手握住一股头发,由发梢逐渐梳到发根。长发或遇有打结时,可将头发绕在示指上慢慢梳理。避免强行梳拉,造成患者疼痛。如头发成团,可用30%乙醇湿润后,再小心梳理,同法梳理另一边。

(3)长发酌情编辫或扎成束,发型尽可能符合患者所好。

(4)将脱落头发置于纸袋中,撤下治疗巾。

(5)整理床单,清理用物。

(二)床上洗发(橡胶马蹄形垫法)

1.目的

同床上梳发、预防头虱及头皮感染。

2.用物准备

治疗车上备一只橡胶马蹄形垫,治疗盘内放小橡胶单、大、中毛巾各一条,眼罩或纱布、别针、棉球两只(以不吸水棉花为宜)、纸袋、洗发液或肥皂、梳子、小镜子、护肤霜,水壶内盛40~45 ℃热水,水桶(接污水)。必要时备电吹风。

3.操作步骤

(1)备齐用物携至床旁,向患者解释,以取得合作,根据季节关窗或开窗,室温以 24 ℃为宜。按需要给予便盆。移开床旁桌椅。

(2)垫小橡胶单及大毛巾于枕上,松开患者衣领向内反折,将中毛巾围于颈部,以别针固定。

(3)协助患者斜角仰卧,移枕于肩下,患者屈膝,可垫膝枕于两膝下,使患者体位安全舒适。

(4)置马蹄形垫于患者后颈部,使患者颈部枕于突起处,头在槽中,槽形下部接污水桶。

(5)用棉球塞两耳,用眼罩或纱布遮盖双眼或嘱患者闭上眼。

(6)洗发时先用两手掬少许水于患者头部试温,询问患者感觉,以确定水温是否合适,然后用水壶倒热水充分湿润头发,倒洗发液于手掌上,涂遍头发,用指尖揉搓头皮和头发,用力要适中,揉搓方向由发际向头顶部,使用梳子除去落发,置于纸袋中,用热水冲洗头发,直到冲净为止。观察患者的一般情况,注意保暖,洗发完毕,解下颈部毛巾,包住头发,一手托头,一手撤去橡胶马蹄垫。除去耳内棉球及眼罩,用患者自备的毛巾擦干脸部,酌情使用护肤霜。

(7)帮助患者卧于床正中,将枕、橡胶单、浴巾一起自肩下移至头部,用包头的毛巾揉搓头发,再用大毛巾擦干或电风吹干。梳理成患者习惯的发型,撤去上述用物。

(8)整理床单,清理用物。

4.注意事项

(1)要随时观察患者的病情变化,如脉搏、呼吸、血压有异常时应立即停止操作。

(2)注意室温和水温,及时擦干头发,防止患者受凉。

(3)防止水流入眼及耳内,避免沾湿衣服和床单。

(4)虚弱患者不宜洗发。

三、皮肤清洁与护理

(一)床上擦浴

1.用物准备

治疗车上备面盆两只、水桶两只(一桶盛热水,水温在50～52 ℃,并按年龄、季节、习惯,增减水温,另一桶接污水)、治疗盘(内置小毛巾两条、大毛巾、浴皂、梳子、小剪刀、50%乙醇、爽身粉)、清洁衣裤、被服。另备便盆、便盆布和屏风。

2.操作步骤

(1)推治疗车至床边,向患者解释,以取得合作。

(2)将用物放在便于操作处,关好门窗调节室温,用屏风或拉布遮挡患者,按需给予便盆。

(3)将脸盆放于床边桌上,倒入热水 2/3 满,测试水温,根据病情放平床头及床尾支架,松开床尾盖被。

(4)将微湿小毛巾包在右手上,为患者洗脸及颈部,左手扶患者头顶部,先擦眼,然后像写"3"字样,依次擦洗一侧额部、颊部、鼻翼部、人中、耳后下颌,直至颈部。另一侧同法操作。用较干毛巾依次擦洗一遍,注意擦净耳郭,耳后及颈部皮肤。

(5)为患者脱下衣服,在擦洗部位下面铺上浴巾,按顺序擦洗两上肢、胸腹部。协助患者侧卧,背向护士依次擦洗后颈部、背臀部,为患者换上清洁裤子。擦洗中,根据情况更换热水,注意擦净腋窝及腹股沟等处。

(6)擦洗的方法为先用涂肥皂的小毛巾擦洗,再用湿毛巾擦去皂液。清洗毛巾后再擦洗,最后用浴巾边按摩边擦干。动作要敏捷,为取得按摩效果,可适当用力。

(7)擦洗过程中,如患者出现寒战、面色苍白等病情变化时,应立即停止擦浴,给予适当的处理,同时注意观察皮肤有无异常。擦洗毕,可在骨突处用50%乙醇做按摩,扑上爽身粉。

(8)整理床单,必要时梳发、剪指甲及更换床单。

(9)如有特殊情况,需做记录。

3.注意事项

护士操作时,要站在擦浴的一边,擦洗完一边后再转至另一边,站立时两脚要分开,重心应在身体中央或稍低处,拿水盆时,盆要靠近身边,减少体力消耗;操作时要体贴患者,保护患者自尊,动作要敏捷、轻柔,减少翻动和暴露,防止受凉。

(二)压疮的预防及护理

压疮是指机体局部组织由于长期受压,血液循环障碍,造成组织缺氧、缺血而致的溃烂和坏死,也称压疮。导致活动受限的因素一般都会增加压疮的发生。常见的因素有压力、剪力、摩擦力、潮湿等。好发部位为枕部、耳郭、肩胛部、肘部、骶尾部、髋部、膝关节内外侧、外踝、足跟。

1.预防措施

预防压疮在于消除其发生的原因。因此,要求做到勤翻身、勤按摩、勤整理、勤更换。交班时要严格细致的交接局部皮肤情况及护理措施。

(1)避免局部长期受压:①鼓励和协助卧床患者经常更换卧位,使骨骼突出部位交替的受压,翻身间隔时间应根据病情及局部受压情况而定。一般2小时翻身1次,必要时1小时翻身1次,建立床头翻身记录卡。②保护骨隆突处和支持身体空隙处,将患者体位安置妥当后,可在身体空隙处垫软枕、海绵垫。需要时可垫海绵垫、气垫褥、水褥等,使支持体重的面积宽而均匀,作用于患者身上的正压及作用力分布在一个较大的面积上,从而降低在隆突部位皮肤上所受的压强。③对使用石膏、夹板、牵引的患者,衬垫应平整、松软适度,尤其要注意骨骼突起部位的衬垫,要仔细观察局部皮肤和肢端皮肤颜色改变的情况,认真听取患者反映,适当给予调节,如发现石膏绷带凹凸不平,应立即报告医师,及时修正。

(2)避免潮湿、摩擦及排泄物的刺激:①保持皮肤清洁干燥。大小便失禁、出汗及分泌物多的患者应及时擦干,以保护皮肤免受刺激。床铺要经常保持清洁干燥,平整无碎屑,被服污染要随时更换。不可让患者直接卧于橡胶单上。小儿要勤换尿布。②不可使用破损的便盆,以防擦伤皮肤。

(3)增进局部血液循环:对易发生压疮的患者,要常检查,用温水擦澡、擦背或用湿毛巾行局部按摩。手法按摩:①全背按摩,协助患者俯卧或侧卧,露出背部,先以热水进行擦洗,再以两手或一手沾上少许50%乙醇按摩。按摩者斜站在患者右侧,左腿弯曲在前,右腿伸直在后,从患者骶尾部开始,沿脊柱两侧边缘向上按摩(力量要能够刺激肌肉组织)至肩部时用环状动作。按摩后,手再轻轻滑至尾骨处。此时,左腿伸直,右腿弯曲,如此有节奏按摩数次,再用拇指指腹由骶尾部开始沿脊柱按摩至第7颈椎。②受压处局部按摩:沾少许50%乙醇,以手掌大、小鱼际紧贴皮肤,压力均匀向心方向按摩,由轻至重,由重至轻,每次3~5分钟。

电动按摩器按摩:电动按摩器是依靠电磁作用,引导治疗器头震动,以代替各种手法按摩,操作者持按摩器根据不同部位选择合适的按摩头,紧贴皮肤,进行按摩。

(4)增进营养的摄入:营养不良是导致压疮的内因之一,又可影响压疮的愈合。蛋白质是身体修补组织所必需的物质,维生素也可促进伤口愈合,因此在病情允许时可给予高蛋白、高维生素膳食,以增进机体抵抗力和组织修复能力。此外,适当补充矿物质,可促进慢性溃疡的愈合。

2.压疮的分期及护理

(1)淤血红润期:为压疮初期,局部皮肤受压或受到潮湿刺激后,开始出现红、肿、热、麻木或有触痛。此期要及时除去致病原因,加强预防措施,如增加翻身次数及防止局部继续受压、受潮。

(2)炎性浸润期:红肿部位如果继续受压,血液循环仍得不到改善,静脉回流受阻,局部静脉淤血,受压表面呈紫红色,皮下产生硬结,表面有水疱形成,对未破小水泡要减少摩擦,防破裂感染,让其自行吸收,大水疱用无菌注射器抽出泡内液体,涂以消毒液,用无菌敷料包扎。

(3)溃疡期:静脉血液回流受到严重障碍,局部淤血致血栓形成,组织缺血缺氧。轻者,浅层组织感染,脓液流出,溃疡形成;重者,坏死组织发黑,脓性分泌物增多,有臭味,感染向周围及深部扩展,可达骨骼,甚至可引起败血症。

四、会阴部清洁卫生的实施

(一)目的

保持清洁,清除异味,预防或减轻感染、增进舒适、促进伤口愈合。

(二)用物准备

便盆、屏风、橡胶单、中单、清洁棉球、大量杯、镊子、浴巾、毛巾、水壶(内盛 50~52 ℃ 的温水)、清洁剂或呋喃西林棉球。

(三)操作方法

1.男患者阴茎部的护理

(1)携用物至患者床旁,核对后解释。

(2)患者取仰卧位。为遮挡患者可将浴巾折成扇形盖在患者的会阴部及腿部。

(3)带上清洁手套,一手提起阴茎,一手取毛巾或用呋喃西林棉球擦洗阴茎头部、下部和阴囊。擦洗肛门时,患者可取侧卧位,护士一手将臀部分开,一手用浴巾将肛门擦洗干净。

(4)为患者穿好衣裤,根据情况更换衣、裤、床单。整理床单,患者取舒适卧位。

(5)整理用物,清洁整齐,记录。

2.女患者会阴部的护理

(1)用物至患者床旁,核对后解释。

(2)患者取仰卧位。为遮挡患者可将浴巾折成扇形盖在患者的会阴部及腿部。

(3)先将橡胶单及中单置于患者臀下,再置便盆于患者臀下。

(4)护士一手持装有温水的量杯,一手持夹有棉球的大镊子,边冲水边用棉球擦洗。

(5)冲洗后擦干各部位。撤去便盆及橡胶单和中单。

(6)为患者穿好衣裤,根据情况更换衣、裤、床单。整理床单,患者取舒适卧位。

(7)整理用物,清洁整齐,记录。

(四)注意事项

(1)操作前应向患者说明目的,以取得患者的合作。

(2)在执行操作的原则上,尽可能尊重患者习惯。

(3)注意遮挡患者,保护患者隐私。

(4)冲洗时从上至下。

(5)操作完毕应及时记录所观察到的情况。

(侯树贞)

第三节　生命体征的观察与护理

生命体征是体温、脉搏、呼吸及血压的总称,是机体生命活动的客观反映,是评价生命活动状态的重要依据,也是护士评估患者身心状态的基本资料。

正常情况下,生命体征在一定范围内相对稳定,相互之间保持内在联系;当机体患病时,生命体征可发生不同程度的变化。护士通过对生命体征的观察,可以了解机体重要脏器的功能状态,了解疾病的发生、发展、转归,并为疾病预防、诊断、治疗和护理提供依据;同时,可以发现患者现存的或潜在的健康问题,以正确制定护理计划。因此,生命体征的测量及护理是临床护理工作的重要内容之一,也是护士应掌握的基本技能。

一、体温

体温由三大营养物质氧化分解而产生。50%以上迅速转化为热能,50%贮存于 ATP 内,供机体利用,最终仍转化为热能散发到体外。正常人体的温度是由大脑皮质和丘脑下部体温调节中枢所调节(下丘脑前区为散热中枢,下丘脑后区为产热中枢),并通过神经、体液因素调节产热和散热过程,保持产热与散热的动态平衡,所以正常人有相对恒定的体温。

(一)正常体温及生理性变化

1.正常体温

通常说的体温是指机体内部的温度,即胸腔、腹腔、中枢神经的温度,又称体核温度,较高且稳定。皮肤温度被称为体壳温度。临床上通常用口温、肛温、腋温来代替体温。在这三个部位测得的温度接近身体内部的温度,且测量较为方便。三个部位测得的温度略有不同,口腔温度居中,直肠温度较高,腋下温度较低。同时在三个部位进行测量,其温度差一般不超过 1 ℃。这是由于血液在不断地流动,将热量很快地由温度较高处带往温度较低处,因而机体各部的温度一般差异不大。

体温的正常值不是一个具体的点,而是一个范围。机体各部位由于代谢率的不同,温度略有差异,常以口腔、直肠、腋下的平均温度为标准,个体体温可以较正常的平均温度增减 0.3~0.6 ℃,健康成人的平均温度波动范围见表 3-1。

表 3-1　健康成人不同部位温度的波动范围

部位	波动范围
口腔	36.2~37.0 ℃
直肠	36.5~37.5 ℃
腋窝	36.0~36.7 ℃

2.生理性变化

人的体温在一些因素的影响下,会出现生理性的变化,但这种体温的变化,往往是在正常范围内或是一闪而过的。

(1)时间:人的体温 24 小时内的变动在 0.5~1.5 ℃,一般清晨 2~6 时体温最低,下午 2~8 时体温最高。这种昼夜的节律波动,可能与人体活动代谢的相应周期性变化有关。如长期从事夜间工作的人员,可出现夜间体温上升、日间体温下降的现象。

(2)年龄:新生儿因体温调节中枢尚未发育完全,调节体温的能力差,体温易受环境温度影响而变化;儿童由于代谢率高,体温可略高于成人;老年人代谢率较低,血液循环变慢,加上活动量减少,因此体温偏低。

(3)性别:一般来说,女性比男性有较厚的皮下脂肪层,维持体热能力强,故女性体温较男性高约0.3 ℃。并且女性的基础体温随月经周期出现规律变化,即月经来潮后逐渐下降,至排卵后,体温又逐渐上升。这种体温的规律性变化与血中孕激素及其代谢产物的变化相吻合。

(4)环境温度:在寒冷或炎热的环境下,机体的散热受到明显的抑制或加强,体温可暂时性的降低或升高。另外,气流、个体暴露的范围大小也影响个体的体温。

(5)活动:任何需要耗费体力的活动,都使肌肉代谢增强,产热增加,可以使体温暂时性上升1～2 ℃。

(6)饮食:进食的冷热可以暂时性地影响口腔温度,进食后,由于食物的特殊动力作用,可以使体温暂时性地升高 0.3 ℃左右。

另外,强烈的情绪反应、冷热的应用及个体的体温调节机制都对体温有影响,在测量体温的过程中要加以注意并能够作出解释。

3.产热与散热

(1)产热过程:机体产热过程是细胞新陈代谢的过程。人体通过化学方式产热,即食物氧化、骨骼肌运动、交感神经兴奋、甲状腺素分泌增多,以及体温升高均可提高新陈代谢率,而增加产热量。

(2)散热过程:机体通过物理方式进行散热。机体大部分的热量通过皮肤的辐射、传导、对流、蒸发来散热;一小部分的热量通过呼吸、尿、粪便而散发于体外。

当外界温度等于或高于皮肤温度时,蒸发就是人体唯一的散热形式。

辐射是热由一个物体表面通过电磁波的形式传至另一个与它不接触物体表面的一种形式。在低温环境中,它是主要的散热方式,安静时的辐射散热所占的百分比较大,可达总热量的60％。其散热量的多少与所接触物质的导热性能、接触面积和温差大小有关。

传导是机体的热量直接传给同它接触的温度较低的物体的一种散热方法。

对流是传导散热的特殊形式。是指通过气体或液体的流动来交换热量的一种散热方法。

蒸发由液态转变不气态,同时带走大量热量的一种散热方法。

(二)异常体温的观察

人体最高的耐受热为40.6～41.4 ℃,低于 34 ℃或高于 43 ℃,则极少存活。升高超过41 ℃,可引起永久性的脑损伤;高热持续在 42 ℃以上 24 小时常导致休克及严重并发症。所以对于体温过高或过低者应密切观察病情变化,不能有丝毫的松懈。

1.体温过高

体温过高又称发热,是由于各种原因使下丘脑体温调节中枢的调定点上移,产热增加而散热减少,导致体温升高超过正常范围。

(1)原因:①感染性,如病毒、细菌、真菌、螺旋体、立克次体、支原体、寄生虫等感染引起的发热,最多见。②非感染性,无菌性坏死物质的吸收引起的吸收热、变态反应性发热等。

(2)以口腔温度为例,按照发热的高低将发热分为如下几类。①低热:37.5～37.9 ℃。②中等热:38.0～38.9 ℃。③高热:39.0～40.9 ℃。④超高热:41 ℃及以上。

(3)发热过程:发热的过程常根据疾病在体内的发展情况而定,一般分为三个阶段。①体温上升期:特点是产热大于散热。主要表现为皮肤苍白、干燥无汗,患者畏寒、疲乏,体温升高,有时伴寒战。方式为骤升和渐升。骤升指体温在数小时内升至高峰,如肺炎球菌导致的肺炎;渐升指体温在数小时内逐渐上升,数天内达高峰,如伤寒。②高热持续期:特点是产热和散热在较高水平上趋于平衡。主要表现:体温居高不下,皮肤潮红,呼吸加深加快,脉搏增快并有头痛、食欲缺乏、恶心、呕吐、口干、尿量减少等症状,甚至惊厥、谵妄。③体温下降期:特点是散热增加,产热趋于正常,体温逐渐恢复至正常水平。主要表现为大量出汗、皮肤潮湿、温度降低。老年人易出现血压下降、脉搏细速、四肢厥冷等循环衰竭的症状。方式为骤降和渐降。骤降指体温在数小时内降至正常,如大叶性肺炎、疟疾;渐降指体温在数天内降至正常,如伤寒、风湿热。

(4)热型:将不同时间测得的体温绘制在体温单上,互相连接就构成体温曲线。各种体温曲线形状称为热型。有些发热性疾病有特殊的热型,通过观察体温曲线可协助诊断。但需注意,药物的应用可使热型变得不典型。常见的热型如下。①稽留热:体温持续在39～40℃,达数天或数周,24小时波动范围不超过1℃。常见于大叶性肺炎、伤寒等急性感染性疾病的极期。②弛张热:体温多在39℃以上,24小时体温波动幅度可超过2℃,但最低温度仍高于正常水平。常见于化脓性感染、败血症、浸润性肺结核等疾病。③间歇热:体温骤然升高达高峰后,持续数小时又迅速降至正常,经过一天或数天间歇后,体温又突然升高,如此有规律地反复发作,常见于疟疾。④不规则热:发热不规律,持续时间不定。常见于流行性感冒、肿瘤等疾病引起的发热。

2.体温过低

体温过低是指由于各种原因引起的产热减少或散热增加,导致体温低于正常范围,称为体温过低。当体温低于35℃时,称为体温不升。体温过低的原因如下。①体温调节中枢发育未成熟:如早产儿、新生儿。②疾病或创伤:见于失血性休克、极度衰竭等患者。③药物中毒。

(三)体温异常的护理

1.体温过高

降温措施有物理降温、药物降温及针刺降温。

(1)观察病情:加强对生命体征的观察,定时测量体温,一般每天测温4次,高热患者应每4小时测温一次,待体温恢复正常3天后,改为每天1～2次,同时观察脉搏、呼吸、血压、意识状态的变化;及时了解有关各种检查结果及治疗护理后病情好转还是恶化。

(2)饮食护理:①补充高蛋白、高热量、高维生素、易消化的流质或半流质饮食,如粥、鸡蛋羹、面片汤、青菜、新鲜果汁等。②多饮水,每天补充液量3 000 mL,必要时给予静脉滴注,以保证入量。

由于高热时,热量消耗增加,全身代谢率加快,蛋白质、维生素的消耗量增加,水分丢失增多,同时消化液分泌减少,胃肠蠕动减弱,所以宜及时补充水分和营养。

(3)使患者舒适:①安置舒适的体位让患者卧床休息,同时调整室温和避免噪声。②口腔护理:每天早、晚刷牙,饭前、饭后漱口,不能自理者,可行特殊口腔护理。由于发热患者唾液分泌减少,口腔黏膜干燥,机体抵抗力下降,极易引起口腔炎、口腔溃疡,因此口腔护理可预防口腔及咽部细菌繁殖。③皮肤护理:发热患者退热期出汗较多,此时应及时擦干汗液并更换衣裤和大单等,以保持皮肤的清洁和干燥,防止皮肤继发性感染。

(4)心理调护:注意患者的心理状态,对体温的变化给予合理的解释,以缓解患者紧张和焦虑的情绪。

2.体温过低

(1)保暖:①给患者加盖衣被、毛毯、电热毯等或放置热水袋,注意小儿、老人、昏迷者,热水袋温度不宜过高,以防烫伤。②暖箱:适用于体重<2 500 g,胎龄不足35周的早产儿、低体重儿。

(2)给予热饮。

(3)监测生命体征:每小时测体温1次,直至恢复正常且保持稳定,同时观察脉搏、呼吸、血压、意识的变化。

(4)设法提高室温:以22～24℃为宜。

(5)积极宣教:教会患者避免导致体温过低的因素。

(四)测量体温的技术

1.体温计的种类及构造

(1)水银体温计:水银体温计又称玻璃体温计,是最常用的最普通的体温计。它是一种外标刻度为红线的真空玻璃毛细管。其刻度范围为 35~42 ℃,每小格 0.1 ℃,在 37 ℃刻度处以红线标记,以示醒目。体温计一端贮存水银,当水银遇热膨胀后沿毛细管上升;因毛细管下端和水银槽之间有一凹陷,所以水银柱遇冷不致下降,以便检视温度。

根据测量部位的不同可将体温计分为口表、肛表、腋表。口表的水银端呈圆柱形,较细长;肛表的水银端呈梨形,较粗短,适合插入肛门;腋表的水银端呈扁平鸭嘴形。临床上口表可代替腋表使用。

(2)其他:如电子体温计、感温胶片、可弃式化学体温计等。

2.测体温的方法

(1)目的:通过测量体温,了解患者的一般情况及疾病的发生,发展规律,为诊断、预防、治疗提供依据。

(2)用物准备:①测温盘内备体温计(水银柱甩至 35 ℃以下)、秒表、纱布、笔、记录本。②若测肛温,另备润滑油、棉签、手套、卫生纸、屏风。

(3)操作步骤:①洗手、戴口罩,备齐用物,携至床旁。②核对患者并解释目的。③协助患者取舒适卧位。④测体温:根据病情选择合适的测温方法。⑤测腋温:擦干汗液,将体温计放在患者腋窝,紧贴皮肤屈肘臂过胸,夹紧体温计。测量 10 分钟后,取出体温计用纱布擦拭。测口温法:嘱患者张口,将口表汞柱端放于舌下热窝。嘱患者闭嘴用鼻呼吸,勿用牙咬体温计。测量时间 3~5 分钟。嘱患者张口,取出口表,用纱布擦拭。测肛温法:协助患者取合适卧位,露出臀部。润滑肛表前端,戴手套用手垫卫生纸分开臀部,轻轻插入肛表 3~4 cm。测量时间 3~5 分钟。用卫生纸擦拭肛表。⑤检视读数,放体温计盒内,记录。⑥整理床单位。⑦洗手,绘制体温于体温单上。⑧消毒用过的体温计。

(4)注意事项:①测温前应注意有无影响体温波动的因素存在,如 30 分钟内有无进食、剧烈活动、冷热敷、坐浴等。②体温值如与病情不符,应重复测量。③腋下有创伤、手术或消瘦夹不紧体温计者不宜测腋温;腹泻、肛门手术、心肌梗死的患者禁测肛温;精神异常、昏迷、婴幼儿等不能合作者及口鼻疾病或张口呼吸者禁测口温;进热食或面颊部热敷者,应间隔 30 分钟后再测口温。④对小儿、重症患者测温时,护士应守护在旁。⑤测口温时,如不慎咬破体温计,应立即清除玻璃碎屑,以免损伤口腔黏膜。②口服蛋清或牛奶,以保护消化道黏膜并延缓汞的吸收。③病情允许者,进粗纤维食物,以加快汞的排出。

3.体温计的消毒与检查

(1)体温计的消毒:为防止测体温引起的交叉感染,保证体温计清洁,用过的体温计应消毒。先将体温计分类浸泡于含氯消毒液内 30 分钟后取出,再用冷开水冲洗擦干,放入清洁容器中备用。(集体测温后的体温计,用后全部浸泡于消毒液中)。①5 分钟后取出清水冲净,擦干后放入另一消毒液容器中进行第二次浸泡,半小时后取出清水冲净,擦干后放入清洁容器中备用。②消毒液的容器及清洁体温计的容器每周进行 2 次高压蒸汽灭菌消毒,消毒液每天更换一次,若有污染随时消毒。③传染病患者应设专人体温计,单独消毒。

(2)体温计的检查:在使用新的体温计前,或定期消毒体温计后,应对体温计进行校对,以检查其准确性。将全部体温计的水银柱甩至 35 ℃以下,同一时间放入已测好的 40 ℃水内,3 分钟后取出检视。若体温计之间相差0.2 ℃以上或体温计上有裂痕者,取出不用。

二、脉搏

(一)正常脉搏及生理性变化

1.正常脉搏

随着心脏节律性收缩和舒张,动脉内的压力也发生周期性的波动,这种周期性的压力变化可引起动脉血管发生扩张与回缩的搏动,这种搏动在浅表的动脉可触摸到,临床简称为脉搏。正常人的脉搏节律均匀、规则,间隔时间相等,每搏强弱相同且有一定的弹性,每分钟搏动的次数为60~100次(即脉率)。脉搏通常与心率一致,是心率的指标。

2.生理性变化

脉率受许多生理性因素影响而发生一定范围的波动。

(1)年龄:一般新生儿、幼儿的脉率较成人快。

(2)性别:同龄女性比男性快。

(3)情绪:兴奋、恐惧、发怒时脉率增快,忧郁时则慢。

(4)活动:一般人运动、进食后脉率会加快;休息、禁食则相反。

(5)药物:兴奋剂可使脉搏增快,镇静剂、洋地黄类药物可使脉搏减慢。

(二)异常脉搏的观察

1.脉率异常

(1)速脉:成人脉率在安静状态下>100次/分,又称为心动过速。见于高热、甲状腺功能亢进(甲亢,由于代谢率增加而使脉率增快)、贫血或失血等患者。正常人可有窦性心动过速,为一过性的生理现象。

(2)缓脉:成人脉率在安静状态下低于60次/分,又称心动过缓。颅内压增高、病窦综合征、二度以上房室传导阻滞,或服用某些药物如地高辛、普尼拉明、利血平、普萘洛尔等可出现缓脉。正常人可有生理性窦性心动过缓,多见于运动员。

2.脉律异常

脉搏的搏动不规则,间隔时间时长时短,称为脉律异常。

(1)间歇脉:在一系列正常均匀的脉搏中出现一次提前而较弱的脉搏,其后有一较正常延长的间歇(即代偿性间歇),也称期前收缩。见于各种心脏病或洋地黄中毒的患者;正常人在过度疲劳、精神兴奋、体位改变时也偶尔出现间歇脉。

(2)脉搏短绌:同一单位时间内脉率少于心率。绌脉是由于心肌收缩力强弱不等,有些心排血量少的搏动可发出心音,但不能引起周围血管搏动,导致脉率少于心率。脉律完全不规则,心率快慢不一、心音强弱不等。多见于心房纤颤者。

3.强弱异常

(1)洪脉:当心排血量增加,血管充盈度和脉压较大时,脉搏强大有力,称洪脉。见于高热、甲状腺功能亢进、主动脉关闭不全等患者;运动后、情绪激动时也常触到洪脉。

(2)细脉:当心排血量减少,动脉充盈度降低时,脉搏细弱无力,扪之如细丝,称细脉或丝脉。见于大出血、主动脉瓣狭窄和休克、全身衰竭的患者,是一种危险的脉象。

(3)交替脉:节律正常而强弱交替时出现的脉搏,称为交替脉。交替脉是左心衰竭的重要体征。常见于高血压性心脏病、急性心肌梗死、主动脉关闭不全等患者。

(4)水冲脉:脉搏骤起骤落,有如洪水冲涌,故名水冲脉,主要见于主动脉关闭不全、动脉导管未闭、甲亢、严重贫血患者,检查方法是将患者前臂抬高过头,检查者用手紧握患者手腕掌面,可明显感知。

(5)奇脉:在吸气时脉搏明显减弱或消失为奇脉。其产生主要与吸气时,左心室的每搏输出量减少有关。常见于心包腔积液、缩窄性心包炎等患者,是心脏压塞的重要体征之一。

4.动脉壁异常

由于动脉壁弹性减弱,动脉变得迂曲不光滑,有条索感,如按在琴弦上,多见于动脉硬化的患者。

(三)测量脉搏的技术

1.部位

临床上常在靠近骨骼的动脉测量脉搏。最常用最方便的是桡动脉,患者也乐于接受。其次为颞动脉、颈动脉、肱动脉、腘动脉、足背动脉和股动脉等。如怀疑患者心搏骤停或休克时,应选择大动脉为诊脉点,如颈动脉、股动脉。

2.测脉搏的方法

(1)目的:通过测量脉搏,可间接了解心脏的情况,观察相关疾病发生、发展规律,为诊断、治疗提供依据。

(2)准备:治疗盘内备带秒钟的表、笔、记录本及听诊器。

(3)操作步骤:①洗手、戴口罩,备齐用物,携至床旁。②核对患者,解释目的。③协助患者取坐位或半坐卧位,手臂放在舒适位置,腕部伸展。④以示指、中指、无名指的指端按在桡动脉表面,压力大小以能清楚地触及脉搏为宜,注意脉律,强弱动脉壁的弹性。⑤一般情况下所测得的数值乘以2,心脏病患者、脉率异常者、危重患者则应以1分钟记录。⑥协助患者取舒适体位。⑦将脉搏绘制在体温单上。

(4)注意事项:①诊脉前患者应保持安静,剧烈运动后应休息20分钟后再测。②偏瘫患者应选择健侧肢体测量。③脉搏细、弱难以测量时,用听诊器测心率。④脉搏短细的患者,应由2名护士同时测量,一人听心率,另一人测脉率,一人发出"开始""停止"的口令,记数1分钟,以分数式记录:心率/脉率,若心率每分钟120次,脉率90次,即应写成120/90次/分。

三、呼吸

(一)正常呼吸及生理变化

1.正常呼吸的观察

在安静状态下,正常成人的呼吸频率为16~20次/分。正常呼吸表现为节律规则,均匀无声且不费力。

2.生理性变化

(1)年龄:一般年龄越小,呼吸频率越快,小儿比成年人稍快,老年人稍慢。

(2)性别:同龄的女性呼吸频率比男性稍快。

(3)运动:运动后呼吸加深加快,休息和睡眠时减慢。

(4)情绪:强烈的情绪变化会刺激呼吸中枢,导致呼吸加快或屏气。如恐惧、愤怒、紧张等都可引起呼吸加快。

(5)其他:环境温度过高或海拔增加,均会使呼吸加深加快,呼吸的频率和深浅度还可受意识控制。

（二）异常呼吸的评估及护理

1.异常呼吸的评估

(1)频率异常：①呼吸过速，在安静状态下，成人呼吸频率超过 24 次/分，称为呼吸过速或气促。见于高热、疼痛、甲亢、缺氧等患者，因血液中二氧化碳积聚，血氧不足，可刺激呼吸中枢，使呼吸加快。发热时，体温每升高1 ℃，每分钟呼吸增加 3～4 次。②呼吸过缓，在安静状态下，成人呼吸频率少于 10 次/分，称为呼吸过缓。常见于呼吸中枢抑制的疾病，如颅内压增高、麻醉剂及安眠药过量等患者。

(2)节律异常：①潮式呼吸又称陈-施呼吸是一种周期性的呼吸异常，周期0.5～2.0分钟，需观察较长时间才能发现。特点表现为开始时呼吸浅慢，以后逐渐加深加快，又逐渐由深快变为浅慢，然后呼吸暂停5～30秒后，再重复上述状态的呼吸，如此周而复始，呼吸运动呈潮水涨落样，故称潮式呼吸(图 3-6)。发生机制：当呼吸中枢兴奋性减弱或高度缺氧时，呼吸减弱至暂停，血中二氧化碳增高到一定程度时，通过颈动脉和主动脉的化学感受器反射性地刺激呼吸中枢，使呼吸恢复。随着呼吸的由弱到强，二氧化碳不断排出，使其分压降低，呼吸中枢又失去有效的刺激，呼吸再次减弱至暂停，从而形成了周期性呼吸。常见于中枢神经系统疾病，如脑炎、颅内压增高、酸中毒、巴比妥中毒等患者。②间断呼吸又称毕奥呼吸，表现为呼吸和呼吸暂停现象交替出现的呼吸。特点是有规律地呼吸几次后，突然暂停呼吸，间隔时间长短不同，随后又开始呼吸，然后反复交替出现(图 3-7)。其发生机制同潮式呼吸，是呼吸中枢兴奋性显著降低的表现，但比潮式呼吸更为严重，多在呼吸停止前出现，预后不佳。常见于颅内病变、呼吸中枢衰竭等患者。

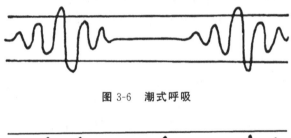

图 3-6　潮式呼吸

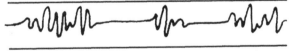

图 3-7　间断呼吸

(3)深浅度异常：①深度呼吸又称库斯莫呼吸，是一种深而规则的大呼吸。见于尿毒症、糖尿病等引起的代谢性酸中毒等患者。②浮浅性呼吸是一种浅表而不规则的呼吸。有时呈叹息样，见于呼吸肌麻痹或濒死的患者。

(4)音响异常：①蝉鸣样呼吸在吸气时有一种高音调的音响，声音似蝉鸣，称为蝉鸣样呼吸。其发生机制多由于声带附近有阻塞，使空气进入发生困难所致。见于喉头水肿、痉挛、喉头有异物等患者。②鼾声呼吸在呼气时发出粗糙的呼声。其发生机制由于气管或支气管内有较多的分泌物蓄积，多见于深昏迷等患者。

(5)呼吸困难：是指呼吸频率、节律和深浅度都有异常。呼吸困难的患者主观上表现空气不足、呼吸费力；客观上表现用力呼吸、张口耸肩、鼻翼翕动、发绀，辅助呼吸肌也参与呼吸运动，在呼吸频率、节律、深浅度上出现异常改变,根据临床表现可分为如下几种。①吸气性呼吸困难:是由于上呼吸道部分梗阻,使得气体进入肺部不畅,肺内负压极度增高所致,患者感觉吸气费力,吸气时间显著长于呼气时间,辅助呼吸肌收缩增强,出现明显的三凹征(胸骨上窝、锁骨上窝和肋间隙及腹上角凹陷)。多见于喉头水肿或气管、喉头有异物等患者。②呼气性呼吸困难:是由于下呼吸道部分梗阻,使得气体呼出肺部不畅所致,患者呼气费力,呼气时间显著长于吸气时间,多见于支气管哮喘和阻塞性肺气肿患者。③混合性呼吸困难:呼气和吸气均感费力,呼吸的频率加快而表浅。多见于重症肺炎、大片肺不张或肺纤维化的患者。

(6)形态异常:①胸式呼吸渐弱,腹式呼吸增强。正常女性以胸式呼吸为主。当胸部或肺有疾病或手术时均使胸式呼吸渐弱,腹式呼吸增强。②腹式呼吸渐弱,胸式呼吸增强。正常男性及儿童以腹式呼吸为主。当有腹部疾病时,如腹膜炎、腹部巨大肿瘤、大量腹水等,使膈肌下降,腹式呼吸渐弱,胸式呼吸增强。

2.异常呼吸的护理

(1)观察:密切观察呼吸状态及相关症状、体征的变化。

(2)吸氧:酌情给予氧气吸入,必要时可用呼吸机辅助呼吸。

(3)心理护理:根据患者的反应,有针对性地对患者做好患者的心理护理,合理解释及安慰患者,以消除患者的紧张、恐惧心理,有安全感,主动配合治疗和护理。

(4)卧床休息:调节室内温度和湿度,保持空气清新,禁止吸烟;根据病情安置舒适体位,以保证患者的休息,减少耗氧量。

(5)保持呼吸道通畅:及时清除呼吸道分泌物,必要时给予吸痰。

(6)给药治疗:根据医嘱给药治疗,注意观察疗效及变态反应。

(7)健康教育:讲解有效咳嗽和正确呼吸方法,指导患者戒烟。

(三)呼吸测量技术

1.目的

(1)测量患者每分钟的呼吸次数。

(2)协助临床诊断,为预防、治疗、护理提供依据。

(3)观察呼吸的变化,了解患者疾病的发生、发展规律。

2.评估

(1)患者的病情、治疗情况及合作程度。

(2)患者在30分钟内有无活动、情绪激动等影响呼吸的因素存在。

3.操作前准备

(1)用物准备:有秒针的表、记录本和笔。

(2)患者准备:情绪稳定,保持自然的呼吸状态。

(3)护士准备:着装整洁,修剪指甲,洗手,戴口罩。

(4)环境准备:安静、整洁、光线充足。

4.操作步骤

见表3-2。

5.注意事项

测量患者呼吸时,患者应处于自然呼吸的状态,以保证测量数值的准确性。

表 3-2　呼吸测量技术操作步骤

流程	步骤	要点说明
1.核对	携用物到床旁,核对床号、姓名	*确定患者
2.取体位	测量脉搏后,护士仍保持诊脉手势	*分散患者的注意力
3.测量呼吸	(1)观察患者胸部或腹部的起伏(一起一伏为一次呼吸),一般情况测 30 秒,将所测数值乘以 2 即为呼吸频率,如患者呼吸不规则或婴儿应测 1 分钟 (2)如患者呼吸微弱不易观察时,可用少许棉花放于患者鼻孔前,观察棉花纤维被吹动的次数,计数 1 分钟	*男性多为腹式呼吸,女性多为胸式呼吸,同时应观察呼吸的节律、深浅度、音响及呼吸困难的症状
4.记录	记录呼吸值:次/分,洗手	

四、血压

血压是指血液在血管内流动时对血管壁的侧压力。一般指动脉血压,如无特别注明均指肱动脉的血压。当心脏收缩时,主动脉压急剧升高,至收缩中期达最高值,此时的动脉血压称收缩压。当心室舒张时,主动脉压下降,至心舒末期达动脉血压的最低值,此时的动脉血压称舒张压。

(一)正常血压及生理性变化

1.正常血压

在安静状态下,正常成人的血压范围为:(12.0~18.5)/(8.0~11.9)kPa,脉压为 4.0~5.3 kPa。血压的计量单位,过去多用 mmHg(毫米汞柱),后改用国际统一单位 kPa(千帕斯卡)。目前仍用 mmHg(毫米汞柱)。两者换算公式:1 kPa=7.5 mmHg、1 mmHg=0.133 kPa。

2.生理性变化

在各种生理情况下,动脉血压可发生各种变化,影响血压的生理因素有以下几种。

(1)年龄:随着年龄的增长血压逐渐增高,以收缩压增高较显著。儿童血压的计算公式为:

$$收缩压=80+年龄\times2$$
$$舒张压=收缩压\times2/3$$

(2)性别:青春期前的男女血压差别不显著。成年男子的血压比女性高 0.7 kPa(5 mmHg);绝经期后的女性血压又逐渐升高,与男性差不多。

(3)昼夜和睡眠:血压在上午 8~10 时达全天最高峰,之后逐渐降低;午饭后又逐渐升高,下午 4~6 时出现全天次高值,然后又逐渐降低;至入睡后 2 小时,血压降至全天最低值;早晨醒来又迅速升高。睡眠欠佳时,血压稍增高。

(4)环境:寒冷时血管收缩,血压升高;气温高时血管扩张,血压下降。

(5)部位:一般右上肢血压常高于左上肢,下肢血压高于上肢。

(6)情绪:紧张、恐惧、兴奋及疼痛均可引起血压增高。

(7)体重:血压正常的人发生高血压的危险性与体重增加呈正比。

(8)其他:吸烟、劳累、饮酒、药物等都对血压有一定的影响。

(二)异常血压的观察

1.高血压

目前基本上采用 1999 年世界卫生组织和国际抗高血压联盟高血压治疗指南的高血压定义:

在未服抗高血压药的情况下,成人收缩压≥18.7 kPa(140 mmHg)和/或舒张压≥12.0 kPa(90 mmHg)者。95%的患者为病因不明的原发性高血压,多见于动脉硬化、肾炎、颅内压增高等,最易受损的部位是心、脑、肾、视网膜。

2.低血压

一般认为血压低于正常范围且有明显的血容量不足表现如脉搏细速、心悸、头晕等,即可诊断为低血压。常见于休克、大出血等。

3.脉压异常

脉压增大多见于主动脉瓣关闭不全、主动脉硬化等;脉压减小多见于心包积液、缩窄性心包炎等。

(三)血压的测量

1.血压计的种类和构造

(1)水银血压计:分立式和台式两种,其基本结构都包括输气球、调节空气的阀门、袖带、能充水银的玻璃管、水银槽几部分。袖带的长度和宽度应符合标准:宽度比被测肢体的直径宽20%,长度应能包绕整个肢体。充水银的玻璃管上标有刻度,范围为 0.0~40.0 kPa(0~300 mmHg),每小格表示 0.3 kPa(2 mmHg);玻璃管上端和大气相通,下端和水银槽相通。当输气球送入空气后,水银由玻璃管底部上升,水银柱顶端的中央凸起可指出压力的刻度。水银血压计测得的数值相当准确。

(2)弹簧表式血压计:由一袖带与有刻度 2.7~4.0 kPa 的圆盘表相连而成,表上的指针指示压力。此种血压计携带方便,但欠准确。

(3)电子血压计:袖带内有一换能器,可将信号经数字处理,在显示屏上直接显示收缩压、舒张压和脉搏的数值。此种血压计操作方便,清晰直观,不需听诊器,使用方便、简单,但欠准确。

2.测血压的方法

(1)目的:通过测量血压,了解循环系统的功能状况,为诊断、治疗提供依据。

(2)准备:听诊器、血压计、记录纸、笔。

(3)操作步骤:①测量前,让患者休息片刻,以消除活动或紧张因素对血压的影响;检查血压计,如袖带的宽窄是否适合患者、玻璃管有无裂缝、橡胶管和输气球是否漏气等。②向患者解释,以取得合作。患者取坐位或仰卧,被侧肢体的肘臂伸直、掌心向上,肱动脉与心脏在同一水平。坐位时,肱动脉平第4软骨;卧位时,肱动脉平腋中线。如手臂低于心脏水平,血压会偏高;手臂高于心脏水平,血压会偏低。③放平血压计于上臂旁,打开水银槽开关,将袖带平整地缠于上臂中部,袖带的松紧以能放入一指为宜,袖带下缘距肘窝 2~3 cm。如测下肢血压。袖带下缘距腘窝 3~5 cm。将听诊器胸件置于腘动脉搏动处,记录时注明下肢血压。④戴上听诊器,关闭输气球气门,触及肱动脉搏动。易地听诊器胸件放在肱动脉搏动最明显的地方,但勿塞入袖带内,以一手稍加固定。⑤挤压输气球囊打气至肱动脉搏动音消失,水银柱又升高 2.7~4.0 kPa 后,以每秒 0.5 kPa 左右的速度放气,使水银柱缓慢下降,视线与水银柱所指刻度平行。⑥在听诊器中听到第一声动脉音时,水银柱所指刻度即为收缩压;当搏动音突然变弱或消失时,水银柱所指的刻度即为舒张压。当变音与消失音之间有差异时,或危重者应记录两个读数。⑦测量后,除尽袖带内的空气,解开袖带。安置患者于舒适卧位。⑧将血压计右倾 45°,关闭气门,气球放在固定的位置,以免压碎玻璃管;关闭血压计盒盖。⑨用分数式即:收缩压/舒张压 mmHg 记录测得的血压值,如 15.3/9.3 kPa(110.0/70.0 mmHg)。

（4）注意事项：①测血压前，要求安静休息 20～30 分钟，如运动、情绪激动、吸烟、进食等可导致血压偏高。②血压计要定期检查和校正，以保证其准确性，切勿倒置或震动。③打气不可过猛、过高，如水银柱里出现气泡，应调节或检修，不可带着气泡测量。④降至"0"，稍等片刻再行第二次测量。⑤对偏瘫、一侧肢体外伤或手术后患者，应在健侧手臂上测量。⑥排除影响血压值的外界因素，如袖带太窄、袖带过松、放气速度太慢测得的血压值偏高，反之则血压值偏低。⑦长期测血压应做到四定：定部位、定体位、定血压计、定时间。

（李秀丽）

第四节　休息与睡眠护理

休息与睡眠是人类最基本的生理需要。良好的休息和睡眠如同充分的营养和适度的运动一样，对保持和促进健康起着重要作用。作为护士，必须了解睡眠的分期、影响睡眠的因素及患者的睡眠习惯，切实解决患者的睡眠问题，帮助患者达到可能的最佳睡眠状态。

一、休息

休息是指在一段时间内，通过相对地减少机体活动，使身心放松，处于一种没有紧张和焦虑的松弛状态。休息包括身体和心理两方面的放松，通过休息，可以减轻疲劳和缓解精神紧张。

（一）休息的意义和方式

1.休息的意义

对健康人来说，充足的休息是维持机体身心健康的必要条件；对患者来说，充足的休息是促进疾病康复的重要措施。休息对维护健康具有重要的意义，具体表现如下：①休息可以减轻或消除疲劳，缓解精神紧张和压力。②休息可以维持机体生理调节的规律性。③休息可以促进机体正常的生长发育。④休息可以减少能量的消耗。⑤休息可以促进蛋白质的合成及组织修复。

2.休息的方式

休息的方式是因人而异的，取决于个体的年龄、健康状况、工作性质和生活方式等因素。对不同的人而言，休息有着不同的含义。例如，对从事脑力劳动的人而言，他的休息方式可以是散步、打球、游泳等；而对于从事这些活动的运动员来讲，他的休息反而是读书、看报、听音乐。无论采取何种方式，只要达到缓解疲劳、减轻压力、促进身心舒适和精力恢复的目的，就是有效的休息。在休息的各种形式中，睡眠是最常见也是最重要的一种。

（二）休息的条件

要想得到充足的休息，应满足以下三个条件，即充足的睡眠、生理上的舒适和心理上的放松。

1.充足的睡眠

休息的最基本的先决条件是充足的睡眠。充足的睡眠可以促进个体精力和体力的恢复。虽然每个人所需要的睡眠时间有较大的区别，但都有最低限度的睡眠时数，满足了一定的睡眠时数，才能得到充足的休息。护理人员要尽量使患者有足够的睡眠时间和建立良好的睡眠习惯。

2.生理上的舒适

生理上的舒适也就是身体放松，是保证有效休息的前提。因此，在休息之前必须将患者身体上的不适降至最低程度。护理人员应为患者提供各种舒适服务,包括祛除或控制疼痛、提供舒适的体位或姿势、协助患者搞好个人卫生、保持适宜的温湿度、调节睡眠时所需要的光线等。

3.心理上的放松

要得到良好的休息,必须有效地控制和减少紧张和焦虑,心理上才能得到放松。患者由于生病、住院时个体无法满足社会上、职业上或个人角色在义务上的需要,加之住院时对医院环境及医护人员感到陌生,对自身疾病的担忧等,患者常常会出现紧张和焦虑。因此,护理人员应耐心与患者沟通,恰当地运用其知识和技能,提供及时、准确的服务,尽量满足患者的各种需要,才能帮助患者减少紧张和焦虑。

二、睡眠

睡眠是各种休息中最自然、最重要的方式。人的一生中有 1/3 的时间要用在睡眠上。任何人都需要睡眠,通过睡眠可以使人的精力和体力得到恢复,可以保持良好的觉醒状态,这样人才能精力充沛地从事劳动或其他活动。睡眠对于维持人的健康,尤其是促进疾病的康复,具有重要的意义。

(一)睡眠的定义

现代医学界普遍认为睡眠是一种主动过程,是一种知觉的特殊状态。睡眠时,人脑并没有停止工作,只是换了模式,虽然对周围环境的反应能力降低,但并未完全消失。通过睡眠,人的精力和体力得到恢复,睡眠后可保持良好的觉醒状态。

由此,可将睡眠定义为周期性发生的持续一定时间的知觉的特殊状态,具有不同的时相,睡眠时可相对地不做出反应。

(二)睡眠原理

睡眠是与较长时间的觉醒交替循环的生理过程。目前认为,睡眠由睡眠中枢控制。睡眠中枢位于脑干尾端,它向上传导冲动,作用于大脑皮质(也称上行抑制系统),与控制觉醒状态的脑干网状结构上行激动系统的作用相拮抗,引起睡眠和脑电波同步化,从而调节睡眠与觉醒的相互转化。

(三)睡眠分期

通过脑电图(EEG)测量大脑皮质的电活动,眼电图(EOG)测量眼睛的运动,肌电图(EMG)测量肌肉的状况,发现睡眠的不同阶段脑、眼睛、肌肉的活动处于不同的水平。正常的睡眠周期可分为两个相互交替的不同时相状态,即慢波睡眠和快波睡眠。成人进入睡眠后,首先是慢波睡眠,持续 80～120 分钟后转入快波睡眠,维持 20～30 分钟后,又转入慢波睡眠。整个睡眠过程中有四或五次交替,越近睡眠的后期,快波睡眠持续时间越长。两种睡眠时相状态均可直接转为觉醒状态,但在觉醒状态下,一般只能进入慢波睡眠,而不能进入快波睡眠。

1.慢波睡眠

脑电波呈现同步化慢波时相,伴有慢眼球运动,肌肉松弛但仍有一定张力,也称正相睡眠或非快速眼球运动睡眠。在这段睡眠期间,大脑的活动下降到最低,使得人体能够得到完全的舒缓。此阶段又可分为四期。

(1)第Ⅰ期:为入睡期。是所有睡眠时相中睡得最浅的一期,常被认为是清醒与睡眠的过渡阶段,仅维持几分钟,很容易被唤醒。此期眼球有着缓慢的运动,生理活动开始减少,同时生命体征和新陈代谢逐渐减缓,在此阶段的人们仍然认为自己是清醒的。

(2)第Ⅱ期：为浅睡期。此阶段的人们已经进入无意识阶段，不过仍可听到声音，仍然容易被唤醒。此期持续10～20分钟，眼球不再运动，机体功能继续变慢，肌肉逐渐放松，脑电图偶尔会产生较快的宽大的梭状波。

(3)第Ⅲ期：为中度睡眠期。持续15～30分钟。此期肌肉完全放松，心搏缓慢，血压下降，但仍保持正常，难以唤醒并且身体很少移动，脑电图显示梭状波与δ波（大而低频的慢波）交替出现。

(4)第Ⅳ期：为深度睡眠期。持续15～30分钟。全身松弛，无任何活动，极难唤醒，生命体征比觉醒时明显下降，体内生长激素大量分泌，人体组织愈合加快，遗尿和梦游可能发生，脑电波为慢而高的δ波。

2.快波睡眠

快波睡眠也称异相睡眠或快速眼球运动睡眠（rapid eye movement sleep，REM sleep）。此期的睡眠特点是眼球转动很快，脑电波活跃，与觉醒时很难区分。其表现与慢波睡眠相比，是各种感觉功能进一步减退，唤醒阈值提高，极难唤醒，同时骨骼肌张力消失，肌肉几乎完全松弛。此外，这一阶段还会有间断的阵发性表现，如眼球快速运动、部分躯体抽动，同时有心排血量增加、血压上升、心率加快、呼吸加快而不规则等交感神经兴奋的表现。多数在醒来后能够回忆的生动、逼真的梦境都是在此期发生的。

睡眠中的一些时相对人体具有特殊的意义，如在NREM第Ⅳ期的睡眠中，机体会释放大量的生长激素来修复和更新上皮细胞和某些特殊细胞，如脑细胞，故慢波睡眠有利于促进生长和体力的恢复。而REM睡眠则对于学习记忆和精力恢复似乎很重要。因为在快波睡眠中，脑耗氧量增加，脑血流量增多，且脑内蛋白质合成加快，有利于建立新的突触联系，可加快幼儿神经系统成熟。同时快波睡眠对保持精神和情绪上的平衡最为重要。因为这一时期的梦境都是生动的、充满感情色彩的，此梦境可减轻、缓解精神压力，使人将忧虑的事情从记忆中消除。非快速眼球运动睡眠与快速眼球运动睡眠的比较见表3-3。

表3-3　非快速眼球运动睡眠与快速眼球运动睡眠的比较

项目	非快速眼球运动睡眠	快速眼球运动睡眠
脑电图	(1)第Ⅰ期：低电压α节律8～12次/秒 (2)第Ⅱ期：宽大的梭状波14～16次/秒 (3)第Ⅲ期：梭状波与δ波交替 (4)第Ⅳ期：慢而高的δ波1～2次/秒	去同步化快波
眼球运动	慢的眼球转动或没有	阵发性的眼球快速运动
生理变化	(1)呼吸、心率减慢且规则 (2)血压、体温下降 (3)肌肉逐渐松弛 (4)感觉功能减退	(1)感觉功能进一步减退 (2)肌张力进一步减弱 (3)有间断的阵发性表现：心排血量增加，血压升高，呼吸加快且不规则，心率加快
合成代谢	人体组织愈合加快	脑内蛋白质合成加快
生长激素	分泌增加	分泌减少
其他	第Ⅳ期发生夜尿和梦游	做梦且为充满感情色彩、稀奇古怪的梦
给你	有利于个体体力的恢复	有利于个体精力的恢复

(四)睡眠周期

对大多数成人而言,睡眠是每24小时循环一次的周期性程序。一旦入睡,成人平均每晚经历4～6个完整的睡眠周期,每个睡眠周期由不同的睡眠时相构成,分别是NREM睡眠的四个时相和REM睡眠,持续60～120分钟,平均为90分钟。睡眠周期各时相按一定的顺序重复出现。这一模式总是从NREM第1期开始,依次经过第Ⅱ期、第Ⅲ期、第Ⅳ期之后,返回NREM的第Ⅲ期然后到第Ⅱ期,再进入REM期,当REM期完成后,再回到NREM的第Ⅱ期(图3-8),如此周而复始。在睡眠时相周期的任一阶段醒而复睡时,都需要从头开始依次经过各期。

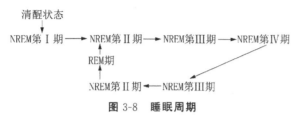

图3-8 睡眠周期

在睡眠周期中,每一时相所占的时间比例随睡眠的进行而有所改变。一般刚入睡时,个体进入睡眠周期约90分钟后才进入REM睡眠,随睡眠周期的进展,NREM第Ⅲ、Ⅳ时相缩短,REM阶段时间延长。在最后一个睡眠周期中,REM睡眠可达到60分钟。因此,大部分NREM睡眠发生在上半夜,REM睡眠则多在下半夜。

(五)影响睡眠的因素

1.生理因素

(1)年龄:通常人睡眠的需要量与其年龄成反比,但有个体差异。新生儿期每天睡眠时间最长,可达16～20小时,成人7～8小时。

(2)疲劳:适度的疲劳,有助于入睡,但过度的精力耗竭反而会使入睡发生困难。

(3)昼夜节律:"睡眠-觉醒"周期具有生物钟式的节律性,如果长时间频繁地夜间工作或航空时差,就会造成该节律失调,从而影响入睡及睡眠质量。

(4)内分泌变化:妇女月经前期和月经期常出现嗜睡现象,绝经期妇女常失眠,与内分泌变化有关。

(5)寝前习惯:睡前的一些行为习惯,如看报纸杂志、听音乐、喝牛奶、洗热水澡或泡脚等,当这些习惯突然改变或被阻碍进行时,可能使睡眠发生障碍。

(6)食物因素:含有较多L-色氨酸的食物,如肉类、乳制品和豆类都能促进入睡,缩短入睡时间,是天然的催眠剂;少量饮酒能促进放松和睡眠,但大量饮酒会干扰睡眠,使睡眠变浅;含有咖啡因的浓茶、咖啡及可乐饮用后使人兴奋,即使入睡也容易中途醒来,且总睡眠时间缩短。

2.病理因素

(1)疾病影响:几乎所有疾病都会影响睡眠。例如,各种原因引起的疼痛未能及时缓解时严重影响睡眠,精神分裂症、强迫性神经症等患者常处于过度觉醒状态。生病的人需要更多时间的睡眠来促进机体康复,却往往因为多种症状困扰或特殊的治疗限制而无法获得正常的睡眠。

(2)身体不适:身体的舒适是获得休息与安睡的先决条件,饥饿、腹胀、呼吸困难、憋闷、身体不洁、皮肤瘙痒、体位不适等都是常见的影响睡眠的原因。

3.环境因素

睡眠环境影响睡眠状况,适宜的温湿度、安静、整洁、舒适、空气清新的环境常可增进睡眠,反之则会对睡眠产生干扰。

4.心理因素

焦虑不安、强烈的情绪反应(如恐惧、悲哀、激动、喜悦)、家庭或人际关系紧张等常常影响患者的睡眠。

5.其他

食物摄入多少、体育锻炼情况、某些药物等也会影响睡眠形态。

(六)促进睡眠的护理措施

1.增进舒适

人们在感觉舒适和放松时才能入睡。为了使患者放松,对于一些遭受病痛折磨的患者采用有效镇痛的方法;做好就寝前的晚间护理,如协助患者洗漱、排便;帮助患者处于正确的睡眠姿势,妥善安置身体各部位的导管、引流管,以及牵引、固定等特殊治疗措施。

2.环境控制

人们睡眠时需要的环境条件包括适宜的室温和通风、最低限度的声音、舒适的床和适当的照明。一般冬季室温 18 ～22 ℃、夏季 25 ℃左右,相对湿度以 50％～60％为宜;根据患者需要,睡前开窗通风,清除病房内异味,使空气清新;保持病区尽可能地安静,尽量减少晚间交谈;提供清洁、干燥的卧具和舒适的枕头、被服;夜间调节住院单元的灯光。

3.重视心理护理

多与患者沟通交流,找出影响患者休息与睡眠的心理社会因素,通过鼓励倾诉、正确指导,消除患者紧张和焦虑情绪,恢复平静、稳定的状态,提高休息和睡眠质量。

4.建立休息和睡眠周期

针对患者的不同情况,帮助患者建立适宜的休息和睡眠周期。患者入院后,原有的休息和睡眠规律被打乱,护士应在患者醒时进行评估、治疗和常规护理工作,避免因一些非必需任务而唤醒患者,同时鼓励患者合理安排日间活动,适当锻炼。

5.尊重患者的睡眠习惯

病情允许的情况下,护理人员应尽可能根据患者就寝前的一些个人习惯,选择如提供温热饮料,允许短时间的阅读、听音乐,协助沐浴或泡脚等方式促进睡眠。

6.健康教育

使患者了解睡眠对健康与康复的重要作用,身心放松的重要意义和一些促进睡眠的常用技巧。与患者一起讨论有关休息和睡眠的知识,分析困扰患者睡眠的因素,针对具体情况给予相应指导,帮助患者建立有规律的生活方式,养成良好的睡眠习惯。

(张亚囡)

第五节　肌　内　注　射

一、目的

注入药物,用于不宜或不能口服或静脉注射,且要求比皮下注射更快发生疗效时。

二、评估

(一)评估患者

(1)双人核对医嘱。

(2)核对患者床号、姓名、住院号和腕带(请患者自己说出床号和姓名)。

(3)评估患者病情、治疗情况、意识状态、用药史、药物过敏史、不良反应史、肢体活动能力和合作程度。

(4)向患者解释操作目的和过程,取得患者配合。

(5)查看注射部位皮肤情况(皮肤颜色,有无皮疹、感染和皮肤划痕阳性)。

(6)协助患者取舒适坐位或卧位。

(二)评估环境

安静整洁,宽敞明亮,必要时遮挡。

三、操作前准备

(一)人员准备

仪表整洁,符合要求。洗手,戴口罩。

(二)按医嘱配制药液

(1)操作台:注射盘、无菌盘、2 mL注射器、5 mL注射器、医嘱所用药液、安尔碘、无菌棉签。若注射用药为油剂或混悬液,需备较粗针头。

(2)双人核对药物标签、药名、浓度、剂量、有效期、给药途径。

(3)检查瓶口有无松动,瓶身有无破裂,药液有无浑浊、变质。

(4)检查无菌注射器、安尔碘、无菌棉签等,包装无破裂,在有效期内。

(5)按正规操作抽吸药液,并贴好标识,置于无菌盘内。

(6)再次核对药液,记录时间并签名。

(三)物品准备

治疗车上层放置无菌盘(内置抽吸好的药液)、安尔碘、注射单、无菌棉签、快速手消毒剂,以上物品符合要求,均在有效期内。治疗车下层放置生活垃圾桶、医疗废物桶、锐器盒。

四、操作程序

(1)携用物推车至患者床旁,核对床号、姓名、住院号和腕带(请患者自己说出床号和姓名)。

(2)协助患者取舒适体位,暴露注射部位,注意保暖,保护患者隐私,必要时可遮挡。

(3)选择注射部位(臀大肌、臀中肌、臀小肌、股外侧和上臂三角肌)。

(4)常规消毒皮肤,待干。

(5)再次核对患者床号、姓名和药名。

(6)拿取药液并排尽空气,取干棉签,夹于左手示指与中指之间,以一手拇指和示指绷紧局部皮肤,另一手持注射器,中指固定针栓,将针头迅速垂直刺入,深度约为针梗的2/3。

(7)松开紧绷皮肤的手,抽动活塞,如无回血,缓慢注入药液,同时观察反应。

(8)注射完毕,用无菌干棉签轻按进针处,快速拔针,按压片刻。

(9)再次核对患者床号、姓名和药名。

(10)协助患者取舒适体位,整理床单位,注射后观察用药反应。

(11)快速手消毒剂消毒双手,记录时间并签名。

(12)推车回治疗室,按医疗废物处理原则处理用物。

(13)洗手,根据病情书写护理记录单。

五、常用肌内注射定位方法

(一)臀大肌肌内注射定位法

注射时应避免损伤坐骨神经。

1.十字法

从臀裂顶点向左或右侧画一水平线,然后从髂嵴最高点作一垂线,将一侧臀部划分为4个象限,其外上象限并避开内角为注射区。

2.连线法

从髂前上棘至尾骨作一连线,其外1/3处为注射部位。

(二)臀中肌、臀小肌肌内注射定位法

(1)以示指尖和中指尖分别置于髂前上棘和髂嵴下缘处,在髂嵴、示指、中指之间构成一个三角形区域,示指与中指构成的内角为注射部位。

(2)髂前上棘外侧三横指处(以患者手指的宽度为标准)。

(三)股外侧肌内注射定位法

在股中段外侧,一般成人可取髋关节下10 cm至膝关节的范围。此处大血管、神经干很少通过,且注射范围广,可供多次注射,尤适用于2岁以下的幼儿。

(四)上臂三角肌肌内注射定位法

取上臂外侧,肩峰下2～3横指处。此处肌肉较薄,只可做小剂量注射。

六、注意事项

(1)遵医嘱和药品说明书使用药品。

(2)药液要现用现配,在有效期内,剂量要准确。选择两种药物同时注射时,应注意配伍禁忌。

(3)注射时应做到"两快一慢"(进针、拔针快,推注药液慢)。

(4)选择合适的注射部位,避免刺伤神经和血管,无回血方可注射。

(5)注射时切勿将针梗全部刺入,以防针梗从根部衔接处折断。若针头折断,应先稳定患者情绪,并嘱患者保持原位不动,固定局部组织,以防断针移位,同时尽快用无菌血管钳夹住断端取出;若断端全部埋入肌肉,应速请外科医师处理。

(6)对需长期注射者,应交替更换注射部位,并选择细长针头,以避免和减少硬结的发生。如因长期多次注射出现局部硬结时,可采用热敷、理疗等方法予以处理。

(7)2岁以下婴幼儿不宜选用臀大肌内注射,因其臀大肌尚未发育好,注射时有损伤坐骨神经的危险,最好选择臀中肌和臀小肌内注射。

(陈倩倩)

第六节　机械吸痰法

一、目的

清除呼吸道分泌物,保持呼吸道通畅,预防并发症发生。适用于排痰无力、痰液黏稠、意识不清、危重、老年体弱及身体各脏器衰竭者。可通过患者口腔、鼻腔、气管插管或气管切开处进行负压吸引。

二、准备

(一)用物准备

(1)治疗盘外:电动吸引器或中心吸引器包括马达、偏心轮、气体过滤器、压力表、安全瓶、贮液瓶。开口器、舌钳、压舌板、电源插座等。

(2)治疗盘内:带盖缸2只(1只盛消毒一次性吸痰管若干根、1只盛有消毒液的盐水瓶)、消毒玻璃接管、治疗碗2个(1只内盛无菌生理盐水、1只内盛消毒液用于消毒玻璃接管)、弯盘、消毒纱布、无菌弯血管钳一把、消毒镊子一把、棉签一包、液状石蜡、冰硼散等,急救箱1个备用。

(二)患者、护理人员及环境准备

患者取舒适体位,稳定情绪,了解吸痰目的、方法、注意事项及配合要点。护理人员应衣帽整齐,修剪指甲,洗手,戴口罩。环境安静、整洁、光线、温湿度适宜。

三、操作步骤

(1)携用物至病床旁,接通电源,打开开关,调节负压,检查吸引器性能。

(2)检查患者口腔(昏迷患者可借助压舌板及开口器)、鼻腔,有无义齿,如有应先取下活动义齿,患者头部转向一侧,面向操作者。

(3)连接吸痰管,先吸少量生理盐水。用于检查吸痰管是否通畅,并润滑吸痰管前端。

(4)一手反折吸痰管末端,另一手持无菌弯血管钳或无菌镊子夹取吸痰管前端,插入口咽部10~15 cm(过深可触及支气管处,易堵塞呼吸道)后,放松吸痰管末端,先吸口咽部分泌物,再吸气管内分泌物。吸痰时采取上下左右旋转向上体吸痰管的方法,有利于呼吸道分泌物吸出,避免损伤呼吸道黏膜。每次吸引时间少于15秒,防止缺氧。

(5)吸痰管拔出后,用生理盐水抽吸。防止分泌物堵塞吸痰管。

(6)观察患者呼吸道是否畅通及面部、呼吸、心率、血压等情况及吸出液的色、质、量。

(7)协助患者擦净面部分泌物,整理床单位,取舒适体位。

(8)处理用物,吸痰管玻璃接头清洁后,放入盛有消毒液的治疗碗中浸泡,或清洁后,置低温消毒箱内消毒。

(9)洗手,观察并记录治疗效果与反应。

四、注意事项

(1)严格无菌操作,吸痰管应即吸即弃。

(2)吸痰动作应轻柔,以防呼吸道黏膜损伤。

(3)痰液黏稠者可配合叩击、雾化吸入,提高治疗效果。

(4)储液瓶内的液体不得超过 2/3。

(5)每次吸痰时间不超过 15 秒,以免缺氧。

(6)两次吸痰间隔不少于 30 分钟。

(7)气管隆嵴处不宜反复刺激,避免引起咳嗽反射。

(张素贞)

第四章

护 理 管 理

第一节 护理岗位管理

医院应当实行护理岗位管理,按照科学管理、按需设岗、保障患者安全和临床护理质量的原则,合理设置护理岗位,明确岗位职责、任职条件,健全管理制度,提高管理效率。

一、护理岗位设置

《卫生健康委员会关于实施医院护士岗位管理的指导意见》中对改革护士管理方式、护理岗位设置等方面提出了明确的要求。

(一)护理岗位设置的原则

1.以改革护理服务模式为基础

实行"以患者为中心"的责任制整体护理工作模式,在责任护士全面履行专业照顾、病情观察、治疗处置、心理护理、健康教育和康复指导等职责的基础上,开展岗位管理相关工作。

2.以建立岗位管理制度为核心

医院根据功能任务、规模和服务量,将护士从按身份管理逐步转变为按岗位管理,科学设置护理岗位,实行按需设岗、按岗聘用、竞聘上岗,逐步建立激励性的用人机制。通过实施岗位管理,实现同工同酬、多劳多得、优绩优酬。

3.以促进护士队伍健康发展为目标

遵循公平、公正、公开的原则,建立和完善护理岗位管理制度,稳定临床一线护士队伍,使医院护士得到充分的待遇保障、晋升空间、培训支持和职业发展,促进护士队伍健康发展。

4.建立合理的岗位系列框架

运用科学的方法,收集、分析、整合工作岗位相关信息,对岗位的职责、权力、隶属关系、任职资质等作出书面规定并形成正式文件,制定出合格的岗位说明书。

(二)护理岗位的设置

医院护理岗位设置分为护理管理岗位、临床护理岗位和其他护理岗位。

1.护理管理岗位

护理管理岗位是从事医院护理管理工作的岗位,包括护理部主任、副主任、科护士长、护士长和护理部干事。护理管理岗位的人员配置应当具有临床护理岗位的工作经验,具备护理管理的知识和能力。医院应当通过公开竞聘,选拔符合条件的护理人员从事护理管理岗位工作。

2.临床护理岗位

临床护理岗位是护士为患者提供直接护理服务的岗位,主要包括病房(含重症监护病房)、门诊、急诊科、手术部、产房、血液透析室、导管室、腔镜检查室、放射检查室、放射治疗室、医院体检中心等岗位。临床护理岗位含专科护士岗位和护理教学岗位。重症监护、急诊急救、手术部、血液净化等对专科护理技能要求较高的临床护理岗位宜设专科护理岗位。承担临床护理教学任务的医院,应设置临床护理教学岗位。教学老师应具备本科及以上学历、本专科 5 年及以上护理经验、主管护师及以上职称,经过教学岗位培训。

3.其他护理岗位

其他护理岗位是护士为患者提供非直接护理服务的岗位,主要包括消毒供应中心、医院感染管理部门、病案室等间接服务于患者的岗位。

(三)护士分层级管理

医院应当根据护士的临床护理服务能力和专业技术水平为主要指标,结合工作年限、职称和学历等,对护士进行合理分层。临床护理岗位的分级包括 N0～N4,各层级护士按相应职责实施临床护理工作,并体现能级对应。

(1)医院层面依据护士学历、年资、岗位分类、工作职责、任职条件、技术职称和专业能力等综合因素,确定层级划分标准及准入条件。

(2)科室层面根据患者病情、护理难度和技术要求等要素,对责任护士进行合理分工、科学配置及分层级管理。N1～N4 级护士比例原则为 4∶3∶2∶1,在临床工作中可根据医院及科室的实际情况酌情调整。

专业能力培训重点是指各层级护士在承担相应级别护理工作期间,应接受高一层级护士的专业能力培训,以便在该层级期满以后顺利晋升到高一层级。如 N0 护士准备晋升 N1 时,应具备 N1 护士的资质要求及临床能力,符合晋级条件,并接受 N1 级别标准的专业能力培训考核合格,方能晋升为 N1 级护士。

(3)护理部建立考核指标,对各层级护士进行综合考评及评定,以日常工作情况及临床护理实践能力为主要考评因素,并与考核结果相结合,真正做到多劳多得、优绩优酬,护士薪酬向临床一线风险高、工作量大、技术性强的岗位倾斜,实现绩效考核的公开、公平、公正。

二、岗位职责

(一)护理管理岗位职责

1.护理部主任职责

(1)在院长及主管副院长的领导下,负责医院护理行政、护理质量及安全、护理教学、护理科研等管理工作。

(2)严格执行有关医疗护理的法律、法规及安全防范等制度。

(3)制定护理部的远期规划和近期计划并组织实施,定期检查总结。

(4)负责全院护理人员的调配,向主管副院长及人事部门提出聘用、奖惩、任免、晋升意见。

(5)教育各级护理人员培养良好的职业道德和业务素质,树立明确的服务理念,敬业爱岗,无私奉献。

(6)加强护理科学管理。以目标为导向,以循证为支持,以数据为依据。建立护理质量评价指标,不断完善结构-过程-结果质量评价体系。

(7)建立护士培训机制,提升专业素质能力。建立"以需求为导向,以岗位胜任力为核心"的护士培训制度。制订各级护理人员的培训目标和培训计划,采取多渠道、多种形式的业务技术培训及定期进行业务技术考核。

(8)负责护生、进修护士的教学工作,创造良好的教学条件和实习环境,督促教学计划的落实,确保护理持续质量改进。

(9)组织制订护理常规、技术操作规程、护理质量考核标准及各级护理人员的岗位职责。积极开展护理科研和技术革新,引进新业务、新技术。

(10)主持护理质量管理组的工作,使用现代质量管理工具、按照现有的护理程序,做好日常质量监管。

(11)深入临床,督导护理工作,完善追踪管理机制,做到持续监测、持续分析、持续改进。

(12)定期召开护士长会议,部署全院护理工作。定期总结分析护理不良事件,提出改进措施,确保护理持续质量改进。

(13)定期进行护理查房,组织护理会诊及疑难疾病讨论,不断提高护理业务水平及护理管理质量。

(14)制订护理突发事件的应急预案并组织实施。

2.护理部副主任职责

(1)在护理部主任的领导下,负责所分管的工作,定期向主任汇报。

(2)主任外出期间代理主任主持日常护理工作。

3.科护士长职责

(1)在护理部、科主任领导下全面负责所属科室的临床护理、教学、科研及在职教育的管理工作。

(2)根据护理部工作计划制定本科室的护理工作计划,按期督促检查、组织实施并总结。

(3)负责督促本科各病房认真执行各项规章制度、护理技术操作规程。

(4)负责督促检查本科各病房护理工作质量,加强护理质量评价指标监测,利用管理工具对问题进行根本原因分析,制定对策,达到持续质量改善的效果。

(5)有计划地组织科内护理查房,疑难病例讨论、会诊等。解决本科护理业务上的疑难问题,指导临床护理工作。

(6)有计划地组织安排全科业务学习。负责全科护士培训和在职教育工作。

(7)负责组织并指导本科护士护理科研、护理改革等工作。

(8)对科内发生的护理不良事件按要求及时上报护理部,并进行根本原因分析、制定改进对策,做好记录。

4.护士长职责

(1)门诊部护士长职责:①在护理部、门诊部或科护士长领导下,负责门诊部及其管辖各科室的护理行政及业务管理。督促检查护理人员及保洁人员的岗位责任制完成情况;②负责制定门诊护理质量控制标准,督促检查护理人员严格执行各项规章制度和操作技术标准规程,认真执行各项护理常规;③根据医院和护理部总体目标,制定本部门的护理工作目标、工作计划并组织落实,定期总结;④负责护理人员的分工、排班及调配工作。负责组织护士做好候诊服务;⑤组织专科业务培训和新技术的学习,不断提高门诊护理人员的业务技术水平;⑥负责对新上岗医师、护士和实习生,进修人员介绍门诊工作情况及各项规章制度,负责实习、进修护士的教学工作;⑦落实优质护理措施,持续改进服务质量;⑧负责督促检查抢救用物、毒麻精神药品和仪器管理工作;⑨负责计划、组织候诊患者进行健康教育和季节性疾病预防宣传;⑩严格执行传染病的预检分诊和报告制度,可疑传染病患者应及时采取隔离措施,防止医院感染;⑪制定门诊突发事件的应急预案,定期组织急救技能的培训及演练,保证安全救治;⑫加强医护、后勤及辅助科室的沟通,不断改进工作;⑬建立不良事件应急预案,加强不良事件的上报管理,并落实改进对策。

(2)急诊科护士长职责:①在护理部主任和科主任领导下,负责急诊科护理行政管理及护理部业务技术管理工作;②制定和修订急诊护理质量控制标准,督促检查护理人员严格执行各项规章制度和操作技术标准规程,认真执行各项护理常规。组织实施计划,定期评价效果,持续改进急诊科护理工作质量;③根据医院和护理部总体目标,制定本部门的护理工作目标、工作计划并组织落实,定期总结;④负责急诊科护理人员的分工和排班工作;⑤督促护理人员严格执行各项规章制度和操作技术规范,加强业务训练,提高护士急救的基本理论和基本技能水平。复杂的技术要亲自执行或指导护士操作,防止发生不良事件;⑥负责急诊科护士的业务训练和绩效考核,提出考核、晋升奖惩和培养使用意见。组织开展新业务、新技术及护理科研;⑦负责护生的临床见习、实习和护士进修的教学工作,并指定有经验、有教学能力的护师或护师职称以上的人员担任带教工作;⑧负责各类物资的管理。如药品、仪器、设备、医疗器材、被服和办公用品等,分别指定专人负责请领、保管、保养和定期检查;⑨组织护士准备各种急救药品、器械,定量、定点、定位放置,并定期检查、及时补充,保持急救器材物品完好率在100%;⑩加强护理质量评价指标监测及数据的分析、评价,建立反馈机制,达到持续改善的效果;⑪建立、完善和落实急诊"绿色通道"的各项规定和就诊流程,组织安排、督促检查护理人员配合医师完成急诊抢救任务。巡视观察患者,按医嘱进行治疗护理,并做好各种记录和交接班工作;⑫加强护理质量管理,及时完成疫情统计报告,检查监督消毒隔离,保证室内清洁、整齐、安静,防止医院感染;⑬建立不良事件应急预案,加强不良事件的上报管理,并落实改进对策。

(3)病房护士长职责:①在护理部主任及科主任的领导下,负责病房的护理行政及业务管理;②根据医院和护理部的工作目标,确定本部门的护理工作目标、计划并组织实施,定期总结;③科学分工,合理安排人力,督促检查各岗位工作完成情况;④随同科主任查房,参加科内会诊、大手术和新开展手术的术前讨论及疑难病例的讨论;⑤认真落实各项规章制度和技术操作规程,加强医护合作,严防不良事件的发生;⑥参加并指导危重、大手术患者的抢救工作,组织护理查房、护理会诊及疑难护理病例讨论;⑦组织护理人员的业务学习及技术训练,引进新业务、新技术,开展护理科研。组织并督促护士完成继续医学教育计划;⑧加强护理质量评价指标监测及数据的分析、评价,建立反馈机制,达到持续改善的效果;⑨经常对护理人员进行职业道德教育,不断提高护理人员的职业素质和服务质量;⑩组织安排护生和进修护士的临床实习,督促教学老师按照教学大纲制定教学计划并定期检查落实;⑪负责各类物品、药品的管理,做到计划领取。在保证抢救工作的前提下,做到合理使用,避免浪费;⑫各种仪器、抢救设备做到定期测试和维修,保证性能良好,便于应急使用;⑬保持病室环境,落实消毒隔离制度,防止医院感染;⑭制定病房突发事件的应急预案并组织实施;⑮协调沟通医患、后勤及辅助科室的关系,经常听取意见,不断改进工作;⑯建立不良事件应急预案,加强不良事件的上报管理,并落实改进对策。

(4)夜班总护士长职责:①在护理部领导下,负责夜间全院护理工作的组织指导;②掌握全院危重、新入院、手术患者的病情、治疗及护理情况,解决夜间护理工作中的疑难问题;③检查夜间各病房护理工作,如环境的安静、安全,抢救物品及药品的准备,陪伴及作息制度的执行情况,值班护士的仪表、服务态度;④协助领导组织并参加夜间院内抢救工作;⑤负责解决临时缺勤的护理人员调配工作,协调科室间的关系;⑥督促检查护理人员岗位责任制落实情况;⑦督促检查护理人员认真执行操作规程;⑧书写交班报告,并上交护理部,重点问题还应做口头交班。

(二)护理人员技术职称及职责

1.主任/副主任护师职责

(1)在护理部主任或护士长的领导下,负责本专科护理、教学、科研等工作。

(2)指导制订本科疑难患者的护理计划,参加疑难病例讨论、护理会诊及危重患者抢救。

(3)经常了解国内、外护理发展新动态,及时传授新知识、新理论,引进新技术,以提高专科护理水平。

(4)组织护理查房,运用循证护理解决临床护理中的疑难问题。

(5)承担高等院校的护理授课及临床教学任务。

(6)参与编写教材,组织主管护师拟定教学计划。

(7)协助护理部主任培养教学、科研高级护理人才,组织开展新业务,参与护理查房。

(8)协助护理部主任对各级护理人员进行业务培训及考核。

(9)参与护理严重事故鉴定会,并提出鉴定意见。

(10)制订科研计划并组织实施,带领本科护理人员不断总结临床护理工作经验,撰写科研论文和译文。

(11)参与护理人员的业务、技术考核,审核、评审科研论文及科研课题,参与科研成果鉴定。

(12)参与护理技术职称的评定工作。

2.主管护师职责

(1)在本科护士长的领导及主任(副主任)护师的指导下,参与临床护理、教学、科研工作。

(2)完成护士长安排的各岗及各项工作。

(3)参与复杂、较新的技术操作及危重患者抢救。

(4)指导护师(护士)实施整体护理,制订危重、疑难患者的护理计划及正确书写护理记录。

(5)参加科主任查房,及时沟通治疗、护理情况。

(6)协助组织护理查房、护理会诊及疑难病例讨论,解决临床护理中的疑难问题。

(7)承担护生、进修护士的临床教学任务,制订教学计划,组织教学查房。

(8)承担护生的授课任务,指导护士及护生运用护理程序实施整体护理,做好健康教育。

(9)参与临床护理科研,不断总结临床护理经验,撰写护理论文。

(10)协助护士长对护师及护士进行业务培训和考核。

(11)学习新知识及先进护理技术,不断提高护理技术及专科水平。

3.护师职责

(1)在病房护士长的领导及主任护师、主管护师的指导下,进行临床护理及护理带教工作。

(2)参加病房临床护理实践,完成本岗任务,指导护士按照操作规程进行护理技术操作。

(3)运用护理程序实施整体护理,制订护理计划,做好健康教育。

(4)参与危重患者的抢救与护理,参加护理查房,协助解决临床护理问题。

(5)指导护生及进修护士的临床实践,参与临床讲课及教学查房。

(6)学习新知识及先进护理技术,不断提高护理业务技术水平。

(7)参加护理科研,总结临床护理经验,撰写护理论文。

4.护士职责

(1)在护士长的领导和上级护师的指导下进行工作。

(2)认真履行各岗职责,准确、及时地完成各项护理工作。

(3)严格遵守各项规章制度,认真执行各项护理常规及技术操作规程。

(4)在护师指导下运用护理程序实施整体护理及健康教育并写好护理记录。

(5)参与部分临床带教工作。

(6)学习新知识及先进护理技术,不断提高护理技术水平。

三、绩效考核

绩效考核是人力资源管理中的重要环节,是指按照一定标准,采用科学方法评定各级护理人员对其岗位职责履行的情况,以确定其工作业绩的一种有效管理方法,其考核结果可作为续聘、晋升、分配、奖惩的主要依据。建立科学的绩效评价体系是开展绩效管理的前提与基础,根据不同护理岗位的特点,使绩效考核结合护士护理患者的数量、质量、技术难度和患者满意度等要素,以充分调动广大护士提高工作水平的主动性和积极性。

(一)绩效考核重点环节

绩效考核的目的不是考核护士,而是通过"评估"与"反馈"提升护士工作表现,拓宽职业生涯发展空间。绩效考核包括 3 个重点环节。

1.工作内容和目标设定

护士长与护士就工作职责、岗位描述、工作标准等达成一致。

2.绩效评估

护士的实际绩效与设定标准(目标)比较、评分过程。

3.提供反馈信息

需要一个或多个信息反馈,与护士共同讨论工作表现,必要时共同制订改进计划。

(二)绩效考核步骤

绩效考核是一个动态循环的过程,是绩效管理中的一个环节。绩效考核的步骤如下。①绩效制度规划包括明确绩效评估目标、构建具体评估指标、制定绩效评估标准、决定绩效评估方式;②绩效的执行:资料的收集与分析;③绩效考核与评价;④建立绩效检讨奖惩制度;⑤绩效更新修订与完善。

(三)绩效考核内容

绩效考核的内容包括德、能、勤、绩 4 个方面。

1.德

德即政治素质、思想品德、工作作风、职业道德等。

(1)事业心:具有强烈的事业心及进取精神,爱岗敬业、为人师表,模范地遵守各项规章制度,认真履行职责。

(2)职业道德:具有良好的职业道德,热心为患者服务,能认真履行医德、医风等各项规定。

(3)团结协作:能团结同志并能协调科室间、部门间、医护间的工作关系。

2.能

能即具备本职工作要求的知识技能和处理实际工作的能力。

(1)专业水平:精通本专业的护理理论,了解本专业国内护理现状和发展动态,有较强的解决实际问题能力和组织管理能力。

(2)专业技能:熟练掌握本岗技能,具有解决疑难问题的能力,并能指导护士的技术操作。

(3)科研能力:科研意识强,能独立承担科研课题的立项任务,开展或引进护理新技术、新业务。

(4)教学能力:具有带教或授课能力,能胜任院内、外授课任务及指导培养下级护士的能力。

3.勤

工作态度、岗位职责完成情况、出勤及劳动纪律等。

4.绩

工作效率和效益、成果、奖励及贡献等。绩能综合体现德、能、勤3个方面,应以考绩为主。

(四)绩效考核类型

绩效考核不仅局限于管理者对下属绩效的评价,还应采取多种考核方式,以取得良好的评价效果。

1.按层次分类

(1)上级考核:较理想的上级考核方式是每位护理人员由上一级管理人员来考核其表现,即逐级考核。这种方式便于评价护理人员的整体表现,反映评价的真实性和准确性。

(2)同级评价:同级的评价是最可靠的评价资料来源之一,因为同级间工作接触密切,对每个人的绩效彼此间能全面了解。通过同级评价可以增加护理人员之间的信任,提高交流技能,增加责任感。这种方式考评结果比较可信。

(3)下级评价:对管理者的评价可以直接由下级提供管理者的行为信息。为避免护理人员在评议上级时所产生的顾虑,可采取不记名的形式进行"民意测验",其结果比较客观、准确。

(4)自我评价:自我评价法是护理人员及管理人员根据医院或科室的要求定期对自己工作的各方面进行评价。这种方式有利于他们自觉提高自己的品德素质、临床业务水平和管理能力,增强工作的责任感。其结果还可用来作为上级对下级评价的参考,从而减少被考评者的不信任感。

(5)全方位评价:全方位评价是目前较常采用的一种评价方法,这种方法提供的绩效反馈资料比较全面。评价者可以是护理人员在日常工作中接触的所有人,如上级、下级、同事、患者、家属等,但实施起来比较困难。

2.按时间分类

(1)日常考核:护理人员个人和所在部门或科室均应建立日常考核手册。个人手册应随时记录个人业绩,包括业务活动、护理缺陷等情况。科室或部门应建立护理人员绩效考核手册,随时对员工的表现、护理质量、护理缺陷、突出的业绩予以记录。

(2)定期考核:定期考核为阶段性考核,可以按周、月、半年、年终等阶段进行考核,便于全面了解员工情况,激励员工的积极性。

(五)绩效考核方法

1.表格评定法

表格评定法是绩效考核中最常见的一种方法。此方法是把一系列的绩效因素罗列出来,如工作质量、业务能力、团结协作、出勤率、护理不良事件等制成表格,最后可用优、良、中、差来表示。此方法利于操作,便于分析和比较。

2.评分法

将考核内容按德、能、勤、绩的具体标准规定分值,以分值的多少计算考核结果。

3.评语法

评语法是一种传统的考绩方法,指管理者对护理人员的工作绩效用文字表达出来,其内容、形式不拘一格,便捷易行。但由于纯定性的评语难免带有评价者的主观印象,因此难以做到准确评价和对比分析。

4.专家评定法

专家评定法即外请专家与本单位的护理管理者共同考评,采用此方法护理专家既能检查、指导工作,又可交流工作经验且比较公正、专业。

(六)绩效考评反馈

绩效考评反馈是绩效考评的一种非常重要的环节,它的主要任务是让被考评者了解、认可考评结果,客观地认识自己的不足,以改进工作,提高护理质量。

1.书面反馈

书面反馈即对考核结果归纳、分析,以书面报告或表格的形式反馈给科室或当事人。

2.沟通反馈

沟通反馈即当面反馈,开始先对被评考人的工作成绩进行肯定,然后提出一些不足、改进意见及必要的鼓励。

(刘文织)

第二节　护理质量标准管理

一、护理质量标准的基本概念

(一)标准和标准化的概念

1.标准的概念

标准指的是判定事物的准则,是技术工作与管理工作的依据。标准是一种权威性规定,具有约束力,是医疗护理质量的保护性和促进性因素。

2.标准化的概念

标准化通常是指制订标准、贯彻标准及修订标准的整个过程。标准化有多种形式,如简化、系列化、统一化、组合化等。

(二)标准化管理

标准化管理指的是在护理管理中比较全面、系统地将标准化贯穿于管理全过程的一种管理手段或方法。它将标准付诸实践,并在理论与实践的过程中不断深化。因此,标准化管理的显著特点是要吸收最新的管理理论和方法,实施科学的管理,进行标准化建设。

(三)护理质量标准化管理

护理质量标准指的是在护理质量管理过程中,以标准化的形式,按照护理工作内容及特点、流程、管理要求、护理人员及服务对象的特点,以患者满意为最高标准,制定护理人员严格遵循和掌握的护理工作准则、规定、程序和方法。要搞好护理质量标准化管理,必须制定科学的、适合本医院护理工作的质量标准。

二、护理质量标准的制定原则

(一)目的性原则

针对不同目的,制定不同种类的质量标准。标准要符合我国医院护理质量主要评价指标和等级医院标准。标准应反映患者的需求,体现以患者为中心的指导思想,无论是直接或间接为患者服务的项目,都应当以此为原则。

(二)系统性原则

全面质量管理体现了系统性和统一性的原则。应当从整体着眼,使部分服从整体。护理质量标准必须服从于国家性标准,服从于地方性标准、省级标准、地区或市级标准、本单位标准。

(三)科学性原则

科学是反映自然、社会、思维等客观规律的分科知识体系。标准的科学性就是必须符合护理质量管理规律和发展规律,要积极地贯彻执行、检查评价的科学管理方法。

(四)实用性原则

标准的制定必须结合实践,具有实际使用的价值,各类指标要能测量和控制,符合临床实际,如果指标太高、太低或复杂、烦琐,不但浪费人力、物力,而且不能长久坚持,起不到监控的作用。

三、制定质量标准的要求和程序

(一)制定标准的基本要求

1.科学可靠

标准的内容应体现科学性、先进性和实用性,不但有利于学科发展、管理水平提高,而且可以从客观实际出发,按照现有人力、物力,制定通过努力能够达到的标准,标准中的技术指标、参数要科学可靠。

2.准确明了

标准的内容要通俗易懂、简洁明了,用词要准确,能用数据的标准尽量用数据来表达。

3.符合法规

标准的内容要符合相关法律、法令和法规,标准要与现行的上级有关标准协调一致,标准中的名词和术语要规范统一。

4.相对稳定

标准一经审订,就具有严肃性和法规作用,大家都必须按照执行,所以,制定标准时必须要慎重,要有群众基础,要有相对的稳定性,不能朝令夕改。但标准要随着科学技术的发展而变化,所以需要进行适时的修订。

(二)制定标准的程序

(1)确定标准项目,成立制定小组:选择熟悉此项目护理质量要求的资深护理人员组成标准制定小组。

(2)制定标准草案:编写小组成员在充分了解本单位的情况和国内外现状的前提下制定出科学、先进、实用的标准草案。

(3)标准草案的试运行:标准草案制定后,要在部分相关科室或单位试运行,征求意见,对分歧意见要进行分析研究,协商修正草案,最后确定标准,必要时送上级主管部门审批。

(4)批准和发布:按照标准的级别和审批的权限,将标准报相应的主管部门批准后,由批准机关将标准编号发布,并明确标准的实施日期,组织各单位或各科室贯彻执行。在执行过程中发现问题,可向主管部门反映,以利修订。

四、护理质量标准的意义和重要性

(一)护理质量标准的意义

护理质量标准是衡量护理质量的准则,是质量管理的依据,没有标准就不可能有质量管理。标准化是医院科学管理的基础,也是进行全面质量管理的重要环节。因此,应将医院护理工作各部分的质量要求及检查评定制度定出具有先进性、科学性、合理性、实用性的标准,只有形成标准化体系,才能达到真正的质量管理。

(二)护理质量标准的重要性

护理质量标准的重要性主要表现在以下 3 个方面。

(1)护理质量标准是了解护理工作正常进行的重要手段,它明确了护理人员在护理技术活动中应当遵循的技术准则和程序方法,规范了护理人员的职责,使各项护理工作有章可循,是质量管理活动的依据和准则。

(2)护理质量标准是护理服务质量的保证和促进因素。医院严格的护理质量标准对护理人员的服务提出了要求,达到标准的过程本身就是保证质量的过程。它可有效减少护理工作中的过失行为,提高工作效益,减少人力、物力等资源浪费,从而提高护理质量。

(3)护理质量标准可促进护理业务技术水平的提高,有助于护理教学和科研工作的开展,是护理教学和科研的重要依据。它明确了护理人员的业务培训目标,对于促进护理学科的发展和提高护理人员的整体素质具有重要意义。

五、常用的护理质量标准

(一)各项制度标准要求

1.值班、交接班制度

(1)护士必须实行 24 小时轮流值班制,服从护士长排班,不得私自更动班次。

(2)值班人员必须坚守岗位,遵守劳动纪律,工作中做到"四轻、十不",即说话轻、走路轻、操作轻、开关门轻;不擅自离岗外出、不违反护士仪表规范、不带私人用物入工作场所、不在工作区吃东西、不接待私人会客和打私人电话(非急事)、不做私事、不打瞌睡或闲聊、不与患者及探陪人员争吵、不接受患者礼物、不利用工作之便谋私利。

(3)勤巡视,严密观察、了解病室动态及患者的病情变化与心理状态,及时准确地完成各项治疗护理工作。

(4)必须在交班前完成本班各项工作,写好各项记录,处理好用过的物品,为下个班次做好用物准备。

(5)按时交接班,接班者应提前 15 分钟到科室,对患者逐个进行床旁病情交接班和用物交接班,未交接清楚,交班者不得离开岗位,接班时发现的问题由交班者负责。

(6)认真执行"十不交接":衣着穿戴不整齐不交接;危重患者抢救时不交接;患者出、入院或死亡、转科未处理好不交接;皮试结果未观察、未记录不交接;医嘱未处理不交接;床边处置未做好不交接;物品数目不清楚不交接;清洁卫生未处理好不交接;没为下班工作做好用物准备不交接;交班报告未完成不交接。

2.查对制度

(1)医嘱要做到班班查对,下一班查上一班,查对后签全名。

(2)执行一切医嘱均要严格执行"三查七对"。

(3)麻醉药用后登记并保留安瓿备查。

(4)药品使用前要检查药物标签、批号和失效期,瓶盖及药瓶有无松动与裂缝,药液有无变色与沉淀。

(5)给药前,询问患者有无过敏史。

(6)输血要有 2 人核对,并严格检查血液质量。

(7)使用无菌物品,要检查包装是否严密,无菌日期及无菌效果是否达到要求。

3.抢救制度

(1)各科室必须根据情况设有抢救室或抢救车、抢救箱。

(2)抢救室内物品齐全,严格管理,一切用物做到"四固定、三及时"。

(3)各类抢救仪器功能良好,器械完好备用,抢救用物分项配套齐全,随时处于完好备用状态。

(4)急救车上物品齐备,放置有序,无过期变质,数目相符。

(5)人人都能熟练掌握常用抢救知识、技能、急救药物和各抢救仪器的使用。

(6)抢救患者时指挥得力,分工明确,配合默契,有条不紊。

(7)准确执行医嘱,口头医嘱要复述核实后才能执行。

(8)各项记录清楚完善,记录及时。

(9)终末料理及消毒符合要求,一切用物及时补充与还原。

(二)护理管理工作质量标准

管理是保证质量的关键,只有严格的管理才会有高水平的质量。护理管理长期以来实行护理部主任、科护士长、护士长三级负责制,有严格的质量管理标准,最主要的标准有护理部工作质量标准、科护士长工作质量标准、病室护士长工作质量标准等。

1.护理部工作质量标准

(1)在院长领导下,负责全院的护理管理工作,严格督促执行全院各科护理常规,检查指导各科室落实各项护理工作制度,定期向主管院长汇报工作。

(2)明确各类人员职责分工,建立定期部务会议制度,研究安排检查工作。

(3)制定全院护理年工作计划、在职护士培训计划、新护士上岗培训计划,护理工作年终总结,半年工作小结。

(4)定期检查护理工作质量,每次有检查小结,有质量分析,有整改措施。

(5)组织全院护理人员业务技术培训,拟订、落实在职护士业务培训计划。专人负责和组织开展护理科研和新业务、新技术、科研立项,每年≥2 项。

(6)注意护士素质培养,开展职业道德教育每年≥2 次,做好护士思想政治工作,关心护士生活。

(7)主持召开全院护士长会议,并形成例会制度,对科护士长工作每季度检查 1 次。

(8)制定安全防范措施,加强安全检查,定期分析安全隐患,杜绝护理差错事故的发生。

(9)落实教学任务,明确带教老师职责,保质、保量完成教学、实习、进修工作。

2.科护士长工作质量标准

(1)熟悉职责,有年计划、月安排、周工作重点,并组织实施。

(2)每月召开1次护士长会,内容明确具体。

(3)有计划地到所负责的病室参加下列工作:每周参加晨会≥2次;每周参加科主任查房1次;每季度组织业务学习1次;每周检查病室护理工作3次。

(4)亲自实践和指导危重患者的护理和新业务、新技术的开展。

(5)做好科内护理人员临时调配,协调各病室间的关系。

(6)每月检查护士长工作1次,每年综合考核护士长工作1次。

(7)经常向护理部汇报工作,做好沟通,贯彻、落实护理部各项工作。

3.病室护士长工作质量标准

(1)科室工作有年计划、月安排、周重点,每周在晨会上有工作小结。

(2)有切实可行的岗位职责,有日常检查考核办法,有奖惩措施,每月进行工作质量讲评。

(3)护理人员排班科学合理,充分满足患者需要,保证医疗护理安全。

(4)有差错疏忽及投诉登记本,无漏报、隐瞒现象,发生差错、事故及时上报,积极处理,认真进行差错分析,有处理意见,有整改措施。

(5)科室内部团结协作,科室间关系良好,关心同事,并协助解决实际问题。

(6)严格执行各项规章制度和操作规程,不断健全专科护理常规。

(7)每周深入病房了解患者及家属的需要和征求意见1次,每月召开工休座谈会1次,针对意见有改进措施。

(8)贯彻落实上级各项指令性工作。

(9)每月定期组织科内护士业务学习和护理查房;参加危重患者病案讨论和死亡病例讨论;每年"三基"考核2次。

(10)妥善安排实习、进修人员带教工作。

(三)护理工作质量标准

临床护理是对患者进行直接护理最重要的内容,质量高低会直接影响到患者的康复,主要包括护士素质、护理安全、消毒隔离、基础护理、护理记录等内容。

1.护士素质量标准

(1)尊重患者,态度和蔼,执行保护性医疗制度,患者对护理工作满意度≥95%。

(2)认真履行岗位职责,责任护士对患者做到"十知道"(床号、姓名、诊断、职业、文化程度、家庭状况、心理状况、饮食、治疗和护理)。

(3)遵守院纪院规,遵守劳动纪律。

(4)仪表端庄,举止大方,待人礼貌、热情,着装符合要求。

(5)对患者实施针对性的心理护理及健康教育。

(6)保持慎独的态度,严格执行规章制度和操作规程。

(7)积极参加业务学习、论文撰写和科研工作,完成规定的教学任务。

2.护理安全质量标准

(1)有医疗安全防范的制度和措施,护士与护士长签订安全责任状。

(2)麻醉药管理做到"五专"(专人、专柜、专锁、专处方、专登记本),有交接班记录,有使用登记。

(3)抢救车用物齐全,摆放合理,呼吸机、监护仪等抢救仪器性能良好。

(4)有青霉素过敏抢救专用盒,无过期失效药品和用物,过敏性与非过敏性药物分开放置,药物过敏患者床头挂醒目标志。

(5)严格执行护理操作规程和无菌操作原则。

(6)坚持"三查七对",护理事故发生率为0,护理差错发生率≤1/(年·百张床)。

(7)注意护士自身安全,出现意外纠纷,及时报警并采取防范措施。

(8)氧气、吸引等装置保持完好,有用氧"四防"标志。

(9)病房安全通道通畅,灭火器完好,做好安全知识宣教。

3.消毒隔离质量标准

(1)有预防医院感染的制度和措施,严格遵守无菌操作原则,操作前后洗手。

(2)每月定时对工作人员手、无菌物品、空气、物体表面、消毒液进行细菌学监测,超标有整改措施和复查记录。

(3)消毒、灭菌方法正确,灭菌合格率100%。

(4)病床湿扫,一床一毛巾一消毒,床头桌抹布一桌一巾一消毒。

(5)无菌物品放置在无菌专用柜,无过期失效。

(6)实行一人一针一管一消毒,止血带每人一根,用后消毒,垫巾、隔巾一人一用一消毒。

(7)无菌溶液注明开瓶日期,并在有效期内使用,氧气湿化瓶、呼吸机管道等按规定时间更换、消毒。

(8)室内清洁整齐,定期消毒和开窗通风,严格区分无菌区、清洁区和污染区,有专用的卫生工具。

(9)感染伤口和特殊感染的器械、布类及用物等要按规定严格处理,垃圾分类按要求处理(黄色——医用垃圾、黑色——生活垃圾、红色——放射性垃圾)。

(10)出院或死亡患者,做好床单位终末消毒。

4.基础护理质量标准

(1)病房环境整洁、安静、空气新鲜无异味。

(2)患者口腔、头发清洁无臭味,衣服和床单整洁无污迹,皮肤清洁无压痕,外阴清洁,无长胡须、长指(趾)甲。

(3)床周边物品摆放有序,无杂物。

(4)患者体位正确,症状与病情相符,情绪稳定无心理障碍。

(5)患者基本生活需要落实到位,各种管道护理正确,无护理并发症(压疮、烫伤、冻伤、坠床、足下垂、输液外漏等)。

(6)用药准确安全,床头药物过敏标志醒目,特殊患者保护措施到位(神志不清者、小孩有护栏),床头卡与患者情况相符。

(7)经常巡视病房,了解患者动态,责任护士对患者情况要做到"十知道"。

(8)做好健康教育,患者知道护士长、负责护士、负责医师的名字,知道住院注意事项,患者对自身疾病、用药情况、卧位、饮食、休息、活动、检查的注意事项基本了解。

5.护理记录质量标准

护理记录包括体温单、医嘱单、护理记录单、病室交班本等。各项记录要做到格式符合要求,项目填写齐全,记录及时准确,用医学术语、措辞精练,字体端正易辨认,页面清洁、不涂改。

(1)体温单:楣栏项目逐项填写齐全、准确。手术后数天连续填写至术后第七天;测量的时间、次数符合病情规定的要求;体温单的绘制做到点圆、线直、大小粗细及颜色深浅一致,页面清洁;40~42 ℃体温线上及底栏各项目填写正确并符合要求。

(2)护理记录单:楣栏填写符合规定要求,页码准确;首页开始,应简述病情或手术情况,病情的处置及效果;按医嘱或病情需要,及时、准确地记录每个时段患者的生命体征、用药治疗效果、护理措施和病情变化,要求记录完整。交班时应做一次清楚扼要的小结,并签全名;液体出入水量按要求记录,并进行 24 小时总结;患者病故或出院都应有最后的护理小结;记录的时间与病情的记录要准确无误,不能与医师记录矛盾,不能有主观臆断内容,真实、客观地反映病情,避免医疗纠纷隐患;护理记录书写合格率≥95%。

(四)特殊专科护理质量标准

特殊专科很多,常把病室之外的科室都视为特殊专科,如手术室、急诊室、供应室、产房婴儿室、重症监护病房、门诊、血液透析室等。这些科室除具备共性的护理质量要求外,还具备一些特殊的质量要求。现举例介绍手术室、急诊室、供应室特有的护理质量标准。

1.手术室护理质量标准

(1)手术室环境随时都必须做到:清洁、整齐、安静、布局合理,严格区分限制区、半限制区、非限制区。

(2)严格遵守各项手术室制度,如查对制度、接送制度、手术器械制度、敷料清点制度、标本保存制度、交接班制度、参观制度等,并有记录可查。

(3)严格执行无菌技术操作规程,无菌手术感染率≤0.5%。

(4)有严格的消毒隔离制度,并认真执行,每月对空气、无菌物品、工作人员手和物体表面、消毒液、高压锅进行细菌学监测。

(5)无菌手术与有菌手术分室进行,在特殊情况下,应先做无菌手术后再做有菌手术,隔离手术间门口挂隔离牌,术后用物按隔离性质进行严格消毒处理。

(6)严格洗手制度,手术室人员外出必须更换外出鞋、衣,外出的推车有清洁、消毒措施。

(7)手术室人员半年一次体检,咽拭子培养阳性及皮肤化脓感染者不进手术间。

(8)巡回护士根据手术需要,摆好患者体位,注意患者的舒适和安全,做好各项准备,主动、及时地配合手术及抢救工作。

(9)洗手护士要了解手术步骤,熟练地配合手术,并与巡回护士一起认真地查对患者、手术部位、器械敷料、手术标本等,保证术后伤口内无遗留物,确保手术安全。

2.急诊室护理质量标准

(1)具备救死扶伤的精神,责任心强,业务水平高,熟悉各科室常见急性病的治疗原则和抢救常规,严密观察病情,及时配合抢救,必要时要进行初步应急处理。

(2)做好急诊登记,分诊准确。如发现传染病应立即隔离,并做好消毒工作和疫情报告。

(3)服务态度良好,时间观念强,工作安排有序,应做到接诊患者快、治疗抢救快、医护配合好。

(4)有抢救组织,有抢救预案,如遇大批外伤或中毒患者来院时,能立即组织抢救,并向有关领导汇报。

(5)抢救物品和药品随时保持齐全、完好状态,不准外借,使抢救用品完好率达100%。

　　(6)做好抢救室及留观室患者的各项护理工作,无护理不当引发的并发症,做到观察室管理病室化。

　　3.供应室工作质量标准

　　(1)布局合理,符合污—净—无菌—发放路线原则,三区线路不交叉、不逆行。

　　(2)有健全的制度和职责,有物品洗涤、包装、灭菌、存放、质量监测、保管等质量要求,并认真执行。

　　(3)各类设备配置符合要求,供应品种、数量满足医院工作需要。

　　(4)所供应的物品均写明灭菌日期,无过期物品,每天对消毒灭菌用物进行质量检测,灭菌质量合格率达100%。

　　(5)坚持做到下送、下收,下送、下收物品不混装、不互相污染,方便于临床。

　　(6)各种物品管理做到账物相符、分类放置。借物手续齐全,有统计月报制度,数据真实可靠。

　　(7)环境清洁、整齐有序,定时进行空气消毒,每月对空气、无菌物品、工作人员手及物体表面、消毒液、灭菌锅进行细菌学监测,确保医疗护理安全。

六、临床科室护理质量管理流程

　　由于临床科室护理质量管理是医院护理质量管理的基础环节,一般情况下,由病区护士长和护理骨干组成的病区三级护理质控小组负责。主要有以下步骤。

　　(一)成立护理质量控制小组

　　质量控制小组简称质控小组,小组人员相对固定,分工明确。一般设立组长1人、组员4～5名,组长由护士长担任,组员由责任组长、护理骨干、带教组长、高年资护士组成。质控小组负责制定科室年度护理质量监控计划、监控形式及整改意见,根据要求,每天、每周或每月进行科室护理质量自我检查和考评。月底由护士长核定成绩,并结合护理部、科护士长及医院专项护理质量小组检查的结果在全科护士会上总结讲评,分析本科存在的实际问题,提出改进意见或建议,落实奖惩,以促进质量持续改进。

　　(二)组织学习护理质量标准

　　病区护士长组织全科护士认真学习医院护理质量标准,要求每位护士熟记并通过自行组织的考核。

　　(三)建立自查制度和奖惩制度

　　建立完整的自查和奖惩制度。质量小组成员按照分工定期检查各项护理质量指标的达标情况,小组成员间各自负责又相互合作,做到重点突出、标准统一、量化评分、奖惩分明。

　　(四)跟班检查

　　护士长根据跟班者情况或近期护理工作的特点,有重点地跟班。在跟班过程中,主要了解护士掌握工作的熟练程度和完成质量,指出存在问题或不足,提出改进意见,必要时进行示范教学。对于科室存在的共性问题、重点问题,应重点讲评。为便于观察分析质量发展的趋势和改进效果,科室可建立专门的"跟班登记本",记录跟班的各项检查指标及其分值,被跟班者的姓名,跟班的时间、班次、讲评意见等。

　　(五)不定期检查

　　护理部主任、质管干事和科护士长可通过跟班检查对科室护理工作质量进行检查。检查的重点是新护士长、代理护士长及工作繁忙、存在隐患多的科室等。检查内容为护士长的行政管理、业务技术、护理教学和护理查房等全面护理工作的完成质量。

(六)问卷调查和自评

护士长可通过问卷调查了解患者对科室护理质量的满意度,问卷可以在患者住院期间即时发放,也可以在患者出院后以邮寄形式发放。问卷设计可参照护理部的满意度调查表,同时也应采纳科室医技类人员的意见或建议。护士长也可通过问卷调查对科室护理工作进行自评,由每位护士配合填写自评表。通过满意度调查和自评,护士长可以对科室的护理质量有一个全面的了解,能及时发现问题、完善管理。

(七)每月召开护士会分析讲评

护士长每月组织护士或护理骨干召开护理质量分析会,护士长在会上根据跟班检查的结果、自查的结果、护理部专项护理质量检查小组和护士长例会通报的情况等进行分析讲评,重点讲评科室护理工作的完成质量、存在问题、整改意见及奖惩情况,并布置下个月的工作任务和要求。

(八)完善科内管理制度

实施改进措施后,科室的护理质量如能改善并实现达标,护士长应当将改进措施列为科内的管理制度继续执行。

(王海燕)

第三节　医院感染与护理管理

护理工作在医院感染管理中具有本身的特殊性和重要性。国内外调查结果显示,医院感染中有30%～50%与不恰当的护理操作及护理管理有关。因此,加强研究护理程序、护理技术和医院感染的发生规律,以及它们之间的相互关系,探索预防、控制感染的理论与方法,用有效的护理操作技术,最大限度地降低医院感染的发生率,是本节阐述的目的。

一、护理操作与防止感染的关系

护理管理是医院管理系统中的主要组成部分。在总系统的协调下,相关的护理部门运用科学的理论和方法,在医院内实行各种消毒灭菌和隔离措施。完善的护理管理机制通常以质量管理为核心、技术管理为重点、组织管理为保证。护理质量的核心则是医院感染控制的水平。在预防和控制医院感染的全过程中,护理指挥系统起着决定性的作用。护理人员及护理管理者,应该成为预防和控制医院感染的主力。

预防感染措施的执行常常首先涉及护理人员。要做好实质性护理,离不开消毒、灭菌和隔离技术,而且,一般来说,护理人员接受的控制感染的基本教育和训练比医师要多。在多数情况下,患者的一些病情变化首先发现的往往是护士。一旦发现患者有严重感染的危险时,当班护士有权对患者实行隔离。这种责任要求护士对一些疾病及其隔离的必要条件,必须有较全面的知识和理念,并要随着疾病谱的变化、疾病传播和流行的特点,制定出相应的隔离措施。比如,100多年前提出的"类目隔离"发展至今已有7种方法(严密隔离、呼吸道隔离、抗酸杆菌隔离、接触隔离、肠道隔离、引流物-分泌物隔离、血液-体液隔离),以后又发展为以疾病为特点的隔离;20世纪

80 年代末期进一步提出全面血液和体液隔离,也称屏障护理;20 世纪 90 年代初发展为"体内物质隔离"。在此基础上于 20 世纪 90 年代中期形成了"普遍性预防措施",到了 20 世纪 90 年代后期又迅速地发展为今天的"标准预防"。

以最简单而常做的试体温为例来说,曾有报道,由于直肠体温表擦拭不净、消毒不彻底,造成新生儿沙门菌感染迅速扩散,6 周内就有 25 例新生儿感染。经过实行隔离患儿、彻底消毒体温计和停止直肠测温(改用腋表)等综合管理和护理措施,感染才得以控制。

点眼药这一简单而常见的护理操作,也可能造成眼部的严重感染。国外有报道说,因点眼药造成感染的发生率可高达 44%。滴眼药除可导致铜绿假单胞菌传播外,还会引起黄杆菌污染。曾有报道,给新生儿洗眼后发生脑膜炎;用无色杆菌污染的水洗眼和湿润暖箱造成 6 名早产婴儿死亡。

大量的事实充分说明,严格认真地执行消毒、灭菌、无菌操作和隔离技术,是预防医院感染的重要保证。护理人员既然是主力,在任何治疗和护理行动中都必须坚持这一观点。欧美各国多数医院管理机构都认为,没有预防感染的护士,就无法推动和贯彻防止医院感染的各种措施。因此,英国在 1958 年率先任命了医院感染监控护士。

随着人们对感染与护理关系的认识日益深入,各有关护理管理和护理教育部门相继把防止感染问题列入迫切的议事日程,作为护理质量控制的必要指标来抓。这既是摆在护理工作者面前的一个亟待解决的重要课题,也是全体护理人员的光荣任务和神圣职责。

综上所述,护理人员必然是医院感染管理中的主力。有关机构总结了感染监控工作的经验与教训,认为一个合格的感染监控护士,应该扮演着多种重要角色:专职者(掌握病原体特征及其传播途径,并有针对性地加以有效预防和控制)、执行者(理论与实际并重,不仅掌握清洁、消毒、灭菌理论与方法,并能付诸实践,严格地执行无菌操作技术与隔离方法,有效地控制医院感染的发生)、监察者(督促全院医护人员行动一致,互相提醒)、教育者(指导卫生员、护工及探访者等非专业人员,普及有关疾病传播和预防交叉感染等知识)、发现者(高度警惕、密切观察,及时发现感染者及引起感染的潜在危险因素,并尽快予以控制)、研究者(研究医院感染的发生、发展规律,探讨针对感染的预防控制措施)和保护者(既是患者健康的保护神,又必须保护工作人员免受感染)。集 7 个角色于一身,这充分说明监控护士的突出作用,同时也描绘出他们所担负的职责与任务的分量。

二、加强护理管理与减少医院感染

按卫生健康委员会 1988 年建立健全医院感染管理组织的文件精神,护理部主任(或总护士长)必须是医院感染管理委员会的主要成员之一,积极参加该委员会的组织、管理、计划和决策等各项重要活动。护理部必须将感染管理委员会的各项计划、决策列为本部门的日常基础工作,并及时付诸实施和督促执行。护理部有责任教育广大护理人员提高对医院感染危害的认识,贯彻消毒、灭菌、隔离和合理使用抗生素等各项预防措施,并担负起有关防止感染的组织、领导、培训、考核、评价、科研和调查等工作。如有必要,护理系统应该主动和独立地制定出行之有效的预防措施,并建立严格的控制感染管理制度,层层落实把关,从而最大限度地避免因护理管理失误而引发医院内感染。

(一)加强组织领导与健全监督检查

医院的感染管理是一个复杂的系统工程,护理管理则是该系统的重要子系统,它的运行状况会直接影响整个医院感染管理的质量与水平。为了实现预防和控制医院感染这个大目标，必须建立健全组织，并实施科学而有效的管理。护理部要在医院感染管理委员会的指导下，组织本系统中有关人员成立预防医院感染的消毒隔离管理小组，由护理部主任或副主任（或总护士长）担任组长，成员应包括部分科护士长和病房护士长。组成感染管理的护理指挥系统，负责制定预防医院感染的近期和远期计划，并提出相应的具体要求，明确职责与任务。无论近期或远期计划均应从实际出发，并有一定群众基础，以利实施和执行。切实可行的预防感染计划是严格护理管理的关键一步。它既是护理质量评定的标准和检查、考核、评比的依据，又是防止感染发生的保障。

护理指挥系统应当充分发挥它的组织作用及计划、处理和控制医院感染的职能，通过计划安排、定期检测、随时抽查或深入第一线等途径，了解情况，以此衡量和评定各科室的护理管理现状和质量，并根据所获得的各方面的信息及时处理存在的问题，或做出相应的调整，使医院感染的各项预防措施持续处于良好的运行状态。这个系统必须使组织中的成员都能发挥他们的聪明才智，为实现组织目标而共同努力奋斗，用有限的资源获得最大的预防控制感染的效果。

感染管理的护理系统还应对全院护理人员进行消毒、灭菌、无菌操作和隔离技术的教育，进行合理使用抗菌药物、正确配制和选择合适溶酶、观察用药后的反应，以及各种标本的正确留取及运送等有关预防感染的培训，并根据实际需要及时实施考核、检查、纠错等工作。要定期进行无菌操作的达标率和消毒灭菌合格率等的统计，了解护理人员被利器刺伤甚或遭受感染的情况，以及住院患者的感染发生率等，分析原因，及时向有关部门提出警示并做好宣传教育工作等。它还必须建立感染发生的报告制度，除法定传染病按规定报告外，其他医院感染均应由各病区护士长（或监控护士）上报护理部及医院感染管理专职人员，特别是发生多种耐药菌株，如耐甲氧西林的金黄色葡萄球菌、耐万古霉素的金黄色葡萄球菌、耐万古霉素肠球菌等感染；输血和输液反应及输血后肝炎等需要立即报告，同时应实施有效的相应隔离。一旦发生感染暴发流行，护理部的主管者应迅速到达发病现场进行调查，第一时间获得资料，并同医院感染管理专职人员协力探讨原因，采取相应的对策及改进消毒灭菌方法和隔离措施。

在医院感染暴发流行时，必须及时调整防止感染的计划。这时感染管理的惯性运行应过渡到调度运行或控制运行状态。但是，全院统一的清洁卫生、消毒隔离、监测检查和无菌操作等各种规章制度应保持相对稳定，这一点也正是制度与计划的不同之处。切实可行的计划与严格的管理制度不但可提高质量和效率，而且是使整个护理工作处于良好状态的保证。此外，护理系统还应制定统一的消毒隔离、无菌操作等护理质量检查标准和具体要求，如对肌内注射、静脉注射、留置针、呼吸机的应用、留置导尿管等操作规定统一的操作程序及质量标准，并要根据标准进行训练和强化要求，使具体操作规范化和质量标准化。每季度应进行抽查，以切实达到预防医院感染的目的。

（二）改善建筑布局与增添必要设备

医院感染管理工作的好坏与医院重点部门的建筑布局和设备的关系比较密切，所以在条件允许的情况下，应根据需要适当改造或改建不适于预防感染的旧建筑，增添必要的专用设备。例如，在无菌手术室和大面积烧伤病房及大剂量化疗、骨髓移植病房安装空气净化装置；医院中心供应室三区（污染区、清洁区与无菌区）划分清楚，区与区之间有实际屏障，人流、物流由污到洁，保证不逆行，清洗污染物品逐步由手工操作过渡到机械化操作，使之达到保证清洗干净又不污染或损伤操作者；淘汰不合格的压力蒸汽灭菌器，应用预真空压力蒸汽灭菌器，保证灭菌质量；根据医院功能及灭菌要求，考虑购置环氧乙烷灭菌器，以保证畏热、怕湿仪器的灭菌质量；增加基础医疗设备,如持物钳、器械罐、剪刀、镊子等基础器械的备份,以保证有充足的灭菌及周转时间,确保医疗安全。在供应室的三区内部设有足够的洗手池及清洁干燥的肥皂与毛巾,以保证工作人员及时洗手。在重点病房及注射室、重症监护病房、儿科病房等部门的进出口旁安装洗手池、脚踏式的开关,以保证医护人员在护理患者前后,能充分地洗手而防止交叉感染。在综合医院设立传染病房时,应建立独立的护理单元,并按传染病医院要求合理布局,按传染病管理法严格管理;严格区分清洁区、半污染区和污染区,以及加强污物、污水的无害化处理。

(三)加强教育培训与提高人员素质

提高工作质量的原动力来自教育。不断进行针对性的教育与专业培训是搞好医院感染管理的基础。因此,护理部必须从教育入手,与感染管理专职人员密切配合,根据当时的具体情况,对各级人员进行消毒、隔离技术等的培训。只有人人都了解预防医院感染的意义、具体要求和实施方法,才能使预防感染的各项计划和措施变为群众的愿望和行动,才能切实控制或防止感染的发生。

对于从事医院感染管理人员的知识结构的要求主要有两方面:其一是严密的消毒、隔离、无菌操作及其他预防或控制措施的技术方法,以及合理使用抗生素等,这可按照一定的规章制度,通过严格的专业培训来实现;其二是有关的微生物学、卫生学、流行病学等基础知识,这需要加强经常性的学习,不断拓宽知识面才能达到。其中尤其重要的是提高工作人员的专业素质,使他们掌握并熟知各种感染性疾病的先兆特征及其潜伏期,早期预测和推断交叉感染发生的可能性,并采取相应的措施。早期识别对防止感染的发生最为有效,因为患者最具有传染性威胁的时间往往是患病的最初阶段,如果能及早采取必要的措施,就能迅速控制疾病传播,达到事半功倍的效果。否则,一旦感染扩散开来,就会出现不可收拾的局面。从这个意义上来讲,医院感染预防和管理教育的对象应该不仅仅限于传染科的医护人员,而是医院的全体,只是教育的内容和程度有所选择和区别。

定期进行在职教育或轮训和考评,是促进护理常规落实的好办法。值得一提的是,实践已反复证明,有关护士长和监控护士的思想作风、业务技术和组织管理能力与医院感染的发生率有密切关系,因此医院感染的管理机构和护理指挥系统必须紧紧抓住对他们的教育。通常,可以通过有计划的专业培训、参观学习、经验交流及定期举办专题讨论会等形式来提高他们的业务素质和管理水平。护士长和监控护士应该善于利用组织查房、消毒和隔离操作、小讲课、定期考评等途径来指导所属护理人员的工作,从而保证医院感染预防和管理的质量。对于各级护理人员(特别是新调入的),除培养他们严格执行各项消毒隔离制度的习惯外,还必须加强个人卫生管理。如保持工作服、工作帽、口罩及各种器具等清洁和合理使用等。

2000年卫生健康委员会下发的医院感染管理规范中也明确规定,各级人员均要有计划地参加医院感染专业和职业道德的培训,新调入人员不少于3个学时、一般工作人员每年不少于6个学时、专职人员每年不少于15个学时的培训。

(四)强化高危人群和重点部门的感染管理

医院是各种疾病患者聚集的地方,其免疫防御功能都存在不同程度的损伤或缺陷。同时,患者在住院期间又由于接受各种诊疗措施,如气管插管、动静脉插管、留置导尿管、手术、放射治疗(以下简称放疗)、化疗、内镜检查和介入治疗等,进一步降低了他们的防御功能。加之医院病原菌种类繁多、人员密集,增加了患者的感染机会。因此,为了控制医院感染的发生,医护人员必须对人体的正常防御能力有一定的了解,还要熟悉降低或损伤宿主免疫功能的各种因素,以便采取相应措施,提高宿主的抵抗力。同时,还应对医院感染所涉及的各类微生物,对于常见致病菌和机会致病菌的种类、形态、耐药力、致病力及对药物的敏感性等应有一个清楚的认识,以便有针对性地对有传染性的患者进行有的放矢的隔离与治疗,对环境及医疗器械进行有效的消毒、灭菌,从而降低医院感染的发生率。

老年患者由于免疫功能低下,抗感染能力减弱,尤其是有疾病并处于卧床不起的老年人,由于呼吸系统的纤毛运动和清除功能下降、咳嗽反射减弱,导致防御功能失调,易发生坠积性肺炎。而且这类患者的尿道多有细菌附着,导管中铜绿假单胞菌、大肠埃希菌、肠球菌分离率高,也可能成为医院感染的起因。对于抗菌药物的应用,无论用于治疗还是用于预防,均应持慎重态度,并坚持定期做感染菌株耐药性监测,以减少耐药菌株的产生。

对住院的老年患者,必须特别加强生活护理,做好患者口腔和会阴的卫生。协助患者进行增加肺活量的训练,促进排痰和胃肠功能恢复。用于呼吸道诊疗的各种器械要做到严格消毒。工作人员在护理老年患者前后均应认真洗手,保持室内环境清洁、空气新鲜,严格探视制度及消毒隔离制度。

幼儿处于生长发育阶段,免疫系统发育尚不成熟,对微生物的易感染性较高,尤其是葡萄球菌、克雷伯杆菌、鼠伤寒沙门菌、致病性大肠埃希菌和柯萨奇病毒等感染,较易在新生儿室暴发流行。因此,预防医院感染要针对小儿的特点,制订护理和管理计划。加强基础护理,注意小儿的皮肤清洁及饮食卫生,更主要的是从组织活动和环境改善方面进行考虑,除严格执行各种消毒、隔离的规章制度外,还要求工作人员上班前一定要做好个人卫生。进入新生儿室要换鞋,接触新生儿前一定要洗手,并做好对环境卫生的监测。工作人员出现传染性疾病时,应及时治疗、休息,传染期应调离新生儿室,以免发生交叉感染。

重症监护病房是医院感染的高发区,患者的明显特点是病情危重而复杂:①多数患者都是因其他危重疾病继发感染(包括耐药菌株的感染)后转入重症监护病房;②各种类型休克、严重的多发性创伤、多脏器功能衰竭、大出血等患者,其身心和全身营养状况均较差,抗感染能力低。严重创伤、重大手术等常导致全身应激反应,进而出现抗细菌定植能力及免疫功能下降;③患者多数较长时期使用各类抗菌药物,细菌的耐药性均较强;④强化监护所使用的各种介入性监察、治疗,如机械通气、动脉测压、血液净化、静脉高营养、留置导尿管、胃肠引流等都可能为细菌侵入机体和正常菌群移位提供有利条件;⑤患者自理能力缺乏或丧失,因而十分依赖护理人员,与护理人员频繁接触往往会增多发生交叉感染的机会。

为了做好重症监护病房医院感染的预防工作,除从设计和设备上给予关注外,必须制定一系列防止感染的管理制度。此外,还应强调从业人员素质的提高,有高度责任心者才能做好重症监护病房的工作,从而降低重症监护病房患者医院感染的发生率。预防重症监护病房医院感染的原则应是提倡非介入性监护方法,尽量减少介入性血流动力学监护的使用频率。对患者施行必要的保护性医疗措施,提高患者机体的抵抗力。特别应预防下述各类型感染。

1.预防下呼吸道感染

因为这类感染易于发生,而且对危重患者威胁较大。在具体实践中应认真做好以下各项。

(1)对昏迷及气管插管的患者,必须加强口腔护理。

(2)掌握正确的吸痰技术,以免损伤呼吸道黏膜及带入感染细菌。

(3)严格按七步洗手要求,应用流动水、脚踏式或感应式开关、一次性擦手纸巾认真地洗手。根据需要定期或不定期进行手部细菌监测,切断通过手的传播途径。

(4)做好吸入性治疗器具的消毒,阻断吸入感染途径,如湿化瓶及导管要按照卫生健康委员会规范严格终末消毒、干燥保存,用时加无菌水,连续使用时每天更换无菌水;使用中的呼吸机管道系统应及时清除冷凝水,必要时定期或不定期更换、消毒。

(5)积极寻找有效手段,阻断患者的胃-口腔细菌逆向定植及误吸,不用 H_2 受体拮抗剂,慎用抗酸药,以免胃内 pH 升高,而细菌浓度增高,以致促成内源性感染的发生。可用硫糖铝保护胃黏膜,防止应激性溃疡;带有胃管的患者,应选择半卧位,并应保持胃肠道通畅。若有胃液潴留,应及时吸引,防止胃液倒流而误吸;术后麻醉尚未恢复之前,应使患者处于侧卧位,严格监护,若有痰液应及时吸出等措施防止误吸。

(6)做好病室的清洁卫生,及时消除积水和污物,铲除外环境生物储源,保持空气洁净及调节适宜的温湿度,定期清洗空调系统。

(7)加强基础护理,对患者进行有关预防下呼吸道感染的教育,指导患者进行深呼吸训练和有效咳嗽训练,鼓励患者活动,对不能自主活动的患者应协助其活动,定时翻身拍背,推广使用胸部物理治疗技术。

(8)监护室内尽量减少人员走动,隔离不必要人员入室,室内禁止养花,以防真菌感染。

(9)进入重症监护病房 的人员(包括探视人员)都要严格按制度更换清洁的外衣和鞋子,洗手,必要时戴口罩,严禁有呼吸道感染者入内。

(10)建立细菌监测、感染情况的登记上报制度,定期分析细菌的检出情况,对感染部位、菌种、菌型及耐药性、感染来源和传播途径,以及医护人员的带菌情况均应做好记录,以便制定针对性的控制措施。

2.防止血管相关性感染

危重患者往往需要进行介入性的监护、治疗或诊查,而作为医护人员必须贯彻世界卫生组织的安全注射的 3 条标准,即接受注射者安全、注射操作者安全、环境安全,还应特别注意下列各点。

(1)采用各种导管应有明确指征,总的来讲要提倡非介入性方法,尽量减少介入性损伤。

(2)对患者实行保护性措施,提高其自身抵抗力,介入性操作容易破坏皮肤和黏膜屏障,能不用时应立即终止。

(3)置入时除了严格的无菌技术外,还应注意选择合适的导管,如选择口径相宜、质地柔软而光洁的导管,以及置管者具备熟练的穿刺、插管技术,从而避免发生血小板黏附及导管对腔壁的机械性损伤。

(4)加强插管部位的护理及监测,留置导管的时间不宜过长,导管入口部位保持清洁,可选用透明敷料,以便于随时监察,一旦发现局部感染或全身感染征象应立即拔除导管,并做相应的处理。

(5)做好消毒、隔离,严格的洗手和无菌操作是预防介入性感染的最基本的重要措施。

(6)配制液体及高营养液时应在洁净环境中进行,配制抗癌药及抗菌药时应在生物洁净操作台上进行,确保患者、工作人员及环境安全。

(7)介入性操作中使用的一次性医疗用品必须有合格证件,符合卫生健康委员会的有关要求,严防使用过期、无证产品,确保患者安全等。

3.重症监护病房患者感染

重症监护病房患者多为手术后带有切口,而本身的抵抗力又很弱,伤口愈合较慢,所以要求特别注意预防手术部位及切口感染。

(1)防止切口感染的最有效对策是严格的无菌操作,不用无抗菌能力的水冲洗切口,并对疑有感染的切口做好标本留取,及时送检。

(2)缩短患者在监护室滞留的时间。

(3)选用吸附性很强的伤口敷料,敷料一旦被液体渗透要立即更换,以杜绝细菌穿透并清除有利于细菌的渗液和避免皮肤浸渍。

(4)尽量采用封闭式重力引流。

(5)更换敷料前洗手,处理不同患者之间也要洗手,即使处理同一个患者不同部位的伤口之间也应清洁双手。

(6)保持重症监护病房室内空气清洁,尽量减少人员流动,避免室内污染等。

三、护理人员感染的防护

医院的工作人员直接或间接与患者和传染性污物接触,可以从患者获得感染,也可以把所得的感染或携带的病原体传给患者,并能在患者及工作人员之间传播,甚至扩散到社会上去。因此,对工作人员进行感染管理,不仅关系到他们自身的健康,而且也有益于全院患者及其家属,甚至社会。

在医院众多职工中,护理人员接触患者最多,每天需要处理各种各样的感染性体液和分泌物,可以说是处于各种病原菌包围之中,时刻受到感染的威胁,因此必须加强护理人员的自我防护与感染管理。

(一)加强对护理人员的感染管理

对护理人员感染的监测既是职业性健康服务和预防感染的重要环节,也是医院感染监控及管理系统中的重要组成部分。对护理人员应定期进行全面体格检查,建立健康状况档案,了解受感染的情况,以便采取针对性的预防措施。

在医院中,许多科室和工作环节对职工具有较高的感染危险性,尤其是护理人员在调入或调离某一部门时,都应进行健康检查,查明有无感染,感染的性质,是否获得免疫力等,并做好详细记录。在此基础上,进一步探讨这个部门的感染管理工作,明确改进目标,制定相应的预防感染措施。

(二)提高护理人员自我防护意识

护理人员在进行手术、注射、针刺、清洗器械等操作时,极易被锐利的器械刺伤。人体的皮肤黏膜稍有破损,在接触带病毒的血液、体液中就有被感染的危险性。国内有医院调查发现,外科及治疗室的护士在工作中约有 70%被医疗器械损伤过,美国的一项调查报告表明,703 例的医护人员的感染 100%与接触感染性的血液、体液有关,这其中有 95%与利器刺伤相关。因此,处置血液和血液污染的器械时应戴手套或采用不直接接触的操作技术,谨慎地处理利器,严防利器刺伤。一旦被利器刺伤必须立即处理,挤血并冲洗伤口、清创、消毒、包扎、报告和记录、跟踪监测,尽量找到可能感染的病原体种类证据,以便根据病原学的特点阻断感染。护理人员手上一旦出现伤口,就不要再接触患者血液和体液。对于从事有可能被患者体液或血液溅入眼部及口腔黏膜内的操作者,应强调戴口罩及佩戴护目镜,在供应室的污染区还应佩戴耳塞,穿防护衣、防护鞋等。在进行化学消毒时,应注意通风及戴手套,消毒器必须加盖,防止环境污染带来的危害。

(三)做好预防感染的宣传教育

护理人员在工作中双手极易被病原菌污染。有些护士往往只注意操作后洗手,而忽视了操作前同样需要洗手;有的护理人员本身就是病原体携带者,或由于长期接触大量抗菌药物已经改变了鼻咽部的正常菌群,成为耐药细菌的储菌源。这些病原体可通过手或先污染环境和物品,继而导致患者感染。因此,护理人员必须养成良好的卫生习惯,尤其要强化洗手意识,对一切未经训练的新工作人员,应给予预防感染的基本操作技术培训,并结合各种形式(如板报、壁画、警示等)的宣传教育。

(四)强化预防感染的具体措施

患有传染性疾病的护理人员,为防止感染扩散,应在一定时期内调离直接治疗或护理患者的岗位,并在工作中做好避免交叉感染的各项措施。对从事高危操作的工作人员,如外科医师、监护病房护士及血液透析工作人员等均应进行抗乙肝的免疫接种。被抗原阳性血液污染的针头等锐利器械刺破皮肤或溅污眼部、口腔黏膜者,应立即注射高效免疫球蛋白,以防感染发生。同时,还应加强对结核病的防治,以及在传染病流行期或遭受某种传染物质污染后,及时为护理人员进行各种相应的免疫接种,如乙肝疫苗、流感疫苗等。

四、严格病房管理和做好健康教育

护理人员往往是各级医院健康教育的主要力量。为了取得患者主动配合治疗和协作,对于医院所实行的每一项制度、每一项护理操作的目的与要求,都应该做好必要的宣传教育。例如,管理好病房秩序、控制患者的陪护率、减少病房的人流量等各项措施,实际上都是为了控制病房内的洁净度,这对保护住院患者的医疗安全和减少感染机会都能收到良好的效果。在实践中,只要把问题说清楚,必然会得到患者的理解和配合。

护理人员向患者进行宣传教育的方式应该多种多样,如通过个别指导、集体讲解、电教、录像、展览、广播和画册等,向患者传播预防疾病及控制医院感染等知识。教会患者及其家属、探访者养成接触患者前洗手的习惯。对于需要隔离的患者,特别要讲清隔离的目的和意义,以及不随意去其他病房的好处。这样做不但能在一定程度上解除患者的心理负担,而且能促进他们主动自觉地配合医护人员遵守隔离、消毒等制度,使之安全而顺利地度过隔离期。

五、建立健全规章制度

医院感染管理工作的成功与否,在很大程度上取决于切合实际情况而又行之有效的规章制度。各种规章制度绝大多数是前人在长期实践中,经过反复验证的经验和教训的总结,是客观规律的反映,可作为各项工作的准则或检查评价的依据。

通常,与医院感染的预防和管理相关的规章制度主要有清洁卫生制度、消毒隔离制度、监测制度、无菌操作制度、探视陪住制度,以及供应室的物品消毒灭菌管理制度等。尤其是对发生感染可能因素较多的科室,如手术室、产房、婴儿室、换药室、治疗室、重症监护病房和新生儿病房等要害部门的各方面规章制度,更应认真制订和严格执行,在执行过程中不断修正、充实和完善。另外,还必须重视患者入院、住院和出院 3 个阶段工作,实施相关的各项要求,以及做好疫源的随时消毒、终末消毒和预防性消毒。这样才能通过重点管理促进整体预防措施的贯彻执行,逐步达到预防工作和管理制度规范化,确保患者和医护人员的健康和安全。

六、消毒措施的贯彻与落实

消毒是预防感染传播的基本手段之一,能否防止或控制感染的扩散往往取决于消毒工作的质量。在任何一个医疗机构里,各种消毒管理规章制度的执行和各项具体消毒措施的落实,涉及诸多方面,但其中某些环节必须予以特别关注。

(一)专人负责

每一护理单元应设医院感染监控护士,在护士长和医院感染管理专职人员的领导下,负责督促检查本病区的消毒隔离制度及无菌操作的执行情况。护士还必须完成规定的各项消毒灭菌效果的检测工作,并按要求做好记录。在本病区发生医院感染甚至暴发流行时,监控护士要及时上报护理部及医院感染管理机构,并协助感染管理部门做好感染情况调查和分析,有针对性地提出有效的控制方案及措施。

(二)定期消毒

不论有无感染发生,各类用具都应根据具体情况和实际需要设有固定的消毒灭菌时间,不能任意更改,一旦发现感染,还应增加消毒次数。除定期消毒的用具外,对某些物品还必须做好随时消毒、预防性消毒和终末消毒。例如,餐具应每餐消毒;便器一用一消毒;患者的床单每天清洁、消毒;被褥、枕头和床垫按规定进行终末消毒等。

(三)按时检查

根据不同对象,建立定期检查制度,按需要明确规定年、季、月、周、日的检查重点(全面检查或抽查)。划定感染管理机构、护理部、科护士长和病房护士长分级检查的范围、内容和要求,做到每项制度有布置必有检查。对于大多数项目的检查,如洗手的要求、口罩的带菌情况、空气的含菌量和物体表面的污染程度等,必须按卫生健康委员会颁布的《消毒管理办法》《医院消毒技术规范》中的各项规定贯彻执行。通过定期和不定期的检查和监测,得出科学的数据,说明现状或存在的感染潜在因素,找出消毒隔离等实施过程中的薄弱环节,采取针对性的改进措施,进一步完善各项规章制度。

(四)定期监测

为了确保消毒灭菌的有效性,对某些项目应定期做好监测。例如,对消毒液的有效成分与污染程度,含氯消毒剂中有效氯的性能及各种消毒液的细菌培养等,必须按时做出分析与鉴别。由于革兰阴性菌可能在化学消毒液中存活并繁殖,因此不能用消毒液来储存无菌器械。按常规监测消毒的效果,并根据所得结果提出需要调整消毒剂的种类、浓度及使用方法等建议。对于压力蒸汽灭菌器还必须定期进行生物化学检测。病区的治疗室、换药室、手术室、婴儿室、产房和重症监护病房等重点单位,除定期监测外,根据医院感染的流行情况,必要时应随时进行空气、物表、工作人员手等环节微生物监测,并按卫生健康委员会《医院感染管理规范(试行)》《医院消毒技术规范》中的要求对测得的结果进行分析、控制。

(刘文织)

第五章

重 症 护 理

第一节　超高热危象

危象不是一个独立的疾病,它是指某一疾病在病程进展过程中所表现的一组急性综合征。多数危象的发生是由于某些诱发因素对基础疾病所导致的原有内环境急剧变化,并对生命重要器官特别是大脑功能构成严重的威胁。抢救不及时,死亡率和致残率均较高。但若能够及时发现和治疗,并护理措施得当,危象是可以得到有效控制的。

体温超过 41 ℃称为高热。超高热危象是指高热同时伴有抽搐、昏迷、休克、出血等,多有体温调节中枢功能障碍。超高热可使肌肉细胞快速代谢,引起肌肉僵硬、代谢性酸中毒及心脑血管系统等损害,严重者可导致患者死亡。

一、病因

(一)感染性发热

任何病原体(各种病毒、细菌、真菌、寄生虫、支原体、螺旋体、立克次体等)引起的全身各系统器官的感染。

(二)非感染性发热

凡是病原体以外的各种物质引起的发热均属于非感染性发热。常见病因如下。

1.体温调节中枢功能异常

体温调节中枢受到损害,使体温调定点上移,造成发热。常见于中暑、安眠药中毒、脑外伤、脑出血等。

2.变态反应与过敏性疾病

变态反应时形成抗原抗体复合物,激活白细胞释放内源性致热源而引起发热,如血清病、输液反应、药物热及某些恶性肿瘤等。

3.内分泌与代谢疾病

如甲亢、硬皮病等。

二、临床表现

(一)体温升高

患者体温达到或超过 41 ℃,出现呼吸急促、烦躁、抽搐、休克、昏迷等症状。

（二）发热的特点

许多发热疾病具有特殊热型，根据不同热型，可提示某些疾病的诊断，如稽留热常见于伤寒、大叶性肺炎；弛张热常见于败血症、严重化脓性感染等。

（三）伴随症状

发热可伴有皮疹、寒战、淋巴结或肝脾大等表现。

三、实验室及其他检查

有针对性地进行血常规、尿常规、便常规、脑脊液等常规检查，病原体显微镜检查，细菌学检查，血清学检查，血沉、免疫学、X线、超声、CT检查等。

四、治疗要点

（一）治疗原则

迅速降温，有效防治并发症，加强支持治疗，对因治疗。

（二）治疗措施

1.降温

迅速而有效地将体温降至38.5 ℃是治疗超高热危象的关键。

(1)物理降温常用方法：①冰水擦浴。对高热、烦躁、四肢末梢灼热者可用。②温水擦浴。对寒战、四肢末梢厥冷的患者，用32～35 ℃温水擦浴，以免寒冷刺激而加重血管收缩。③酒精擦浴。30％～50％酒精擦拭。④冰敷。用冰帽、冰袋置于前额及腋窝、腹股沟、腘窝等处。

物理降温注意事项：①擦浴方法是自上而下，由耳后、颈部开始，直至患者皮肤微红，体温降至38.5 ℃左右。②不宜在短时间内将体温降得过低，以防引起虚脱。③伴皮肤感染或有出血倾向者，不宜皮肤擦浴。④降温效果不佳者可适当配合药物降温等措施。

(2)药物降温常用药物：①复方氨基比林2 mL或柴胡注射液2 mL肌内注射。②阿司匹林、对乙酰氨基酚、地塞米松等。③对高热伴惊厥的患者，可用人工冬眠药物（哌替啶100 mg、异丙嗪50 mg、氯丙嗪50 mg）全量或半量静脉滴注。

药物降温注意事项：降温药物可以减少产热和利于散热，故用药时要防止患者虚脱。及时补充水分，冬眠药物可引起血压下降，使用前应补足血容量、纠正休克，注意血压变化。

2.病因治疗

(1)对于各种细菌感染性疾病，除对症处理外，应早期使用广谱抗生素，如有病原体培养结果及药物敏感试验，可针对感染细菌应用敏感抗生素。

(2)非感染性发热，一般病情复杂，应根据患者原发病进行有针对性的处理。

五、护理措施

（一）一般护理

保持室温在22～25 ℃，迅速采取有效的物理降温方式，高热惊厥的患者，置于保护床内，防止坠床或碰伤，备舌钳或牙垫防止舌咬伤。建立静脉通路，保持呼吸道通畅。

（二）严密观察病情

注意观察患者生命体征、神志、末梢循环和出入量的变化，特别应注意体温的变化及伴随的症状，每4小时测一次体温，降至39 ℃以下后，每日测体温4次，直至体温恢复正常。观察降温治疗的效果。避免降温速度过快,防止患者出现虚脱现象。

(三)加强基础护理

(1)患者卧床休息,保持室内空气新鲜,避免着凉。

(2)降温过程中出汗较多的患者,要及时更换衣裤被褥。保持皮肤清洁舒适。卧床的患者,要定时翻身,防止压疮。

(3)给予高热量、半流质饮食,鼓励患者多进食、多饮水、每天液体入量达 3 000 mL;保持大便通畅。

(4)加强口腔和呼吸道护理,防止感染及黏膜溃破;协助患者排痰;咳嗽无力或昏迷无咳嗽反射者,可气管切开,保持呼吸道通畅。

(陈翠翠)

第二节　重症肌无力

重症肌无力(MG)是乙酰胆碱受体抗体(AchR-Ab)介导的,细胞免疫依赖及补体参与者的神经-肌肉接头处传递障碍的自身免疫病。病变主要累及神经-肌肉接头突触后膜上乙酰胆碱受体(AchR)。临床特征为部分或全身骨骼肌易疲劳,通常在活动后加重、休息后减轻,具有晨轻暮重等特点。MG 在一般人群中发病率为 8/10 万～20/10 万,患病率约为 50/10 万。

一、病因

(1)重症肌无力确切的发病机制目前仍不明确,但是有关该病的研究还是很多的,其中,研究最多的是有关重症肌无力与胸腺的关系,以及乙酰胆碱受体抗体在重症肌无力中的作用。大量的研究发现,重症肌无力患者神经-肌肉接头处突触后膜上的乙酰胆碱受体(AchR)数目减少,受体部位存在抗 AchR 抗体,且突触后膜上有 IgG 和 C_3 复合物的沉积。

(2)血清中的抗 AchR 抗体的增高和突触后膜上的沉积所引起的有效的 AchR 数目的减少,是本病发生的主要原因。而胸腺是 AchR 抗体产生的主要场所,因此,本病的发生一般与胸腺有密切的关系。所以,调节人体 AchR,使之数目增多,化解突触后膜上的沉积,抑制抗 AchR 抗体的产生是治愈本病的关键。

(3)很多临床现象也提示本病和免疫机制紊乱有关。

二、诊断要点

(一)临床表现

本病根据临床特征诊断不难。起病隐袭,主要表现受累肌肉病态疲劳,肌肉连续收缩后出现严重肌无力甚至瘫痪,经短暂休息后可见症状减轻或暂时好转。肌无力多于下午或傍晚劳累后加重,晨起或休息后减轻,称为"晨轻暮重"。首发症状常为眼外肌麻痹,出现非对称性眼肌麻痹和上睑下垂,斜视和复视,严重者眼球运动明显受限,甚至眼球固定,瞳孔光反射不受影响。面肌受累表现皱纹减少,表情困难,闭眼和示齿无力;咀嚼肌受累使连续咀嚼困难,进食经常中断;延髓肌受累导致饮水呛咳,吞咽困难,声音嘶哑或讲话鼻音;颈肌受损时抬头困难。严重时出现肢体无力,上肢重于下肢,近端重于远端。呼吸肌、膈肌受累,出现咳嗽无力、呼吸困难,重症可因呼吸肌麻痹继发吸入性肺炎可导致死亡。偶有心肌受累可突然死亡,平滑肌和膀胱括约肌一般不受累。感染、妊娠、月经前常导致病情恶化,精神创伤、过度疲劳等可为诱因。

(二)临床试验

肌疲劳试验,如反复睁闭眼、握拳或两上肢平举,可使肌无力更加明显,有助诊断。

(三)药物试验

1.新斯的明试验

以甲基硫酸新斯的明 0.5 mg 肌内注射或皮下注射。如肌力在半至 1 小时内明显改善时可以确诊,如无反应,可次日用 1.0 mg、1.5 mg,直至 2 mg 再试,如 2 mg 仍无反应,一般可排除本病。为防止新期的明的毒碱样反应,需同时肌内注射阿托品 0.5~1.0 mg。

2.依酚氯铵试验

适用于病情危重、有延髓性麻痹或肌无力危象者。用 10 mg 溶于 10 mg 生理盐水中缓慢静脉注射,至 2 mg 后稍停 20 秒,若无反应可注射 8 mg,症状改善者可确诊。

(四)辅助检查

1.电生理检查

常用感应电持续刺激,受损肌反应及迅速消失。此外,也可行肌电图重复频率刺激试验,低频刺激波幅递减超过 10%,高频刺激波幅递增超过 30%为阳性。单纤维肌电图出现颤抖现象延长,延长超过 50 μs 者也属阳性。

2.其他

血清中抗 AchR 抗体测定约 85%患者增高。胸部 X 线摄片或胸腺 CT 检查,胸腺增生或伴有胸腺肿瘤,也有辅助诊断价值。

三、鉴别要点

(1)本病眼肌型需与癔症、动眼神经麻痹、甲状腺毒症、眼肌型营养不良症、眼睑痉挛鉴别。

(2)延髓肌型者,需与真假延髓性麻痹鉴别。

(3)四肢无力者需与神经衰弱、周期性瘫痪、感染性多发性神经炎、进行性脊肌萎缩症、多发性肌炎和癌性肌无力等鉴别。特别由支气管小细胞肺癌所引起的 Lambert-Eaton 综合征与本病十分相似,但药物试验阴性。肌电图(EMG)有特征异常,静息电位低于正常,低频重复电刺激活动电位渐次减小,高频重复电刺激活动电位渐次增大。

四、规范化治疗

(一)胆碱酯酶抑制剂

主要药物是溴吡斯的明,剂量为 60 mg,每天 3 次,口服。可根据患者症状确定个体化剂量,若患者吞咽困难,可在餐前 30 分钟服药;如晨起行走无力,可起床前服长效溴吡斯的明 180 mg。

(二)皮质激素

皮质激素适用于抗胆碱酯酶药反应较差并已行胸腺切除的患者。由于用药早期肌无力症状可能加重,患者最初用药时应住院治疗,用药剂量及疗程应根据患者具体情况做个体化处理。

1.大剂量泼尼松

开始剂量为 60~80 mg/d,口服,当症状好转时可逐渐减量至相对低的维持量,隔天服 5~

15 mg/d,隔天用药可减轻不良反应发生。通常1个月内症状改善,常于数月后疗效达到高峰。

2.甲泼尼龙冲击疗法

反复发生危象或大剂量泼尼松不能缓解,住院危重病例、已用气管插管或呼吸机可用,每天1 g,口服,连用3～5天。如1个疗程不能取得满意疗效,隔2周可再重复1个疗程,共治疗2～3个疗程。

(三)免疫抑制剂

严重的或进展型病例必须做胸腺切除术,并用抗胆碱酯酶药。症状改善不明显者可试用硫唑嘌呤;小剂量皮质激素未见持续疗效的患者也可用硫唑嘌呤替代大剂量皮质激素,常用剂量为2～3 mg/(kg·d),最初自小剂量1 mg/(kg·d)开始,应定期检查血常规和肝、肾功能。白细胞计数低于$3×10^9$/L应停用;可选择性抑制T和B淋巴细胞增生,每次1 g,每天2次,口服。

(四)血浆置换

血浆置换用于病情急骤恶化或肌无力危象患者,可暂时改善症状,或于胸腺切除术前处理,避免或改善术后呼吸危象,疗效持续数天或数月,该法安全,但费用昂贵。

(五)免疫球蛋白

通常剂量为0.4 g/(kg·d),静脉滴注,连用3～5天,用于各种类型危象。

(六)胸腺切除

60岁以下的MG患者可行胸腺切除术,适用于全身型MG包括老年患者,通常可使症状改善或缓解,但疗效常在数月或数年后显现。

(七)危象的处理

1.肌无力危象

肌无力危象最常见,常因抗胆碱酯药物剂量不足引起,注射依酚氯铵或新斯的明后症状减轻,应加大抗胆碱酯药的剂量。

2.胆碱能危象

抗胆碱酯酶药物过量可导致肌无力加重,出现肌束震颤及毒蕈碱样反应,依酚氯铵静脉注射无效或加重,应立即停用抗胆碱酯酶药,待药物排出后重新调整剂量或改用其他疗法。

3.反拗危象

抗胆碱酯酶药不敏感所致。依酚氯铵试验无反应。应停用抗胆碱酯酶药,输液维持或改用其他疗法。

(八)慎用和禁用的药物

奎宁、吗啡及氨基苷类抗生素、新霉素、多黏菌素、巴龙霉素等应禁用,地西泮、苯巴比妥等应慎用。

五、护理

(一)护理诊断

1.活动无耐力

与神经-肌肉联结点传递障碍;肌肉萎缩、活动能力下降;呼吸困难、氧供需失衡有关。

2.废用综合征

与神经肌肉障碍导致活动减少有关。

3.吞咽障碍

与神经肌肉障碍(呕吐反射减弱或消失;咀嚼肌肌力减弱;感知障碍)有关。

4.生活自理缺陷

与眼外肌麻痹、眼睑下垂或四肢无力、运动障碍有关。

5.营养不足,低于机体需要量

与咀嚼无力、吞咽困难致摄入减少有关。

(二)护理措施

(1)轻症者适当休息,避免劳累、受凉、感染、创伤、激怒。病情进行性加重者须卧床休息。

(2)在急性期,鼓励患者充分卧床休息。将患者经常使用的日常生活用品(如:便器、卫生纸、茶杯等)放在患者容易拿取的地方。根据病情或患者的需要协助其日常生活活动,以减少能量消耗。

(3)指导患者使用床挡、扶手、浴室椅等辅助设施,以节省体力和避免摔伤。鼓励患者在能耐受的活动范围内,坚持身体活动。患者活动时,注意保持周围环境安全,无障碍物,以防跌倒,路面防滑,防止滑倒。

(4)给患者和家属讲解活动的重要性,指导患者和家属对受累肌肉进行按摩和被动/主动运动,防止肌肉萎缩。

(5)选择软饭或半流质饮食,避免粗糙干硬、辛辣等刺激性食物。根据患者需要供给高蛋白、高热量、高维生素饮食。吃饭或饮水时保持端坐、头稍微前倾的姿势。给患者提供充足的进餐时间、喂饭速度要慢,少量多餐,交替喂液体和固体食物,让患者充分咀嚼、吞咽后再继续喂。把药片碾碎后制成糊状再喂药。

(6)注意保持进餐环境安静、舒适;进餐时,避免讲话或进行护理活动等干扰因素。进食宜在口服抗胆碱酯酶药物后 30～60 分钟,以防呛咳。如果有食物滞留,鼓励患者把头转向健侧,并控制舌头向受累的一侧清除残留的食物或喂食数口汤,让食物咽下。如果误吸液体,让患者上身稍前倾,头稍微低于胸口,便于分泌物引流,并擦去分泌物。在床旁备吸引器,必要时吸引。患者不能由口进食时,遵医嘱给予营养支持或鼻饲。

(7)注意观察抗胆碱酯酶药物的疗效和不良反应,严格执行用药时间和剂量,以防因用量不足或过量导致危象的发生。

(三)应急措施

(1)一旦出现重症肌无力危象,应迅速通知医师;立即给予吸痰、吸氧、简易呼吸器辅助呼吸,做好气管插管或切开,人工呼吸机的准备工作;备好新斯的明等药物,按医嘱给药,尽快解除危象。

(2)避免应用一切加重神经肌肉传导障碍的药物,如吗啡、利多卡因、链霉素、卡那霉素、庆大霉素和磺胺类药物。

(四)健康指导

1.入院教育

(1)给患者讲解疾病的名称,病情的现状、进展及转归。

(2)根据患者需要,给患者和家属讲解饮食营养的重要性,取得他们的积极配合。

2.住院教育

(1)仔细向患者解释治疗药物的名称、药物的用法、作用和不良反应。

（2）告知患者常用药治疗方法、不良反应、服药注意事项,避免因服药不当而诱发肌无力危象。

（3）肌无力症状明显时,协助做好患者的生活护理,保持口腔清洁防止外伤和感染等并发症。

3.出院指导

（1）保持乐观情绪、生活规律、饮食合理、睡眠充足,避免疲劳、感染、情绪抑郁和精神创伤等诱因。

（2）注意根据季节、气候,适当增减衣服,避免受凉、感冒。

（3）按医嘱正确服药,避免漏服、自行停服和更改药量。

（4）患者出院后应随身带有卡片,包括姓名、年龄、住址、诊断证明,目前所用药物及剂量,以便在抢救时参考。

（5）病情加重时及时就诊。

（陈翠翠）

第六章

神经内科护理

第一节 癫 痫

癫痫是多种原因导致的脑部神经元高度同步化异常放电所引起的临床综合征,临床表现具有发作性、短暂性、重复性和刻板性的特点。临床上每次发作或每种发作的过程称为痫性发作。

一、病因与发病机制

(一)病因

癫痫不是独立的疾病,而是一组疾病或综合征。引起癫痫的病因非常复杂,根据病因学不同,癫痫可分为三大类。

1.症状性癫痫

由各种明确的中枢神经系统结构损伤和功能异常引起,如脑肿瘤、脑外伤、脑血管病、中枢神经系统感染、寄生虫、遗传代谢性疾病、神经系统变性疾病等。

2.特发性癫痫

病因不明,未发现脑部有足以引起癫痫发作的结构性损伤或功能异常,可能与遗传因素密切相关。

3.隐源性癫痫

病因不明,但临床表现提示为症状性癫痫,现有的检查手段不能发现明确的病因。其占全部癫痫的 $60\% \sim 70\%$。

(二)发病机制

癫痫的发病机制非常复杂,至今尚未能完全了解其全部机制,但发病的一些重要环节已被探知。

1.痫性放电的起始

神经元异常放电是癫痫发病的电生理基础。

2.痫性放电的传播

异常高频放电反复通过突触联系和强化后的易化作用诱发周边及远处的神经元的同步放电,从而引起异常电位的连续传播。

3.痫性放电的终止

目前机制尚未完全明了。

二、临床表现

(一)痫性发作

1.部分性发作

部分性发作包括以下几种。①单纯部分性发作:常以发作性一侧肢体、局部肌肉节律性抽动或感觉障碍为特征,发作时程短。②复杂部分性发作:表现为意识障碍,多有精神症状和自动症。③部分性发作继发全面性发作:上述部分性发作后出现全身性发作。

2.全面性发作

这类发作起源于双侧脑部,发作初期即有意识丧失,根据其临床表现的不同,可分为以下几种。

(1)全面强直-阵挛发作:以意识丧失、全身抽搐为主要临床特征。早期出现意识丧失、跌倒,随后的发作过程分为三期:强直期、阵挛期和发作后期。发作过程可有喉部痉挛、尖叫、心率增快、血压升高、瞳孔散大、呼吸暂停等症状,发作后各项体征逐渐恢复正常。

(2)失神发作:典型表现为正常活动中突然发生短暂的意识丧失,两眼凝视且呼之不应,发作停止后立即清醒,继续原来的活动,对发作没有丝毫记忆。

(3)强直性发作:多在睡眠中发作,表现为全身骨骼肌强直性阵挛,常伴有面色潮红或苍白、瞳孔散大等症状。

(4)阵挛性发作:表现为全身骨骼肌阵挛伴意识丧失,见于婴幼儿。

(5)肌阵挛发作:表现为短暂、快速、触电样肌肉收缩,一般无意识障碍。

(6)失张力发作:表现为全身或部分肌肉张力突然下降,造成张口、垂颈、肢体下垂甚至跌倒。

3.癫痫持续状态

癫痫持续状态指一次癫痫发作持续 30 分钟以上,或连续多次发作致发作间期意识或神经功能未恢复至通常水平。可见于各种类型的癫痫,但通常是指全面强直-阵挛发作持续状态。可因不适当地停用抗癫痫药物或治疗不规范、感染、精神刺激、过度劳累、饮酒等诱发。

(二)癫痫综合征

特定病因引发的由特定症状和体征组成的癫痫。

三、辅助检查

(1)脑电图检查:脑电图检查是诊断癫痫最有价值的辅助检查方法,典型表现是尖波、棘波、棘-慢或尖-慢复合波。

(2)血液检查:通过血糖、血常规、血寄生虫等检查,可了解有无低血糖、贫血、寄生虫病。

(3)影像学检查:应用数字减影血管造影、CT、MRI 等检查可发现脑部器质性病变,为癫痫的诊断提供依据。

四、治疗要点

目前癫痫治疗仍以药物治疗为主,药物治疗应达到 3 个目的:①控制发作或最大限度地减少发作次数;②长期治疗无明显变态反应;③使患者保持或恢复其原有的生理、心理和社会功能状态。

（一）病因治疗

祛除病因，避免诱因。如全身代谢性疾病导致癫痫的应先纠正代谢紊乱，睡眠不足诱发癫痫的要保证充足的睡眠，对于颅内占位性病变引起者首先考虑手术治疗，对于脑寄生虫病行驱虫治疗。

（二）发作时治疗

立即让患者就地平卧，保持呼吸道通畅，及时给氧；防止外伤，预防并发症；应用药物预防再次发作，如地西泮、苯妥英钠等。

（三）发作间歇期治疗

合理应用抗癫痫药物，常用的抗癫痫药物有地西泮、氯硝西泮、卡马西平、丙戊酸、苯妥英钠、苯巴比妥、扑痫酮、拉莫三嗪、奥卡西平、左乙拉西坦、加巴喷丁等。强直性发作、部分性发作和部分性发作继发全面性发作首选卡马西平；全面强直-阵挛发作、典型失神、肌阵挛发作、阵挛性发作首选丙戊酸。

（四）癫痫持续状态的治疗

保持稳定的生命体征和进行性心肺功能支持；终止呈持续状态的癫痫发作，减少癫痫发作对脑部神经元的损害；寻找并尽可能根除病因及诱因；处理并发症。可依次选用地西泮、异戊巴比妥钠、苯妥英钠和水合氯醛等药物。及时纠正血酸碱度和电解质失衡，发生脑水肿时给予甘露醇和呋塞米注射，注意预防和控制感染。

（五）其他治疗

对于药物难治性、有确定癫痫灶的癫痫可采用手术治疗，中医学针灸治疗对某些癫痫也有一定疗效。

五、护理措施

（一）一般护理

（1）饮食：为患者提供充足的营养，癫痫持续状态的患者可给予鼻饲，嘱发作间歇期的患者进食清淡、无刺激、富于营养的食物。

（2）休息与运动：癫痫发作后宜卧床休息，平时应劳逸结合，保证充足的睡眠，生活规律，避免不良刺激。

（3）纠正水、电解质及酸碱平衡紊乱，预防并发症。

（二）病情观察

密切观察生命体征、意识状态、瞳孔变化、大小便等情况；观察并记录发作的类型、频率和持续时间；观察发作停止后意识恢复的时间，有无疲乏、头痛及行为异常。

（三）安全护理

告知患者有发作先兆时立即平卧。活动中发作时，立即将患者置于平卧位，避免摔伤。摘下眼镜、手表、义齿等硬物，用软垫保护患者关节及头部，必要时用约束带适当约束，避免外伤。用牙垫或厚纱布置于患者口腔一侧上下磨牙间，防止口、舌咬伤。发作间歇期，应为患者创造安静、安全的休养环境，避免或减少诱因，防止意外的发生。

（四）保持呼吸道通畅

发作时立即解开患者领扣、腰带以减少呼吸道受压，及时清除口腔内食物、呕吐物和分泌物，防止呼吸道阻塞。让患者平卧、头偏向一侧,必要时用舌钳拉出舌头,避免舌后坠阻塞呼吸道。必要时可行床旁吸引和气管切开。

(五)用药护理

有效的抗癫痫药物治疗可使80％的患者发作得到控制。告诉患者抗癫痫药物治疗的原则及药物疗效与变态反应的观察,指导患者遵医嘱坚持长期正确服药。

1.服药注意事项

服药注意事项包括:①根据发作类型选择药物。②药物一般从小剂量开始,逐渐加量,以尽可能控制发作、又不致引起毒性反应的最小有效剂量为宜。③坚持长期有规律服药,完全不发作后还需根据发作类型、频率,再继续服药2～3年,然后逐渐减量至停药,切忌服药控制发作后就自行停药。④间断不规则服药不利于癫痫控制,易导致癫痫持续状态发生。

2.常用抗癫痫药物变态反应

每种抗癫痫药物均有多种变态反应。变态反应轻者一般不需停药,从小剂量开始逐渐加量或与食物同服可以减轻,严重反应时应减量或停药、换药。服药前应做血、尿常规和肝、肾功能检查,服药期间定期监测血药浓度,复查血常规和生化检查。

(六)避免促发因素

1.癫痫的诱因

疲劳、饥饿、缺睡、便秘、经期、饮酒、感情冲动、一过性代谢紊乱和变态反应。过度换气对于失神发作、过度饮水对于强直性阵挛发作、闪光对于肌阵挛发作也有诱发作用。有些反射性癫痫还应避免如声光刺激、惊吓、心算、阅读、书写、下棋、玩牌、刷牙、起步、外耳道刺激等特定因素。

2.癫痫持续状态的诱发因素

常为突然停药、减药、漏服药及换药不当;其次为发热、感冒、劳累、饮酒、妊娠与分娩;使用异烟肼、利多卡因、氨茶碱或抗抑郁药也可诱发。

(七)手术的护理

对于手术治疗癫痫的患者,术前应做好心理护理以减少恐惧和紧张。密切观察意识、瞳孔、肢体活动和生命体征等情况,并按医嘱做好术前检查和准备;术后麻醉清醒后应采取头高脚低位,以减轻脑水肿的发生。严密监测病情,做好术后常规护理、用药护理和安全护理。

(八)心理护理

病情反复发作、长期服药常会给患者带来沉重的精神负担,易产生焦虑、恐惧、抑郁等不良心理状态。护士应多关心患者,随时关注其心理状态并给予安慰和疏导,缓解患者的心理负担,使其更好地配合治疗。

(九)健康指导

(1)向患者及家属介绍疾病治疗和预防的相关知识,教会其癫痫的基本护理方法,安静的环境、规律的生活、合理的饮食、充足的睡眠、远离不良刺激等均有利于患者的康复。

(2)告知患者及家属遵医嘱长期、规律用药,不可突然减药甚至停药,定期复查,病情变化立即就诊。

(3)应尽量避免患者单独外出,不参与蹦极、游泳等可能危及生命的活动,避免紧张、劳累。

(4)特发性癫痫且有家族史的女性患者,婚后不宜生育,双方均有癫痫,或一方患病,另一方有家族史者不宜婚配。

(王　璐)

第二节 面 神 经 炎

一、疾病概述

(一)概念和特点

面神经炎是由茎乳孔内面神经非特异性炎症所致的周围性面瘫,又称为特发性面神经麻痹,或称贝尔麻痹,是一种最常见的面神经瘫痪疾病。

(二)相关病理生理

其早期病理改变主要为神经水肿和脱髓鞘,严重者可出现轴突变性,以茎乳孔和面神经管内部分尤为显著。

(三)病因与诱因

面神经炎的病因尚未完全阐明。受凉、感染、中耳炎、茎乳孔周围水肿及面神经在面神经管出口处受压、缺血、水肿等均可引起发病。

(四)临床表现

(1)本病任何年龄、任何季节均可发病,男性比女性略多。一般为急性发病,常于数小时或1~3天症状达到高峰。

(2)主要表现为一侧面部表情肌瘫痪,额纹消失,不能皱额蹙眉;眼裂闭合不能或闭合不完全;病侧鼻唇沟变浅,口角歪向健侧(露齿时更明显);吹口哨及鼓腮不能等。

(3)病初可有侧耳后麻痹或下颌角后疼痛。少数人可有茎乳孔附近及乳突压痛。面神经病变在中耳鼓室段者可出现说话时回响过度和病侧舌前 2/3 味觉缺失。影响膝状神经节者,除上述表现外,还出现病侧乳突部疼痛,耳郭与外耳道感觉减退,外耳道或鼓膜出现疱疹,称为 Hunt 综合征。

(五)辅助检查

面神经传导检查对早期(起病 5~7 天)完全瘫痪者的预后判断是一项有用的检查方法,EMG 检查表现为病侧诱发的肌电动作电位 M 波波幅明显减低,如为对侧正常的 30% 或以上者,则可望在 2 个月内完全恢复。如为 10%~29% 者则需要 2~8 个月才能恢复,且有一定程度的并发症;如仅为 10% 以下者则需要 6~12 个月才有可能恢复,并常伴有并发症(面肌痉挛等);如病后 10 天内出现失神经电位,恢复时间将延长。

(六)治疗原则

改善局部血液循环,减轻面部神经水肿,促使功能恢复。治疗要点如下。

(1)急性期应尽早使用糖皮质激素,可用泼尼松 30 mg 口服,1 次/天,或地塞米松静脉滴注 10 mg/d,疗程 1 周左右,并用大剂量维生素 B_1、维生素 B_{12} 肌内注射,还可以采用红外线照射或超短波透热疗法。若为带状疱疹引起者,可口服阿昔洛韦 7~10 天。眼裂不能闭合,可根据情况使用眼膏、眼罩,或缝合眼睑以保护角膜。

(2)恢复期可进行面肌的被动或主动运动训练,也可采用碘离子透入理疗、针灸、高压氧等治疗。

（3）2～3个月后,对自愈较差的高危患者可行面神经减压手术,以争取恢复的机会。发病后1年以上仍未恢复者,可考虑整容手术或面-舌下神经或面-副神经吻合术。

二、护理评估

(一)一般评估

1.生命体征

一般无特殊。体温升高常见于感染。

2.患者的主诉

(1)诱因:发病前有无受凉、感染、中耳炎。

(2)发作症状:发作时有无侧耳后麻痹或下颌角后疼痛,一侧面部表情肌瘫痪,额纹消失,不能皱额蹙眉;眼裂闭合不能或闭合不完全;病侧鼻唇沟变浅,口角歪向健侧(露齿时更明显);不能吹口哨及鼓腮。

(3)发病形式:是否急性发病,持续时间,症状的部位、范围、性质、严重程度等。

(4)既往检查、治疗经过及效果,是否有遵医嘱治疗。目前情况包括使用药物的名称、剂量、用法和有无变态反应。

3.其他

体重与身高、体位、皮肤黏膜、饮食状况及排便情况的评估和/或记录结果。评估患者的口腔卫生清洁程度,患侧脸颊是否留有食物残渣。使用口诉言词评分法、数字等级评定量表、面部表情测量图对疼痛程度、疼痛控制及疼痛不良作用的评估。

(二)身体评估

1.头颈部

(1)外观评估:患侧额皱纹是否浅,眼裂是否增宽。鼻唇沟是否浅,口角是否低,口是否向健侧㖞斜。

(2)运动评估:让患者做皱额、闭眼、吹哨、露齿、鼓气动作,比较两侧是否相等。

(3)味觉评估:让患者伸舌,检查者以棉签或毛笔蘸少许试液(醋、盐、糖等),轻擦于舌之前部,如有味觉可以手指预定符号表示之,不能伸舌和讲话。先试可疑一侧再试健侧。每种味觉试验完毕时,需用温水漱口,一般舌尖对甜、咸味最敏感,舌后边对酸味最敏感。

2.胸部

无特殊。

3.腹部

无特殊。

4.四肢

无特殊。

(三)心理-社会评估

(1)了解患者对疾病知识特别是预后的了解。

(2)观察患者有无心理异常的表现,患者面部肌肉出现瘫痪,自身形象改变,容易导致其焦虑和急躁的情绪。

(3)了解其患者家庭经济状况,家属及社会支持程度。

(四)辅助检查结果的评估

1.常规检查

一般无特殊,注意监测体温、血常规有无异常。

2.面神经传导检查

有无异常。

(五)常用药物治疗效果的评估

主要是糖皮质激素。

(1)服用药物的具体情况:是否餐后服用,主要剂型、剂量与持续用药时间。

(2)胃肠道反应评估:这是口服糖皮质激素最常见的变态反应,主要表现为上腹痛、恶心及呕吐等。

(3)出血评估:糖皮质激素可致诱发或加剧胃和十二指肠溃疡的发生,严重时引起出血甚至穿孔。患者服药期间,应定期检测血常规和异常出血的情况。

(4)体温变化及其相关感染灶的表现:皮质激素对机体免疫反应有多个环节的抑制作用,削弱机体的抵抗力。容易诱发各种感染的发生有关,尤其是上呼吸道、泌尿道、皮肤(含肛周)的感染。

(5)神经精神症状的评估:小剂量皮质激素可引起精神欣快感,而大剂量则出现兴奋、多语、烦躁不安、失眠、注意力不集中和易激动等精神症状,少数尚可出现幻觉、幻想谵妄、昏睡等症状,也有企图自杀者,这种精神失常可迅速恶化。

三、主要护理诊断/问题

(一)身体意象紊乱

与面神经麻痹所致口角㖞斜等有关。

(二)疼痛:下颌角或乳突部疼痛

与面神经病变累及膝状神经节有关。

四、护理措施

(一)心理护理

患者突然出现面部肌肉瘫痪,自身形象改变,害怕遇见熟人,不敢出现在公共场所。容易导致焦虑、急躁情绪。应观察有无心理异常的表现,鼓励患者表达对面部形象改变后的心理感受和对疾病预后担心的真实想法;告诉患者本病大多预后良好,并介绍治愈患者,指导克服焦躁情绪和害羞心理,正确对待疾病,积极配合治疗;同时护士在与患者谈话时应语言柔和、态度和蔼亲切,避免任何伤害患者自尊的言行。

(二)休息与修饰指导

急性期注意休息,防风、防寒,尤其患侧耳后茎乳孔周围应予保护,预防诱发。外出时可戴口罩,系围巾,或使用其他改善自身形象的恰当修饰。

(三)饮食护理

选择清淡饮食,避免粗糙、干硬、辛辣食物,有味觉障碍的患者应注意食物的冷热度,以防烫伤口腔黏膜;指导患者饭后及时漱口,清除口腔患侧滞留食物,保持口腔清洁,预防口腔感染。

（四）预防眼部并发症

眼睑不能闭合或闭合不全者予以眼罩、眼镜遮挡及点眼药等保护，防止角膜炎、溃疡。

（五）功能训练

指导患者尽早开始面肌的主动与被动运动。只要患侧面部能运动，就应进行面肌功能训练，可对着镜子做皱眉、抬额、闭眼、露齿、鼓腮和吹口哨等运动，每天数次，每次 5～15 分钟，并辅以面肌按摩，以促进早日康复。

（六）就诊指标

受凉、感染、中耳炎后出现一侧面部表情肌瘫痪，额纹消失，不能皱额蹙眉；眼裂闭合不能或闭合不完全；病侧鼻唇沟变浅，口角歪向健侧（露齿时更明显）；不能吹口哨及鼓腮及侧耳后麻痹或下颌角后疼痛，及时就医。

五、护理效果评价

（1）患者能够正确对待疾病，积极配合治疗。

（2）患者能够掌握相关疾病知识，做好外出的自我防护。

（3）患者口腔清洁舒适，无口腔异物、异味及口臭，无烫伤。

（4）患者无角膜炎、溃疡的发生。

（5）患者积极参与康复锻炼，坚持自我面肌功能训练。

（6）患者对治疗效果满意。

（武莹莹）

第三节　偏　头　痛

偏头痛是一类发作性且常为单侧的搏动性头痛。发病率各家报告不一，Solomon 描述约 6% 的男性，18% 的女性患有偏头痛，男女之比为 1∶3；Wilkinson 的报告为约 10% 的英国人口患有偏头痛；Saper 报告在美国约有 2 300 万人患有偏头痛，其中男性占 6%，女性占 17%。偏头痛多开始于青春期或成年早期，约 25% 的患者于 10 岁以前发病，55% 的患者发生在 20 岁以前，90% 以上的患者发生于 40 岁以前。在美国，偏头痛造成的社会经济负担为 10 亿～17 亿美元。在我国也有大量患者因偏头痛而影响工作、学习和生活。多数患者有家庭史。

一、病因与发病机制

偏头痛的确切病因及发病机制仍处于讨论之中。很多因素可诱发、加重或缓解偏头痛的发作。通过物理或化学的方法，学者们也提出了一些学说。

（一）激发或加重因素

对于某些个体而言，很多外部或内部环境的变化可激发或加重偏头痛发作。

（1）激素变化：口服避孕药可增加偏头痛发作的频度；月经是偏头痛常见的触发或加重因素（"周期性头痛"）；妊娠、性交可触发偏头痛发作（"性交性头痛"）。

（2）某些药物：某些易感个体服用硝苯地平、异山梨酯或硝酸甘油后可出现典型的偏头痛发作。

（3）天气变化：特别是天气转热、多云或天气潮湿。

（4）某些食物添加剂和饮料：最常见者是酒精性饮料，如某些红葡萄酒；奶制品，奶酪，特别是硬奶酪；咖啡；含亚硝酸盐的食物，如汤、热狗；某些水果，如柑橘类水果；巧克力（"巧克力性头痛"）；某些蔬菜；酵母；人工甜食；发酵的腌制品如泡菜；味精。

（5）运动：头部的微小运动可诱发偏头痛发作或使之加重，有些患者因惧怕乘车引起偏头痛发作而不敢乘车；踢足球的人以头顶球可诱发头痛（"足球运动员偏头痛"）；爬楼梯上楼可出现偏头痛。

（6）睡眠过多或过少。

（7）一顿饭漏吃或延后。

（8）抽烟或置身于烟中。

（9）闪光、灯光过强。

（10）紧张、生气、情绪低落、哭泣（"哭泣性头痛"）；很多女性逛商场或到人多的场合可致偏头痛发作；国外有人骑马时尽管拥挤不到一分钟，也可使偏头痛加重。

在激发因素中，剂量、联合作用及个体差异尚应考虑。如对于敏感个体，吃一枚橘子可能不致引起头痛，而吃数枚橘子则可引起头痛。有些情况下，吃数枚橘子也不引起头痛发作，但如同时有月经的影响，这种联合作用就可引起偏头痛发作。有的个体在商场中待一会儿即出现发作，而有的个体仅于商场中久待才出现偏头痛发作。

偏头痛尚有很多改善因素。有人在偏头痛发作时静躺片刻，即可使头痛缓解。有人在光线较暗淡的房间闭目而使头痛缓解。有人在头痛发作时喜以双手压迫双颞侧，以期使头痛缓解，有人通过冷水洗头使头痛得以缓解。妇女绝经后及妊娠3个月后偏头痛趋于缓解。

（二）有关发病机制的几个学说

1.血管活性物质

在所有血管活性物质中，5-HT学说是学者们提及最多的一个。人们发现偏头痛发作期血小板中5-HT浓度下降，而尿中5-HT代谢物5-HT羟吲哚乙酸增加。脑干中5-HT能神经元及去甲肾上腺素能神经元可调节颅内血管舒缩。很多5-HT受体拮抗剂治疗偏头痛有效。以利血压耗竭5-HT可加速偏头痛发生。

2.三叉神经血管脑膜反应

曾通过刺激啮齿动物的三叉神经，可使其脑膜产生炎性反应，而治疗偏头痛药物麦角胺，双氢麦角碱、舒马普坦等可阻止这种神经源性炎症。在偏头痛患者体内可检测到由三叉神经所释放的降钙素基因相关肽，而降钙素基因相关肽为强烈的血管扩张剂。双氢麦角碱、舒马普坦既能缓解头痛，又能降低降钙素基因相关肽含量。因此，偏头痛的疼痛是由神经血管性炎症产生的无菌性脑膜炎。Wilkinson认为三叉神经分布于涉痛区域，偏头痛可能就是一种神经源性炎症。Solomon在复习儿童偏头痛的研究文献后指出，儿童眼肌瘫痪型偏头痛的复视源于海绵窦内颈内动脉的肿胀伴第Ⅲ对脑神经的损害。另一种解释是小脑上动脉和大脑后动脉肿胀造成的第Ⅲ对脑神经的损害，也可能为神经的炎症。

3.内源性疼痛控制系统障碍

中脑水管周围及第四脑室室底灰质含有大量与镇痛有关的内源性阿片肽类物质，如脑啡肽、β-内啡肽等。正常情况下，这些物质通过对疼痛传入的调节而起镇痛作用。虽然报告的结果不一,但多数报告显示偏头痛患者脑脊液或血浆中β-内啡肽或其类似物降低,提示偏头痛患者存在内源性疼痛控制系统障碍。这种障碍导致患者疼痛阈值降低,对疼痛感受性增强,易于发生疼痛。鲑钙紧张素治疗偏头痛的同时可引起患者血浆β-内啡肽水平升高。

4.自主功能障碍

自主功能障碍很早即引起了学者们的重视。瞬时心率变异及心血管反射研究显示,偏头痛患者存在交感功能低下。24小时动态心率变异研究提示,偏头痛患者存在交感、副交感功能平衡障碍。也有学者报道偏头痛患者存在瞳孔直径不均,提示这部分患者存在自主功能异常。有人认为在偏头痛患者中的猝死现象可能与自主功能障碍有关。

5.偏头痛的家族聚集性及基因研究

偏头痛患者具有肯定的家族聚集性倾向。遗传因素最明显,研究较多的是家族性偏瘫型偏头痛及基底型偏头痛。有先兆偏头痛比无先兆偏头痛具有更高的家族聚集性。有先兆偏头痛和偏瘫发作可在同一个体交替出现,并可同时出现于家族中,基于此,学者们认为家族性偏瘫型偏头痛和非复杂性偏头痛可能具有相同的病理生理和病因。Baloh等报告了数个家族,其家族中多个成员出现偏头痛性质的头痛,并有眩晕发作或原发性眼震,有的晚年继发进行性周围性前庭功能丧失,有的家族成员发病年龄趋于一致,如均于25岁前出现症状发作。

有报告,偏瘫型偏头痛家族基因缺陷与19号染色体标志点有关,但也有发现提示有的偏瘫型偏头痛家族与19号染色体无关,提示家族性偏瘫型偏头痛存在基因的变异。与19号染色体有关的家族性偏瘫型偏头痛患者出现发作性意识障碍的频度较高,这提示在各种与19号染色体有关的偏头痛发作的外部诱发阈值较低是由遗传决定的。Ophoff报告34例与19号染色体有关的家族性偏瘫型偏头痛家族,在电压闸门性钙通道α1亚单位基因代码功能区域存在4种不同的错义突变。

有一种伴有发作间期眼震的家族性发作性共济失调,其特征是共济失调。眩晕伴以发作间期眼震,为显性遗传性神经功能障碍,这类患者约有50%出现无先兆偏头痛,临床症状与家族性偏瘫型偏头痛有重叠,二者也均与基底型偏头痛的典型状态有关,且均可有原发性眼震及进行性共济失调。Ophoff报告了2例伴有发作间期眼震的家族性共济失调家族,存在19号染色体电压依赖性钙通道基因的突变,这与在家族性偏瘫型偏头痛所探测到的一样。所不同的是其阅读框架被打断,并产生一种截断的α1亚单位,这导致正常情况下可在小脑内大量表达的钙通道密度的减少,由此可能解释其发作性及进行性加重的共济失调。同样的错义突变如何导致家族性偏瘫型偏头痛中的偏瘫发作尚不明。

Baloh报告了三个伴有双侧前庭病变的家族性偏头痛家族。家族中多个成员经历偏头痛性头痛、眩晕发作(数分钟),晚年继发前庭功能丧失,晚期,当眩晕发作停止,由于双侧前庭功能丧失导致平衡障碍及走路摆动。

6.血管痉挛学说

颅外血管扩张可伴有典型的偏头痛性头痛发作。偏头痛患者是否存在颅内血管的痉挛尚有争议。以往认为偏头痛的视觉先兆是由血管痉挛引起的,现在有确切的证据表明,这种先兆是由于皮层神经元活动由枕叶向额叶的扩布抑制(3mm/min)造成的。血管痉挛更像是视网膜性偏头痛的始动原因,一些患者经历短暂的单眼失明,于发作期检查,可发现视网膜动脉的痉挛。另外,这些患者对抗血管痉挛剂有反应。与偏头痛相关的听力丧失和/或眩晕可基于内听动脉耳蜗和/或前庭分支的血管痉挛来解释。血管痉挛可导致内淋巴管或囊的缺血性损害,引起淋巴液循环损害,并最终发展成为水肿。经颅多普勒超声(TCD)脑血流速度测定发现,不论是在偏头痛发作期还是发作间期,均存在血流速度的加快,提示这部分患者颅内血管紧张度升高。

7.离子通道障碍

很多偏头痛综合征所共有的临床特征与遗传性离子通道障碍有关。偏头痛患者内耳存在局部细胞外钾的积聚。当钙进入神经元时钾退出。因为内耳的离子通道在维持富含钾的内淋巴和神经元兴奋功能方面是至关重要的,脑和内耳离子通道的缺陷可导致可逆性毛细胞除极及听觉和前庭症状。偏头痛中的头痛则是继发现象,这是细胞外钾浓度增加的结果。偏头痛综合征的很多诱发因素,包括紧张、月经,可能是激素对有缺陷的钙通道影响的结果。

8.其他学说

有人发现偏头痛于发作期存在血小板自发聚集和黏度增加。另有人发现偏头痛患者存在TXA_2、PGI_2平衡障碍、P物质及神经激肽的改变。

二、临床表现

(一)偏头痛发作

Saper在描述偏头痛发作时将其分为五期来叙述。需要指出的是,这五期并非每次发作所必备的,有的患者可能只表现其中的数期,大多数患者的发作表现为两期或两期以上,有的仅表现其中的一期。另外,每期特征可以存在很大不同,同一个体的发作也可不同。

1.前驱期

60%的偏头痛患者在头痛开始前数小时至数天出现前驱症状。前驱症状并非先兆,不论是有先兆偏头痛还是无先兆偏头痛均可出现前驱症状。可表现为精神、心理改变,如精神抑郁、疲乏无力、懒散、昏昏欲睡,也可情绪激动。易激惹、焦虑、心烦或欣快感等。尚可表现为自主神经症状,如面色苍白、发冷、厌食或明显的饥饿感、口渴、尿少、尿频、排尿费力、打哈欠、颈项发硬、恶心、肠蠕动增加、腹痛、腹泻、心慌、气短、心率加快,对气味过度敏感等,不同患者前驱症状具有很大的差异,但每例患者每次发作的前驱症状具有相对稳定性。这些前驱症状可在前驱期出现,也可于头痛发作中、甚至持续到头痛发作后成为后续症状。

2.先兆

约有20%的偏头痛患者出现先兆症状。先兆多为局灶性神经症状,偶为全面性神经功能障碍。典型的先兆应符合下列4条特征中的3条,即:重复出现,逐渐发展,持续时间不多于1小时,并跟随出现头痛。大多数患者先兆持续5~20分钟。极少数情况下先兆可突然发作,也有的患者于头痛期间出现先兆性症状,尚有伴迁延性先兆的偏头痛,其先兆不仅始于头痛之前,尚可持续到头痛后数小时至7天。

先兆可为视觉性的、运动性的、感觉性的,也可表现为脑干或小脑性功能障碍。最常见的先兆为视觉性先兆,约占先兆的90%。如闪电、暗点、单眼黑蒙、双眼黑蒙、视物变形、视野外空白等。闪光可为锯齿样或闪电样闪光、城堞样闪光。视网膜动脉型偏头痛患者眼底可见视网膜水肿,偶可见樱红色黄斑。仅次于视觉现象的常见先兆为麻痹。典型的是影响一侧手和面部,也可出现偏瘫。如果优势半球受累,可出现失语。数十分钟后出现对侧或同侧头痛,多在儿童期发病。这称为偏瘫型偏头痛。偏瘫型偏头痛患者的局灶性体征可持续7天以上,甚至在影像学上发现脑梗死。偏头痛伴迁延性先兆和偏头痛性偏瘫以前曾被划入"复杂性偏头痛"。偏头痛反复发作后出现眼球运动障碍称为眼肌瘫痪型偏头痛。多为动眼神经麻痹所致,其次为滑车神经和展神经麻痹。多有无先兆偏头痛病史,反复发作者麻痹可经久不愈。如果先兆涉及脑干或小脑,则这种状况被称为基底型偏头痛,又称基底动脉型偏头痛。可出现头昏、眩晕、耳鸣、听力障碍、共济失调、复视,视觉症状包括闪光、暗点、黑蒙、视野缺损、视物变形。双侧损害可出现意识抑制,后者尤见于儿童。尚可出现感觉迟钝,偏侧感觉障碍等。

偏头痛先兆可不伴头痛出现,称为偏头痛等位症。多见于儿童偏头痛。有时见于中年以后,先兆可为偏头痛发作的主要临床表现而头痛很轻或无头痛。也可与头痛发作交替出现,可表现为闪光、暗点、腹痛、腹泻、恶心、呕吐、复发性眩晕、偏瘫、偏身麻木及精神心理改变。如儿童良性发作性眩晕、前庭性梅尼埃病、成人良性复发性眩晕。有跟踪研究显示,为数不少的以往诊断为梅尼埃病的患者,其症状大多数与偏头痛有关。有报告描述了一组成人良性复发性眩晕患者,年龄在7~55岁,晨起发病症状表现为反复发作的头晕、恶心、呕吐及大汗,持续数分钟至4天不等。发作开始及末期表现为位置性眩晕,发作期间无听觉症状。发作间期几乎所有患者均无症状,这些患者眩晕发作与偏头痛有着几个共同的特征,包括可因乙醇、睡眠不足、情绪紧张造成及加重,女性多发,常见于经期。

3.头痛

头痛可出现于围绕头或颈部的任何部位,可位于颞侧、额部、眶部。多为单侧痛,也可为双侧痛,甚至发展为全头痛,其中单侧痛者约占2/3。头痛性质往往为搏动性痛,但也有的患者描述为钻痛。疼痛程度往往为中度、重度,甚至难以忍受。往往是晨起后发病,逐渐发展,达高峰后逐渐缓解。也有的患者于下午或晚上起病,成人头痛大多历时4小时至3天,而儿童头痛多历时2小时至2天。尚有持续时间更长者,可持续数周。有人将发作持续3天以上的偏头痛称为偏头痛持续状态。

头痛期间不少患者伴随出现恶心、呕吐、视物不清、畏光、畏声等,喜独居。恶心为最常见伴随症状,达一半,且常为中、重度恶心。恶心可先于头痛发作,也可于头痛发作中或发作后出现。近一半的患者出现呕吐,有些患者的经验是呕吐后发作即明显缓解。其他自主功能障碍也可出现,如尿频、排尿障碍、鼻塞、心慌、高血压、低血压、甚至可出现心律失常。发作累及脑干或小脑者可出现眩晕、共济失调、复视、听力下降、耳鸣、意识障碍。

4.头痛终末期

此期为头痛开始减轻至最终停止这一阶段。

5.后续症状期

为数不少的患者于头痛缓解后出现一系列后续症状。表现怠倦、昏昏欲睡。有的感到精疲力竭、饥饿感或厌食、多尿、头皮压痛、肌肉酸痛。也可出现精神心理改变,如烦躁、易怒、心境高涨或情绪低落、少语、少动等。

(二)儿童偏头痛

儿童偏头痛是儿童期头痛的常见类型。儿童偏头痛与成人偏头痛在一些方面有所不同。性别方面,发生于青春期以前的偏头痛,男女患者比例大致相等,而成人期偏头痛,女性比例大大增加,约为男性的3倍。

儿童偏头痛的诱发及加重因素有很多与成人偏头痛一致,如劳累和情绪紧张可诱发或加重头痛,为数不少的儿童可因运动而诱发头痛,儿童偏头痛患者可有睡眠障碍,而上呼吸道感染及其他发热性疾病在儿童比成人更易使头痛加重。

在症状方面,儿童偏头痛与成人偏头痛也有区别。儿童偏头痛持续时间常较成人短。偏瘫型偏头痛多在儿童期发病,成年期停止,偏瘫发作可从一侧到另一侧,这种类型的偏头痛常较难控制。反复的偏瘫发作可造成永久性神经功能缺损,并可出现病理征,也可造成认知障碍。基底动脉型偏头痛,在儿童也比成人常见,表现闪光、暗点、视物模糊、视野缺损,也可出现脑干、小脑及耳症状,如眩晕、耳鸣、耳聋、眼球震颤。在儿童出现意识恍惚者比成人多,尚可出现跌倒发作。有些偏头痛儿童尚可仅出现反复发作性眩晕,而无头痛发作。一个平时表现完全正常的儿童可突然恐惧、大叫、面色苍白、大汗、步态蹒跚、眩晕、旋转感,并出现眼球震颤,数分钟后可完全缓解,恢复如常,称之为儿童良性发作性眩晕,属于一种偏头痛等位症。这种眩晕发作始于 4 岁以前,可每天数次发作,其后发作次数逐渐减少,多数于 7~8 岁以后不再发作。与成人不同,儿童偏头痛的前驱症状常为腹痛,有时可无偏头痛发作而代之以腹痛、恶心、呕吐、腹泻,称为腹型偏头痛等位症。在偏头痛的伴随症状中,儿童偏头痛出现呕吐较成人更加常见。

儿童偏头痛的预后较成人偏头痛好。6 年后约有一半儿童不再经历偏头痛,约 1/3 的偏头痛得到改善。而始于青春期以后的成人偏头痛常持续几十年。

三、诊断与鉴别诊断

(一)诊断

偏头痛的诊断应根据详细的病史做出,特别是头痛的性质及相关的症状非常重要。如头痛的部位、性质、持续时间、疼痛严重程度、伴随症状及体征、既往发作的病史、诱发或加重因素等。

对于偏头痛患者应进行细致的一般内科查体及神经科检查,以除外症状与偏头痛有重叠、类似或同时存在的情况。诊断偏头痛虽然没有特异性的实验室指标,但有时给予患者必要的实验室检查非常重要,如血、尿、脑脊液及影像学检查,以排除器质性病变。特别是中年或老年期出现的头痛,更应排除器质性病变。当出现严重的先兆或先兆时间延长时,有学者建议行颅脑 CT 或MRI 检查。也有学者提议当偏头痛发作每月超过 2 次时,应警惕偏头痛的原因。

国际头痛协会头痛分类委员会于 1962 年制定了一套头痛分类和诊断标准,这个旧的分类与诊断标准在世界范围内应用了二十余年,至今我国尚有部分学术专著仍在沿用或参考这个分类。1988 年国际头痛协会头痛分类委员会制定了新的关于头痛、脑神经痛及面部痛的分类和诊断标准。目前临床及科研多采用这个标准。本标准将头痛分为 13 个主要类型,包括了总数 129 个头痛亚型。其中常见的头痛类型为偏头痛、紧张型头痛、丛集性头痛和慢性发作性偏头痛,而偏头痛又被分为七个亚型(表 6-1~表 6-4)。这七个亚型中,最主要的两个亚型是无先兆偏头痛和有先兆偏头痛,其中最常见的是无先兆偏头痛。

国际头痛协会的诊断标准为偏头痛的诊断提供了一个可靠的、可量化的诊断标准,对于临床和科研的意义是显而易见的,有学者特别提到其对于临床试验及流行病学调查有重要意义。但临床上有时遇到患者并不能完全符合这个标准,对这种情况学者们建议随访及复查,以确定诊断。

由于国际头痛协会的诊断标准掌握起来比较复杂,为了便于临床应用,国际上一些知名的学者一直在探讨一种简单化的诊断标准。其中 Solomon 介绍了一套简单标准,符合这个标准的患者 99％符合国际头痛协会关于无先兆偏头痛的诊断标准。

表 6-1　偏头痛分类

无先兆偏头痛
有先兆偏头痛
偏头痛伴典型先兆
偏头痛伴迁延性先兆
家族性偏瘫型偏头痛
基底动脉型偏头痛
偏头痛伴急性先兆发作
眼肌瘫痪型偏头痛
视网膜型偏头痛
可能为偏头痛前驱或与偏头痛相关联的儿童期综合征
儿童良性发作性眩晕
儿童交替性偏瘫
偏头痛并发症
偏头痛持续状态
偏头痛性偏瘫
不符合上述标准的偏头痛性障碍

表 6-2　国际头痛协会(1988)关于无先兆偏头痛的定义

无先兆偏头痛

诊断标准:

1.至少 5 次发作符合第 2~4 项标准

2.头痛持续 4~72 小时(未治疗或没有成功治疗)

3.头痛至少具备下列特征中的 2 条

　　(1)位于单侧

　　(2)搏动性质

　　(3)中度或重度(妨碍或不敢从事每天活动)

　　(4)因上楼梯或类似的日常体力活动而加重

4.头痛期间至少具备下列 1 条

　　(1)恶心和/或呕吐

　　(2)畏光和畏声

5.至少具备下列 1 条

　　(1)病史、体格检查和神经科检查不提示器质性障碍

　　(2)病史和/或体格检查和/或神经检查确实提示这种障碍(器质性障碍),但被适当的观察排除

　　(3)这种障碍存在,但偏头痛发作并非在与这种障碍有密切的时间关系上首次出现

表 6-3 国际头痛协会(1988)关于有先兆偏头痛的定义

有先兆偏头痛

先前用过的术语:经典型偏头痛,典型偏头痛;眼肌瘫痪型、偏身麻木型、偏瘫型、失语型偏头痛

诊断标准:

1.至少 2 次发作符合第 2 项标准

2.至少符合下列 4 条特征中的 3 条

(1)一个或一个以上提示局灶大脑皮质或脑干功能障碍的完全可逆性先兆症状

(2)至少一个先兆症状逐渐发展超过 4 分钟,或 2 个或 2 个以上的症状接着发生

(3)先兆症状持续时间不超过 60 分钟,如果出现 1 个以上先兆症状,持续时间可相应增加

(4)继先兆出现的头痛间隔期在 60 分钟之内(头痛尚可在先兆前或与先兆同时开始)

3.至少具备下列 1 条

(1)病史;体格检查及神经科检查不提示器质性障碍

(2)病史和/或体格检查和/或神经科检查确实提示这障碍,但通过适当的观察被排除

(3)这种障碍存在,但偏头痛发作并非在与这种障碍有密切的时间关系上首次出现

有典型先兆的偏头痛

诊断标准:

1.符合有先兆偏头痛诊断标准,包括第 2 项全部 4 条标准

2.有一条或一条以上下列类型的先兆症状

(1)视觉障碍

(2)单侧偏身感觉障碍和/或麻木

(3)单侧力弱

(4)失语或非典型言语困难

表 6-4 国际头痛协会(1988)关于儿童偏头痛的定义

1.至少 5 次发作符合第(1)、(2)项标准

(1)每次头痛发作持续 2～48 小时

(2)头痛至少具备下列特征中的 2 条

①位于单侧

②搏动性质

③中度或重度

④可因常规的体育活动而加重

2.头痛期间内至少具备下列 1 条

(1)恶心和/或呕吐

(2)畏光和畏声

(1)具备下列 4 条特征中的任何 2 条,即可诊断无先兆偏头痛:①疼痛位于单侧。②搏动性痛。③恶心。④畏光或畏声。

(2)另有 2 条附加说明:①首次发作者不应诊断。②应无器质性疾病的证据。

在临床工作中尚能遇到患者有时表现为紧张型头痛,有时表现为偏头痛性质的头痛,为此有

学者查阅了国际上一些临床研究文献后得到的答案是,紧张型头痛和偏头痛并非是截然分开的,其临床上确实存在着重叠,故有学者提出二者可能是一个连续的统一体。有时遇到有先兆偏头痛患者可表现为无先兆偏头痛,同样,学者们认为二型之间既可能有不同的病理生理,又可能是一个连续的统一体。

(二)鉴别诊断

偏头痛应与下列疼痛相鉴别。

1.紧张型头痛

紧张型头痛又称肌收缩型头痛。其临床特点是头痛部位较弥散,可位于前额、双颞、顶、枕及颈部。头痛性质常呈钝痛,头部压迫感、紧箍感,患者常述犹如戴着一个帽子。头痛常呈持续性,可时轻时重。多有头皮、颈部压痛点,按摩头颈部可使头痛缓解,多有额、颈部肌肉紧张。多少伴有恶心、呕吐。

2.丛集性头痛

丛集性头痛又称组胺性头痛,Horton 综合征。表现为一系列密集的、短暂的、严重的单侧钻痛。与偏头痛不同,头痛部位多局限并固定于一侧眶部、球后和额颞部。发病时间常在夜间,并使患者痛醒。发病时间固定,起病突然而无先兆,开始可为一侧鼻部烧灼感或球后压迫感,继之出现特定部位的疼痛,常疼痛难忍,并出现面部潮红,结膜充血、流泪、流涕、鼻塞。为数不少的患者出现 Horner 征,可出现畏光,不伴恶心、呕吐。诱因可为发作群集期饮酒、兴奋或服用扩血管药引起。发病年龄常较偏头痛晚,平均 25 岁,男女之比约4:1。罕见家族史。治疗包括:非类固醇类抗炎止痛剂;激素治疗;睾丸素治疗;吸氧疗法(国外介绍为100%氧,8~10 L/min,共 10~15 分钟,仅供参考);麦角胺咖啡因或双氢麦角碱睡前应用,对夜间头痛特别有效;碳酸锂疗效尚有争议,但多数介绍其有效,但中毒剂量有时与治疗剂量很接近,曾有老年患者(精神疾病患者)服一片致昏迷者,建议有条件者监测血锂水平,变态反应有胃肠道症状、肾功能改变、内分泌改变、震颤、眼球震颤、抽搐等;其他药物尚有钙通道阻滞剂、舒马普坦等。

3.痛性眼肌麻痹

痛性眼肌麻痹又称 Tolosa-Hunt 综合征,是一种以头痛和眼肌麻痹为特征,涉及特发性眼眶和海绵窦的炎性疾病。病因可为颅内颈内动脉的非特异性炎症,也可能涉及海绵窦。常表现为球后及眶周的顽固性胀痛、刺痛,数天或数周后出现复视,并可有第Ⅲ、Ⅳ、Ⅵ对脑神经受累表现,间隔数月数年后复发,需行血管造影以排除颈内动脉瘤。皮质类固醇治疗有效。

4.颅内占位所致头痛

占位早期,头痛可为间断性或晨起为重,但随着病情的发展,多成为持续性头痛,进行性加重,可出现颅内高压的症状与体征,如头痛、恶心、呕吐、视盘水肿,并可出现局灶症状与体征,如精神改变。偏瘫、失语、偏身感觉障碍、抽搐、偏盲、共济失调、眼球震颤等,典型者鉴别不难。但需注意,也有表现为十几年的偏头痛,最后被确诊为巨大血管瘤者。

四、防治

(一)一般原则

偏头痛的治疗策略包括两个方面:对症治疗及预防性治疗。对症治疗的目的在于消除、抑制或减轻疼痛及伴随症状。预防性治疗用来减少头痛发作的频度及减轻头痛严重性。对偏头痛患者是单用对症治疗还是同时采取对症治疗及预防性治疗,要具体分析。一般说来,如果头痛发作频度较小,疼痛程度较轻,持续时间较短,可考虑单纯选用对症治疗。如果头痛发作频度较大,疼痛程度较重,持续时间较长,对工作、学习、生活影响较明显,则在给予对症治疗的同时,给予适当的预防性治疗。总之,既要考虑到疼痛对患者的影响,又要考虑到药物变态反应对患者的影响,有时还要参考患者个人的意见。Saper 的建议是每周发作 2 次以下者单独给予药物性对症治疗,而发作频繁者应给予预防性治疗。

不论是对症治疗还是预防性治疗均包括两个方面,即药物干预及非药物干预。

非药物干预方面,强调患者自助。嘱患者详细记录前驱症状、头痛发作与持续时间及伴随症状,找出头痛诱发及缓解的因素,并尽可能避免。如避免某些食物,保持规律的作息时间、规律饮食。不论是在工作日,还是周末抑或假期,坚持这些方案对于减轻头痛发作非常重要,接受这些建议对 30%患者有帮助。另有人倡导有规律的锻炼,如长跑等,可能有效地减少头痛发作。认知和行为治疗,如生物反馈治疗等,已被证明有效,另有患者于头痛时进行痛点压迫,于凉爽、安静、暗淡的环境中独处,或以冰块冷敷均有一定效果。

(二)药物对症治疗

偏头痛对症治疗可选用非特异性药物治疗,包括简单的止痛药,非甾体抗炎药及麻醉剂。对于轻、中度头痛,简单的镇痛药及非甾体抗炎药常可缓解头痛的发作。常用的药物有脑清片、对乙酰氨基酚、阿司匹林、萘普生、吲哚美辛、布洛芬、罗通定等。麻醉药的应用是严格限制的,Saper 提议主要用于严重发作,其他治疗不能缓解,或对偏头痛特异性治疗有禁忌或不能忍受的情况下应用。偏头痛特异性 5-羟色胺(5-HT)受体拮抗剂主要用于中、重度偏头痛。偏头痛特异性 5-HT 受体拮抗剂结合简单的止痛剂,大多数头痛可得到有效的治疗。

5-HT 受体拮抗剂治疗偏头痛的疗效是肯定的。麦角胺咖啡因既能抑制去甲肾上腺素的再摄取,又能拮抗其与 β 肾上腺素受体的结合,于先兆期或头痛开始后服用 1 片,常可使头痛发作终止或减轻。如效不显,于数小时后加服 1 片,每天不超过 4 片,每周用量不超过 10 片。该药缺点是变态反应较多,并且有成瘾性,有时剂量会越来越大。常见变态反应为消化道症状、心血管症状,如恶心、呕吐、胸闷、气短等。孕妇、心肌缺血、高血压、肝肾疾病等忌用。

麦角碱衍生物酒石酸麦角胺,舒马普坦和双氢麦角碱为偏头痛特异性药物,均为 5-HT 受体拮抗剂。这些药物作用于中枢神经系统和三叉神经中受体介导的神经通路,通过阻断神经源性炎症而起到抗偏头痛作用。

酒石酸麦角胺主要用于中、重度偏头痛,特别是当简单的镇痛治疗效果不足或不能耐受时。其有多项作用:既是 $5-HT_{1A}$、$5-HT_{1B}$、$5-HT_{1D}$ 和 $5-HT_{1F}$ 受体拮抗剂,又是 α 肾上腺素受体拮抗剂,通过刺激动脉平滑肌细胞 5-HT 受体而产生血管收缩作用;它可收缩静脉容量性血管、抑制交感神经末端去甲肾上腺素再摄取。作为 $5-HT_1$ 受体拮抗剂,它可抑制三叉神经血管系统神经源性炎症,其抗偏头痛活性中最基础的机制可能在此,而非其血管收缩作用。其对中枢神经递质的作用对缓解偏头痛发作也是重要的。给药途径有口服、舌下及直肠给药。生物利用度与给药途径关系密切。口服及舌下含化吸收不稳定,直肠给药起效快,吸收可靠。为了减少过多应用导致麦角胺依赖性或反跳性头痛,一般每周应用不超过 2 次,应避免大剂量连续用药。

Saper 总结酒石酸麦角胺在下列情况下慎用或禁用:年龄 55～60 岁(相对禁忌);妊娠或哺乳;心动过缓(中至重度);心室疾病(中至重度);胶原-肌肉病;心肌炎;冠心病,包括血管痉挛性心绞痛;高血压(中至重度);肝、肾损害(中至重度);感染或高热/败血症;消化性溃疡性疾病;周围血管病;严重瘙痒。另外,该药可加重偏头痛造成的恶心、呕吐。

舒马普坦也适用于中、重度偏头痛发作。作用于神经血管系统和中枢神经系统,通过抑制或减轻神经源性炎症而发挥作用。曾有人称舒马普坦为偏头痛治疗的里程碑。皮下用药 2 小时,约 80％的急性偏头痛有效。尽管 24～48 小时内 40％的患者重新出现头痛,这时给予第 2 剂仍可达到同样的有效率。口服制剂的疗效稍低于皮下给药,起效也稍慢,通常在 4 小时内起效。皮下用药后 4 小时给予口服制剂不能预防再出现头痛,但对皮下用药后 24 小时内出现的头痛有效。

舒马普坦具有良好的耐受性,其变态反应通常较轻和短暂,持续时间常在 45 分钟以内。包括注射部位的疼痛、耳鸣、面红、烧灼感、热感、头昏、体重增加、颈痛及发音困难。少数患者于首剂时出现非心源性胸部压迫感,仅有很少患者于后续用药时再出现这些症状。罕见引起与其相关的心肌缺血。

Saper 总结应用舒马普坦注意事项及禁忌证为:年龄超过 55 岁(相对禁忌证);妊娠或哺乳;缺血性心肌病(心绞痛、心肌梗死病史、记录到的无症状性缺血);不稳定型心绞痛;高血压(未控制);基底型或偏瘫型偏头痛;未识别的冠心病(绝经期妇女,男性＞40 岁,心脏病危险因素如高血压、高脂血症、肥胖、糖尿病、严重吸烟及强阳性家族史);肝肾功能损害(重度);同时应用单胺氧化酶抑制剂或单胺氧化酶抑制剂治疗终止后 2 周内;同时应用含麦角胺或麦角类制剂(24 小时内),首次剂量可能需要在医师监护下应用。

酒石酸双氢麦角碱的效果超过酒石酸麦角胺。大多数患者起效迅速,在中、重度发作特别有用,也可用于难治性偏头痛。与酒石酸麦角胺有共同的机制,但其动脉血管收缩作用较弱,有选择性收缩静脉血管的特性,可静脉注射、肌内注射及鼻腔吸入。静脉注射途径给药起效迅速。肌内注射生物利用度达 100％。鼻腔吸入的绝对生物利用度 40％,应用酒石酸双氢麦角碱后再出现头痛的频率较其他现有的抗偏头痛剂小,这可能与其半衰期长有关。

酒石酸双氢麦角碱较酒石酸麦角胺具有较好的耐受性、恶心和呕吐的发生率及程度非常低,静脉注射最高,肌内注射及鼻吸入给药低。极少成瘾和引起反跳性头痛。通常的变态反应包括胸痛、轻度肌痛、短暂的血压上升。不应给予有血管痉挛反应倾向的患者,包括已知的周围性动脉疾病,冠状动脉疾病(特别是不稳定性心绞痛或血管痉挛性心绞痛)或未控制的高血压。注意事项和禁忌证同酒石酸麦角胺。

(三)药物预防性治疗

偏头痛的预防性治疗应个体化,特别是剂量的个体化。可根据患者体重,一般身体情况、既往用药体验等选择初始剂量,逐渐加量,如无明显变态反应,可连续用药 2～3 天,无效时再使用其他药物。

1.抗组织胺药物

苯噻啶为一有效的偏头痛预防性药物。可每天 2 次,每次 0.5 mg 起,逐渐加量,一般可增加至每天 3 次,每次 1.0 mg,最大量不超过 6.0 mg/d。变态反应为嗜睡、头昏、体重增加等。

2.钙通道拮抗剂

氟桂利嗪,每晚 1 次,每次 5～10 mg,变态反应有嗜睡、锥体外系反应、体重增加、抑郁等。

3.β 受体阻滞剂

普萘洛尔,开始剂量 3 次/天,每次 10 mg,逐渐增加至 60 mg/d,也有介绍 120 mg/d,心率＜60 次/分者停用。哮喘、严重房室传导阻滞者禁用。

4.抗抑郁剂

阿米替林每天 3 次,每次 25 mg,逐渐加量。可有嗜睡等变态反应,加量后变态反应明显。

氟西汀(我国商品名百优解)20 mg/片,每晨1片,饭后服,该药初始剂量及有效剂量相同,服用方便,变态反应有睡眠障碍、胃肠道症状等,常较轻。

5.其他

非甾体抗炎药,如萘普生;抗惊厥药,如卡马西平、丙戊酸钠等;舒必剂、硫必利;中医中药(辨证施治、辨经施治、成方加减、中成药)等皆可试用。

(四)关于特殊类型偏头痛

与偏头痛相关的先兆是否需要治疗及如何治疗,目前尚无定论。通常先兆为自限性的、短暂的,大多数患者于治疗尚未发挥作用时可自行缓解。如果患者经历复发性、严重的、明显的先兆,考虑舌下含化尼非地平,但头痛有可能加重,且疗效也不肯定。给予舒马普坦及酒石酸麦角胺的疗效也尚处观察之中。

(五)关于难治性、严重偏头痛性头痛

这类头痛主要涉及偏头痛持续状态,头痛常不能为一般的门诊治疗所缓解。患者除持续的进展性头痛外尚有一系列生理及情感症状,如恶心、呕吐、腹泻、脱水、抑郁、绝望,甚至自杀倾向。用药过度及反跳性依赖、戒断症状常促发这些障碍。这类患者常需收入急症室观察或住院,以纠正患者存在的生理障碍,如脱水等;排除伴随偏头痛出现的严重的神经内科或内科疾病;治疗纠正药物依赖;预防患者于家中自杀等。应注意患者的生命体征,可做心电图检查。药物可选用酒石酸双氢麦角碱、舒马普坦、鸦片类及止吐药,必要时也可谨慎给予氯丙嗪等。可选用非肠道途径给药,如静脉或肌内注射给药。一旦发作控制,可逐渐加入预防性药物治疗。

(六)关于妊娠妇女的治疗

Schulman建议给予地美罗注射剂或片剂,并应限制剂量。还可应用泼尼松,其不易穿过胎盘,在妊娠早期不损害胎儿,但不宜频繁应用。如欲怀孕,最好尽最大可能不用预防性药物并避免应用麦角类制剂。

(七)关于儿童偏头痛

儿童偏头痛用药的选择与成人有很多重叠,如止痛药物、钙离子通道拮抗剂、抗组织胺药物等,但也有人质疑酒石酸麦角胺药物的疗效。如能确诊,重要的是对儿童及其家长进行安慰,使其对本病有一个全面的认识,以缓解由此带来的焦虑,对治疗当属有益。

五、护理

(一)护理评估

1.健康史

(1)了解头痛的部位、性质和程度:询问是全头疼还是局部头疼;是搏动性头疼还是胀痛、钻痛;是轻微痛、剧烈痛还是无法忍受的疼痛。偏头疼常描述为双侧颞部的搏动性疼痛。

(2)头疼的规律:询问头疼发病的急缓,是持续性还是发作性,起始与持续时间,发作频率,激发或缓解的因素,与季节、气候、体位、饮食、情绪、睡眠、疲劳等的关系。

(3)有无先兆及伴发症状:如头晕、恶心、呕吐、面色苍白、潮红、视物不清、闪光、畏光、复视、耳鸣、失语、偏瘫、嗜睡、发热、晕厥等。典型偏头疼发作常有视觉先兆和伴有恶心、呕吐、畏光。

(4)既往史与心理社会状况:询问患者的情绪、睡眠、职业情况及服药史,了解头疼对日常生活、工作和社交的影响,患者是否因长期反复头疼而出现恐惧、忧郁或焦虑心理。大部分偏头疼患者有家族史。

2.身体状况

检查意识是否清楚,瞳孔是否等大等圆、对光反射是否灵敏;体温、脉搏、呼吸、血压是否正常;面部表情是否痛苦,精神状态怎样;眼睑是否下垂、有无脑膜刺激征。

3.主要护理问题及相关因素

(1)偏头疼:与发作性神经血管功能障碍有关。

(2)焦虑:与偏头疼长期、反复发作有关。

(3)睡眠形态紊乱:与头疼长期反复发作和/或焦虑等情绪改变有关。

（二）护理措施

1.避免诱因

告知患者可能诱发或加重头疼的因素,如情绪紧张、进食某些食物、饮酒、月经来潮、用力性动作等;保持环境安静、舒适、光线柔和。

2.指导减轻头疼的方法

如指导患者缓慢深呼吸,听音乐、练气功、生物反馈治疗,引导式想象,冷、热敷及理疗、按摩、指压止痛法等。

3.用药护理

告知止痛药物的作用与变态反应,让患者了解药物依赖性或成瘾性的特点,如大量使用止痛剂,滥用麦角胺咖啡因可致药物依赖。指导患者遵医嘱正确服药。

（武莹莹）

第七章

心内科护理

第一节　原发性高血压

原发性高血压是以血压升高为主要临床表现但原因不明的综合征,通常简称为高血压。高血压是导致充血性心力衰竭、卒中、冠心病、肾衰竭、夹层动脉瘤的发病率和病死率升高的主要危险性因素之一,严重影响人们的健康和生活质量,是最常见的疾病。因此,防治高血压非常必要。

一、血压分类和定义

目前,我国采用国际上统一的血压分类和标准,将 18 岁以上成人的血压按不同水平分类(表 7-1),高血压定义为收缩压≥18.7 kPa(140.0 mmHg)和/或舒张压≥12.0 kPa(90 mmHg),根据血压升高水平,又进一步将高血压分为 1、2、3 级。

表 7-1　血压的定义和分类(WHO/ISH,1999 年)

类别	收缩压(mmHg)		舒张压(mmHg)
理想血压	<120	和	<80
正常血压	<130	和	<85
正常高值	130～139	或	85～89
高血压			
1 级(轻度)	140～159	或	90～99
亚组:临界高血压	140～149	或	90～94
2 级(中毒)	160～179	或	100～109
3 级(重度)	≥180	或	≥110
单纯收缩期高血压	≥140	和	<90
亚组:临界收缩期高血压	140～149	和	<90

注:当患者的收缩压和舒张压分属不同分类时,应当用较高的分类。

二、病因

(一)遗传

高血压具有明显的家族性,父母均为高血压者其子女患高血压的概率明显高于父母均无高血压者的概率。约60%高血压患者可询问到有高血压家族史。

(二)饮食

膳食中钠盐摄入量与人群血压水平和高血压病患病率呈正相关。摄盐越多,血压水平和患病率越高,钾摄入量与血压呈负相关,限制钠补充钾可使高血压患者血压降低。钾的降压作用可能是通过促进排钠而减少细胞外液容量。有研究表明膳食中钙不足可使血压升高。大量研究显示高蛋白质摄入、饮食中饱和脂肪酸或饱和脂肪酸/不饱和脂肪酸比值较高、饮酒量过多都属于升压因素。

(三)精神

城市脑力劳动者高血压患病率超过体力劳动者,从事精神紧张度高的职业者发生高血压的可能性较大,长期生活在噪声环境中听力敏感性减退者患高血压也较多。高血压患者经休息后往往症状和血压可获得一定改善。

(四)肥胖

超重或肥胖是血压升高的重要危险因素。一般采用体质指数(BMI),即体重(kg)/身高$(m)^2$(以20~24为正常范围)。血压与BMI呈显著正相关。肥胖的类型与高血压发生关系密切,向心性肥胖者容易发生高血压,表现为腰围往往大于臀围。

(五)其他

服用避孕药的妇女容易出现血压升高。一般在终止服用避孕药后3~6个月血压常恢复正常。阻塞性睡眠呼吸暂停综合征(OSAS)是指睡眠期间反复发作性呼吸暂停。OSAS常伴有重度打鼾,患此病的患者常有高血压。

三、发病机制

原发性高血压的发病机制至今还没有一个完整统一的认识。目前认为高血压的发病机制集中在以下几个方面。

(一)交感神经系统活性亢进

已知反复的精神刺激与过度紧张可以引起高血压。长期处于应激状态如从事驾驶员、飞行员、等职业者高血压患病率明显增高。当大脑皮质兴奋与抑制过程失调时,交感神经和副交感神经之间的平衡失调,交感神经兴奋性增加,其末梢释放去甲肾上腺素、肾上腺素、多巴胺、血管升压素等儿茶酚胺类物质增多,从而引起阻力小动脉收缩增强使血压升高。

(二)肾素-血管紧张素-醛固酮系统(RAAS)激活经典的 RAAS

肾小球旁细胞分泌的肾素,激活从肝脏产生的血管紧张素原转化为血管紧张素Ⅰ,然后再经肺循环中的血管紧张素转换酶(ACE)的作用转化为血管紧张素Ⅱ。血管紧张素Ⅱ作用于血管紧张素Ⅱ受体,有如下作用:①直接使小动脉平滑肌收缩,外周阻力增加;②刺激肾上腺皮质球状带,使醛固酮分泌增加,致使肾小管远端集合管的钠重吸收加强,导致水、钠潴留;③交感神经冲动发放增加使去甲肾上腺素分泌增加。以上作用均可使血压升高。近年来发现血管壁、心脏、脑、肾脏及肾上腺中也有 RAAS 的各种组成成分。局部 RAAS 各成分对心脏、血管平滑肌的作用,可能在高血压发生和发展中有更大影响,占有十分重要的地位。

(三)其他

细胞膜离子转运异常可使血管收缩反应性增强和平滑肌细胞增生与肥大,血管阻力增高;肾脏潴留过量摄入的钠盐,使体液容量增大,机体为避免心排血量增高使组织过度灌注,全身阻力小动脉收缩增强,导致外周血管阻力增高;胰岛素抵抗所致的高胰岛素血症可使电解质代谢发生障碍,还使血管对体内升压物质反应性增强,血液中儿茶酚胺水平增加,血管张力增高,从而使血压升高。

四、病理生理和病理解剖

高血压的早期表现为全身细小动脉的间歇性痉挛,仅有主动脉壁轻度增厚,全身细小动脉和脏器无明显的器质性改变,患者多无明显症状。如病变持续,可导致许多脏器受累,最重要的是心、脑、肾组织的病变。

(一)心脏

心脏主要表现为左心室肥厚和扩大,病变晚期可导致心力衰竭。这种由高血压引起的心脏病称为高血压性心脏病。长期高血压还可引起冠状动脉粥样硬化。

(二)脑

由于脑细小动脉的长期硬化和痉挛,使动脉壁缺血、缺氧而通透性增高,容易形成微小动脉瘤,当血压突然升高时,微小动脉瘤破裂,从而发生脑出血。高血压可促使脑动脉发生粥样硬化,导致脑血栓形成。

(三)肾脏

细小动脉硬化引起的缺血使肾小球缺血、变性、坏死,继而纤维化及玻璃样变,并累及相应的肾小管,使之萎缩、消失,间质出现纤维化。因残存的肾单位越来越少,最终导致肾衰竭。

五、临床表现

(一)症状

大多数患者早期症状不明显,常见症状有头痛、头晕、耳鸣、眼花、乏力、心悸,还有的表现为失眠、健忘、注意力不集中、情绪易波动或发怒等。经常在体检或其他疾病就医检查时发现血压升高。血压升高常与情绪激动、精神紧张、体力活动有关,休息或去除诱因后血压可下降。

(二)体征

血压受昼夜、气候、情绪、环境等因素影响波动较大。一般清晨起床活动后血压迅速升高,夜间血压较低;冬季血压较高,夏季血压较低;情绪不稳定时血压高;在医院或诊所血压明显增高,在家或医院外的环境中血压低。体检时可听到主动脉瓣区第二心音亢进、收缩期杂音,长期高血压时有心尖冲动明显增强,搏动范围扩大及心尖冲动左移体征,提示左心室增大。

(三)恶性或急进性高血压

表现为患者发病急骤,舒张压多持续在 17.3～18.7 kPa(130～140 mmHg)或更高。常有头痛、视力模糊或失明,视网膜可发生出血、渗出及视盘水肿,肾脏损害突出,持续蛋白尿、血尿及管型尿,病情进展迅速,如不及时治疗,易出现严重的脑、心、肾损害,发生脑血管意外、心力衰竭和尿毒症,最后多因尿毒症而死亡,但也可死于脑血管意外或心力衰竭。

六、并发症

(一)高血压危象

在情绪激动、精神紧张、过度劳累、寒冷等诱因作用下,小动脉发生强烈痉挛,血压突然急剧升高,收缩压可达 34.7 kPa(260 mmHg)、舒张压可达 16.0 kPa(120 mmHg),影响重要脏器血液供应而出现危急症状。在高血压的早、中、晚期均可发生。患者出现头痛、恶心、呕吐、烦躁、心悸、出汗、视力模糊等征象,伴有椎-基底动脉、视网膜动脉、冠状动脉等累及的缺血表现。

(二)高血压脑病

高血压脑病发生在重症高血压患者,是指血压突然或短期内明显升高,由于过高的血压干扰了脑血管的自身调节机制,脑组织血流灌注过多造成脑水肿。出现中枢神经功能障碍征象。临床表现为弥漫性严重头痛、呕吐、烦躁、意识模糊、精神错乱、局灶性或全身抽搐,甚至昏迷。

(三)主动脉夹层

主动脉夹层指主动脉腔内的血液通过内膜的破口进入主动脉壁中层而形成的血肿,夹层分离突然发生时多数患者突感胸部疼痛,向胸前及背部放射,随夹层涉及范围而可以延至腹部、下肢及颈部。疼痛剧烈难以忍受,起病后即达高峰,呈刀割或撕裂样。突发剧烈的胸痛常误诊为急性心肌梗死。高血压是导致本病的重要因素。患者因剧痛而有休克外貌、焦虑不安、大汗淋漓、面色苍白、心率加速,从而使血压增高。

(四)其他

其他并发症可并发急性左心衰竭、急性冠脉综合征、脑出血、脑血栓形成、腔隙性脑梗死、慢性肾衰竭等。

七、辅助检查

(一)测量血压

定期测量血压是早期诊断高血压和评估严重程度的主要方法,采用经验证合格的水银柱或电子血压计,测量安静休息坐位时上臂肱动脉处血压,必要时还应测量平卧位和站立位血压。但须在未服用降压药物情况下的不同时间测量 3 次血压,才能确诊。对偶有血压超出正常值者,需定期重复测量后确诊。通常在医疗单位或家中随机测血压的方式不能可靠地反映血压的波动和在休息、日常活动状态下的情况。近年来,24 小时动态血压监测已逐渐应用于临床及高血压的防治工作上。一般监测的时间为 24 小时,测压时间间隔为 15～30 分钟,可较为客观和敏感地反映患者的实际血压水平,可了解血压的昼夜变化节律性和变异性,估计靶器官损害与预后,比随机测血压更为准确。动态血压监测的参考标准正常值为:24 小时低于 17.3/10.7 kPa(130/80 mmHg),白天低于 18.0/11.3 kPa(135/85 mmHg),夜间低于 16.7/10.0 kPa(125/75 mmHg)。正常血压波动夜间 2～3 时处于血压最低,清晨迅速上升,上午 6～10 时和下午 4～8 时出现两个高峰,然后缓慢下降。高血压患者的动态血压曲线也类似,但波动幅度较正常血压时大。

(二)体格检查

除常规检查外还有身高,体重,双上肢血压,颈动脉及上下肢动脉搏动情况,颈部、腹部血管有无杂音,腹主动脉搏动,肾增大,眼底等的情况。

(三)尿液检查

通过肉眼观察尿的颜色、透明度、有无血尿;测比重、pH、糖和蛋白含量,并作镜下检验。尿比重降低（＜1.010）提示肾小管浓缩功能障碍。正常尿液 pH 为 5～7，原发性醛固酮增多症尿呈酸性。

（四）血生化检查

空腹血糖、血钾、肌酐、尿素氮、尿酸、胆固醇、甘油三酯、低密度脂蛋白、高密度脂蛋白等。

（五）超声心动图检查

超声心动图检查能更为可靠地诊断左心室肥厚，测定计算所得的左心室重量指数（LVMI），是一项反映左心室肥厚及其程度的较为准确的指标，与病理解剖的相关性和符合率好。超声心动图检查还可评价高血压患者的心功能，包括左心室射血分数、收缩功能、舒张功能。

（六）眼底检查

眼底检查可见血管迂曲，颜色苍白，反光增强，动脉变细，视网膜渗出、出血、视盘水肿等。眼底改变可反映高血压的严重程度，分为 4 级：①Ⅰ级，动脉出现轻度硬化、狭窄、痉挛、变细；②Ⅱ级，视网膜动脉中度硬化、狭窄，出现动脉交叉压迫，静脉阻塞；③Ⅲ级，动脉中度以上狭窄伴局部收缩，视网膜有棉絮状渗出、出血和水肿；④Ⅳ级，出血或渗出物伴视盘水肿。高血压眼底改变与病情的严重程度和预后密切相关。

（七）胸透或胸片、心电图检查

胸透或胸片、心电图对诊断高血压及评估预后都有帮助。

八、治疗

（一）目的

治疗目的是通过降压治疗使高血压患者的血压达标，以期最大限度地降低心脑血管发病和死亡的总危险。

（二）降压目标值

一般高血压人群降压目标值＜18.7/12.0 kPa（140/90 mmHg）；高血压高危患者（糖尿病及肾病）降压目标值＜17.3/10.7 kPa（130/80 mmHg）；老年收缩期性高血压的降压目标值：收缩压 18.7～20.0 kPa（140～150 mmHg），舒张压＜12.0 kPa（90 mmHg）但不低于 8.7～9.3 kPa（65～70 mmHg），舒张压降得过低可能抵消收缩压下降得到的好处。

（三）非药物治疗

非药物治疗主要是改善生活方式，改善生活方式对降低血压和心脑血管危险的作用已得到广泛认可，所有患者都应采用，这些措施包括以下几点。

1.戒烟

吸烟所致的危害是使高血压并发症如心肌梗死、脑卒中和猝死的危险性显著增加，加重脂质代谢紊乱，降低胰岛素敏感性，降低内皮细胞依赖性血管扩张效应，并降低或抵消降压治疗的疗效。戒烟对心脑血管的良好益处，任何年龄组均可显示。

2.减轻体重

超重 10% 的高血压患者体重减少 5 kg，血压便有明显降低，体重减轻也可增加降压药物疗效，对改善糖尿病、胰岛素抵抗、高脂血症和左心室肥厚等均有益。

3.减少过多的乙醇摄入

戒酒和减少饮酒可使血压显著降低，适量饮酒仍有明显加压反应者应戒酒。

4.适当运动

适当运动有利于改善胰岛素抵抗和减轻体重,提高心血管调节能力,稳定血压水平。较好的运动方式是低或中等强度的运动,可根据年龄及身体状况选择,中老年高血压患者可选择步行、慢跑、上楼梯、骑车等,一般每周 3～5 次,每次 30～60 分钟。运动强度可采用心率监测法,运动时心率不应超过最大心率(180 或 170 次/分)的 60%～85%。

5.减少钠盐的摄入量,补充钙和钾盐

膳食中约大部分钠盐来自烹调用盐和各种腌制品,所以应减少烹调用盐及腌制品的食用,每人每天食盐量摄入应少于 2.4 g(相当于氯化钠 6.0 g)。通过食用含钾丰富的水果(如香蕉、橘子)和蔬菜(如油菜、香菇、大枣等),增加钾的摄入。喝牛奶补充钙的摄入。

6.多食含维生素丰富的食物

多吃水果和蔬菜,减少食物中饱和脂肪酸的含量和脂肪总量。

7.减轻精神压力,保持心理平衡

长期精神压力和情绪忧郁是降压治疗效果欠佳的重要原因,也可导致高血压。应对患者做耐心的劝导和心理疏导,鼓励其参加社交活动、户外活动等。

(四)降压药物治疗对象

高血压 2 级或以上患者[≥21.3/13.3 kPa(160/100 mmHg)];高血压合并糖尿病、心、脑、肾靶器官损害患者;血压持续升高 6 个月以上,改善生活方式后血压仍未获得有效控制者。从心血管危险分层的角度,高危和极高危患者应立即开始使用降压药物强化治疗。中危和低危患者则先继续监测血压和其他危险因素,之后再根据血压状况决定是否开始药物治疗。

(五)降压药物治疗

1.降压药物分类

现有的降压药种类很多,目前常用降压药物可归纳为以下几大类(表 7-2):利尿剂、β 受体阻滞剂、钙通道阻滞剂、血管紧张素转换酶抑制剂、血管紧张素 Ⅱ 受体阻滞剂、α 受体阻滞剂。

表 7-2　常用降压药物名称、剂量及用法

药物种类	药名	剂量	用法(每天)
利尿剂	氢氯噻嗪	12.5～25.0 mg	1～3 次
	呋塞米	20 mg	1～2 次
	螺内酯	20 mg	1～3 次
β 受体阻滞剂	美托洛尔	12.5～50.0 mg	2 次
	阿替洛尔	12.5～25.0 mg	1～2 次
钙通道阻滞剂	硝苯地平控释片	30 mg	1 次
	地尔硫䓬缓释片	90～180 mg	1 次
血管紧张素转换酶抑制剂	卡托普利	25～50 mg	2～3 次
	依那普利	5～10 mg	1～2 次
血管紧张素 Ⅱ 受体阻滞剂	缬沙坦	80～160 mg	1 次
	伊贝沙坦	150 mg	1 次
α 受体阻滞剂	哌唑嗪	0.5～3.0 mg	2～3 次
	特拉唑嗪	1～8 mg	1 次

2.联合用药

临床实际使用降压药时,由于患者心血管危险因素状况、并发症、靶器官损害、降压疗效、药物费用及不良反应等,都可能影响降压药的具体选择。任何药物在长期治疗中均难以完全避免其不良反应,联合用药可使不同的药物互相取长补短,有可能减轻或抵消某些不良反应。联合用药可减少单一药物剂量,提高患者的耐受性和依从性。现在认为,2 级高血压[$\geqslant$21.3/13.3 kPa(160/100 mmHg)]患者在开始时就可以采用两种降压药物联合治疗,有利于血压在相对较短的时间内达到目标值。比较合理的两种降压药联合治疗方案是利尿剂与 β 受体阻滞剂;利尿剂与 ACEI 或血管紧张素受体拮抗剂(ARB);二氢吡啶类钙通道阻滞剂与 β 受体阻滞剂;钙通道阻滞剂与 ACEI 或 ARB,α 受体阻滞剂和 β 受体阻滞剂。必要时也可用其他组合,包括中枢作用药如 α_2 受体激动剂、咪哒唑啉受体调节剂,以及 ACEI 与 ARB;国内研制了多种复方制剂,如复方降压片、降压 0 号等,以当时常用的利舍平、双肼屈嗪、氢氯噻嗪为主要成分,因其有一定降压效果,服药方便且价格低廉而广泛使用。

(六)高血压急症的治疗

高血压急症是指短时期内血压重度升高,收缩压＞26.7 kPa(200 mmHg)和/或舒张压＞17.3 kPa(130 mmHg),伴有重要器官组织如大动脉、心脏、脑、肾脏、眼底的严重功能障碍或不可逆性损害。需要做紧急处理。

1.迅速降压

(1)硝普钠:同时直接扩张动脉和静脉,降低前、后负荷。开始时以 50 mg/500 mL 浓度每分钟 10～25 μg 速率静脉滴注,即刻发挥降压作用。使用硝普钠必须密切观察血压,避光静脉滴注,根据血压水平仔细调节滴注速度,硝普钠可用于各种高血压急症。一般使用不超过 7 天,长期或大剂量使用应注意可能发生氰化物中毒。

(2)硝酸甘油:选择性扩张冠状动脉与大动脉和扩张静脉。开始时以每分钟 5～10 μg 速度静脉滴注,然后根据血压情况增加滴注速度至每分钟 20～50 μg。降压起效快,停药后作用消失也快。硝酸甘油主要用于急性冠脉综合征或急性心力衰竭时的高血压急症。不良反应有头痛、心动过速、面部潮红等。

(3)地尔硫䓬:非二氢吡啶类钙通道阻滞剂,降压同时具有控制快速性室上性心律失常和改善冠状动脉血流量作用。配制成 50～60 mg/500 mL 浓度,以每小时 5～15 mg 速度静脉滴注,根据血压变化调整静脉输液速度。地尔硫䓬主要用于急性冠脉综合征、高血压危象。不良反应有面部潮红、头痛等。

(4)酚妥拉明:配制成 10～30 mg/500 mL 浓度缓慢静脉滴注,主要用于嗜铬细胞瘤高血压危象。

(5)其他药物:对血压显著增高,但症状不严重者,可舌下含用硝苯地平 10 mg,或口服卡托普利 12.5～25.0 mg,哌唑嗪 1～2 mg 等。降压不宜过快过低。血压控制后,需口服降压药物,或继续注射降压药物以维持疗效。

2.制止抽搐

可用地西泮 10～20 mg 静脉注射,苯巴比妥 0.1～0.2 g 肌内注射。也可予 25％硫酸镁溶液 10 mL 深部肌内注射,或以 5％葡萄糖溶液 20 mL 稀释后缓慢静脉注射。

3.脱水、排钠、降低颅内压

(1)呋塞米 20～40 mg 或依他尼酸钠 25～50 mg,加入 50％葡萄糖溶液 20～40 mL 中,静脉注射。

（2）20％甘露醇或25％山梨醇静脉快速滴注,半小时内滴完。

4.其他并发症的治疗

对主动脉夹层分离,应采取积极的降压治疗,诊断确定后,宜施行外科手术治疗。

九、护理

（一）一般护理

1.休息

早期高血压患者可参加工作,但不要过度疲劳,坚持适当的锻炼,如骑自行车、跑步、做体操及打太极拳等。要有充足的睡眠,保持心情舒畅,避免精神紧张和情绪激动,消除恐惧、焦虑、悲观等不良情绪。晚期血压持续增高,伴有心、肾、脑病时应卧床休息。关心体贴患者,使其精神愉快,鼓励患者树立战胜疾病的信心。

2.饮食

饮食方面应给低盐、低脂肪、低热量的食物,以减轻体重。因为摄入总热量太大超过消耗量,多余的热量转化为脂肪,身体就会发胖,体重增加,提高血液循环的要求,必定提高血压。鼓励患者多食水果、蔬菜、戒烟、控制饮酒、咖啡、浓茶等刺激性饮料。少吃胆固醇含量多的食物,对服用排钾利尿剂的患者应注意补充含钾高的食物如蘑菇、香蕉、橘子等。肥胖者应限制热能摄入,控制体重在理想范围之内。

3.病房环境

病房环境应整洁、安静、舒适、安全。

（二）对症护理及病情观察护理

1.剧烈头痛

当出现剧烈头痛伴恶心、呕吐时,常为血压突然升高、高血压脑病,应立即让患者卧床休息,并测量血压及脉搏、心率、心律,积极协助医师采取降压措施。

2.呼吸困难、发绀

呼吸困难、发绀是高血压引起的左心衰竭所致,应立即给予舒适的半卧位,及时给予氧气吸入。按医嘱应用洋地黄治疗。

3.心悸

严密观察脉搏、心率、心律变化并做记录。安静休息,严禁下床,并安慰患者消除紧张情绪。

4.水肿

晚期高血压伴心肾衰竭时可出现水肿。护理中注意严格记录出入量,限制钠盐和水分摄入。严格卧床休息,注意皮肤护理,严防压疮发生。

5.昏迷、瘫痪

昏迷、瘫痪是晚期高血压引起脑血管意外所引起。应注意安全护理,防止患者坠床、窒息、肢体烫伤等。

6.病情观察护理

对血压持续增高的患者,应每天测量血压2～3次,并做好记录,必要时测立、坐、卧位血压,掌握血压变化规律。如血压波动过大,要警惕脑出血的发生。如在血压急剧增高的同时,出现头痛、视物模糊、恶心、呕吐、抽搐等症状,应考虑高血压脑病的发生。如出现端坐呼吸、喘憋、发绀、咳粉红色泡沫痰等,应考虑急性左心衰竭的发生。出现上述各种表现时均应立即送医院进行紧急救治。另外,在变换体位时也应动作缓慢,以免发生意外。有些降压药可引起水、钠潴留。因此,需每天测体重,准确记录出入量,观察水肿情况,注意保持出入量的平衡。

(三)用药观察与护理

1.用药原则

终身用药,缓慢降压,从小剂量开始逐步增加剂量,即使血压降至理想水平后,也应服用维持量,老年患者服药期间改变体位要缓慢,以免发生意外,合理联合用药。

2.药物不良反应观察

使用噻嗪类和襻利尿剂时应注意血钾、血钠的变化;用 β 受体阻滞剂应注意其抑制心肌收缩力、心动过缓、房室传导时间延长、支气管痉挛、低血糖、血脂升高的不良反应;钙通道阻滞剂硝苯地平的不良反应有头痛、面红、下肢水肿、心动过速;血管紧张素转换酶抑制剂的不良反应有头晕、乏力、咳嗽、肾功能损害。

(四)心理护理

患者多表现有易激动、焦虑及抑郁等心理特点,而精神紧张、情绪激动、不良刺激等因素均与高血压密切相关。因此,对待患者应耐心、亲切、和蔼、周到。根据患者特点,有针对性地进行心理疏导。同时,让患者了解控制血压的重要性,帮助患者训练自我控制的能力,参与自身治疗护理方案的制定和实施,指导患者坚持长期的饮食、药物、运动治疗,将血压控制在接近正常的水平,以减少对靶器官的进一步损害,定期复查。

十、出院指导

(一)饮食调节指导

强调高血压患者要以低盐、低脂肪、低热量、低胆固醇饮食为宜;少吃或不吃含饱和脂肪的动物脂肪,多食含维生素的食物,多摄入富含钾、钙的食物,食盐量应控制在 3～5 g/d,严重高血压病患者的食盐量控制在 1～2 g/d。饮食要定量、均衡、不暴饮暴食;同时适当地减轻体重,有利于降压。戒烟和控制酒量。

(二)休息和锻炼指导

高血压患者的休息和活动应根据患者的体质、病情适当调节,病重体弱者,应以休息为主。随着病情好转,血压稳定,每天适当从事一些工作、学习、劳动将有益身心健康;还可以增加一些适宜的体能锻炼,如散步、慢跑、打太极拳、练体操等有氧活动。患者应在运动前了解自己的身体状况,以此来决定自己的运动种类、强度、频度和持续时间。注意规律生活,保证充足的休息和睡眠,对于睡眠差、易醒、早醒者,可在睡前饮热牛奶 200 mL,或用 40～50 ℃温水泡足 30 分钟,或选择自己喜爱的放松精神情绪的音乐协助入睡。总之,要注意劳逸结合,养成良好的生活习惯。

(三)心理健康指导

高血压病的发病机制是除躯体因素外,心理因素占主导地位,强烈的焦虑、紧张、愤怒及压抑常为高血压病的诱发因素,因此教会患者自我调节和自我控制能力是关键。护士要鼓励患者保持豁达、开朗愉快的心境和稳定的情绪,培养广泛的爱好和兴趣。同时指导家属为患者创造良好的生活氛围,避免引起患者情绪紧张、激动和悲哀等不良刺激。

(四)血压监测指导

建议患者自行购买血压计,随时监测血压。指导患者和家属正确测量血压的方法,监测血压、做好记录,复诊时对医师加减药物剂量会有很好的参考依据。

(五)用药指导

由于高血压是一种慢性病,需要长期的、终身的服药治疗,而这种治疗要患者自己或家属配合进行,所以患者及家属要了解服用的药物种类及用药剂量、用药方法、药物的不良反应、服用药物的最佳时间,以便发挥药物的最佳效果和减少不良反应。出现不良反应,要及时报告主诊医师,以便调整药物及采取必要的处理措施。切不可血压降下来就停药,血压上升又服药,血压反复波动,对健康极为不利。由于这类患者大多是年纪较大,容易遗忘服药,可建议患者在家中醒目之处做标记,以起到提示作用。对血压显著增高多年的患者,血压不宜下降过快,因为患者往往不能适应,并可导致心、脑、肾血液的供应不足而引起脑血管意外,如使用可引起明显直立性低血压药物时,应向患者说明平卧起立或坐位起立时,动作要缓慢,以免血压突然下降,出现晕厥而发生意外。

(六)按时就医

服完药出现血压升高或过低;血压波动大;出现眼花、头晕、恶心呕吐、视物不清、偏瘫、失语、意识障碍、呼吸困难、肢体乏力等情况时立即到医院就医。如病情危重,可求助 120 急救中心。

(常　君)

第二节　继发性高血压

继发性高血压是病因明确的高血压,当查出病因并有效去除或控制病因后,作为继发症状的高血压可被治愈或明显缓解。其在高血压人群中占 5%～10%。临床常见病因为肾性、内分泌性、主动脉缩窄、阻塞性睡眠呼吸暂停低通气综合征及药物性等,由于精神心理问题而引发的高血压也时常可以见到。提高对继发性高血压的认识,及时明确病因并积极针对病因治疗将会大大降低因高血压及并发症造成的高致死及致残率。

一、肾性高血压

(一)肾实质性

肾实质性疾病是继发性高血压常见的病因,占 2%～5%。由于慢性肾小球肾炎已不太常见,高血压性肾硬化和糖尿病肾病已成为慢性肾病中最常见的原因。病因为原发或继发性肾脏实质病变,是最常见的继发性高血压之一。常见的肾脏实质性疾病包括急、慢性肾小球肾炎、多囊肾、慢性肾小管-间质病变、痛风性肾病、糖尿病肾病及狼疮性肾炎等;也少见于遗传性肾脏疾病(Liddle 综合征)、肾脏肿瘤等。

临床有时鉴别肾实质性高血压与高血压引起的肾脏损害较为困难。一般情况下,前者肾脏病变的发生常先于高血压或与其同时出现,血压水平较高且较难控制、易进展为恶性高血压,蛋白尿/血尿发生早、程度重、肾脏功能受损明显。常用的实验室检查包括血、尿常规,血电解质、肌酐、尿酸、血糖、血脂的测定,24 小时尿蛋白定量或尿清蛋白/肌酐比值、12 小时尿沉渣检查,肾脏B超(了解肾脏大小、形态及有无肿瘤,如发现肾脏体积及形态异常,或发现肿物,则需进一步做肾脏 CT/MRI 以确诊并查病因;必要时应在有条件的医院行肾脏穿刺及病理学检查,这是诊断肾实质性疾病的金标准)。

肾实质性高血压应低盐饮食(每天<6 g);大量蛋白尿及肾功能不全者,宜选择摄入高生物效价蛋白;在针对原发病进行有效的治疗同时,积极控制血压在<18.7/12.0 kPa(140/90 mmHg),有蛋白尿的患者应首选 ACEI 或 ARB 作为降压药物,必要时联合其他药物。透析及肾移植用于终末期肾病。

(二)肾血管性

肾血管性高血压是继发性高血压最常见的病因。引起肾动脉狭窄的主要原因包括动脉粥样硬化(90%),主要是出现了其他系统性动脉硬化相关临床症状的老年患者;肌纤维发育不良(不到10%),主要是健康状况较好的年轻女性,常有吸烟史;还有比较少见的多发性大动脉炎。单侧肾动脉狭窄时,患侧肾分泌肾素,激活 RAAS,导致水钠潴留。另外,健侧肾高灌注,产生压力性利尿,进一步导致 RAAS 激活,形成肾素依赖性高血压的恶性循环。双侧肾动脉狭窄时,同样存在 RAAS 激活,但无压力性利尿,因而血容量扩张使得肾素分泌抑制,因此产生容量依赖性高血压。当血容量减少时,容量依赖性高血压可再转变为肾素依赖性高血压,比如使用利尿剂治疗后容量减少,肾素再次分泌增多,可导致利尿剂抵抗性高血压。

以下临床证据有助于肾血管性高血压的诊断:所有需要住院治疗的急性高血压;反复发作的"瞬时"肺水肿;腹部或肋脊角处闻及血管杂音;血压长期控制良好的高血压患者病情在近期加重;年轻患者或50岁以后出现的恶性高血压;不明原因低钾血症;使用 ACEI 或 ARB 类药物后产生的急进性肾衰竭;左右肾脏大小不等;全身性动脉粥样硬化疾病。

彩色多普勒超声检查是一种无创检查,为诊断肾动脉狭窄的首选方法。造影剂增强性计算机断层 X 线照相术及磁共振血管造影也常用于肾动脉狭窄的检查。肌纤维发育异常产生的肾动脉狭窄往往会在肾动脉中部形成一个"串珠样"改变;而动脉硬化导致的肾动脉狭窄其病变一般在动脉近端,且不连续。侵入性肾血管造影是肾动脉狭窄诊断的"金标准"。

治疗方法包括药物治疗、介入治疗和手术治疗,应根据病因来选择。肌纤维发育不良性肾动脉狭窄常选用球囊血管成形术(PTCA),总体来说预后较好。对于动脉硬化性肾动脉狭窄来说,控制血压及相关动脉硬化危险因素是首选治疗手段,推荐 AECI/ARB 作为首选,但双侧肾动脉狭窄,肾功能已受损或非狭窄侧肾功能较差者禁用,此外 CCB、β 受体阻滞剂及噻嗪类利尿剂等也能用于治疗。目前,进行球囊血管成形术的指征仅包括真性药物抵抗性高血压及进行性肾衰竭(缺血性肾病)。大多数动脉硬化造成的肾血管损伤并不会导致高血压或进行性肾衰竭,而肾脏血运重建(球囊血管成形术或支架术)对于多数患者来说并无益处,反而存在一些潜在的并发症风险。

二、内分泌性高血压

内分泌组织增生或肿瘤所致的多种内分泌疾病,由于其相应激素如醛固酮、儿茶酚胺及皮质醇等分泌过度增多,导致机体血流动力学改变而使血压升高。这种由内分泌激素分泌增多而致的高血压称为内分泌性高血压,也是较常见的继发性高血压,如能切除肿瘤,去除病因,高血压可被治愈或缓解。

(一)原发性醛固酮增多症

原发性醛固酮增多症,通常简称原醛症,是由于肾上腺自主分泌过多醛固酮,而导致水钠潴留、高血压、低血钾和血浆肾素活性受抑制的临床综合征,常见原因是肾上腺腺瘤、单侧或双侧肾上腺增生,少见原因为腺癌和糖皮质激素可调节性醛固酮增多症。近年的报告显示该病在高血压中占 5%～15%,在难治性高血压中接近 20%。

诊断原发性醛固酮增多症的步骤分 3 步:①筛查;②盐负荷试验;③肾上腺静脉取血。筛查包括测量血浆肾素和醛固酮水平。尽管用醛固酮/肾素比率测定法来筛选所有高血压患者的前景乐观,但这种方法的应用还是有很多局限性,比率升高完全可能仅由低肾素引起。阳性结果应该基于血浆醛固酮水平升高(>15 ng/dL)和被抑制的低肾素水平。因此,筛查仅被推荐用于以下高度可能患有原发性醛固酮增多症的高血压患者:一是没有原因的难以解释的低血钾;二是由利尿剂引发的严重的低钾血症,但对保钾药有抵抗;三是有原发性醛固酮增多症的家族史;四是对合适的治疗有抵抗,而这种抵抗又难以解释;五是高血压患者中偶然发现的肾上腺腺瘤。

如果需检测血浆醛固酮和肾素水平的话,无论是口服还是静脉都应进行盐抑制试验以明确自主性醛固酮增多症。如果存在,则应行肾上腺静脉取样,区分单侧性的腺瘤和双侧增生,并确定需经腹腔镜手术切除的腺体。CT 或 MRI 影像学可以帮助鉴别肾上腺腺瘤和双侧肾上腺增生症。

一旦诊断原发性醛固酮增多症并确立病理类型,治疗方法的选择就相当明确:单发腺瘤应通过腹腔镜行肿瘤切除术;双侧肾上腺增生的患者可予以醛固酮受体拮抗剂治疗,螺内酯或依普利酮,必要时还可给予噻嗪类利尿剂和其他降压药。腺瘤切除后,约有半数患者血压会恢复正常,而另一些尽管有所改善但仍是高血压状态,这可能与原来就存在的原发性高血压或长期继发性高血压损害引起的肾脏有关。

(二)库欣综合征

库欣综合征又称皮质醇增多症,是由于多种病因引起肾上腺皮质长期分泌过量皮质醇所产生的一组症候群。80%的库欣综合征患者均有高血压,如不治疗,可引起左心室肥厚和充血性心力衰竭等,其存在时间越长,即使病因去除后血压恢复正常的可能性也越小。库欣综合征按照病因可分为以下 3 类。

1.内源性库欣综合征

(1)促肾上腺皮质激素(ACTH)依赖性库欣综合征:垂体性库欣综合征(库欣病)、异位 ACTH 综合征、异位促皮质素释放激素(CRH)综合征。

(2)ACTH 非依赖性库欣综合征:肾上腺皮质腺瘤、肾上腺皮质腺癌、ACTH 非依赖性大结节增生、原发性色素结节性肾上腺病。

2.外源性库欣综合征

(1)假库欣综合征:大量饮酒、抑郁症、肥胖症。

(2)药物源性库欣综合征

推荐对以下人群进行库欣综合征的筛查:①年轻患者出现骨质疏松、高血压等与年龄不相称的临床表现;②具有库欣综合征的临床表现,且进行性加重,特别是有典型的症状如肌病、多血质、紫纹、瘀斑和皮肤变薄的患者;③体重增加而身高百分位下降,生长停滞的肥胖儿童;④肾上腺意外瘤患者。如果临床特点符合,则通过测定 24 小时尿游离皮质醇或血清皮质醇昼夜节律检测进行筛查。当初步检测结果异常时,则应行小剂量地塞米松抑制实验进行确诊。当存在有异常筛查结果时,多数学者建议行另一项额外的大剂量地塞米松抑制实验,即每 6 小时口服 2 mg 地塞米松共服 2 天,然后测定尿液中游离皮质醇和血浆皮质醇水平。如果库欣综合征是由垂体

ACTH 过度分泌所致双侧肾上腺增生,那么尿游离皮质醇与对照组 2.0 mg 剂量相对比将被抑制到 50% 以下,而异位 ACTH 综合征对此负反馈机制不敏感。血浆 ACTH 测定有助于区分 ACTH 依赖性和 ACTH 非依赖性库欣综合征。肾上腺影像学包括 B 超、CT、MRI 检查。推荐首选双侧肾上腺 CT 薄层(2～3 mm)增强扫描。对促皮质激素释放激素的反应及下颌骨岩下窦取样可用来确定库欣综合征的垂体病因。治疗主要采用手术、放疗及药物方法治疗基础疾病,降压治疗可采用利尿剂或与其他降压药物联用。

(三)嗜铬细胞瘤

嗜铬细胞瘤是一种少见的由肾上腺嗜铬细胞组成的分泌儿茶酚胺的肿瘤,副神经节瘤是更加罕见的发生于交感神经和迷走神经神经节细胞的一种肾上腺外肿瘤。在临床上,嗜铬细胞瘤泛指分泌儿茶酚胺的肿瘤,包括了肾上腺嗜铬细胞瘤和功能性的肾上腺外的副神经节瘤。嗜铬细胞瘤大部分是良性肿瘤。嗜铬细胞瘤可发生在所有年龄段,主要沿交感神经链分布,较少发生在迷走区域。约 15% 的嗜铬细胞瘤是肾上腺外的,即副神经节瘤。

剧烈的血压波动及发作性的临床症状,常提示嗜铬细胞瘤的可能。然而在 50% 的患者中,高血压可能是持续性的。高血压可能合并头痛、出汗、心悸等症状。在以分泌肾上腺素为主的嗜铬细胞瘤患者中,由于血容量的下降和交感反射减弱易发生直立性低血压。如果在弯腰、运动、腹部触诊、吸烟或深吸气时引起血压反复骤升并在数分钟内骤降,应高度怀疑嗜铬细胞瘤。在发作期间可测定血或尿儿茶酚胺或血、尿间羟肾上腺素类似物,主要包括血浆甲氧基肾上腺素、血浆甲氧基去甲肾上腺素和尿甲氧基肾上腺素、尿甲氧基去甲肾上腺素。应用 CT 或 MRI 进行肿瘤定位。

嗜铬细胞瘤多数为良性肿瘤,约 10% 的嗜铬细胞瘤为恶性。手术切除效果较好,手术前应使用 α 受体阻滞剂,手术后血压多能恢复正常。手术前或恶性病变已多处转移无法手术者,可选用 α 和 β 受体阻滞剂联合治疗。

三、主动脉缩窄

主动脉缩窄多数为先天性,少数由多发性大动脉炎所致。先天性主动脉缩窄可发生在胸主动脉或腹主动脉,常起源于左锁骨下动脉起始段远端或动脉导管韧带的远端。主动脉缩窄的典型特征有上臂高血压、股动脉搏动微弱或消失、背部有响亮杂音。二维超声可检测到病变,诊断需依靠主动脉造影。治疗主要为介入扩张支架植入或血管手术。病变纠正后患者可能仍然有高血压,应该仔细监测并治疗。

四、妊娠期高血压疾病

妊娠合并高血压的患病率占孕妇的 5%～10%,妊娠合并高血压分为慢性高血压、妊娠期高血压和先兆子痫/子痫 3 类;慢性高血压指的是妊娠前即证实存在或在妊娠的前 20 周即出现的高血压;妊娠期高血压为妊娠 20 周以后发生的高血压,不伴有明显蛋白尿,妊娠结束后血压可以恢复正常;先兆子痫定义为发生在妊娠 20 周后首次出现高血压和蛋白尿,常伴有水肿与高尿酸血症,可分为轻、重度,如出现抽搐可诊断为子痫。对于妊娠高血压,非药物措施(限盐、富钾饮食、适当活动、情绪放松)是安全有效的,应作为药物治疗的基础。由于所有降压药物对胎儿的安全性均缺乏严格的临床验证,而且动物试验中发现一些药物具有致畸作用,因此,药物选择和应用受到限制。妊娠期间的降压用药不宜过于积极,治疗的主要目的是保证母子安全和妊娠的顺利进行。必要时谨慎使用降压药,常用的静脉降压药物有甲基多巴、拉贝洛尔和硫酸镁等;口服药物包括β受体阻滞剂或钙通道阻滞剂。妊娠期间禁用 ACEI 或 ARB。

五、护理措施

(一)一般护理

1.休息

早期高血压患者可参加工作,但不要过度疲劳,坚持适当的锻炼,如骑自行车、跑步、做体操及打太极拳等。要有充足的睡眠,保持心情舒畅,避免精神紧张和情绪激动,消除恐惧、焦虑、悲观等不良情绪。晚期血压持续增高,伴有心、肾、脑病时应卧床休息。关心体贴患者,使其精神愉快,鼓励患者树立战胜疾病的信心。

2.饮食

应给低盐、低脂肪、低热量饮食,以减轻体重。因为摄入总热量太大超过消耗量,多余的热量转化为脂肪,身体就会发胖,体重增加,提高血液循环的要求,必定提高血压,鼓励患者多食水果、蔬菜,戒烟,控制饮酒、咖啡、浓茶等刺激性饮料。少吃胆固醇含量多的食物,对服用排钾利尿剂的患者应注意补充含钾高的食物如蘑菇、香蕉、橘子等。肥胖者应限制热能摄入,控制体重在理想范围之内。

3.病室环境

病室环境应整洁、安静、舒适、安全。

(二)对症护理及病情观察护理

1.剧烈头痛

当患者出现剧烈头痛伴恶心、呕吐症状,常是因为血压突然升高、高血压脑病,应立即让患者卧床休息,并测量血压及脉搏、心率、心律,积极协助医师采取降压措施。

2.呼吸困难、发绀

呼吸困难、发绀是由高血压引起的左心衰竭所致,应立即给予舒适的半卧位,及时给予氧气吸入。按医嘱应用洋地黄治疗。

3.心悸

严密观察脉搏、心率、心律变化并做记录。安静休息,严禁下床,安慰患者消除紧张情绪。

4.水肿

晚期高血压伴心肾衰竭时可出现水肿。护理中注意严格记录出入量,限制钠盐和水分摄入。严格卧床休息,注意皮肤护理,严防压疮发生。

5.昏迷、瘫痪

晚期高血压引起脑血管意外所致。应注意安全护理,防止患者坠床、窒息、肢体烫伤等。

6.病情观察护理

对血压持续增高的患者,应每天测量血压2～3次,并做好记录,必要时测立、坐、卧位血压,掌握血压变化规律。如血压波动过大,要警惕脑出血的发生。如在血压急剧增高的同时,出现头痛、视物模糊、恶心、呕吐、抽搐等症状,应考虑高血压脑病的发生。如出现端坐呼吸、喘憋、发绀、咳粉红色泡沫痰等,应考虑急性左心衰竭的发生。出现上述各种表现时均应立即送医院进行紧急救治。另外,在变换体位时也应动作缓慢,以免发生意外。有些降压药可引起水钠潴留。因此,需每天测体重,准确记录出入量,观察水肿情况,注意保持出入量的平衡。

(三)用药观察与护理

1.用药原则

终身用药,缓慢降压,从小剂量开始逐步增加剂量,即使血压降至理想水平后,也应服用维持量,老年患者服药期间改变体位要缓慢,以免发生意外,合理联合用药。

2.药物不良反应观察

使用噻嗪类和利尿剂时应注意血钾、血钠的变化;用β受体阻滞剂应注意其抑制心肌收缩力、心动过缓、房室传导时间延长、支气管痉挛、低血糖、血脂升高的不良反应;钙通道阻滞剂硝苯地平的不良反应有头痛、面红、下肢水肿、心动过速;血管紧张素转换酶抑制药可有头晕、乏力、咳嗽、肾功能损害等不良反应。

(四)心理护理

患者多表现有易激动、焦虑及抑郁等心理特点,而精神紧张、情绪激动,不良刺激等因素均与高血压密切相关。因此,对待患者应耐心、亲切、和蔼、周到。根据患者特点,有针对性地进行心理疏导。同时,让患者了解控制血压的重要性,帮助患者训练自我控制的能力,参与自身治疗护理方案的制订和实施,指导患者坚持长期的饮食、药物、运动治疗,将血压控制在接近正常的水平,以减少对靶器官的进一步损害,定期复查。

(五)出院指导

1.饮食调节指导

强调高血压患者要以低盐、低脂肪、低热量、低胆固醇饮食为宜;少吃或不吃含饱和脂肪的动物脂肪,多食含维生素的食物,多摄入富含钾、钙的食物,食盐量应控制在 $3\sim5$ g/d,严重高血压病患者的食盐量控制在 $1\sim2$ g/d。饮食要定量、均衡、不暴饮暴食;同时适当地减轻体重,有利于降压。戒烟和控制酒量。

2.休息和锻炼指导

高血压患者的休息和活动应根据患者的体质、病情适当调节,病重体弱者,应以休息为主。随着病情好转,血压稳定,每天适当从事一些工作、学习、劳动将有益身心健康;还可以增加一些适宜的体能锻炼,如散步、慢跑、打太极拳、练体操等有氧活动。患者应在运动前了解自己的身体状况,以此来决定自己的运动种类、强度、频度和持续时间。注意规律生活,保证充足的休息和睡眠,对于睡眠差、易醒、早醒者,可在睡前饮热牛奶 200 mL,或用 $40\sim50$ ℃温水泡足 30 分钟,或选择自己喜爱的放松精神情绪的音乐协助入睡。总之,要注意劳逸结合,养成良好的生活习惯。

3.心理健康指导

高血压病的发病机制是除躯体因素外,心理因素占主导地位,强烈的焦虑、紧张愤怒及压抑常为高血压病的诱发因素,因此教会患者自我调节和自我控制能力是关键。护士要鼓励患者保持豁达、开朗愉快的心境和稳定的情绪,培养广泛的爱好和兴趣。同时指导家属为患者创造良好的生活氛围,避免引起患者情绪紧张、激动和悲哀等不良刺激。

4.血压监测指导

建议患者自行购买血压计,随时监测血压。指导患者和家属正确测量血压的方法,监测血压、做好记录,复诊时对医师加减药物剂量会有很好的参考依据。

5.用药指导

由于高血压是一种慢性病,需要长期的、终身的服药治疗,而这种治疗要患者自己或家属配合进行,所以患者及家属要了解服用的药物种类及用药剂量、用药方法、药物的不良反应、服用药物的最佳时间,以便发挥药物的最佳效果和减少不良反应。出现不良反应,要及时报告主诊医师,以便调整药物及采取必要的处理措施。切不可血压降下来就停药,血压上升又服药,血压反复波动,对健康极为不利。由于这类患者大多是年纪较大,容易遗忘服药,可建议患者在家中醒目之处做标记,以起到提示作用。对血压显著增高多年的患者,血压不宜下降过快,因为患者往往不能适应,并可导致心、脑、肾血液的供应不足而引起脑血管意外,如使用可引起明显直立性低血压药物时,应向患者说明平卧起立或坐位起立时,动作要缓慢,以免血压突然下降,出现晕厥而发生意外。

6.按时就医

服完药出现血压升高或过低;血压波动大;出现眼花、头晕、恶心呕吐、视物不清,偏瘫、失语、意识障碍、呼吸困难、肢体乏力等情况时立即到医院就医。如病情危重,可求助120急救中心。

(常 君)

第三节 心脏瓣膜病

心脏瓣膜病是由于炎症、缺血性坏死、退行性变、黏液样变性、先天性畸形、创伤等原因引起单个或多个瓣膜的功能和/或结构异常,导致瓣膜口狭窄和/或关闭不全。瓣膜关闭不全和瓣膜口狭窄可单独发生,也可合并存在。风湿性心脏病患者中二尖瓣最常受累,其次是主动脉瓣。而老年退行性瓣膜病以主动脉瓣膜病变最为常见。患者多表现为呼吸困难、咳嗽、口唇发绀、气促、反复发作的肺部感染及心房纤颤等症状。目前治疗心脏瓣膜病多以内科方式初步治疗,当内科保守治疗无法纠正血流动力学时,应进一步采取介入或外科手术干预治疗。

一、一般护理

(1)执行一般内科护理常规。

(2)卧位与休息:①在心功能代偿期,可进行日常工作,避免劳累、剧烈活动。作息规律,保证充足的睡眠,保持良好的心态。②在心功能失代偿期、有风湿活动及并发症者以卧床休息为主,出现呼吸困难时,给予半卧位或坐位;长期卧床的患者,协助生活护理,加强皮肤护理,减少机体消耗,保持病室舒适、安静、空气清新。

二、饮食护理

给予患者营养丰富的高蛋白、高维生素、清淡易消化的食物,少食多餐,避免过饱,禁食辣椒、浓茶或咖啡等。伴有心功能不全者适量限制钠盐、水的摄入,发热时鼓励患者适量喝水,预防发热所致脱水。

三、用药护理

(1)使用抗生素及抗风湿药物治疗患者,应遵医嘱正确用药,严格执行给药时间,严密观察药物疗效及有无过敏等不良反应。

(2)长期服用抗凝药物者,需监测凝血指标。注意有无出血倾向,评估栓塞风险。华法林是目前使用最普遍、研究证据最充分的口服抗凝药物。华法林通过抑制维生素 K 依赖的凝血因子的活化而发挥凝血作用,因个体基因多态性的影响、与药物和食物的相互作用等原因,剂量的个体差异极大。严密监测凝血酶原时间国际标准化比值(INR),维持在 2~3,能安全而有效地预防脑卒中的发生。

(3)服用抗心律失常药物时,注意心率、心律、脉搏的变化。

四、并发症的护理

(一)心力衰竭

检测生命体征的变化,评估患者有无呼吸困难、乏力、食欲减退、少尿、水肿等。

(二)栓塞

了解超声心动图报告,有左心房内附壁血栓者应绝对卧床休息,防止血栓脱落。病情允许时协助患者翻身、床上活动,防止下肢深静脉血栓形成。

五、病情观察

(1)监测生命体征,观察有无心功能不全症状,如呼吸困难、咳嗽、发绀、水肿、腹水,观察皮肤颜色及外周动脉搏动情况等。

(2)评估患者有无栓塞的危险因素,如长期卧床、心房纤颤、意识改变、运动功能障碍、突发严重的呼吸困难和胸痛等,做到及早发现,及时处理。

(3)听诊心脏各瓣膜区杂音及变化。

(4)准确监测出入量,尤其是合并心力衰竭患者,为利尿治疗提供参考。

(5)服用洋地黄类药物,注意观察洋地黄中毒症状。

六、健康指导

(1)向患者及家属介绍该病发病的基本原因、诱发因素、病程特点、治疗要点等,使患者以乐观的态度投入到疾病的治疗当中,取得患者的积极配合。

(2)教会患者自测脉搏,每次测 1 分钟。

(3)患者居住环境要避免潮湿、阴暗等不良条件,保持室内空气流通,温度适宜,注意保暖。

(4)嘱患者进食高蛋白、高维生素、富含纤维素的清淡饮食,心力衰竭时应给予低盐饮食,保持大便通畅。

(5)心功能代偿期指导患者适当锻炼,提高机体抵抗力,避免诱发因素。

(6)坚持按医嘱服用药物,不可擅自停药或增减剂量。

(韩秀霞)

第四节　慢性肺源性心脏病

一、疾病概述

(一)概念

慢性肺源性心脏病简称慢性肺心病,是由肺组织、肺血管或胸廓的慢性病变引起肺组织结构和/或功能异常,产生肺血管阻力增加,肺动脉压力增高,使右心室扩张和/或肥厚,伴或不伴右心衰竭的心脏病,并排除先天性心脏病和左心病变引起者。

(二)相关病理生理

由于肺功能和结构的不可逆性改变,发生反复的气道感染和低氧血症,导致一系列体液因子和肺血管的变化,使肺血管阻力增加,肺动脉血管的结构重塑,产生肺动脉高压。肺血管阻力增加的功能性因素:缺氧、高碳酸血症和呼吸性酸中毒使肺血管收缩、痉挛,其中缺氧是肺动脉高压形成最重要的因素。

肺循环阻力增加时,右心发挥其代偿功能,以克服肺动脉压升高的阻力而发生右心室肥厚。肺动脉高压早期,右心室尚能代偿,舒张末期压仍正常。随着病情的进展,特别是急性加重期,肺动脉压持续升高,超过右心室的代偿能力,右心失代偿,右心排血量下降,右心室收缩末期残留血量增加,舒张末压增高,促使右心室扩大和右心室功能衰竭。

慢性肺心病除发现右心室改变外,也有少数可见左心室肥厚。由于缺氧、高碳酸血症、酸中毒、相对血流量增多等因素,使左心负荷加重。如病情进展,则可发生左心室肥厚,甚至导致左心衰竭。

(三)慢性肺源性心脏病的病因与诱因

1.病因

(1)支气管、肺疾病:以慢性阻塞性肺疾病(COPD)最为多见,占80%~90%,其次为支气管哮喘、支气管扩张、重症肺结核、肺尘埃沉着症、结节病、间质性肺炎、过敏性肺泡炎、嗜酸性肉芽肿、药物相关性肺疾病等。

(2)胸廓运动障碍性疾病:较少见,严重的脊椎后凸、侧凸、脊椎结核、类风湿关节炎、胸膜广泛粘连及胸廓成形术后造成的严重胸廓或脊椎畸形,以及神经肌肉疾病如脊髓灰质炎,均可引起胸廓活动受限、肺受压、支气管扭曲或变形,导致肺功能受损。气道引流不畅,肺部反复感染,并发肺气肿或纤维化。

(3)肺血管疾病:慢性血栓栓塞性肺动脉高压、肺小动脉炎、累及肺动脉的过敏性肉芽肿病,以及原因不明的原发性肺动脉高压,均可引起肺血管阻力增加、肺动脉高压和右心室负荷加重,发展成慢性肺心病。

(4)其他:原发性肺泡通气不足及先天性口咽畸形、睡眠呼吸暂停低通气综合征等均可产生低氧血症,引起肺血管收缩,导致肺动脉高压,发展成慢性肺心病。

2.诱因

呼吸道感染,各种变应原、有害气体、粉尘吸入等。

(四)临床表现

本病发展缓慢，临床上除原有肺、胸疾病的各种症状和体征外，主要是逐步出现肺、心力衰竭及其他器官损害的征象。按其功能的代偿期与失代偿期进行分述。

1.肺、心功能代偿期

(1)症状：咳嗽、咳痰、气促，活动后可有心悸、呼吸困难、乏力和劳动耐力下降。急性感染可使上述症状加重。少有胸痛或咯血。

(2)体征：可有不同程度的发绀和肺气肿体征。偶有干、湿啰音，心音遥远，P2＞A2，三尖瓣区可出现收缩期杂音或剑突下心脏搏动增强，提示有右心室肥厚。部分患者因肺气肿使胸膜腔内压升高，阻碍腔静脉回流，可有颈静脉充盈。此期肝界下移是膈下降所致。

2.肺、心功能失代偿期

(1)呼吸衰竭：①症状有呼吸困难加重，夜间为甚，常有头痛、失眠、食欲下降，但白天嗜睡，甚至出现表情淡漠、神志恍惚、谵妄等肺性脑病的表现；②体征有明显发绀，球结膜充血、水肿，严重时可有视网膜血管扩张、视盘水肿等颅内压升高的表现。腱反射减弱或消失，出现病理反射。因高碳酸血症可出现周围血管扩张的表现，如皮肤潮红、多汗。

(2)右心衰竭：①症状有气促更明显，心悸、食欲缺乏、腹胀、恶心等；②体征有发绀更明显，颈静脉曲张，心率增快，可出现心律失常，剑突下可闻及收缩期杂音，甚至出现舒张期杂音。肝大且有压痛，肝颈静脉回流征阳性，下肢水肿，重者可有腹水。少数患者可出现肺水肿及全心衰竭的体征。

3.并发症

(1)肺性脑病。

(2)酸碱失衡及电解质紊乱：可发生各种不同类型的酸碱失衡及电解质紊乱。

(3)心律失常：多表现为房性期前收缩及阵发性室上性心动过速，其中以紊乱性房性心动过速最具特征性。

(4)休克：慢性肺心病休克并不多见，一旦发生，预后不良。发生原因有严重感染、失血(多由上消化道出血所致)和严重心力衰竭或心律失常。

(5)弥散性血管内凝血(DIC)。

(五)辅助检查

1.X线检查

除肺、胸基础疾病及急性肺部感染的特征外，尚有肺动脉高压症，右心室增大征皆为诊断慢性肺心病的主要依据。个别患者心力衰竭控制后可见心影有所缩小。

2.心电图检查

主要表现有右心室肥大改变。

3.超声心动图检查

通过测定右心室流出道、右心室内径、右心室前壁的厚度、右心室内径比值、右肺动脉内径或肺动脉干及右心房增大等指标，可诊断慢性肺心病。

4.血气分析

慢性肺心病肺功能失代偿期可出现低氧血症或合并高碳酸症，当 PaO_2＜8.0 kPa(60 mmHg)、$PaCO_2$＞6.7 kPa(50 mmHg)时，表示有呼吸衰竭。

5.血液检查

红细胞及血红蛋白可升高。全血黏度及血浆黏度可增加,红细胞电泳时间常延长;合并感染时白细胞总数增高,中性粒细胞增加。部分患者血清学检查可有肾功能或肝功能改变;血清钾、钠、氯、钙、镁均可有变化。

6.其他检查

肺功能检查对早期或缓解期慢性肺心病患者有意义。痰细菌学检查对急性加重期慢性肺心病可以指导抗生素的选用。

(六)主要治疗原则

积极控制感染;通畅呼吸道,改善呼吸功能;纠正缺氧和二氧化碳潴留;控制呼吸和心力衰竭;以治肺为主,治心为辅;积极处理并发症。

(七)急性加重期的药物治疗

1.控制感染

参考痰菌培养及药物敏感试验选择抗生素。在还没有培养结果前,根据感染的环境及痰涂片革兰染色选用抗生素。社区获得性感染以革兰阳性菌占多数,医院感染则以革兰阴性菌为主,或选用二者兼顾的抗生素。常用的有青霉素类、氨基糖苷类、喹诺酮类及头孢菌素类抗感染药物,必须注意可能继发真菌感染。

2.控制心力衰竭

慢性肺心病心力衰竭的治疗与其他心脏病心力衰竭的治疗有其不同之处,因为慢性肺心病患者一般在积极控制感染、改善呼吸功能后心力衰竭便能得到改善,患者尿量增多,水肿消退,不需加用利尿剂。但对治疗无效的重症患者,可适当选用利尿剂、正性肌力药或扩血管药物。

(1)利尿剂:原则上宜选用作用轻的利尿剂,小剂量使用。利尿剂应用后可出现低钾、低氯性碱中毒,痰液黏稠不易排терь和血液浓缩,应注意预防。

(2)正性肌力药:慢性肺心病患者由于慢性缺氧及感染,对洋地黄类药物的耐受性很低,疗效较差,且易发生心律失常。正性肌力药的剂量宜小,一般约为常规剂量的1/2或2/3,同时选用作用快、排泄快的洋地黄类药物,用药前应注意纠正缺氧,防治低钾血症,以免发生药物毒性反应。

(3)血管扩张药:钙通道阻滞剂、一氧化氮(NO)、川芎嗪等有一定的降低肺动脉压效果。

3.控制心律失常

一般经过治疗慢性肺心病的感染、缺氧后,心律失常可自行消失。如果持续存在可根据心律失常的类型选用药物。

4.抗凝治疗

应用普通肝素或低分子肝素防止肺微小动脉原位血栓形成。

二、护理评估

(一)一般评估

(1)生命体征(T、P、R、BP):急性加重期合并肺部感染患者体温可升高;心率加快或有心律不齐;呼吸频率常达每分钟30~40次;脉压增大,或持续低血压提示患者可能并发休克、消化道出血或 DIC。

(2)评估患者神志,有无白天嗜睡,甚至出现表情淡漠、神志恍惚、谵妄等肺性脑病的表现。

（3）评估咳嗽、咳痰、呼吸困难、发绀等,观察痰的量及性状。

（4）评估患者的营养状况,皮肤和黏膜,查看水肿部位及程度。

（二）身体评估

1.视诊

面部颜色、口唇有无发绀、有无球结膜充血、水肿、皮肤潮红、多汗（二氧化碳潴留、高碳酸血症的体征）;颈静脉充盈情况:有无颈静脉曲张（右心衰竭的主要体征）。

2.触诊

（1）测量腹围:观察有无腹水征象;观察平卧时背部有无水肿出现（心源性水肿的特点先是出现在身体下垂部位）。

（2）肝脏肿大并有压痛,肝颈静脉回流征阳性。

（3）下肢有无凹陷性水肿情况（从踝内侧开始检查,逐渐向上）,根据每天下肢水肿的部位记录情况与患尿量情况做动态的综合分析,判断水肿是否减轻,心力衰竭治疗是否有效。

3.叩诊

心界有无扩大。

4.听诊

肺部常可闻及湿啰音和哮鸣音;心尖部第一心音减弱,肺动脉瓣第二心音亢进;剑突下可闻及收缩期杂音,甚至出现舒张期杂音（结合病例综合考虑）。

（三）心理-社会评估

患者在疾病治疗过程中的心理反应与需求,家庭及社会支持情况,引导患者正确配合疾病的治疗与护理。

（四）辅助检查结果评估

1.血气分析

$PaO_2<8.0$ kPa（60 mmHg）,$PaCO_2>6.7$ kPa（50 mmHg）时,提示有呼吸衰竭。根据血 pH 情况,有无酸碱失衡,判断是哪一类型的酸碱失衡。

2.血常规检查

红细胞及血红蛋白可升高,提示全血黏度及血浆黏度可增加;白细胞总数增高,中性粒细胞增加提示合并感染。

3.电解质

肺心病急性加重期由于呼吸衰竭、心力衰竭可引起各种电解质紊乱。应用利尿剂后,其中低血钾和失盐性低钠综合征最为多见,所以需要结合出入量与生化检查结果综合做动态的分析。

4.痰细菌学检查

痰细菌学检查可指导抗生素的选用。

（五）肺心病治疗常用药效果的评估

1.应用强心剂评估要点

用药前后要评估患者血氧分压情况、电解质情况。注意纠正缺氧,防治低钾血症,以免发生药物毒性反应。

2.应用利尿剂评估要点

（1）准确记录患者出入量（尤其是尿量/24 小时）,过度脱水引起血液浓缩、痰液黏稠不易排出等不良反应。

（2）血生化检查的结果：长期使用噻嗪类利尿剂有可能导致水、电解质紊乱，产生低钠、低氯和低钾血症。

三、主要护理诊断/问题

（一）气体交换受损
与肺血管阻力增高引起肺淤血、肺血管收缩导致肺血流量减少有关。

（二）清理呼吸道无效
与呼吸道感染、痰多黏稠有关。

（三）活动无耐力
与心肺功能减退有关。

（四）体液过多
与心排血量减少、肾血流灌注量减少有关。

（五）潜在并发症
肺性脑病。

四、护理措施

（一）急性期卧床休息
心肺衰竭时应绝对卧床休息，呼吸困难时取半坐卧位或高枕卧位；下肢水肿者应抬高下肢，恢复期适度活动，以能耐受为度。

（二）饮食
进食高热量、高蛋白、丰富维生素、易消化、无刺激的饮食，重者给予半流质或鼻饲饮食，水肿者，宜限制水和钠盐的摄入。

（三）给氧
持续低流量摄氧，使用呼吸机的患者按机械通气护理常规护理。

（四）保持呼吸道通畅
医护人员需指导和鼓励患者进行有效的咳嗽及排痰。

（五）严密观察生命体征、神志等病情变化
患者烦躁不安时，警惕呼吸衰竭，电解质紊乱，未建立人工气道者慎用镇静剂，以免诱发和加重肺性脑病。给予床栏，防坠床。

（六）水肿患者的护理
做好皮肤护理，预防皮肤完整性受损。

（七）心血管并发症护理
心力衰竭、呼吸衰竭、消化道出血者分别按其相应护理常规护理。

（八）给予心理疏导和支持
帮助患者克服多疑，敏感，依赖等心理。

（九）健康教育
1.疾病预防指导

由于慢性肺心病是各种原发肺胸疾病晚期的并发症，应对高危人群宣传教育，劝导戒烟，积极防治慢性阻塞性肺疾病等慢性支气管肺疾病，以降低发病率。指导腹式和缩唇式呼吸训练，改

善通气。

2.疾病知识指导

使患者和家属了解疾病发生、发展过程,减少反复发作的次数。积极防治原发病,避免和防治可能导致病情急性加重的诱因,坚持家庭氧疗等。加强饮食营养,以保证机体康复的需要。病情缓解期应根据肺、心功能及体力情况进行适当的体育锻炼,如散步、练气功、打太极拳、腹式呼吸、缩唇呼吸等,改善呼吸功能,提高机体免疫功能。

3.就诊指标

(1)体温升高。

(2)呼吸困难加重。

(3)咳嗽剧烈、咳痰不畅。

(4)尿量减少、水肿明显。

(5)患者神志淡漠、嗜睡、躁动、口唇发绀加重等。

五、护理效果评估

(1)患者神志清楚、情绪稳定。

(2)患者自觉症状好转(咳嗽、咳痰、呼吸困难减轻、发绀好转)。

(3)患者体温正常、心率由快变慢,血压平稳。

(4)患者尿量增加、体重减轻、水肿减轻。

(5)患者血气分析、血常规检查、电解质检查均恢复至缓解期水平。

（左芳蕾）

第五节　感染性心内膜炎

感染性心内膜炎为心脏内膜表面的微生物感染,伴赘生物形成。赘生物为大小不等、形状不一的血小板和纤维素团块,内含大量微生物和少量炎性细胞。瓣膜为最常受累部位,但感染也可发生在间隔缺损部位、腱索或心壁内膜。根据病程分为急性和亚急性:①急性感染性心内膜炎的特征为中毒症状明显;病程进展迅速,数天至数周引起瓣膜破坏;感染迁移多见;病原体主要为金黄色葡萄球菌;②亚急性感染性心内膜炎的特征为中毒症状轻;病程数周至数月;感染迁移少见;病原体以草绿色链球菌多见,其次为肠球菌。

感染性心内膜炎又可分为自体瓣膜、人工瓣膜和静脉药瘾者的心内膜炎。

一、自体瓣膜心内膜炎

(一)病因及发病机制

1.病因

链球菌和葡萄球菌分别占自体心内膜炎病原微生物的 65% 和 25%。急性自体瓣膜心内膜炎主要由金黄色葡萄球菌引起,少数由肺炎球菌、淋球菌、A 族链球菌和流感杆菌等所致。亚急性自体瓣膜心内膜炎最常见的致病菌是草绿色链球菌,其次为 D 族链球菌,表皮葡萄球菌,其他细菌较少见。

2.发病机制

(1)亚急性病例至少占 2/3,发病与下列因素有关。①血流动力学因素:亚急性者主要发生于器质性心脏病,首先为心脏瓣膜病,尤其是二尖瓣和主动脉瓣;其次为先天性心血管病,如室间隔缺损、动脉导管未闭、法洛四联症和主动脉瓣缩窄。赘生物常位于血流从高压腔经病变瓣口或先天缺损至低压腔产生高速射流和湍流的下游,可能与这些部位的压力下降和内膜灌注减少,有利于微生物沉积和生长有关。高速射流冲击心脏或大血管内膜处致局部损伤易于感染。②非细菌性血栓性心内膜炎病变:当心内膜的内皮受损暴露其下结缔组织的胶原纤维时,血小板在该处聚集,形成血小板微血栓和纤维蛋白沉着,成为结节样无菌性赘生物,称非细菌性血栓性心内膜病变,是细菌定居瓣膜表面的重要因素。③短暂性菌血症:各种感染或细菌寄居的皮肤黏膜的创伤常导致暂时性菌血症,循环中的细菌若定居在无菌性赘生物上,即可发生感染性心内膜炎。④细菌感染无菌赘生物:取决于发生菌血症的频度和循环中细菌的数量、细菌黏附于无菌性赘生物的能力。草绿色链球菌从口腔进入血流的机会频繁,黏附力强,因而成为亚急性感染性心内膜炎的最常见致病菌。

细菌定居后,迅速繁殖,促使血小板进一步聚集和纤维蛋白沉积,感染赘生物增大。当赘生物破裂时,细菌又被释放进入血流。

(2)急性自体瓣膜心内膜炎发病机制尚不清楚,主要累及正常心瓣膜,主动脉瓣常受累。病原菌来自皮肤、肌肉、骨骼或肺等部位的活动感染灶。循环中细菌量大,细菌毒力强,具有高度侵袭性和黏附于内膜的能力。

(二)临床表现

1.症状

从暂时的菌血症至出现症状的时间长短不一,多在 2 周以内。

(1)亚急性感染性心内膜炎起病隐匿,可有全身不适、乏力、食欲缺乏、面色苍白、体重减轻等非特异性症状,头痛、背痛和肌肉关节痛常见。发热是最常见的症状,多呈弛张热型,午后和夜间较高,伴寒战和盗汗。

(2)急性感染性心内膜炎以败血症为主要临床表现。起病急骤,进展迅速,患者出现高热、寒战、呼吸急促,伴有头痛、背痛、胸痛和四肢肌肉关节疼痛,突发心力衰竭者较为常见。

2.体征

(1)心脏杂音:80%～85%的患者可闻及心脏杂音,杂音性质的改变为本病特征性表现,急性者要比亚急性者更易出现杂音强度和性质的变化,可由基础心脏病和/或心内膜炎导致瓣膜损害所致,如赘生物的生长与破裂、脱落有关。腱索断裂或瓣叶穿孔是迅速出现新杂音的重要因素。

(2)周围体征:多为非特异性,近年来已不多见。①瘀点,可出现于任何部位,以锁骨以上皮肤、口腔黏膜和睑结膜常见;②指和趾甲下线状出血;③Osler 结节,为指和趾垫出现的豌豆大的红或紫色痛性结节,略高出皮肤,亚急性者较常见;④Roth 斑,为视网膜的卵圆性出血斑块,其中心呈白色,亚急性者多见;⑤Janeway 损害,是位于手掌或足底直径 1～4 mm 无压痛出血红斑,急性者常见。

(3)动脉栓塞:多见于病程后期,但约 1/3 的患者是首发症状。赘生物引起动脉栓塞占 20%～40%,栓塞可发生在机体的任何部位。脑、心脏、脾、肾、肠系膜、四肢和肺为临床常见的动脉栓塞部位。脑栓塞可出现神志和精神改变、视野缺损、失语、吞咽困难、瞳孔大小不对称、偏瘫、抽搐或昏迷等表现。肾栓塞常出现腰痛、血尿等,严重者可有肾功能不全。脾栓塞时,患者出现左上腹剧痛,呼吸或体位改变时加重。肺栓塞常发生突然胸痛、气急、发绀、咯血。

（4）其他:贫血,较常见,主要由于感染导致骨髓抑制而引起,多为轻、中度,晚期患者可重度贫血。15%～50%病程超过6周的患者可有脾大;部分患者可见杵状指(趾)。

(三)并发症

（1）心脏并发症:心力衰竭为最常见并发症,其次为心肌炎。

（2）动脉栓塞和血管损害多见于病程后期,急性较亚急性者多见,部分患者中也可为首发症状。①脑:约1/3患者有神经系统受累,表现为脑栓塞、脑细菌性动脉瘤、脑出血(细菌性动脉瘤破裂引起)和弥漫性脑膜炎。患者出现神志和精神改变、失语、视野缺损、轻偏瘫、抽搐或昏迷等表现。②肾:大多数患者有肾脏损害,包括肾动脉栓塞和肾梗死、肾小球肾炎和肾脓肿。迁移性脓肿多见于急性患者。肾栓塞常出现血尿、腰痛等,严重者可有肾功能不全。③脾:发生脾栓塞,患者出现左上腹剧痛,呼吸或体位改变时加重。④肺:肺栓塞常出现突然胸闷、气急、胸痛、发绀、咯血等。⑤动脉:肠系膜动脉损害可出现急腹症症状;肢体动脉损害出现受累肢体变白或发绀、发冷、疼痛、跛行,甚至动脉搏动消失。⑥其他:可有细菌性动脉瘤,引起细菌性动脉瘤占3%～5%。迁移性脓肿多见于急性期患者。

二、人工瓣膜心内膜炎

发生于人工瓣膜置换术后60天以内者为早期人工瓣膜心内膜炎,60天以后发生者为晚期人工瓣膜心内膜炎。早期者常为急性暴发性起病,约1/2的致病菌为葡萄球菌,表皮葡萄球菌多于金黄色葡萄球菌;其次为革兰阴性杆菌和真菌。晚期者以亚急性表现常见,致病菌以链球菌最常见,其次为葡萄球菌。除赘生物形成外,常致人工瓣膜部分破裂、瓣周漏、瓣环周围组织和心肌脓肿,最常累及主动脉瓣。术后发热、出现心杂音、脾大或周围栓塞征,血培养同一种细菌阳性结果至少2次,可诊断本病。预后不良,难以治愈。

三、静脉药瘾者心内膜炎

静脉药瘾者心内膜炎多见于年轻男性。致病菌最常来源于皮肤,药物污染所致者较少见,金黄色葡萄球菌为主要致病菌,其次为链球菌、革兰阴性杆菌和真菌。大多累及正常心瓣膜,三尖瓣受累占50%以上,其次为主动脉瓣和二尖瓣。急性发病者多见,常伴有迁移性感染灶。亚急性表现多见于有感染性心内膜炎史者。年轻伴右心金黄色葡萄球菌感染者病死率在5%以下,而左心革兰阴性杆菌和真菌感染者预后不良。

四、护理

(一)护理目标

患者体温恢复正常,心功能改善,活动耐力增加;营养改善,抵抗力增强;焦虑减轻,未发生并发症或发生后被及时控制。

(二)护理措施

1.一般护理

（1）休息与活动:急性感染性心内膜炎患者应卧床休息,限制活动,保持环境安静,空气新鲜,减少探视。亚急性者,可适当活动,但应避免剧烈运动及情绪激动。

(2)饮食:给予清淡、高热量、高蛋白、高维生素、低胆固醇、易消化的半流质或软食,补充营养和水分。有心力衰竭者,适当限制钠盐的摄入。注意变换饮食口味,鼓励患者多饮水,做好口腔护理,以增进食欲。

2.病情观察

(1)观察体温及皮肤黏膜变化:每 4～6 小时测量体温 1 次,准确绘制体温曲线,以反映体温动态变化,判断病情进展及治疗效果。评估患者有无皮肤瘀点、指(趾)甲下线状出血、Osler 结节等皮肤黏膜病损。

(2)栓塞的观察:注意观察脑、肾、肺、脾和肢体动脉等栓塞的表现,脑栓塞出现神志和精神改变、失语、偏瘫或抽搐等;肾栓塞出现腰痛、血尿等;肺栓塞发生突然胸痛、呼吸困难、发绀和咯血等;脾栓塞出现左上腹剧痛;肢体动脉栓塞表现为肢体变白或发绀、皮肤温度降低、动脉搏动减弱或消失等。有变化及时报告医师并协助处理。

3.发热护理

高热患者应卧床休息,注意病室的温度和湿度适宜。给予冰袋物理降温或温水擦浴等,准确记录体温变化。出汗较多时可在衣服和皮肤之间垫上柔软毛巾,便于潮湿后及时更换,增强舒适感,并防止因频繁更衣而导致患者受凉。保证被服干燥清洁,以增加舒适感。

4.用药护理

抗微生物药物治疗是最重要的治疗措施。遵医嘱给予抗生素治疗,观察用药效果。坚持大剂量全疗程长时间的抗生素治疗,严格按照时间点用药,以确保维持有效的血药浓度。注意保护静脉,可使用静脉留置针,避免多次穿刺而增加患者的痛苦。注意观察药物的不良反应。

5.正确采集血培养标本

告诉患者暂时停用抗生素和反复多次采血培养的必要性,以取得患者的理解与配合。本病的菌血症为持续性,无须在体温升高时采血。每次采血量 10～20 mL 作需氧和厌氧菌培养,至少应培养 3 周。

(1)未经治疗的亚急性患者,应在第一天每间隔 1 小时采血 1 次,共 3 次。如次日未见细菌生长,重复采血 3 次后,开始抗生素治疗。

(2)用过抗生素者,停药 2 天后采血。

(3)急性患者应在入院后立即安排采血,在 3 小时内每隔 1 小时采血 1 次,共取 3 次血标本后,按医嘱开始治疗。

6.心理护理

由于发热、感染不易控制,疗程长,甚至出现并发症,患者常出现情绪低落、恐惧心理,应加强与患者的沟通,耐心解释治疗目的与意义,安慰、鼓励患者,给予心理支持,使其积极配合治疗。

7.健康指导

告诉患者及家属有关本病的知识,坚持足够疗程的抗生素治疗的重要意义。患者在施行口腔手术、泌尿、生殖和消化道的侵入性检查或外科手术治疗前应预防性使用抗生素。嘱患者注意防寒保暖,保持口腔和皮肤清洁,少去公共场所,减少病原体入侵的机会。教会患者自我监测体温变化、有无栓塞表现,定期门诊随访。教育家属应给予患者以生活照顾,精神支持,鼓励患者积极治疗。

（三）护理评价

通过治疗和护理患者体温基本恢复正常，心功能得到改善，提高了活动耐力；营养状况改善，抵抗力增强；焦虑减轻，未发生并发症或发生后得到及时控制。

（左芳蕾）

第六节　病毒性心肌炎

病毒性心肌炎是指由嗜心肌性病毒感染所致，以非特异性间质性心肌炎为主要病变的疾病，可呈局限性或弥漫性改变。

一、病因和发病机制

确切的发病机制尚不清楚，可能与病毒感染和自身免疫反应有关。最常见的病毒是柯萨奇B组2～5型和A组9型病毒，其次是埃可病毒、腺病毒、流感病毒等。

二、临床表现

半数以上患者在发病前1～3周有病毒感染的临床表现，如发热、头痛、全身倦怠感等上呼吸道感染症状，或有恶心、呕吐、腹痛、腹泻等消化道症状。然后出现心血管系统症状，如心悸、气短、胸闷、胸痛等。重症患者可出现心力衰竭、休克、晕厥、阿-斯综合征、猝死等。

三、辅助检查

（一）实验室检查

（1）血常规：白细胞计数轻度升高，血沉加快。

（2）血清心肌损伤标志物：急性期肌酸激酶（CK）、肌酸激酶同工酶（CK-MB）、心肌肌钙蛋白T（cTnT），心肌肌钙蛋白I（cTnI），天门冬酸氨基转移酶（AST）等增高。其中cTnT、cTnI的敏感性及特异性最强，并且检测时间窗也最宽（可达2周）。

（3）血清病毒中和抗体及血凝抑制抗体升高，>4倍或1次>1∶640即为阳性标准。

（4）从患者咽部、粪便、血液标本中可做病毒分离。

（二）心电图检查

各种类型的心律失常、非特异性的ST-T改变。

（三）X线检查

正常或不同程度心脏扩大、心搏动减弱，心力衰竭时有肺淤血、肺水肿征。

（四）超声心动图检查

心脏扩大，室壁运动减弱，若伴有心包炎，可见心包积液征、心收缩功能降低。

四、治疗要点

病毒性心肌炎无特效治疗，治疗目的在于减轻心脏负荷，控制心律失常和防治心力衰竭。

(一)休息

休息是治疗急性病毒性心肌炎最重要的措施,急性期应卧床休息,尤其是心脏扩大或心力衰竭者,至少应休息 3 个月,待心界恢复正常或不再缩小,体温正常方可活动。

(二)改善心肌代谢,促进心肌恢复治疗

(1)静脉滴注维生素 C 5~10 g+5% 葡萄糖 500~1 000 mL,每天 1 次,2 周为 1 个疗程。

(2)极化液(ATP、辅酶 A、维生素 C)静脉滴注,加强心肌营养。

(3)辅酶 Q_{10} 每次 10 mg,每天 3 次,口服;曲美他嗪每次 20 mg,每天 3 次,口服。

(三)抗病毒治疗

干扰素(10~30)×10^5 U,每天 1 次肌内注射,2 周为 1 个疗程;黄芪注射液可能有抗病毒、调节免疫功能,可口服或静脉滴注。

(四)抗生素应用

治疗初期应常规应用青霉素(40~80)×10^5 U/d 或克林霉素 1.2 g/d,静脉滴注 1 周。

(五)并发症治疗

并发心力衰竭、心律失常者按相应常规治疗。但在急性心肌炎时洋地黄制剂用量宜偏小,因此时易引起洋地黄中毒。

(六)激素应用

病程早期不主张应用糖皮质激素,但在重症病例,如伴难治性心力衰竭或三度房室传导阻滞者可少量、短期内试用。

病毒性心肌炎大多数预后良好,重症者死于心力衰竭,严重心律失常;少数患者转为慢性,或发展为扩张型心肌病。

五、护理措施

(一)病情观察

监测患者脉搏、心律的变化情况,及时发现患者是否发生心力衰竭、严重心律失常等危重情况。

(二)充分休息

对病毒性心肌炎患者来说,休息是减轻心脏负荷的最好方法。症状明显、血清心肌酶增高或出现严重心律失常的患者应卧床 3 个月以上,心脏增大者最好卧床半年至 1 年,待症状、体征、心脏大小、心电图恢复正常后,逐渐增加活动量。

(三)饮食

给予高热量、高蛋白、高维生素、丰富矿物质饮食,增加营养,满足机体消耗并促进心肌细胞恢复。

(四)心理支持

病毒性心肌炎患者中青壮年占一定比例,且在疾病急性期心悸等症状明显,影响患者的日常生活和工作,使患者产生焦急、烦躁等情绪。故应向患者讲明本病的演变过程及预后,使患者安心休养。

(韩秀霞)

第七节　心　绞　痛

一、稳定型心绞痛

(一)概念和特点

稳定型心绞痛也称劳力性心绞痛,是在冠状动脉固定性严重狭窄基础上,由于心肌负荷的增加引起心肌急剧的、暂时的缺血缺氧的临床综合征。其特点为阵发性的前胸压榨性疼痛或憋闷感觉,主要位于胸骨后部,可放射至心前区和左上肢尺侧,常发生于劳力负荷增加时,持续数分钟,休息或用硝酸酯制剂后疼痛消失。疼痛发作的程度、频度、性质及诱发因素在数周至数月内无明显变化。

(二)相关病理生理

患者在心绞痛发作之前,常有血压增高、心律增快、肺动脉压和肺毛细血管压增高的变化,反映心脏和肺的顺应性减低。发作时可有左心室收缩力和收缩速度降低、射血速度减慢、左心室收缩压下降、心搏量和心排血量降低、左心室舒张末期压和血容量增加等左心室收缩和舒张功能障碍的病理生理变化。左心室壁可呈收缩不协调或部分心室壁有收缩减弱的现象。

(三)主要病因及诱因

本病的基本病因是冠脉粥样硬化。正常情况下,冠脉循环血流量具有很大的储备力量,其血流量可随身体的生理情况有显著的变化,休息时无症状。当劳累、激动、心力衰竭等使心脏负荷增加,心肌耗氧量增加时,对血液的需求增加,而冠脉的供血已不能相应增加,即可引起心绞痛。

(四)临床表现

1.症状

心绞痛以发作性胸痛为主要临床表现,典型疼痛的特点如下。

(1)部位:主要在胸骨体中、上段之后,可波及心前区,界限不很清楚。常放射至左肩、左臂尺侧达无名指和小指,偶有至颈、咽或下颌部。

(2)性质:胸痛常有压迫、憋闷或紧缩感,也可有烧灼感,偶尔伴有濒死感。

(3)持续时间:疼痛出现后常逐步加重,持续3分钟,休息或含服硝酸甘油可迅速缓解,很少超过半小时。可数天或数周发作1次,也可1天内发作数次。

2.体征

心绞痛发作时,患者面色苍白、出冷汗、心率增快、血压升高、表情焦虑。心尖部听诊有时出现"奔马律",可有暂时性心尖部收缩期杂音,是乳头肌缺血以致功能失调引起二尖瓣关闭不全所致。

3.诱因

发作常由体力劳动、情绪激动、饱餐、寒冷、吸烟、心动过速、休克等所致。

(五)辅助检查

1.心电图

(1)静息时心电图:约有半数患者在正常范围,也可有陈旧性心肌梗死的改变或非特异性ST

段和 T 波异常。有时出现心律失常。

（2）心绞痛发作时心电图：绝大多数患者可出现暂时性心肌缺血引起的 ST 段压低（≥0.1 mV），有时出现 T 波倒置，在平时有 T 波持续倒置的患者，发作时可变为直立（假性正常化）。

（3）心电图负荷试验：运动负荷试验及 24 小时动态心电图，可显著提高缺血性心电图的检出率。

2.X 线检查

心脏检查可无异常，若已伴发缺血性心肌病可见心影增大、肺充血等。

3.放射性核素

利用放射性铊心肌显像所示灌注缺损，提示心肌供血不足或血供消失，对心肌缺血诊断较有价值。

4.超声心动图检查

多数稳定型心绞痛患者静息时超声心动图检查无异常，有陈旧性心肌梗死者或严重心肌缺血者二维超声心动图可探测到坏死区或缺血区心室壁的运动异常，运动或药物负荷超声心动图检查可以评价心肌灌注和存活性。

5.冠状动脉造影

选择性冠状动脉造影可使左、右冠状动脉及主要分支得到清楚的显影，具有确诊价值。

（六）治疗原则

治疗原则是改善冠脉血供和降低心肌耗氧量以改善患者症状，提高生活质量，同时治疗冠脉粥样硬化，预防心肌梗死和死亡，以延长生存期。

1.发作时的治疗

（1）休息：发作时立即休息，一般患者停止活动后症状即可消失。

（2）药物治疗：宜选用作用快的硝酸酯制剂，这类药物除可扩张冠脉增加冠脉血流量外，还可扩张外周血管，减轻心脏负荷，从而缓解心绞痛。如硝酸甘油 0.3～0.6 mg 或硝酸异山梨酯 3～10 mg 舌下含化。

2.缓解期的治疗

缓解期一般不需卧床休息，应避免各种已知的诱因。

（1）药物治疗：以改善预后的药物和减轻症状、改善缺血的药物为主，如阿司匹林、氯吡格雷、β 受体阻滞剂、他汀类药物、血管紧张素转换酶抑制剂、硝酸酯制剂，其他如代谢性药物、中医中药。

（2）非药物治疗：包括运动锻炼疗法、血管重建治疗、增强型体外反搏等。

二、不稳定型心绞痛

（一）概念和特点

目前已趋向将典型的稳定型劳力性心绞痛以外的缺血性胸痛统称为不稳定型心绞痛。不稳定型心绞痛根据临床表现可分为静息型心绞痛、初发型心绞痛、恶化型心绞痛 3 种类型。

（二）相关病理生理

与稳定型心绞痛的差别主要在于冠脉内不稳定的粥样斑块继发的病理改变，使局部的心肌血流量明显下降，如斑块内出血、斑块纤维帽出现裂隙、表面有血小板聚集和/或刺激冠脉痉挛，导致缺血性心绞痛，虽然也可因劳力负荷诱发，但劳力负荷终止后胸痛并不能缓解。

(三)主要病因及诱因

少部分不稳定型心绞痛患者心绞痛发作有明显的诱因。

1.增加心肌氧耗

感染、甲状腺功能亢进症或心律失常。

2.冠脉血流减少

低血压。

3.血液携氧能力下降

贫血和低氧血症。

(四)临床表现

1.症状

不稳定型心绞痛患者胸部不适的性质与典型的稳定型心绞痛相似,通常程度更重,持续时间更长,可达数十分钟,胸痛在休息时也可发生。

2.体征

体检可发现一过性第三心音或第四心音,以及由于二尖瓣反流引起的一过性收缩期杂音,这些非特异性体征也可出现在稳定型心绞痛和心肌梗死患者,但详细的体格检查可发现潜在的加重心肌缺血的因素,并成为判断预后非常重要的依据。

(五)辅助检查

1.心电图检查

(1)大多数患者胸痛发作时有一过性 ST 段(抬高或压低)和 T 波(低平或倒置)改变,其中 ST 段的动态改变($\geqslant 0.1$ mV 的抬高或压低)是严重冠脉疾病的表现,可能会发生急性心肌梗死或猝死。

(2)连续心电监护:连续 24 小时心电监测发现,85%~90%的心肌缺血,可不伴有心绞痛症状。

2.冠脉造影剂其他侵入性检查

在长期稳定型心绞痛基础上出现的不稳定型心绞痛患者,常有多支冠脉病变,而新发作静息心绞痛患者,可能只有单支冠脉病变。在所有的不稳定型心绞痛患者中,3 支血管病变占 40%,2 支血管病变占 20%,左冠脉主干病变约占 20%,单支血管病变约占 10%,没有明显血管狭窄者占 10%。

3.心脏标志物检查

心脏肌钙蛋白(cTn)T 及心肌蛋白 I 较传统的肌酸激酶(CK)和肌酸激酶同工酶(CK-MB)更为敏感、更可靠。

4.其他检查

胸部 X 线、心脏超声和放射性核素检查的结果与稳定型心绞痛患者的结果相似,但阳性发现率会更高。

(六)治疗原则

不稳定型心绞痛是严重、具有潜在危险的疾病,病情发展难以预料,应使患者处于监控之下,疼痛发作频繁或持续不缓解及高危组的患者应立即住院。其治疗包括抗缺血治疗、抗血栓治疗和根据危险度分层进行优化治疗。

1.一般治疗

发作时立即卧床休息,床边 24 小时心电监护,严密观察血压、脉搏、呼吸、心率、心律变化,有呼吸困难、发绀者应给氧吸入,维持血氧饱和度达到 95％。如有必要,重测心肌坏死标志物。

2.止痛

烦躁不安、疼痛剧烈者,可考虑应用镇静剂如吗啡 5～10 mg 皮下注射;硝酸甘油或硝酸异山梨酯持续静脉滴注或微量泵输注,以 10 μg/min 开始,每 3～5 分钟增加 10 μg/min,直至症状缓解或出现血压下降。

3.抗凝(栓)

抗血小板聚集和抗凝治疗是不稳定型心绞痛治疗至关重要的措施,应尽早应用阿司匹林、氯吡格雷和肝素或低分子肝素,以有效防止血栓形成,阻止病情进展为心肌梗死。

4.其他

对于个别病情极严重患者,保守治疗效果不佳,心绞痛发作时 ST 段≥0.1 mV,持续时间＞20 分钟,或血肌钙蛋白升高者,在有条件的医院可行急诊冠脉造影,考虑经皮冠脉成形术。

三、护理评估

(一)一般评估

(1)患者有无面色苍白、出冷汗、心率加快、血压升高。

(2)患者主诉有无心绞痛发作症状。

(二)身体评估

(1)有无表情焦虑、皮肤湿冷、出冷汗。

(2)有无心律增快、血压升高。

(3)心尖区听诊是否闻及收缩期杂音,或听到第三心音或第四心音。

(三)心理-社会评估

患者能否控制情绪,避免激动或愤怒,以减少心肌耗氧量;家属能否做到给予患者安慰及细心的照顾,并督促定期复查。

(四)辅助检查结果的评估

(1)心电图有无 ST 段及 T 波异常改变。

(2)24 小时连续心电监测有无心肌缺血的改变。

(3)冠脉造影检查结果有无显示单支或多支病变。

(4)心脏标志物肌钙蛋白(cTn)T 的峰值是否超过正常对照值的百分位数。

(五)常用药物治疗效果的评估

1.硝酸酯类药物

心绞痛发作时,能及时舌下含化,迅速缓解疼痛。

2.他汀类药物

长期服用可以维持 LDL-C 的目标值＜70 mg/dL,且不出现肝酶和肌酶升高等不良反应。

四、主要护理诊断/问题

(一)胸痛

与心肌缺血、缺氧有关。

(二)活动无耐力

与心肌氧的供需失调有关。

(三)知识缺乏

缺乏控制诱发因素及预防心绞痛发作的知识。

(四)潜在并发症

心肌梗死。

五、护理措施

(一)休息与活动

1.适量运动

应以有氧运动为主,运动的强度和时间因病情和个体差异而不同,必要时在监测下进行。

2.心绞痛发作时

立即停止活动,就地休息。不稳定型心绞痛患者,应卧床休息,并密切观察。

(二)用药的指导

1.心绞痛发作时

立即舌下含化硝酸甘油,用药后注意观察患者胸痛变化情况,如3分钟后仍不缓解,隔3分钟后可重复使用。对于心绞痛发作频繁者,静脉滴注硝酸甘油时,患者及家属不要擅自调整滴速,以防低血压发生。部分患者用药后出现面部潮红、头部胀痛、头晕、心动过速、心悸等不适,应告知患者是药物的扩血管作用所致,不必有顾虑。

2.应用他汀类药物时

应严密监测转氨酶及肌酸激酶等生化指标,及时发现药物可能引起的肝脏损害。采用强化降脂治疗时,应注意监测药物的安全性。

(三)心理护理

安慰患者,消除紧张、不安情绪,改变急躁易怒性格,保持心理平衡。告知患者及家属过劳、情绪激动、饱餐、用力排便、寒冷刺激等都是心绞痛发作的诱因,应注意避免。

(四)健康教育

1.疾病知识指导

(1)合理膳食:宜摄入低热量、低脂、低胆固醇、低盐饮食,多食蔬菜、水果和粗纤维食物如芹菜、糙米等,避免暴饮暴食,应少食多餐。

(2)戒烟、限酒。

(3)适量运动:应以有氧运动为主,运动的强度和时间因病情和个体差异而不同,必要时在监测下进行。

(4)心理调适:保持心理平衡,可采取放松技术或与他人交流的方式缓解压力,避免心绞痛发作的诱因。

2.用药指导

指导患者出院后遵医嘱用药,不擅自增减药量,自我检测药物的不良反应。外出时随身携带硝酸甘油以备急用。硝酸甘油遇光易分解,应放在棕色瓶内存放于干燥处,以免潮解失效。药瓶开封后每6个月更换1次,以确保疗效。

3.病情检测指导

教会患者及家属心绞痛发作时的缓解方法,胸痛发作时应立即停止活动或舌下含服硝酸甘油。如连续含服3次仍不缓解,或心绞痛发作比以往频繁、程度加重、疼痛时间延长,应及时就医,警惕心肌梗死的发生。不典型心绞痛发作时,可能表现为牙痛、肩周炎、上腹痛等,为防治误诊,应尽快到医院做相关检查。

4.及时就诊的指标

(1)心绞痛发作时,舌下含化硝酸酯类药物无效或重复用药仍未缓解。

(2)心绞痛发作比以往频繁、程度加重、疼痛时间延长。

六、护理效果评估

(1)患者能坚持长期遵医嘱用药物治疗。

(2)心绞痛发作时,能立即停止活动,并舌下含服硝酸甘油。

(3)能预防和控制缺血症状,减低心肌梗死的发生。

(4)能戒烟、控制饮食和糖尿病治疗。

(5)能坚持定期门诊复查。

(侯树贞)

第八节 心 律 失 常

一、疾病概述

(一)概念和特点

心律失常是指心脏冲动频率、节律、起源部位、传导速度或激动次序的异常。按其发生原理可分为冲动形成异常和冲动传导异常两大类。按照心律失常发生时心率的快慢,可分为快速性与缓慢性心律失常两大类。

心律失常可发生在没有明确心脏病或其他原因的患者。心律失常的后果取决于其对血流动力学的影响,可从心律失常对心、脑、肾灌注的影响来判断。轻者患者可无症状,一般表现为心悸,但也可出现心绞痛、气短、晕厥等症状。心律失常持续时间不一,有时仅持续数秒、数分,有时可持续数天以上,如慢性心房颤动。

(二)相关病理生理

正常生理状态下,促成心搏的冲动起源于窦房结,并以一定的顺序传导于心房与心室,使心脏在一定频率范围内发生有规律的搏动。如果心脏内冲动的形成异常和/或传导异常,使整个心脏或其一部分的活动变为过快、过慢或不规则,或者各部分活动的程序发生紊乱,即形成心律失常。心律失常有多种不同的发生机制,如折返、自律性改变、触发活动和平行收缩等。然而,由于条件限制,目前能直接对人在体内心脏研究的仅限于折返机制,临床检查尚不能判断大多数心律失常的电生理机制。产生心律失常的电生理机制主要包括冲动发生异常、冲动传导异常及触发活动。

(三)主要病因与诱因

1.器质性心脏病

心律失常可见于各种器质性心脏病,其中以冠心病、心肌病、心肌炎和风湿性心脏病为多见,尤其在发生心力衰竭或急性心肌梗死时。

2.非心源性疾病

几乎其他系统疾病均可引发心律失常,常见的有内分泌失调、麻醉、低温、胸腔或心脏手术、中枢神经系统疾病及自主神经功能失调等。

3.酸碱失衡和电解质紊乱

各种酸碱代谢紊乱、钾代谢紊乱可使传导系统或心肌细胞的兴奋性、传导性异常而引起心律失常。

4.理化因素和中毒

电击可直接引起心律失常甚至死亡,中暑、低温也可导致心律失常。某些药物可引起心律失常,其机制各不相同,洋地黄、奎尼丁、氨茶碱等直接作用于心肌,洋地黄、夹竹桃、蟾蜍等通过兴奋迷走神经,拟肾上腺素药、三环类抗抑郁药等通过兴奋交感神经,可溶性钡盐、棉酚、排钾性利尿剂等引起低钾血症,窒息性毒物则引起缺氧诱发心律失常。

5.其他

发生在健康者的心律失常也不少见,部分病因不明。

(四)临床表现

心律失常的诊断大多数要靠心电图,但相当一部分患者可根据病史和体征作出初步诊断。详细询问发作时的心率快慢,节律是否规整,发作起止与持续时间,发作时是否伴有低血压、昏厥、心绞痛或心力衰竭等表现及既往发作的诱因、频率和治疗经过,有助于心律失常的诊断,同时要对患者全身情况、既往治疗情况等进行全面的了解。

(五)辅助检查

1.心电图检查

心电图检查是诊断心律失常最重要的一项无创性检查技术。应记录 12 导联心电图,并记录清楚显示 P 波导联的心电图长条以备分析,通常选择 V_1 导联或 Ⅱ 导联。必要时采用动态心电图,连续记录患者 24 小时的心电图。

2.运动试验

患者在运动时出现心悸,可做运动试验协助诊断。运动试验诊断心律失常的敏感性不如动态心电图。

3.食管心电图检查

解剖上左心房后壁毗邻食管,因此,插入食管电极导管并置于心房水平时,能记录到清晰的心房电位,并能进行心房快速起搏或程序电刺激。

4.心腔内电生理检查

心腔内电生理检查是将几根多电极导管经静脉和/或动脉插入,放置在心腔内的不同部位辅以 8~12 通道以上多导生理仪,同步记录各部位电活动,包括右心房、右心室、希氏束、冠状静脉窦(反映左心房、左心室电活动)。其适应证包括以下几种。①窦房结功能测定;②房室与室内传导阻滞;③心动过速;④不明原因晕厥。

5.三维心脏电生理标测及导航系统

三维心脏电生理标测及导航系统(三维标测系统)是近年来出现的新的标测技术,能够减少 X 线曝光时间,提高消融成功率,加深对心律失常机制的理解。

（六）窦性心律失常治疗原则

（1）若患者无心动过缓有关的症状，不必治疗，仅定期随诊观察。对于有症状的病窦综合征患者，应接受起搏器治疗。

（2）心动过缓-心动过速综合征患者发作心动过速，单独应用抗心律失常药物治疗可能加重心动过缓。应用起搏治疗后，患者仍有心动过速发作，可同时应用抗心律失常药物。

（七）房性心律失常治疗原则

1.房性期前收缩

房性期前收缩无须治疗。当有明显症状或因房性期前收缩触发室上性心动过速时，应给予治疗。治疗药物包括普罗帕酮、莫雷西嗪或β受体阻滞剂。

2.房性心动过速

（1）积极寻找病因，针对病因治疗。

（2）抗凝治疗。

（3）控制心室率。

（4）转复窦性心律。

3.心房扑动

（1）药物治疗：减慢心室率的药物包括β受体阻滞剂、钙通道阻滞剂（维拉帕米、地尔硫䓬）或洋地黄制剂（地高辛、毛花苷C）。转复心房扑动的药物包括ⅠA（如奎尼丁）或ⅠC（如普罗帕酮）类抗心律失常药，如心房扑动患者合并冠心病、充血性心力衰竭等时，不用ⅠA或ⅠC类药物，应选用胺碘酮。

（2）非药物治疗：直流电复律是终止心房扑动最有效的方法。其次食管调搏也是转复心房扑动的有效方法。射频消融可根治心房扑动。

（3）抗凝治疗：持续性心房扑动的患者，发生血栓栓塞的风险明显增高，应给予抗凝治疗。

4.心房颤动

应积极寻找心房颤动的原发病和诱发因素，进行相应处理。

治疗包括以下几种：①抗凝治疗；②转复并维持窦性心律；③控制心室率。

（八）房室交界区性心律失常治疗原则

1.房室交界区性期前收缩

通常无须治疗。

2.房室交界区性逸搏与心律

一般无须治疗，必要时可起搏治疗。

3.非阵发性房室交界区性心动过速

主要针对病因治疗。洋地黄中毒引起者可停用洋地黄，可给予钾盐、利多卡因或β受体阻滞剂治疗。

4.与房室交界区相关的折返性心动过速

急性发作期应根据患者的基础心脏状况，既往发作的情况及对心动过速的耐受程度做出适当处理。

主要药物治疗如下述。①腺苷与钙通道阻滞剂：为首选。起效迅速，不良反应为胸部压迫感、呼吸困难、面部潮红、窦性心动过缓、房室传导阻滞等。②洋地黄与β受体阻滞剂：静脉注射洋地黄可终止发作。对伴有心功能不全患者仍作为首选。β受体阻滞剂也能有效终止心动过速,选用短效β受体阻滞剂较合适如艾司洛尔。③普罗帕酮1～2 mg/kg 静脉注射。④其他:食管心房调搏术、直流电复率等。

预防复发:是否需要给予患者长期药物预防,取决于发作的频繁程度及发作的严重性。药物的选择可依据临床经验或心内电生理试验结果。

5.预激综合征

对于无心动过速发作或偶有发作但症状轻微的预激综合征患者的治疗,目前仍存有争议。如心动过速发作频繁伴有明显症状,应给予治疗。治疗方法包括药物和导管消融。

(九)室性心律失常治疗原则

1.室性期前收缩

首先应对患者室性期前收缩的类型、症状及其原有心脏病变做全面的了解;然后,根据不同的临床状况决定是否给予治疗,采取何种方法治疗及确定治疗的终点。

2.室性心动过速

一般遵循的原则:有器质性心脏病或有明确诱因应首先给予针对性治疗;无器质性心脏病患者发生非持续性短暂室速,如无症状或无血流动力学影响,处理的原则与室性期前收缩相同;持续性室性发作,无论有无器质性心脏病,应给予治疗。

3.心室扑动与颤动

快速识别心搏骤停、高声呼救、进行心肺复苏,包括胸外按压、开放气道、人工呼吸、除颤、气管插管、吸氧、药物治疗等。

(十)心脏传导阻滞治疗原则

1.房室传导阻滞

应针对不同病因进行治疗。一度与二度Ⅰ型房室阻滞心室率不太慢者,无须特殊治疗。二度Ⅱ型与三度房室阻滞如心室率显著缓慢,伴有明显症状或血流动力学障碍,甚至 Adams-Strokes 综合征发作者,应给予起搏治疗。

2.室内传导阻滞

慢性单侧束支阻滞的患者如无症状,无须接受治疗。双分支与不完全性三分支阻滞有可能进展为完全性房室传导阻滞,但是否一定发生及何时发生均难以预料,不必常规预防性起搏器治疗。急性前壁心肌梗死发生双分支、三分支阻滞或慢性双分支、三分支阻滞,伴有晕厥或阿斯综合征发作者,则应及早考虑心脏起搏器治疗。

二、护理评估

(一)一般评估

心律失常患者的生命体征,发作间歇期无异常表现。发作期则出现心悸、气短、不敢活动,心电图显示心率过快、过慢、不规则或暂时消失而形成窦性停搏。

(二)身体评估

发作时体格检查应着重于判断心律失常的性质及心律失常对血流动力学状态的影响。听诊心音了解心室搏动率的快、慢和规则与否,结合颈静脉搏动所反映的心房活动情况,有助于作出心律失常的初步鉴别诊断。缓慢(<60 次/分)而规则的心率为窦性心动过缓,快速(>100 次/分)而规则的心率常为窦性心动过速。窦性心动过速较少超过 160 次/分,心房扑动伴 2∶1 房室传导时心室率常固定在 150 次/分左右。不规则的心律中以期前收缩为最常见,快而不规则者以心房颤动或心房扑动、房速伴不规则房室传导阻滞为多。心律规则而第一心音强弱不等（大炮音），尤其是伴颈静脉搏动间断不规则增强（大炮波），提示房室分离，多见于完全性或室速。

（三）心理-社会评估

心律失常患者常有焦虑、恐惧等负性情绪，护理人员应做好以下几点：①帮助患者认识到自己的情绪反应，承认自己的感觉，指导患者使用放松术。②安慰患者，告诉患者较轻的心律失常通常不会威胁生命。有条件时安排单人房间，避免与其他焦虑患者接触。③经常巡视病房，了解患者的需要，帮助其解决问题，如主动给患者介绍环境，耐心解答有关疾病的问题等。

（四）辅助检查结果的评估

1.心电图（ECG）检查

心律失常发作时的心电图记录是确诊心律失常的重要依据。应记录12导联心电图，包括较长的Ⅱ或V$_1$导联记录。注意P和QRS波形态、P-QRS关系、P-P、P-R与R-R间期，判断基本心律是窦性还是异位。通过逐个分析提早或延迟心搏的性质和来源，最后判断心律失常的性质。

2.动态心电图检查

对心律失常的检出率明显高于常规心电图，尤其是对易引起猝死的恶性心律失常的检出尤为有意义。对心律失常的诊断优于普通心电图。

3.运动试验

运动试验可增加心律失常的诊断率和敏感性，是对ECG很好的补充，但运动试验有一定的危险性，需严格掌握禁忌证。

4.食管心电图检查

食管心电图是食管心房调搏最佳起搏点判定的可靠依据，更能在心律失常的诊断与鉴别诊断方面起到特殊而独到的作用。食管心电图与心内电生理检查具有高度的一致性，为导管射频消融术根治阵发性室上性心动过速（PSVT）提供可靠的分型及定位诊断。也有助于不典型的预激综合征患者确立诊断。

5.心腔内电生理检查

心腔内电生理检查为有创性电生理检查，除能确诊缓慢性和快速性心律失常的性质外，还能在心律失常发作间隙应用程序电刺激方法判断窦房结和房室传导系统功能，诱发室上性和室性快速性心律失常，确定心律失常起源部位，评价药物与非药物治疗效果，以及为手术、起搏或消融治疗提供必要的信息。

（五）常用药物治疗效果的评估

（1）治疗缓慢性心律失常：一般选用增强心肌自律性和/或加速传导的药物，如拟交感神经药、迷走神经抑制药或碱化剂（摩尔乳酸钠或碳酸氢钠）。护理评估：①服药后心悸、乏力、头晕、胸闷等临床症状有无改善；②有无不良反应发生。

（2）治疗快速性心律失常：选用减慢传导和延长不应期的药物，如迷走神经兴奋剂，拟交感神经药间接兴奋迷走神经或抗心律失常药物。护理评估：①用药后的疗效，有无严重不良反应发生；②药物疗效不佳时，考虑电转复或射频消融术治疗，并做好术前准备。

（3）临床上抗心律失常药物繁多，药物的分类主要基于其对心肌的电生理学作用。治疗缓慢性心律失常的药物，主要提高心脏起搏和传导功能，如肾上腺素类药物（肾上腺素、异丙肾上腺素），拟交感神经药如阿托品、山莨菪碱，β受体兴奋剂如多巴胺类、沙丁胺醇等。

（4）及时就诊的指标：①心动过速发作频繁伴有明显症状如低血压、休克、心绞痛、心力衰竭或晕厥等;②出现洋地黄中毒症状。

三、主要护理诊断/问题

(一)活动无耐力
与心律失常导致心悸或心排血量减少有关。

(二)焦虑
与心律失常反复发作,对治疗缺乏信心有关。

(三)有受伤的危险
与心律失常引起的头晕、晕厥有关。

(四)潜在并发症
心力衰竭、脑栓塞、猝死。

四、护理措施

(一)体位与休息
当心律失常发作导致胸闷、心悸、头晕等不适时采取高枕卧位、半卧位或其他舒适体位,尽量避免左侧卧位,以防左侧卧位时察觉到心脏搏动而加重不适。有头晕、晕厥发作或曾有跌倒病史者应卧床休息。保证患者充分的休息与睡眠,必要时遵医嘱给予镇静剂。

(二)给氧
伴呼吸困难、发绀等缺氧表现时,给予氧气吸入,$2\sim4$ L/min。

(三)饮食
控制膳食总热量,以维持正常体重为度,40岁以上者尤应预防发胖。一般以体质指数(BMI)$20\sim24$为正常体重。或以腰围为标准,一般以女性$\geqslant80$ cm,男性$\geqslant85$ cm为超标。超重或肥胖者应减少每天进食的总热量,以低脂(30%/d)、低胆固醇(200 mg/d)膳食,并限制酒及糖类食物的摄入。严禁暴饮暴食。以免诱发心绞痛或心肌梗死。合并高血压或心力衰竭者,应同时限制钠盐。避免摄入刺激性食物如咖啡、浓茶等,保持大便通畅。

(四)病情观察
严密进行心电监测,出现异常心律变化,如$3\sim5$次/分的室性期前收缩或阵发性室性心动过速,窦性停搏、二度Ⅱ型或三度房室传导阻滞等,立即通知医师。应将急救药物备好,需争分夺秒地迅速给药。有无心悸、胸闷、胸痛、头晕、晕厥等。检测电解质变化,尤其是血钾。

(五)用药指导
接受各种抗心律失常药物治疗的患者,应在心电监测下用药,以便掌握心律的变化情况和观察药物疗效。密切观察用药反应,严密观察穿刺局部情况,谨防药物外渗。皮下注射给予抗凝溶栓及抗血小板药时,注意更换注射部位,避免按摩,应持续按压$2\sim3$分钟。严格按医嘱给药,避免食用影响药物疗效的食物。用药前、中、后注意心率、心律、P-R间期、Q-T间期等的变化,以判断疗效和有无不良反应。

(六)除颤的护理
持续性室性心动过速患者,应用药物效果不明显时,护士应密切配合医师将除颤器电源接好,检查仪器性能是否完好,备好电极板,以便及时顺利除颤。对于缓慢型心律失常患者,应用药物治疗后仍不能增加心率,且病情有所发展或反复发作阿斯综合征时,应随时做好安装人工心脏起搏器的准备。

(七)心理护理

向患者说明心律失常的治疗原则,介绍介入治疗如心导管射频消融术或心脏起搏器安置术的目的及方法,以消除患者的紧张心理,使患者主动配合治疗。

(八)健康教育

1.疾病知识指导

向患者及家属讲解心律失常的病因、诱因及防治知识。

2.生活指导

指导患者劳逸结合,生活规律,保证充足的休息与睡眠。无器质性心脏病者应积极参加体育锻炼。保持情绪稳定,避免精神紧张、激动。改变不良饮食习惯,戒烟、酒、避免浓茶、咖啡、可乐等刺激性食物。保持大便通畅,避免排便用力而加重心律失常。

3.用药指导

嘱患者严格按医嘱按时按量服药,说明所用药物的名称、剂量、用法、作用及不良反应,不可随意增减药物的剂量或种类。

4.制订活动计划

评估患者心律失常的类型及临床表现,与患者及家属共同制订活动计划。对无器质性心脏病的良性心律失常患者,鼓励其正常工作和生活,保持心情舒畅,避免过度劳累。窦性停搏、二度Ⅱ型或三度房室传导阻滞、持续性室速等严重心律失常患者或快速心室率引起血压下降者,应卧床休息,以减少心肌耗氧量。卧床期间加强生活护理。

5.自我监测指导

教会患者及家属测量脉搏的方法,心律失常发作时的应对措施及心肺复苏术,以便于自我检测病情和自救。对安置心脏起搏器的患者,讲解自我监测与家庭护理方法。

6.及时就诊的指标

(1)当出现头晕、气促、胸闷、胸痛等不适症状。

(2)复查心电图发现异常时。

五、护理效果评估

(1)患者及家属掌握自我监测脉搏的方法,能复述疾病发作时的应对措施及心肺复苏术。

(2)患者掌握发生疾病的诱因,能采取相应措施尽可能避免诱因的发生。

(3)患者心理状态稳定,养成正确的生活方式。

(4)患者未发生猝死或发生致命性心律失常时能得到及时发现和处理。

(韩秀霞)

第九节 心源性休克

心源性休克是指由于严重的心脏泵功能衰竭或心功能不全导致心排血量减少,各重要器官和周围组织灌注不足而发生的一系列代谢和功能障碍综合征。

一、临床表现

多数心源性休克患者,在出现休克之前有相应心脏病史和原发病的各种表现,如急性肌梗死患者可表现严重心肌缺血症状,心电图可能提示急性冠状动脉供血不足,尤其是广泛前壁心肌梗死;急性心肌炎者则可有相应感染史,并有发热、心悸、气短及全身症状,心电图可有严重心律失常;心脏手术后所致的心源性休克,多发生于手术 1 周内。

心源性休克目前国内外比较一致的诊断标准如下。

(1)收缩压低于 12.0 kPa(90 mmHg)或原有基础血压降低 4.0 kPa(30 mmHg),非原发性高血压患者一般收缩压小于 10.7 kPa(80 mmHg)。

(2)循环血量减少的征象:①尿量减少,常少于 20 mL/h;②神志障碍、意识模糊、嗜睡、昏迷等;③周围血管收缩,伴四肢厥冷、冷汗,皮肤湿凉,脉搏细弱快速、颜面苍白或发绀等末梢循环衰竭征象。

(3)纠正引起低血压和低心排血量的心外因素(低血容量、心律失常、低氧血症、酸中毒等)后,休克依然存在。

二、诊断

(1)有急性心肌梗死、急性心肌炎、原发或继发性心肌病、严重的恶性心律失常、具有心肌毒性的药物中毒、急性心脏压塞及心脏手术等病史。

(2)早期患者烦躁不安、面色苍白,诉口干、出汗,但神志尚清;后逐渐表情淡漠、意识模糊、神志不清直至昏迷。

(3)体检心率逐渐增快,常＞120 次。收缩压＜10.7 kPa(80 mmHg),脉压＜2.7 kPa(20 mmHg),后逐渐降低,严重时血压测不出。脉搏细弱,四肢厥冷,肢端发绀,皮肤出现花斑样改变。心音低纯,严重者呈单音律。尿量＜17 mL/h,甚至无尿。休克晚期出现广泛性皮肤、黏膜及内脏出血,即弥漫性血管内凝血的表现,以及多器官衰竭。

(4)血流动力学监测提示心脏指数降低、左心室舒张末压升高等相应的血流动力学异常。

三、检查

(1)血气分析。

(2)弥漫性血管内凝血的有关检查。血小板计数及功能检测,出凝血时间,凝血酶原时间,凝血因子Ⅰ,各种凝血因子和纤维蛋白降解产物(FDP)。

(3)必要时做微循环灌注情况检查。

(4)血流动力学监测。

(5)做胸部 X 线片、心电图检查,必要时做动态心电图检查,条件允许时行床旁超声心动图检查。

四、治疗

(一)一般治疗

(1)绝对卧床休息,有效止痛,由急性心肌梗死所致者吗啡 3～5 mg 或哌替啶 50 mg,静脉注射或皮下注射,同时予安定、苯巴比妥(鲁米那)。

（2）建立有效的静脉通道,必要时行深静脉插管。留置导尿管监测尿量。持续心电、血压、血氧饱和度监测。

（3）氧疗:持续吸氧,氧流量一般为 4～6 L/min,必要时气管插管或气管切开,人工呼吸机辅助呼吸。

（二）补充血容量

首选右旋糖酐-40 250～500 mL 静脉滴注或 0.9% 氯化钠液、平衡液 500 mL 静脉滴注,最好在血流动力学监护下补液,前 20 分钟内快速补液 100 mL,如中心静脉压上升不超过 0.2 kPa(1.5 mmHg),可继续补液直至休克改善,或输液总量为 500～750 mL。无血流动力学监护条件者可参照以下指标进行判断:诉口渴,外周静脉充盈不良,尿量<30 mL/h,尿比重>1.02,中心静脉压<0.8 kPa(6 mmHg),则表明血容量不足。

（三）血管活性药物的应用

首选多巴胺或与间羟胺(阿拉明)联用,从 2～5 μg/(kg·min)开始渐增剂量,在此基础上根据血流动力学资料选择血管扩张剂。①肺充血而心排血量正常,肺毛细血管嵌顿压>2.4 kPa(18 mmHg)。而心脏指数>2.2 L/(min·m²)时,宜选用静脉扩张剂,如硝酸甘油 15～30 μg/min 静脉滴注或泵入,并可适当利尿;②心排血量低且周围灌注不足,但无肺充血,即心脏指数<2.2 L/(min·m²),肺毛细血管嵌顿压<2.4 kPa(18 mmHg)而肢端湿冷时,宜选用动脉扩张剂,如酚妥拉明 100～300 μg/min 静脉滴注或泵入,必要时增至 1 000～2 000 μg/min;③心排血量低且有肺充血及外周血管痉挛,即心脏指数<2.2 L/(min·m²),肺毛细血管嵌顿压<2.4 kPa(18 mmHg)而肢端湿冷时,宜选用硝普钠,10 μg/min 开始,每 5 分钟增加 5～10 μg/min,常用量为 40～160 μg/min,也有高达 430 μg/min 才有效。

（四）正性肌力药物的应用

1.洋地黄制剂

一般在急性心肌梗死的 24 小时内,尤其是 6 小时内应尽量避免使用洋地黄制剂,在经上述处理休克无改善时可酌情使用毛花苷 C 0.2～0.4 mg,静脉注射。

2.拟交感胺类药物

对心排血量低,肺毛细血管嵌顿压不高,体循环阻力正常或低下,合并低血压时选用多巴胺,用量同前;而心排血量低,肺毛细血管嵌顿压高,体循环血管阻力和动脉压在正常范围者,宜选用多巴酚丁胺 5～10 μg/(kg·min),也可选用多培沙明 0.25～1.00 μg/(kg·min)。

3.双异吡啶类药物

常用氨力农 0.5～2.0 mg/kg,稀释后静脉注射或静脉滴注,或米力农 2～8 mg,静脉滴注。

（五）其他治疗

1.纠正酸中毒

常用 5% 碳酸氢钠或摩尔乳酸钠,根据血气分析结果计算补碱量。

2.激素应用

早期(休克 4～6 小时)可尽早使用糖皮质激素,如地塞米松 10～20 mg 或氢化可的松 100～200 mg,必要时每 4～6 小时重复 1 次,共用 1～3 天,病情改善后迅速停药。

3.纳洛酮

首剂 0.4～0.8 mg,静脉注射,必要时在 2～4 小时后重复 0.4 mg,继以 1.2 mg 置于 500 mL 液体内静脉滴注。

4.机械性辅助循环

经上述处理后休克无法纠正者,可考虑主动脉内气囊反搏(IABP)、体外反搏、左心室辅助泵等机械性辅助循环。

5.原发病治疗

如急性心肌梗死患者应尽早进行再灌注治疗,溶栓失败或有禁忌证者应在 IABP 支持下进行急诊冠状动脉成形术;急性心包压塞者应立即心包穿刺减压;乳头肌断裂或室间隔穿孔者应尽早进行外科修补等。

6.心肌保护

1,6-二磷酸果糖 5～10 g/d,或磷酸肌酸 2～4 g/d,酌情使用血管紧张素转换酶抑制剂等。

(六)防治并发症

1.呼吸衰竭

呼吸衰竭包括持续氧疗,必要时呼气末正压给氧,适当应用呼吸兴奋剂,如尼可刹米 0.375 g 或洛贝林(山梗菜碱)3～6 mg 静脉注射;保持呼吸道通畅,定期吸痰,加强抗感染等。

2.急性肾衰竭

注意纠正水、电解质紊乱及酸碱失衡,及时补充血容量,酌情使用利尿剂如呋塞米 20～40 mg 静脉注射。必要时可进行血液透析、血液滤过或腹膜透析。

3.保护脑功能

酌情使用脱水剂及糖皮质激素,合理使用兴奋剂及镇静剂,适当补充促进脑细胞代谢药,如脑活素、胞磷胆碱、三磷酸腺苷等。

4.防治弥散性血管内凝血(DIC)

休克早期应积极应用右旋糖酐-40、阿司匹林、双嘧达莫等抗血小板及改善微循环药物,有 DIC 早期指征时应尽早使用肝素抗凝,首剂$(3～6)\times10^3$ U 静脉注射,后续以$(0.5～1.0)\times10^3$ U/h 静脉滴注,监测凝血时间调整用量,后期适当补充消耗的凝血因子,对有栓塞表现者可酌情使用溶栓药如小剂量尿激酶[$(25～30)\times10^4$ U]或链激酶。

五、护理

(一)急救护理

(1)护理人员熟练掌握常用仪器、抢救器材及药品。

(2)各抢救用物定点放置,定人保管,定量供应,定时核对,定期消毒,使其保持完好备用状态。

(3)患者一旦发生晕厥,应立即就地抢救并通知医师。

(4)应及时给予吸氧,建立静脉通道。

(5)按医嘱准、稳、快地使用各类药物。

(6)若患者出现心脏骤停,立即进行心、肺、脑复苏。

(二)护理要点

1.给氧用面罩或鼻导管给氧

面罩要严密,鼻导管吸氧时,导管插入要适宜,调节氧流量 4～6 L/min,每天更换鼻导管一次,以保持导管通畅。如发生急性肺水肿时,立即给患者端坐位,两腿下垂,以减少静脉回流,同时加用 30%乙醇吸氧,降低肺泡表面张力,特别是患者咯大量粉红色泡沫样痰时,应及时用吸引器吸引,保持呼吸道通畅,以免发生窒息。

2.建立静脉输液通道

迅速建立静脉通道。护士应建立静脉通道一至两条。在输液时,输液速度应控制,应当根据心率、血压等情况,随时调整输液速度,特别是当液体内有血管活性药物时,更应注意输液通畅,避免管道滑脱、输液外渗。

3.尿量观察

单位时间内尿量的观察,对休克病情变化及治疗是十分敏感和有意义的指标。如果患者6小时无尿或每小时为20～30 mL,说明肾小球滤过量不足,如无肾实质变说明血容量不足。相反,每小时尿量大于30 mL,表示微循环功能良好,肾血灌注好,是休克缓解的可靠指标。如果血压回升,而尿量仍很少,考虑发生急性肾衰竭,应及时处理。

4.血压、脉搏、末梢循环的观察

血压变化直接标志着休克的病情变化及预后,因此,在发病几小时内应严密观察血压,15～30分钟一次,待病情稳定后1～2小时观察一次。若收缩压下降到10.7 kPa(80 mmHg)以下,脉压小于2.7 kPa(20 mmHg)或患者原有高血压,血压的数值较原血压下降2.7～4.0 kPa(20～30 mmHg),要立即通知医师迅速给予处理。

脉搏的快慢取决于心率,其节律是否整齐,也与心搏节律有关,脉搏强弱与心肌收缩力及排血量有关。所以休克时脉搏在某种程度上反映心功能,同时,临床上脉搏的变化,往往早于血压变化。

心源性休克由于心排血量减少,末梢循环灌注量减少,血流留滞,末梢发生发绀,尤其以口唇、黏膜及甲床最明显,四肢也因血运障碍而冰冷,皮肤潮湿。这时,即使血压不低,也应按休克处理。当休克逐步好转时,末梢循环得到改善,发绀减轻,四肢转温。所以末梢的变化也是休克病情变化的一个标志。

5.心电监护的护理

患者入院后立即建立心电监护,通过心电监护可及时发现致命的室速或室颤。当患者入院后一般监测24～48小时,有条件可直到休克缓解或心律失常纠正。常用标准Ⅱ导进行监测,必要时描记心电记录。在监测过程中,要严密观察心律、心率的变化,对于频发室早(每分钟5个以上)、多源性室早,室早呈二联律、三联律,室性心动过速,R-on-T、R-on-P(室早落在前一个P波或T波上)立即报告医师,积极配合抢救,准备各种抗心律失常药,随时做好除颤和起搏的准备,分秒必争,以挽救患者的生命。

此外,还必须做好患者的保温工作,防止呼吸道并发症和预防压疮等方面的基础护理工作。

(侯树贞)

第十节　心源性猝死

一、疾病概述

(一)概念和特点

心源性猝死(sudden cardiac death,SCD)是指急性症状发作后以意识突然丧失为特征的、由心脏原因引起的自然死亡。世界卫生组织将发病 6 小时以内的死亡定为猝死。

据统计,全世界每年有数百万人因心源性猝死丧生,占死亡人数的 $15\%\sim20\%$。美国每年有约 30 万人发生心源性猝死,占全部心血管病死亡人数的 50% 以上,而且是 $20\sim60$ 岁男性的首位死因。在我国,心源性猝死也居死亡原因的首位,虽然没有大规模的临床流生病学资料报道,但心源性猝死比例在逐年增高,且随年龄增加发病率也逐渐增高,老年人心源性猝死的概率为 $80\%\sim90\%$。

心源性猝死的发病率男性较女性高,美国 Framingham 20 年随访冠心病猝死发病率男性为女性的3.8 倍;北京市的流行病学资料显示,心源性猝死的男性年平均发病率为 10.5/10 万,女性为 3.6/10 万。

(二)相关病理生理

冠状动脉粥样硬化是最常见的病理表现,病理研究显示心源性猝死患者急性冠状动脉内血栓形成的发生率为 $15\%\sim64\%$。陈旧性心梗也是心源性猝死的病理表现,这类患者也可见心肌肥厚、冠状动脉痉挛、心电不稳与传导障碍等病理改变。

心律失常是导致心源性猝死的重要原因,通常包括致命性快速心律失常、严重缓慢性心律失常和心室停顿。致命性快速心律失常导致冠状动脉血管事件、心肌损伤、心肌代谢异常和/或自主神经张力改变等因素相互作用,从而引起的一系列病理生理变化,引发心源性猝死,但其最终作用机制仍无定论。严重缓慢性心律失常和心室停顿的电生理机制是当窦房结和/或房室结功能异常时,次级自律细胞不能承担起心脏的起搏功能,常见于病变弥漫累及心内膜下浦肯野纤维的严重心脏疾病。

非心律失常导致的心源性猝死较少,常由心脏破裂、心脏流入和流出道的急性阻塞、急性心脏压塞等原因导致。心肌电-机械分离是指心肌细胞有电兴奋的节律活动,而无心肌细胞的机械收缩,是心源性猝死较少见的原因之一。

(三)病因与危险因素

1.基本病因

绝大多数心源性猝死发生在有器质性心脏病的患者。Braunward 认为心源性猝死的病因有十大类:①冠状动脉疾病;②心肌肥厚;③心肌病和心力衰竭;④心肌炎症、浸润、肿瘤及退行性变;⑤瓣膜疾病;⑥先天性心脏病;⑦心电生理异常;⑧中枢神经及神经体液影响的心电不稳;⑨婴儿猝死综合征及儿童猝死;⑩其他。

(1)冠状动脉疾病:主要包括冠心病及其引起的冠状动脉栓塞或痉挛等。而另一些较少见的,如先天性冠状动脉异常、冠状动脉栓塞、冠状动脉炎、冠状动脉机械性阻塞等都是引起心源性猝死的原因。

(2)心肌问题和心力衰竭:心肌的问题引起的心源性猝死常在剧烈运动时发生,其机制认为是心肌电生理异常的作用。慢性心力衰竭患者由于其射血分数较低常常引发猝死。

(3)瓣膜疾病:在瓣膜病中最易引发猝死的是主动脉瓣狭窄,瓣膜狭窄引起心肌突发性、大面积的缺血而导致猝死。梅毒性主动脉炎、主动脉扩张引起主动脉瓣关闭不全时引起的猝死也不少见。

(4)电生理异常及传导系统的障碍:心传导系统异常、Q-T 间期延长综合征、不明或未确定原因的室颤等都是引起心源性猝死的病因。

2.主要危险因素

(1)年龄:从年龄关系而言,心源性猝死有两个高峰期,即出生后至 6 个月内及 $45\sim75$ 岁。

成年人心源性猝死的发病率随着年龄增长而增长,而老年人是成年人心源性猝死的主要人群。随着年龄的增长,高血压、高血脂、心律失常、糖尿病、冠心病和肥胖的发生率增加,这些危险因素促进了心源性猝死的发生率增加。

(2)冠心病和高血压:在西方国家,心源性猝死约80%是由冠心病及其并发症引起。冠心病患者发生心肌梗死后,左心室射血分数降低是心源性猝死的主要预测因素。高血压是冠心病的主要危险因素,且在临床上两种疾病常常并存。高血压患者左心室肥厚、维持血压应激能力受损,交感神经控制能力下降易出现快速心律失常而导致猝死。

(3)急性心功能不全和心律失常:急性心功能不全患者心脏机械功能恶化时,可出现心肌电活动紊乱,引发心力衰竭患者发生猝死。临床上多种心脏病理类型几乎都是由心律失常恶化引发心源性猝死的。

(4)抑郁:其机制可能是抑郁患者交感或副交感神经调节失衡,导致心脏的电调节失调所致。

(5)时间:美国 Framingham 38 年随访资料显示,猝死发生以 7～10 时和 16～20 时为两个高峰期,这可能与此时生活、工作紧张,交感神经兴奋,诱发冠状动脉痉挛,导致心律失常有关。

(四)临床表现

心源性猝死可分为 4 个临床时期:前驱期、终末事件期、心搏骤停与生物学死亡。

1.前驱期

前驱症状表现形式多样,具有突发性和不可测性,如在猝死前数天或数月,有些患者可出现胸痛、气促、疲乏、心悸等非特异性症状,但也可无任何前驱症状。

2.终末事件期

终末事件期是指心血管状态出现急剧变化到心搏骤停发生前的一段时间,时间从瞬间到1 小时不等。心源性猝死所定义时间多指该时期持续的时间。其典型表现包括严重胸痛、急性呼吸困难、突发心悸或眩晕等。在猝死前常有心电活动改变,其中以致命性快速心律失常和室性异位搏动为主,少部分以循环衰竭为死亡原因。

3.心搏骤停

心搏骤停后脑血流急剧减少,患者出现意识丧失,伴有局部或全身的抽搐。心搏骤停刚发生时可出现叹息样或短促痉挛性呼吸,随后呼吸停止。皮肤苍白或发绀,瞳孔散大,二便失禁。

4.生物学死亡

从心搏骤停至生物学死亡的时间长短取决于原发病的性质和复苏开始时间。心搏骤停后4～6 分钟脑部出现不可逆性损害,随后经数分钟发展至生物学死亡。心搏骤停后立即实施心肺复苏和除颤是避免发生生物学死亡的关键。

(五)急救方法

1.识别心搏骤停

在最短时间内判断患者是否发生心搏骤停。

2.呼救

在不影响实施救治的同时,设法通知急救医疗系统。

3.初级心肺复苏

初级心肺复苏即基础生命活动支持,包括人工胸外按压、开放气道和人工呼吸,被简称 CBA三部曲。如果具备 AED 自动电除颤仪,应联合应用心肺复苏和电除颤。

4.高级心肺复苏

高级心肺复苏即高级生命支持,是在基础生命支持的基础上,应用辅助设备、特殊技术等建立更为有效的通气和血运循环,主要措施包括气管插管、电除颤转复心律、建立静脉通道并给药维护循环等。在这一救治阶段应给予心电、血压、血氧饱和度及呼气末二氧化碳分压监测,必要时还需进行有创血流动力学监测,如动脉血气分析、动脉压、中心动脉压、肺动脉压、肺动脉楔压等。早期电除颤对于救治心搏骤停至关重要,如有条件越早进行越好。心肺复苏的首选药物是肾上腺素,每3~5分钟重复静脉推注1 mg,可逐渐增加剂量到5 mg。低血压时可使用去甲肾上腺素、多巴胺、多巴酚丁胺等,抗心律失常药物常用胺碘酮、利多卡因、β受体阻滞剂等。

5.复苏后处理

处理原则是维护有效循环和呼吸功能,特别是维持脑灌注,预防再次发生心搏骤停,维护水、电解质和酸碱平衡,防治脑水肿、急性肾衰竭和继发感染等,其中重点是脑复苏。

(六)预防

1.识别高危人群、采用相应预防措施

对高危人群,针对其心脏基础疾病采用相应的预防措施能减少心源性猝死的发生率,如对冠心病患者采用减轻心肌缺血、预防心梗或缩小梗死范围等措施;对急性心梗、心梗后充血性心力衰竭的患者应用β受体阻滞剂;对充血性心力衰竭患者应用血管紧张素转换酶抑制剂。

2.抗心律失常

胺碘酮在心源性猝死的二级预防中优于传统的Ⅰ类抗心律失常药物。抗心律失常的外科手术治疗对部分药物治疗效果欠佳的患者有一定的预防心源性猝死的作用。近年研究证明,埋藏式心脏复律除颤器(implantable cardioverter defibrillator,ICD)能改善一些高危患者的预后。

3.健康知识和心肺复苏技能的普及

高危人群尽量避免独居,对其及家属进行相关健康知识和心肺复苏技能普及。

二、护理评估

(一)一般评估

(1)识别心搏骤停:当发现无反应或突然倒地的患者时,首先观察其对刺激的反应,并判断有无呼吸和大动脉搏动。判断心搏骤停的指标包括:意识突然丧失或伴有短阵抽搐;呼吸断续,喘息,随后呼吸停止;皮肤苍白或明显发绀,瞳孔散大,大小便失禁;颈、股动脉搏动消失;心音消失。

(2)患者主诉:胸痛、气促、疲乏、心悸等前驱症状。

(3)相关记录:记录心搏骤停和复苏成功的时间。

(4)复苏过程中须持续监测血压、血氧饱和度,必要时进行有创血流动力学监测。

(二)身体评估

1.头颈部

轻拍肩部呼叫,观察患者反应、瞳孔变化情况,气道内是否有异物。手指于胸锁乳突肌内侧沟中检测颈总动脉搏动(耗时不超过10秒)。

2.胸部

视诊患者胸廓起伏,感受呼吸情况,听诊呼吸音判断自主呼吸恢复情况。

3.其他

观察全身皮肤颜色及肢体活动情况,触诊全身皮肤温湿度等。

(三)心理-社会评估

复苏后应评估患者的心理反应与需求,家庭及社会支持情况,引导患者正确配合疾病的治疗与护理。

(四)辅助检查结果评估

(1)心电图:显示心室颤动或心电停止。

(2)各项生化检查情况和动脉血气分析结果。

(五)常用药物治疗效果的评估

1.血管升压药的评估要点

(1)用药剂量和速度、用药的方法(静脉滴注、注射泵/输液泵泵入)的评估与记录。

(2)血压的评估:患者意识是否恢复,血压是否上升到目标值,尿量、肤色和肢端温度的改变等。

2.抗心律失常药的评估要点

(1)持续监测心电,观察心律和心率的变化,评估药物疗效。

(2)不良反应的评估:应观察用药后不良反应是否发生,如使用胺碘酮可能引起窦性心动过缓、低血压等现象,使用利多卡因可能引起感觉异常、窦房结抑制、房室传导阻滞等。

三、主要护理诊断/问题

(一)循环障碍

与心脏收缩障碍有关。

(二)清理呼吸道无效

与微循环障碍、缺氧和呼吸形态改变有关。

(三)潜在并发症

脑水肿、感染、胸骨骨折等。

四、护理措施

(一)快速识别心搏骤停,正确及时进行心肺复苏和除颤

心源性猝死抢救成功的关键是快速识别心搏骤停和启动急救系统,尽早进行心肺复苏和复律治疗。快速识别是进行心肺复苏的基础,而及时行心肺复苏和尽早除颤是避免发生生物学死亡的关键。

(二)合理饮食

多摄入水果、蔬菜和黑鱼等,可通过改善心律变异性预防心源性猝死。

(三)用药护理

应严格按医嘱用药,并注意观察常用药的疗效和毒副作用,发现问题及时处理等。

(四)心理护理

复苏后部分患者会对曾发生的猝死产生明显的恐惧和焦虑心情,应帮助患者正确评估所面对情况,鼓励患者和积极参与治疗和护理计划的制订,使之了解心源性猝死的高危因素和救治方法。帮助患者建立良好有效的社会支持系统,帮助患者克服恐惧和焦虑的情绪。

(五)健康教育

1.高危人群

对高危人群,如冠心病患者应教育会患者及家属了解心源性猝死早期出现的症状和体征,做到早发现、早诊断、早干预。教会家属基本救治方法和技能,患者外出时随身携带急救物品和救助电话,以方便得到及时救助。

2.用药原则

按时、正确服用相关药物,让患者了解常用药物不良反应及自我观察要点。

五、急救效果的评估

(1)患者意识清醒。

(2)患者恢复自主呼吸和心跳。

(3)患者瞳孔缩小。

(4)患者大动脉搏动恢复。

(侯树贞)

第十一节　急性心包炎

急性心包炎为心包脏层和壁层的急性炎症,可由细菌、病毒、自身免疫、物理、化学等因素引起,主要病因为风湿热、结核及细菌性感染。近年来,病毒感染、肿瘤、尿毒症及心肌梗死性心包炎发病率明显增多,分为纤维蛋白性和渗出性两种。

一、病因

(一)感染性心包炎

以细菌感染最为常见,尤其是结核菌和化脓菌感染,其他病菌有病毒、肺炎支原体、真菌和寄生虫等。

(二)非感染性心包炎

以风湿性为最常见,其他有心肌梗死、尿毒症性、结缔组织病性、变态反应性、肿瘤性、放射线性和乳糜性等。临床上以结核性、风湿性、化脓性和急性非特异性心包炎较为多见。

二、临床表现

(一)心前区疼痛

心前区疼痛为主要症状,多见于急性非特异性心包炎和感染性心包炎,可位于心前区,放射到颈部、左肩、左臂及左肩胛骨。疼痛也可呈压榨样。

(二)呼吸困难

呼吸困难是心包积液时最突出的症状。严重时可有端坐呼吸、身体前倾、呼吸浅速、面色苍白、发绀。

(三)心包摩擦音

正常特异性征象,以胸骨左缘第3、4肋间听诊最为明显。渗出性心包炎心脏叩诊浊音界向两侧增大为绝对浊音区,心律快,心尖冲动弱,心音低而遥远,大量心包积液时可出现心包积液征。可出现奇脉、颈静脉曲张、肝大、腹水及下肢水肿等。

三、诊断要点

根据心前区疼痛、呼吸困难、全身中毒症状,以及心包摩擦音、心音遥远等临床征象,结合心电图、X 线表现和超声心动图等检查,便可确诊。

四、治疗

如结核性心包炎应给予抗结核治疗,总疗程不少于半年至 1 年;化脓性心包炎除使用足量、有效的抗生素外,应早期施行心包切开引流术;风湿性心包炎主要是抗风湿治疗;急性非特异性心包炎目前常采用抗生素及皮质激素合并治疗。心包渗液较多且心脏受压明显者,可行心包穿刺,以解除心包压塞症状。

五、评估要点

(一)一般情况

观察生命体征有无异常,询问有无过敏史、家族史、有无发热、消瘦等,了解患者对疾病的认识。

(二)专科情况

(1)呼吸困难的程度、肺部啰音的变化。

(2)心前区疼痛的性质、部位及其变化,是否可闻及心包摩擦音。

(3)是否有颈静脉曲张、肝大、下肢水肿等心功能不全的表现。

(4)是否有心包积液征:左肩胛骨下出现浊音及左肺受压时引起的支气管呼吸音。心脏叩诊的性质。

(三)实验室及其他检查

1.心电图检查

改变主要由心外膜下心肌受累而引起,常规导联出现弓背向下的 ST 段抬高,T 波倒置;心包渗液时可有 QRS 波群低电压。

2.超声心动图检查

超声心动图检查是简而易行的可靠方法,可见液性暗区。

3.心包穿刺

证实心包积液的存在,并进一步确定积液的性质及药物治疗,主要适用于心脏压塞和未能明确病因的渗出性心包炎。

六、护理诊断

(一)气体交换受损

与肺淤血、肺或支气管受压症有关。

(二)疼痛

心前区痛与心包炎有关。

(三)体温过高

与细菌、病毒等因素导致急性炎症反应有关。

(四)活动无耐力

与心排血量减少有关。

七、护理措施

(1)给予氧气吸入,充分休息,保持情绪稳定,注意防寒保暖,防止呼吸道感染。

(2)给予高热量、高蛋白、高维生素易消化饮食,限制钠盐摄入。

(3)帮助患者采取半卧位或前倾坐位,保持舒适。

(4)记录心包抽液的量、性质,按要求留标本送检。

(5)控制输液滴速,防止加重心脏负荷。

(6)加强巡视,及早发现心包压塞的症状,如心动过速、血压下降等。

(7)遵医嘱给予抗菌、抗结核、抗肿瘤等药物治疗,密切观察药物不良反应。

(8)应用止痛药物时,观察止痛药物的疗效。

八、应急措施

出现心包压塞征象时,保持患者平卧位;迅速建立静脉通路,遵医嘱给予升压药;密切观察生命体征的变化,准备好抢救物品;配合医师做好紧急心包穿刺。

九、健康教育

(1)嘱患者应注意充分休息,避免剧烈运动,加强营养。注意防寒保暖,防止呼吸道感染。

(2)告诉患者应坚持足够疗程的药物治疗,勿擅自停药。

(3)对缩窄性心包炎的患者应讲明行心包剥离术的重要性,解除其顾虑,尽早接受手术治疗。

(侯树贞)

第十二节 心力衰竭

心力衰竭是由于心脏收缩功能和/或舒张功能障碍,不能将静脉回心血量充分排出心脏,造成静脉系统淤血及动脉系统血液灌注不足而出现的综合征。

一、病因

(一)基本病因

1.心肌损伤

任何大面积(大于心室面积的40%)的心肌损伤都会导致心脏收缩和/或舒张功能的障碍。

2.心脏负荷过重

压力负荷(后负荷)过重,心脏排血阻力增大,心排血量降低,心室收缩期负荷过度,引起心室肥厚性心力衰竭;容量负荷(前负荷)过重,心脏舒张期容量增大,心排血量减低,引起心室扩张性心力衰竭。

3.机械障碍

腱索或乳头肌断裂,心室间隔穿孔,心脏瓣膜严重狭窄或关闭不全等引起的心脏机械功能衰退,导致心力衰竭。

4.心脏负荷不足

如缩窄性心包炎、大量心包积液、限制性心肌病等,使静脉血液回心受限,因而心室、心房充盈不足,腔静脉及门脉系统淤血,心排血量减低。

5.血液循环容量过多

如静脉过多、过快输液,尤其在无尿少尿时超量输液、急性或慢性肾炎引起高度水钠潴留、高度水肿等均引起血液循环容量急剧膨胀而致心力衰竭。

(二)诱发因素

1.感染

感染可增加基础代谢,增加机体耗氧,增加心脏排血量而诱发心力衰竭,尤其呼吸道感染较多见。

2.体力过劳

正常心脏在体力活动时,随身体代谢增高心脏排血量也随之增加。而有器质性心脏病患者体力活动时,心率增快,心肌耗氧量增加,心排血量减少,冠状动脉血液灌注不足,导致心肌缺血,心慌气急,诱发心力衰竭。

3.情绪激动

情绪激动促使儿茶酚胺释放,心率增快,心肌耗氧增加,动脉与静脉血管痉挛,增加心脏前后负荷诱发心力衰竭。

4.妊娠与分娩

风湿性心脏病或先天性心脏病患者,心功能低下,在妊娠 32～34 周,分娩期及产褥期最初 3 天内心脏负荷最重,易诱发心力衰竭。

5.动脉栓塞

心脏病患者长期卧床,静脉系统长期处于淤血状态,容易形成血栓,一旦血栓脱落导致肺栓塞,加重肺循环阻力诱发心力衰竭。

6.水、钠摄入量过多

心功能减退时,肾脏排水排钠功能减弱,如果水、钠摄入量过多可引起水、钠潴留,血容量膨胀。

7.心律失常

心动过速可使心脏无效收缩次数增加而加重心脏负荷;心脏舒张期缩短使心室充盈受限进而降低心排血量,同时心脏氧渗透期缩短不利于心肌代谢。

8.冠脉痉挛

冠状动脉粥样硬化易发生冠脉痉挛,心肌缺血导致心脏收缩或舒张功能障碍。

9.药物反应

因用药或停药不当导致的心力衰竭或心力衰竭恶化不在少数。慢性心力衰竭不该停用强心剂而停用,服用过量洋地黄、利尿剂或抗心律失常药,都可导致心力衰竭恶化。

二、病理生理

(一)心脏的代偿机制

正常心脏有比较充足的储备能力,以适应一般生活需要所增加的心脏负担。当心脏功能减退,心排血量降低不足以供应机体需要时,机体将同时通过神经、体液等机制进行调整,力争恢复心排血量。

(1)反射性交感神经兴奋,迷走神经抑制,代偿性心率加快及心肌收缩力加强,以维持心排血量。由于交感神经兴奋,周围血管收缩,小动脉收缩可使血压维持正常而不随心排血量降低而下降;小静脉收缩可使静脉回心血量增加,从而使心搏出量增加。

(2)心肌肥厚:心室扩张、长期的负荷加重,使心肌肥厚和心室扩张,维持心排血量。然而,扩大和肥厚的心脏虽然完成较多的工作,但它耗氧量也随之增加,可是心肌内毛细血管数量并没有相应的增加,所以,扩大肥厚的心肌细胞相对的供血不足。

(3)心率增快:心率加快在一定范围内使心排血量增加,但如果心率太快则心脏舒张期显著缩短,使心室充盈不足,导致心排血量降低及静脉淤血加重。

(二)心脏的失代偿机制

当心脏储备力耗损至不能适应机体代谢的需要时,心功能便由代偿转为失代偿阶段,即心力衰竭。

心力衰竭时,心排血量相对或绝对的降低,一方面供给各器官的血流不足,引起各器官组织的功能改变,血液重新分配,首先为保证心、脑、肾血液供应,皮肤、内脏、肌肉的供血相应有较大的减少。肾血流量减少时,可使肾小球滤过率降低和肾素分泌增加,进而促使肾上腺皮质的醛固酮分泌增加,引起水钠潴留,血容量增加,静脉和毛细血管充血和压力增加。另一方面,心脏收缩力减弱,不能完全排出静脉回流的血液,心室收缩末期残留血量增多,心室舒张末期压力升高,遂使静脉回流受阻,引起静脉淤血和静脉压力升高,从而引起外周毛细血管的漏出增加,水分渗入组织间隙引起各脏器淤血水肿;肝脏淤血时对醛固酮的灭活减少;抗利尿激素分泌增加,肾排水量进一步减少,水、钠潴留进一步加重,水肿发生和加重。

根据心脏代偿功能发挥的情况及失代偿的程度,可将心力衰竭分为三度,或心功能Ⅳ级。

(1)Ⅰ级:有心脏病的客观证据,而无呼吸困难、心悸、水肿等症状(心功能代偿期)。

(2)Ⅱ级:日常劳动并无异常感觉,但稍重劳动即有心悸、气急等症状(心力衰竭一度)。

(3)Ⅲ级:普通劳动也有症状,但休息时消失(心力衰竭二度)。

(4)Ⅳ级:休息时也有明显症状,甚至卧床仍有症状(心力衰竭三度)。

三、临床表现

心力衰竭在早期可仅有一侧衰竭,临床上以左心衰竭为多见,但左心衰竭后,右心也相继发生功能损害,最后导致全心衰竭。临床表现的轻重,常依病情发展的快慢和患者的耐受能力而不同。

(一)左心衰竭

1.呼吸困难

轻症患者自觉呼吸困难,重者同时有呼吸困难和短促的征象。早期仅发生于劳动或运动时,休息后很快消失。这是由于劳动促使回心血量增加,肺淤血加重的缘故。随着病情加重,轻度劳动即感到呼吸困难,严重者休息时也感呼吸困难,以致被迫采取半卧位或坐位,为端坐呼吸。

2.阵发性呼吸困难

多阵发性呼吸困难发生于夜间,故又称为阵发性夜间性呼吸困难。患者常在熟睡中惊醒,出现严重呼吸困难及窒息感,被迫坐起,咳嗽频繁,咯粉红色泡沫样痰液。轻者数分钟,重者经1～2小时逐渐停止。阵发性呼吸困难的发生原因,可能有以下几方面:①睡眠时平卧位,回心血量增加,超过左心负荷的限度,加重了肺淤血;②睡眠时,膈肌上升,肺活量减少;③夜间迷走神经兴奋性增高,使冠状动脉和支气管收缩,影响了心肌的血液供应,发生支气管痉挛,降低心肌收缩性能和肺通气量,肺淤血加重;④熟睡时中枢神经敏感度降低。因此,肺淤血必须达到一定程度后方能使患者因气喘惊醒。

3.急性肺水肿

急性肺水肿是左心衰竭的重症表现,是阵发性呼吸困难的进一步发展。常突然发生,呈端坐呼吸,表情焦虑不安,频频咳嗽,咯大量泡沫状或血性泡沫性痰液,严重时可有大量泡沫样液体由鼻涌出,面色苍白,口唇青紫,皮肤湿冷,两肺布满湿啰音及哮鸣音,血压可下降,甚至休克。

4.咳嗽和咯血

咳嗽和咯血为肺泡和支气管黏膜淤血所致,多与呼吸困难并存,咯白色泡沫样黏痰或血性痰。

5.其他症状

可有疲乏无力、失眠、心悸、发绀等。严重患者脑缺氧缺血时可出现陈-施呼吸、嗜睡、眩晕、意识丧失、抽搐等。

6.体征

除原有心脏病体征外,可有舒张期奔马律、交替脉、肺动脉瓣音区第2音亢进。轻症肺底部可听到散在湿啰音,重症则湿啰音满布全肺。有时可伴哮鸣音。

7.X线及其他检查

X线检查可见左心扩大及肺淤血,肺纹增粗。急性肺水肿时可见由肺门伸向肺野呈蝶形的云雾状阴影。心电图检查可出现心率快及左心室肥厚图形。臂舌循环时间延长(正常10～15秒),臂肺时间正常(4～8秒)。

(二)右心衰竭

1.水肿

皮下水肿是右心衰竭的典型症状。在水肿出现前,由于体内已有水、钠潴留,体液潴留达5 kg才出现水肿,故多只有体重增加。水肿多先见于下肢,卧床病员则在腰、背及骶部等低重部位明显,呈凹陷性水肿。重症则波及全身。水肿多于傍晚发生或加重,休息一夜后消失或减轻,伴有夜间尿量增加。这是由于夜间休息时,回心血量比白天活动时增多,心脏能将静脉回流血量排出,心室收缩末期残留血量减少,静脉和毛细血管压力有所减轻,因而水肿减轻或消退。

少数患者可出现胸腔积液和腹水。胸腔积液可同时见于左、右两侧胸腔,但以右侧较多,其原因不甚明了。由于壁层胸膜静脉回流体静脉,而脏层胸膜静脉血流入肺静脉,因而胸腔积液多见于左右心力衰竭并存时。腹水多由心源性肝硬化引起。

2.颈静脉曲张和内脏淤血

坐位或半卧位时可见颈静脉曲张,其出现较皮下水肿或肝肿出现为早,同时可见舌下、手臂等浅表静脉异常充盈。肝大并压痛可先于皮下水肿出现。长期肝淤血、缺氧可引起肝细胞变性、坏死，并发展为心源性肝硬化，肝功能检查不正常或出现黄疸。若有三尖瓣关闭不全并存，肝脏扣诊呈扩张性搏动。胃肠道淤血常引起消化不良、食欲减退、腹胀、恶心和呕吐等症状。肾淤血致尿量减少，尿中可有少量蛋白和细胞。

3.发绀

右心衰竭者多有不同程度发绀，首先见于指端、口唇和耳郭，较单纯左心功能不全者为显著，其原因除血红蛋白在肺部氧合不全外，与血流缓慢，组织从毛细血管中吸取较多的氧而使还原血红蛋白增加有关。严重贫血者则不出现发绀。

4.神经系统症状

可有神经过敏、失眠、嗜睡等症状。重者可发生精神错乱，可能是脑出血、缺氧或电解质紊乱等原因引起。

5.心脏及其他检查

主要为原有心脏病体征，由于右心衰竭常继发于左心衰竭的基础上，因而左、右心均可扩大。右心扩大引起了三尖瓣关闭不全时，在三尖瓣音区可听到收缩期吹风样杂音，静脉压增高。臂肺循环时间延长，因而臂舌循环时间也延长。

(三)全心衰竭

左、右心功能不全的临床表现同时存在，但患者或以左心衰竭的表现为主，或以右心衰竭的表现为主，左心衰竭肺充血的临床表现可因右心衰竭的发生而减轻。

四、护理

(一)护理要点

(1)减轻心脏负担，预防心力衰竭的发生。

(2)合理使用强心、利尿、扩血管药物，改善心功能。

(3)密切观察病情变化，及时救治急性心力衰竭。

(4)健康教育。

(二)减轻心脏负担，预防心力衰竭

休息可减少全身肌肉活动，减少氧的消耗，减少静脉回心血量及减慢心率，从而减轻心脏负担。根据患者病情适当安排其生活和劳动，可以尽量减轻心脏负荷。对于轻度心力衰竭患者，可仅限制其体力活动，并规定充分的午睡时间或较正常人多一些的夜间睡眠时间。较重的心力衰竭患者均应卧床休息，并尽可能使卧床休息患者的体位舒适。当心力衰竭表现有明显改善时，应尽快允许和鼓励患者逐渐恢复体力活动，恢复体力活动的速度和程度视患者心力衰竭的严重程度和发作时间的长短及患者对治疗的反应等而定。如心脏功能已完全恢复正常或接近正常，则每天可做轻度的体力活动。

饮食应少量多餐，给予低热量、多维生素、易消化食物，避免过饱加重心脏负担。目前由于利尿剂应用方便。对钠盐限制不必过于严格，一般轻度心力衰竭患者每天摄入食盐 5 g 左右(正常人每天摄入食盐 10 g 左右)，中度心力衰竭患者给予低盐饮食(含钠 2~4 g)，重度心力衰竭患者给予无钠饮食。如果经一般限盐、利尿，病情未能很好控制者，则应进一步严格限盐，摄入量不超过 1 g。饮水量一般不加限制，仅在并发稀释性低钠血症者，限制每天入水量 500 mL 左右。

（三）合理使用强心药物并观察毒性反应

洋地黄类强心苷是目前治疗心力衰竭的主要药物，能直接加强心肌收缩力，增加心排血量，从而使心脏收缩末期残余血量减少，舒张末期压力下降，有利于缓解各器官的淤血，增加尿量，减慢心率。常用的给药方法：负荷量加维持量，在短期内，1～3 天给予一定的负荷量，以后每天用维持量，适用于急性心力衰竭、较重的心力衰竭或需尽快控制病情的患者；单用维持量，近年来证实，洋地黄类药物治疗剂量的大小与其增强心肌收缩力作用呈线性关系，故对较轻的心力衰竭和易发生中毒的患者可用较小的剂量，而不采用惯用的洋地黄负荷量法，尤其对慢性心力衰竭更适用。

洋地黄用量的个体差异大，且治疗剂量与中毒剂量较接近，故用药期间需要密切观察洋地黄的毒性反应。洋地黄毒性反应如下。①消化道反应：食欲缺乏、恶心、呕吐、腹泻等；②神经系统反应：头痛、头晕、眩晕、视觉改变（黄视或绿视）；③心脏反应：可发生各种心律失常，常见的心律失常类型为室性期前收缩，尤其是呈二联、三联或呈多源性者。其他有房性心动过速伴有房室传导阻滞，交界性心动过速，各种不同程度的房室传导阻滞，室性心动过速，心房纤维颤动等；④血清洋地黄含量：放射性核素免疫法测定血清地高辛含量＜2.0 $\mu g/mL$，或洋地黄毒苷＜20 $\mu g/mL$ 为安全剂量。中毒者多数大于以上浓度。

使用洋地黄类药物时注意事项：①服药前要先了解病史，如询问已用洋地黄情况，利尿及电解质浓度如何，如果存在低钾、低镁易诱发洋地黄中毒。②心力衰竭反复发作，严重缺氧，心脏明显扩大的患者对洋地黄药物耐受性差，宜小剂量使用。③询问有无合并使用增加或降低洋地黄敏感性的药物，如普萘洛尔、利血平、利尿剂、抗甲状腺药物、维拉帕米、胺碘酮、肾上腺素等可增加洋地黄敏感性；而考来烯胺、抗酸药物、降胆固醇药及巴比妥类药则可降低洋地黄敏感性。④了解肝脏、肾脏功能，地高辛主要自肾脏排泄，肾功能不全的宜减少用量；洋地黄毒苷经肝脏代谢，胆管排泄，部分转化为地高辛。⑤密切观察洋地黄毒性反应。⑥静脉给药时应用 5%～20% 的 GS 溶液稀释，混匀后缓慢静推，一般为 10～15 分钟，用药时注意听诊心率及节律的变化。

（四）观察应用利尿剂后的反应

慢性心力衰竭者首选噻嗪类药，采用间歇用药，即每周固定服药 2～3 天，停用 4～5 天。若无效可加服氨苯蝶啶或螺内酯。如果上两药联用效果仍不理想可以呋塞米代替噻嗪类药物。急性心力衰竭或肺水肿者，首选呋塞米、依他尼酸钠或汞撒利等快速利尿剂。在应用利尿剂 1 小时后，静脉缓慢注射氨茶碱 0.25 g，可增加利尿效果。应用利尿剂后要密切观察尿量，每天测体重，准确记录 24 小时液体出入量，大量利尿者应测血压、脉搏和抽血查电解质，观察有无利尿过度引起的脱水、低血容量和电解质紊乱的表现，尤其是应用排钾利尿剂后有无乏力、恶心、呕吐、腹胀等低钾表现。对于利尿反应差者，应找出利尿不佳的原因，如了解肾脏功能情况，是否存在低血压、低血钾、低血镁或稀释性低钠血症，以及用药是否合理等。

（五）合理使用扩血管药物并观察用药反应

血管扩张剂可以扩张周围小动脉，减轻心脏排血时的阻力，而减轻心脏后负荷；又可以扩张周围静脉，减少回心血量，减轻心脏前负荷，进而改善心功能。常用的扩张静脉为主的药物有硝酸甘油、硝酸酯类及吗啡类药物；扩张动脉为主的药物有肼苯达嗪、硝苯地平；兼有扩张动脉和静脉的药物有硝普钠、哌唑嗪及卡托普利等。在开始使用血管扩张剂时，要密切观察病情和用药前后血压，心率的变化，慎防血管扩张过度、心脏充盈不足、血压下降、心率加快等不良反应。用血管扩张药注意应从小剂量开始，用药前后对比心率，血压变化情况或床边监测血流动力学。根据具体情况,每5～10分钟测量1次,若用药后血压较用药前降低1.33～2.66 kPa应谨慎调整药物浓度或停用。

(六)急性肺水肿的救治及护理

急性肺水肿为急性左心功能不全或急性左心衰竭的主要表现。多因突发严重的左心室排血不足或左心房排血受阻引起肺静脉及肺毛细血管压力急剧升高所致。当肺毛细血管压升高超过血浆胶体渗透压时,液体即从毛细血管漏到肺间质、肺泡甚至气道内,引起肺水肿。典型发作表现为突然严重气急,每分钟呼吸为30～40次,端坐呼吸,阵阵咳嗽,面色苍白,大汗,常咯出泡沫样痰,严重者可从口腔和鼻腔内涌出大量粉红色泡沫液。发作时心率、脉搏增快,血压在起始时可升高,以后降至正常或低于正常。两肺内可闻及广泛的水泡音和哮鸣音。心尖部可听到奔马律。

1.治疗原则

(1)减少肺循环血量和静脉回心血量。

(2)增加心搏量,包括增强心肌收缩力和降低周围血管阻力。

(3)减少血容量。

(4)减少肺泡内液体漏出,保证气体交换。

2.护理措施

(1)使患者取坐位或半卧位,两腿下垂,减少下肢静脉回流,减少回心血量。

(2)立即皮下注射吗啡10 mg,或哌替啶50～100 mg使患者安静及减轻呼吸困难。但对昏迷、严重休克、呼吸道疾病或痰液极多者忌用,年老、体衰、瘦小者应减量。

(3)改善通气-换气功能,轻度肺水肿早期高流量氧气吸入,开始是2～3 L/min,以后逐渐增至4～6 L/min,氧气湿化瓶内加75 %乙醇或选用有机硅消泡沫剂,以降低肺泡内泡沫的表面张力,使泡沫破裂,改善通气功能。肺水肿明显出现即应做气管插管进行加压辅助呼吸,改善通气与氧的弥散,减少肺内分流,提高血氧分压。肺水肿基本控制后,可采用呼吸机间歇正压呼吸,如果动脉血氧分压<9.31 kPa时,可改为持续正压呼吸。

(4)速给毛花苷C 0.4 mg或毒毛旋花子苷K 0.25 mg,加入葡萄糖溶液中缓慢静推。

(5)快速利尿,如呋塞米20～40 mg或依他尼酸钠25 mg静脉注射。

(6)静脉注射氨茶碱0.25 g用50%葡萄糖液20～40 mL稀释后缓慢注入,减轻支气管痉挛,增加心肌收缩力和尿排出。

(7)氢化可的松100～200 mg或地塞米松10 mg溶于葡萄糖中静脉注射。

(七)健康教育

随着人们生活水平的不断提高,对生活质量的要求越来越高。心力衰竭的转归及治愈程度将直接影响患者的生活质量。预防心力衰竭发生以保证患者的生活质量就显得更为重要,首先要避免诱发因素,如气候转换时要预防感冒,及时添加衣服;以乐观的态度对待生活,情绪平稳不要大起大落过于激动;体力劳动不要过重;适当掌握有关的医学知识以便自我保健等。其次,对已明确心功能Ⅱ级、Ⅲ级的患者要按一般治疗标准,合理正确按医嘱服用强心利尿扩血管药物,注意休息和营养,并定期门诊随访。

(侯树贞)

第八章

呼吸内科护理

第一节　急性上呼吸道感染

一、概述

(一)疾病概述

急性上呼吸道感染简称上感,为外鼻孔至环状软骨下缘包括鼻腔、咽或喉部急性炎症的概称。主要病原体是病毒,少数是细菌,免疫功能低下者易感。通常病情较轻、病程短、可自愈,预后良好。但由于发病率高,不仅影响工作和生活,有时还可伴有严重并发症,并具有一定的传染性,应积极防治。

多发于冬春季节,多为散发,且可在气候突变时小规模流行。主要通过患者喷嚏和含有病毒的飞沫经空气传播,或经污染的手和用具接触传播。可引起上感的病原体大多为自然界中广泛存在的多种类型病毒,同时健康人群也可携带,且人体对其感染后产生的免疫力较弱、短暂,病毒间也无交叉免疫,故可反复发病。

(二)相关病理生理

组织学上可无明显病理改变,也可出现上皮细胞的破坏。可有炎症因子参与发病,使上呼吸道黏膜血管充血和分泌物增多,伴单核细胞浸润,浆液性及黏液性炎性渗出。继发细菌感染者可有中性粒细胞浸润及脓性分泌物。

(三)急性上呼吸道感染的病因与诱因

1.基本病因

急性上感有 70%～80% 由病毒引起,包括鼻病毒、冠状病毒、腺病毒、流感和副流感病毒,以及呼吸道合胞病毒、埃可病毒和柯萨奇病毒等。另有 20%～30% 的上感为细菌引起,可单纯发生或继发于病毒感染之后发生,以口腔定植菌溶血性链球菌为多见,其次为流感嗜血杆菌、肺炎链球菌和葡萄球菌等,偶见革兰阴性杆菌。

2.常见诱因

淋雨、受凉、气候突变、过度劳累等可降低呼吸道局部防御功能,致使原存的病毒或细菌迅速繁殖,或者直接接触含有病原体的患者喷嚏、空气、污染的手和用具诱发本病。老幼体弱,免疫功能低下或有慢性呼吸道疾病如鼻窦炎、扁桃体炎者更易发病。

（四）临床表现

临床表现有以下几种类型。

1.普通感冒

普通感冒俗称"伤风"，又称急性鼻炎或上呼吸道卡他，为病毒感染引起。起病较急，主要表现为鼻部症状，如打喷嚏、鼻塞、流清水样鼻涕，也可表现为咳嗽、咽干、咽痒或烧灼感甚至鼻后滴漏感。咽干、咳嗽和鼻后滴漏与病毒诱发的炎症介质导致的上呼吸道传入神经高敏状态有关。2～3天后鼻涕变稠，可伴咽痛、头痛、流泪、味觉迟钝、呼吸不畅、声嘶等，有时由于咽鼓管炎致听力减退。严重者有发热、轻度畏寒和头痛等。体检可见鼻腔黏膜充血、水肿、有分泌物，咽部可为轻度充血。一般经5～7天痊愈，伴并发症者可致病程迁延。

2.急性病毒性咽炎和喉炎

急性病毒性咽炎和喉炎由鼻病毒、腺病毒、流感病毒、副流感病毒及肠病毒、呼吸道合胞病毒等引起。临床表现为咽痒和灼热感，咽痛不明显，咳嗽少见。急性喉炎多为流感病毒、副流感病毒及腺病毒等引起，临床表现为明显声嘶、讲话困难，可有发热、咽痛或咳嗽，咳嗽时咽喉疼痛加重。体检可见喉部充血、水肿，局部淋巴结轻度肿大和触痛，有时可闻及喉部的喘息声。

3.急性疱疹性咽峡炎

急性疱疹性咽峡炎多由柯萨奇病毒A引起，表现为明显咽痛、发热，病程约为一周。查体可见咽部充血，软腭、腭垂、咽及扁桃体表面有灰白色疱疹及浅表溃疡，周围伴红晕。多发于夏季，多见于儿童，偶见于成人。

4.急性咽结膜炎

急性咽结膜炎主要由腺病毒、柯萨奇病毒等引起。表现为发热、咽痛、畏光、流泪、咽及结膜明显充血。病程4～6天，多发于夏季，由游泳传播，儿童多见。

5.急性咽扁桃体炎

病原体多为溶血性链球菌，其次为流感嗜血杆菌、肺炎链球菌、葡萄球菌等。起病急，咽痛明显，伴发热、畏寒，体温可达39 ℃。查体可发现咽部明显充血，扁桃体肿大、充血，表面有黄色脓性分泌物。有时伴有颌下淋巴结肿大、压痛，而肺部查体无异常体征。

（五）辅助检查

1.血液学检查

因多为病毒性感染，白细胞计数常正常或偏低，伴淋巴细胞比例升高。细菌感染者可有白细胞计数与中性粒细胞增多和核左移现象。

2.病原学检查

因病毒类型繁多，且明确类型对治疗无明显帮助，一般无须明确病原学检查。需要时可用免疫荧光法、酶联免疫吸附法、血清学诊断或病毒分离鉴定等方法确定病毒的类型。细菌培养可判断细菌类型并做药物敏感试验以指导临床用药。

（六）主要治疗原则

由于目前尚无特效抗病毒药物，以对症处理为主，同时戒烟、注意休息、多饮水、保持室内空气流通和防治继发细菌感染。对有急性咳嗽、鼻后滴漏和咽干的患者应给予伪麻黄碱治疗以减轻鼻部充血，也可局部滴鼻应用。必要时适当加用解热镇痛类药物。

（七）药物治疗

1.抗菌药物治疗

目前已明确普通感冒无须使用抗菌药物。除非有白细胞计数升高、咽部脓苔、咯黄痰和流鼻涕等细菌感染证据，可根据当地流行病学史和经验用药，可选口服青霉素、第一代头孢菌素、大环内酯类或喹诺酮类。

2.抗病毒药物治疗

由于目前有滥用造成流感病毒耐药现象，所以如无发热，免疫功能正常，发病超过 2 天一般无须应用。对于免疫缺陷患者，可早期常规使用。利巴韦林和奥司他韦有较广的抗病毒谱，对流感病毒、副流感病毒和呼吸道合胞病毒等有较强的抑制作用，可缩短病程。

二、护理评估

（一）病因评估

主要评估患者健康史和发病史，是否有受凉感冒史。对流行性感冒者，应详细询问患者及家属的流行病史，以有效控制疾病进展。

（二）一般评估

1.生命体征

患者体温可正常或发热；有无呼吸频率加快或节律异常。

2.患者主诉

有无鼻塞、流涕、咽干、咽痒、咽痛、畏寒、发热、咳嗽、咳痰、声嘶、畏光、流泪、眼痛等症状。

3.相关记录

体温，痰液颜色、性状和量等记录结果。

（三）身体评估

1.视诊

咽喉部有无充血；鼻腔黏膜有无充血、水肿及分泌物情况；扁桃体有无充血、肿大（肿大扁桃体的分度），有无黄色脓性分泌物；眼结膜有无充血等情况。

2.触诊

有无颌下、耳后等头颈部部位浅表淋巴结肿大，肿大淋巴结有无触痛。

3.听诊

有无异常呼吸音；双肺有无干、湿啰音。

（四）心理-社会评估

患者在疾病治疗过程中的心理反应与需求，家庭及社会支持情况，引导患者正确配合疾病的治疗与护理。

（五）辅助检查结果评估

1.血常规检查

有无白细胞计数降低或升高、有无淋巴细胞比值升高、有无中性粒细胞增多及核左移等。

2.胸部 X 线检查

有无肺纹理增粗、炎性浸润影等。

3.痰培养

有无细菌生长，药物敏感试验结果如何。

(六)治疗常用药效果的评估

对于呼吸道病毒感染,尚无特异的治疗药物。一般以对症处理为主,辅以中医治疗,并防治继发细菌感染。

三、主要护理诊断/问题

(一)舒适受损

鼻塞、流涕、咽痛、头痛与病毒、细菌感染有关。

(二)体温过高

体温过高与病毒、细菌感染有关。

四、护理措施

(一)病情观察

观察生命体征及主要症状,尤其是体温、咽痛、咳嗽等的变化。高热者联合使用物理降温与药物降温,并及时更换汗湿衣物。

(二)环境与休息

保持室内温、湿度适宜和空气流通,症状轻者应适当休息,病情重者或年老者卧床休息为主。

(三)饮食

选择清淡、富含维生素、易消化的食物,并保证足够热量。发热者应适当增加饮水量。

(四)口腔护理

进食后漱口或按时给予口腔护理,防止口腔感染。

(五)防止交叉感染

注意隔离患者,减少探视,以避免交叉感染。指导患者咳嗽时应避免对着他人。患者使用过的餐具、痰盂等用品应按规定及时消毒。

(六)用药护理

遵医嘱用药且注意观察药物的不良反应。为减轻马来酸氯苯那敏或苯海拉明等抗过敏药的头晕、嗜睡等不良反应,宜指导患者在临睡前服用,并告知驾驶员和高空作业者应避免使用。

(七)健康教育

1.疾病预防指导

生活规律、劳逸结合、坚持规律且适当的体育运动,以增强体质,提高抗寒能力和机体的抵抗力。保持室内空气流通,避免受凉、过度疲劳等感染的诱发因素。在高发季节少去人群密集的公共场所。

2.疾病知识指导

指导患者采取适当的措施避免疾病传播,防止交叉感染。患病期间注意休息,多饮水并遵医嘱用药。

3.预防感染的措施

注意保暖,防止受凉,尤其是要避免呼吸道感染。

4.就诊的指标

告诉患者如果出现下列情况应及时到医院就诊。

(1)经药物治疗症状不缓解。

（2）出现耳鸣、耳痛、外耳道流脓等中耳炎症状。

（3）恢复期出现胸闷、心悸、眼睑水肿、腰酸或关节疼痛。

五、护理效果评估

（1）患者自觉症状好转（鼻塞、流涕、咽部不适感、发热、咳嗽咳痰等症状减轻）。

（2）患者体温恢复正常。

（3）身体评估：①视诊，患者咽喉部充血减轻；鼻腔黏膜充血、水肿减轻情况；扁桃体无充血、肿大程度减轻，无脓性分泌物；眼结膜无充血等情况。②听诊，患者无异常呼吸音；双肺无干、湿啰音。

（韩秀霞）

第二节　急性气管-支气管炎

一、概述

（一）疾病概述

急性气管-支气管炎是由生物、物理、化学刺激或过敏等因素引起的急性气管-支气管黏膜炎症。多为散发，无流行倾向，年老体弱者易感。临床症状主要为咳嗽和咳痰。常发生于寒冷季节或气候突变时，也可由急性上呼吸道感染迁延不愈所致。

（二）相关病理生理

由病原体、吸入冷空气、粉尘、刺激性气体或因吸入致敏原引起气管-支气管急性炎症反应。其共同的病理表现为气管、支气管黏膜充血水肿，淋巴细胞和中性粒细胞浸润；同时可伴纤毛上皮细胞损伤，脱落；黏液腺体肥大增生。合并细菌感染时，分泌物呈脓性。

（三）急性气管-支气管炎的病因与诱因

病原体导致的感染是最主要病因，过度劳累、受凉、年老体弱是常见诱因。

1.病原体

病原体与上呼吸道感染类似。常见病毒为腺病毒、流感病毒（甲、乙）、冠状病毒、鼻病毒、单纯疱疹病毒、呼吸道合胞病毒和副流感病毒。常见细菌为流感嗜血杆菌、肺炎链球菌、卡他莫拉菌等，近年来衣原体和支原体感染明显增加，在病毒感染的基础上继发细菌感染也较多见。

2.物理、化学因素

冷空气、粉尘、刺激性气体或烟雾（如二氧化硫、二氧化氮、氨气、氯气等）的吸入，均可刺激气管-支气管黏膜引起急性损伤和炎症反应。

3.变态反应

常见的吸入致敏原包括花粉、有机粉尘、真菌孢子、动物毛皮排泄物；或对细菌蛋白质的过敏，钩虫、蛔虫的幼虫在肺内的移行均可引起气管-支气管急性炎症反应。

（四）临床表现

临床主要表现为咳嗽咳痰。一般起病较急，通常全身症状较轻，可有发热。初为干咳或少量黏液痰,随后痰量增多,咳嗽加剧,偶伴血痰。咳嗽、咳痰可延续 2～3 周,如迁延不愈,可演变成慢性支气管炎。伴支气管痉挛时,可出现程度不等的胸闷气促。

(五)辅助检查

1.血液检查

病毒感染时,血常规检查白细胞计数多正常;细菌感染较重时,白细胞计数和中性粒细胞计数增高。血沉检查可有血沉快。

2.胸部 X 线检查

多无异常,或仅有肺纹理的增粗。

3.痰培养

细菌或支原体、衣原体感染时,可明确病原体;药物敏感试验可指导临床用药。

(六)治疗要点

1.对症治疗

咳嗽无痰或少痰,可用右美沙芬、喷托维林(咳必清)镇咳。咳嗽有痰而不易咳出,可选用盐酸氨溴索、溴己新(必嗽平),桃金娘油提取物化痰,也可雾化帮助祛痰。较为常用的为兼顾止咳和化痰的棕色合剂,也可选用中成药止咳祛痰。发生支气管痉挛时,可用平喘药如茶碱类、β_2 受体激动剂等。发热可用解热镇痛药对症处理。

2.抗菌药物治疗

有细菌感染证据时应及时使用。可以首选新大环内酯类、青霉素类,也可选用头孢菌素类或喹诺酮类等药物。多数患者口服抗菌药物即可,症状较重者可经肌内注射或静脉滴注给药,少数患者需要根据病原体培养结果指导用药。

3.一般治疗

多休息,多饮水,避免劳累。

二、护理评估

(一)病因评估

主要评估患者健康史和发病史,近期是否有受凉、劳累,是否有粉尘过敏史,是否有吸入冷空气或刺激性气体史。

(二)一般评估

1.生命体征

患者体温可正常或发热;有无呼吸频率加快或节律异常。

2.患者主诉

有无发热、咳嗽、咳痰、喘息等症状。

3.相关记录

体温,痰液颜色、性状和量等情况。

(三)身体评估

听诊有无异常呼吸音;有无双肺呼吸音变粗,两肺可否闻及散在的干、湿啰音,湿啰音部位是否固定,咳嗽后湿啰音是否减少或消失。有无闻及哮鸣音。

(四)心理-社会评估

患者在疾病治疗过程中的心理反应与需求,家庭及社会支持情况,引导患者正确配合疾病的治疗与护理。

(五)辅助检查结果评估

1.血液检查

有无白细胞总数和中性粒细胞百分比升高,有无血沉加快。

2.胸部 X 线检查

有无肺纹理增粗。

3.痰培养

有无致病菌生长,药物敏感试验结果如何。

(六)治疗常用药效果的评估

1.应用抗生素的评估要点

(1)记录每次给药的时间与次数,评估有无按时,按量给药,是否足疗程。

(2)评估用药后患者发热、咳嗽、咳痰等症状有否缓解。

(3)评估用药后患者是否出现皮疹、呼吸困难等变态反应。

(4)评估用药后患者有无较明显的恶心、呕吐、腹泻等不良反应。

2.应用止咳祛痰剂效果的评估

(1)记录每次给药的时间与药量。

(2)评估用祛痰剂后患者痰液是否变稀,是否较易咳出。

(3)评估用止咳药后,患者咳嗽频繁是否减轻,夜间睡眠是否改善。

3.应用平喘药后效果的评估

(1)记录每次给药的时间与量。

(2)评估用药后,患者呼吸困难是否减轻,听诊哮鸣音有否消失。

(3)如应用氨茶碱时间较长,需评估有无茶碱中毒表现。

三、主要护理诊断/问题

(一)清理呼吸道无效

清理呼吸道无效与呼吸道感染、痰液黏稠有关。

(二)气体交换受损

气体交换受损与过敏、炎症引起支气管痉挛有关。

四、护理措施

(一)病情观察

观察生命体征及主要症状,尤其咳嗽,痰液的颜色、性质、量等的变化;有无呼吸困难与喘息等表现;监测体温情况。

(二)休息与保暖

急性期应减少活动,增加休息时间,室内空气新鲜,保持适宜的温度和湿度。

(三)保证充足的水分及营养

鼓励患者多饮水,必要时由静脉补充。给予易消化营养丰富的饮食,发热期间进食流质或半流质食物为宜。

（四）保持口腔清洁

由于患者发热、咳嗽、痰多且黏稠,咳嗽剧烈时可引起呕吐,故要保持口腔卫生,以增加舒适感,增进食欲,促进毒素的排泄。

（五）发热护理

热度不高不需特殊处理,高热时要采取物理降温或药物降温措施。

（六）保持呼吸道通畅

观察呼吸道分泌物的性质及能否有效地咳出痰液,指导并鼓励患者有效咳嗽;若为细菌感染所致,按医嘱使用敏感的抗生素。若痰液黏稠,可采用超声雾化吸入或蒸气吸入稀释分泌物;对于咳嗽无力的患者,宜经常更换体位,拍背,使呼吸道分泌物易于排出,促进炎症消散。

（七）给氧与解痉平喘

有咳喘症状者可给予氧气吸入或按医嘱采用雾化吸入平喘解痉剂,严重者可口服。

（八）健康教育

1.疾病预防指导

预防急性上呼吸道感染的诱发因素。增强体质,可选择合适的体育活动,如跳健康操、打太极拳、跑步等,可进行耐寒训练,如冷水洗脸、冬泳等。

2.疾病知识指导

患病期间增加休息时间,避免劳累;饮食宜清淡、富含营养;按医嘱用药。

3.就诊指标

如 2 周后症状仍持续应及时就诊。

五、护理效果评估

(1)患者自觉症状好转(咳嗽咳痰、喘息、发热等症状减轻)。

(2)患者体温恢复正常。

(3)患者听诊时双肺有无闻及干、湿啰音。

（张争粉）

第三节　慢性支气管炎

慢性支气管炎是由于感染或非感染因素引起气管、支气管黏膜及其周围组织的慢性非特异性炎症。临床以咳嗽、咳痰或伴有喘息反复发作为特征,每年持续 3 个月以上,且连续 2 年以上。

一、病因和发病机制

慢性支气管炎的病因极为复杂,迄今尚有许多因素还不够明确,往往是多种因素长期相互作用的综合结果。

（一）感染

病毒、支原体和细菌感染是本病急性发作的主要原因。病毒感染以流感病毒、鼻病毒、腺病毒和呼吸道合胞病毒常见;细菌感染以肺炎链球菌、流感嗜血杆菌和卡他莫拉菌及葡萄球菌常见。

(二)大气污染

化学气体如氯气、二氧化氮、二氧化硫等刺激性烟雾,空气中的粉尘等均可刺激支气管黏膜,使呼吸道清除功能受损,为细菌入侵创造条件。

(三)吸烟

吸烟为本病发病的主要因素。吸烟时间的长短与吸烟量决定发病率的高低,吸烟者的患病率较不吸烟者高 2～8 倍。

(四)过敏因素

喘息型支气管患者多有过敏史。患者痰中嗜酸性粒细胞和组胺的含量及血中 IgE 明显高于正常。此类患者实际上应属慢性支气管炎合并哮喘。

(五)其他因素

气候变化,特别是寒冷空气对慢性支气管炎的病情加重有密切关系。自主神经功能失调,副交感神经功能亢进,老年人肾上腺皮质功能减退,慢性支气管炎的发病率增加。维生素 C 缺乏,维生素 A 缺乏,易患慢性支气管炎。

二、临床表现

(一)症状

患者常在寒冷季节发病,出现咳嗽、咳痰,尤以晨起显著,白天多于夜间。病毒感染痰液为白色黏液泡沫状,继发细菌感染,痰液转为黄色或黄绿色黏液脓性,偶可带血。慢性支气管炎反复发作后,支气管黏膜的迷走神经感受器反应性增高,副交感神经功能亢进,可出现过敏现象而发生喘息。

(二)体征

早期多无体征。急性发作期可有肺底部闻及干、湿啰音。喘息型支气管炎在咳嗽或深吸气后可闻及哮鸣音,发作时,有广泛哮鸣音。

(三)并发症

(1)阻塞性肺气肿:为慢性支气管炎最常见的并发症。

(2)支气管肺炎:慢性支气管炎蔓延至支气管周围肺组织中,患者表现寒战、发热、咳嗽加剧、痰量增多且呈脓性;白细胞总数及中性粒细胞增多;X 线胸片显示双下肺野有斑点状或小片阴影。

(3)支气管扩张症。

三、诊断

(一)辅助检查

1.血常规检查

白细胞总数及中性粒细胞数可升高。

2.胸部 X 线检查

单纯型慢性支气管炎,X 线片检查阴性或仅见双下肺纹理增多、增粗、模糊、呈条索状或网状。继发感染时为支气管周围炎症改变,表现为不规则斑点状阴影,重叠于肺纹理之上。

3.肺功能检查

早期病变多在小气道,常规肺功能检查多无异常。

(二)诊断要点

凡咳嗽、咳痰或伴有喘息,每年发作持续 3 个月,连续 2 年或 2 年以上者,并排除其他心、肺疾病(如肺结核、肺尘埃沉着病、支气管哮喘、支气管扩张症、肺癌、肺脓肿、心脏病、心功能不全等)、慢性鼻咽疾病后,即可诊断。如每年发病不足 3 个月,但有明确的客观检查依据(如胸部 X 线片、肺功能等)也可诊断。

(三)鉴别诊断

1.支气管扩张

多于儿童或青年期发病,常继发于麻疹、肺炎或百日咳后,并有咳嗽、咳痰反复发作的病史,合并感染时痰量增多,并呈脓性或伴有发热,病程中常反复咯血。在肺下部周围可闻及不易消散的湿啰音。晚期重症患者可出现杵状指(趾)。胸部 X 线上可见双肺下野纹理粗乱或呈卷发状。薄层高分辨 CT(HRCT)检查有助于确诊。

2.肺结核

活动性肺结核患者多有午后低热、消瘦、乏力、盗汗等中毒症状。咳嗽痰量不多,常有咯血。老年肺结核的中毒症状多不明显,常被慢性支气管炎的症状所掩盖而误诊。胸部 X 线上可发现结核病灶,部分患者痰结核菌检查可获阳性。

3.支气管哮喘

支气管哮喘常为特质性患者或有过敏性疾病家族史,多于幼年发病。一般无慢性咳嗽、咳痰史。哮喘多突然发作,且有季节性,血和痰中嗜酸性粒细胞常增多,治疗后可迅速缓解。发作时双肺布满哮鸣音,呼气延长,缓解后可消失,且无症状,但气道反应性仍增高。慢性支气管炎合并哮喘的患者,病史中咳嗽、咳痰多发生在喘息之前,迁延不愈较长时间后伴有喘息,且咳嗽、咳痰的症状多较喘息更为突出,平喘药物疗效不如哮喘等可资鉴别。

4.肺癌

肺癌多发生于 40 岁以上男性,并有多年吸烟史的患者,刺激性咳嗽常伴痰中带血和胸痛。X 线胸片检查肺部常有块影或反复发作的阻塞性肺炎。痰脱落细胞及支气管镜等检查,可明确诊断。

5.慢性肺间质纤维化

慢性咳嗽,咳少量黏液性非脓性痰,进行性呼吸困难,双肺底可闻及爆裂音(Velcro 啰音),严重者发绀并有杵状指。X 线胸片见中下肺野及肺周边部纹理增多紊乱呈网状结构,其间见弥漫性细小斑点阴影。肺功能检查呈限制性通气功能障碍,弥散功能减低,动脉血氧分压(PaO_2)下降。肺活检是确诊的手段。

四、治疗

(一)急性发作期及慢性迁延期的治疗

以控制感染、祛痰、镇咳为主,同时解痉平喘。

1.抗感染药物

及时、有效、足量,感染控制后及时停用,以免产生细菌耐药或二重感染。一般患者可按常见致病菌用药。可选用青霉素 G $80×10^4$ U 肌内注射;复方磺胺甲噁唑,每次 2 片,2 次/天;阿莫西林 2~4 g/d,3~4 次口服;氨苄西林 2~4 g/d,分 4 次口服;头孢氨苄 2~4 g/d 或头孢拉定 1~2 g/d,分 4 次口服;头孢呋辛 2 g/d 或头孢克洛 0.5~1 g/d,分 2~3 次口服。也可选择新一代大环内酯类抗生素,如罗红霉素,0.3 g/d,2 次口服。抗菌治疗疗程一般 7~10 天,反复感染病例可适当延长。严重感染时,可选用氨苄西林、环丙沙星、氧氟沙星、阿米卡星、奈替米星或头孢菌素类联合静脉滴注给药。

2.祛痰镇咳药

刺激性干咳者不宜单用镇咳药物,否则痰液不易咳出。可给盐酸溴环己胺醇 30 mg 或羧甲基半胱氨酸 500 mg,3 次/天,口服。乙酰半胱氨酸(富露施)及氯化铵甘草合剂均有一定的疗效。α-糜蛋白酶雾化吸入也有消炎祛痰的作用。

3.解痉平喘

解痉平喘主要为解除支气管痉挛,利于痰液排出。常用药物为氨茶碱 0.1～0.2 g,8 次/小时口服;丙卡特罗 50 mg,2 次/天;特布他林 2.5 mg,2～3 次/天。慢性支气管炎有可逆性气道阻塞者应常规应用支气管舒张剂,如异丙托溴铵(异丙阿托品)气雾剂、特布他林等吸入治疗。阵发性咳嗽常伴不同程度的支气管痉挛,应用支气管扩张药后可改善症状,并有利于痰液的排出。

(二)缓解期的治疗

应以增强体质,提高机体抗病能力和预防发作为主。

(三)中药治疗

采取扶正固本原则,按肺、脾、肾的虚实辨证施治。

五、护理措施

(一)常规护理

1.环境

保持室内空气新鲜、流通,安静,舒适,温湿度适宜。

2.休息

急性发作期应卧床休息,取半卧位。

3.给氧

持续低流量吸氧。

4.饮食

给予高热量、高蛋白、高维生素易消化饮食。

(二)专科护理

(1)解除气道阻塞,改善肺泡通气。及时清除痰液,神志清醒患者应鼓励咳嗽,痰稠不易咯出时,给予雾化吸入或雾化泵药物喷入,减少局部淤血水肿,以利痰液排出。危重体弱患者,定时更换体位,叩击背部,使痰易于咯出,餐前应给予胸部叩击或胸壁震荡。方法为患者取侧卧位,护士两手手指并拢,手背隆起,指关节微屈,自肺底由下向上,由外向内叩拍胸壁,震动气管,边拍边鼓励患者咳嗽,以促进痰液的排出,每侧肺叶叩击 3～5 分钟。对神志不清者,可进行机械吸痰,需注意无菌操作,抽吸压力要适当,动作轻柔,每次抽吸时间不超过 15 秒,以免加重缺氧。

(2)合理用氧,减轻呼吸困难。根据缺氧和二氧化碳潴留的程度不同,合理用氧,一般给予低流量、低浓度、持续吸氧,如病情需要提高氧浓度,应辅以呼吸兴奋剂刺激通气或使用呼吸机改善通气,吸氧后如呼吸困难缓解、呼吸频率减慢、节律正常、血压上升、心率减慢、心律正常、发绀减轻、皮肤转暖、神志转清、尿量增加等,表示氧疗有效。若呼吸过缓,意识障碍加深,需考虑二氧化碳潴留加重,必要时采取增加通气量措施。

（常　君）

第四节　支气管扩张症

一、疾病概述

(一)概念和特点

支气管扩张症是由于急、慢性呼吸道感染和支气管阻塞后,反复发生支气管炎症,致使支气管组织结构病理性破坏,引起的支气管异常和持久性扩张。临床上以慢性咳嗽、大量脓痰和/或反复咯血为特征,患者多有童年麻疹、百日咳或支气管肺炎等病史。

(二)相关病理生理

支气管扩张的主要病因是支气管-肺组织感染和支气管阻塞,两者相互影响,促使支气管扩张的发生和发展。支气管扩张发生于有软骨的支气管近端分支,主要分为柱状、囊状和不规则扩张 3 种类型,腔内含有多量分泌物并容易积存。呼吸道相关疾病损伤气道清除机制和防御功能,使其清除分泌物的能力下降,易发生感染和炎症;细菌反复感染使气道内因充满包含炎性介质和病原菌的黏稠液体而逐渐扩大、形成瘢痕和扭曲;炎症可导致支气管壁血管增生,并伴有支气管动脉和肺动脉终末支的扩张和吻合,形成小血管瘤而易导致咯血。病变支气管反复炎症,使周围结缔组织和肺组织纤维化,最终引起肺的通气和换气功能障碍。继发于支气管肺组织感染病变的支气管扩张多见于下肺,尤以左下肺多见。继发于肺结核则多见于上肺叶。

(三)病因与诱因

1.支气管-肺组织感染

支气管扩张与扁桃体炎、鼻窦炎、百日咳、麻疹、支气管肺炎、肺结核等呼吸道感染密切相关,引起感染的常见病原体为铜绿假单胞菌、流感嗜血杆菌、卡他莫拉菌、肺炎克雷伯杆菌、金黄色葡萄球菌、非结核分枝杆菌、腺病毒和流感病毒等。婴幼儿期支气管-肺组织感染是支气管扩张最常见的病因。

2.支气管阻塞

异物、肿瘤、外源性压迫等可使支气管阻塞导致肺不张,胸腔负压直接牵拉支气管管壁导致支气管扩张。

3.支气管先天性发育缺损与遗传因素

支气管先天性发育缺损与遗传因素也可形成支气管扩张,可能与软骨发育不全或弹性纤维不足导致局部管壁薄弱或弹性较差有关。部分遗传性 α-抗胰蛋白酶缺乏者也可伴有支气管扩张。

4.其他全身性疾病

支气管扩张可能与机体免疫功能失调有关,目前已发现类风湿关节炎、溃疡性结肠炎、克罗恩病、系统性红斑狼疮等疾病同时伴有支气管扩张。

(四)临床表现

1.症状

(1)慢性咳嗽、大量脓痰:咳嗽多为阵发性,与体位改变有关,晨起及晚上临睡时咳嗽和咳痰尤多。严重程度可用痰量估计,轻度每天少于 10 mL,中度每天 10~150 mL,重度每天多于 150 mL。感染急性发作时,黄绿色脓痰量每天可达数百毫升,将痰液放置后可出现分层的特征,即上层为泡沫,下悬脓性成分;中层为浑浊黏液;下层为坏死组织沉淀物。合并厌氧菌感染时,痰和呼气具有臭味。

(2)咯血:反复咯血为本病的特点,可为痰中带血或大量咯血。少量咯血每天少于 100 mL,中量咯血每天 100~500 mL,大量咯血每天多于 500 mL 或一次咯血量多于 300 mL。咯血量有时与病情严重程度、病变范围不一致。部分病变发生在上叶的"干性支气管扩张"患者以反复咯血为唯一症状。

(3)反复肺部感染:由于扩张的支气管清除分泌物的功能丧失,引流差,易反复发生感染,其特点是同一肺段反复发生肺炎并迁延不愈。

(4)慢性感染中毒症状:可出现发热、乏力、食欲减退、消瘦、贫血等,儿童可影响发育。

2.体征

早期或病变轻者无异常肺部体征,病变严重或继发感染时,可在病变部位尤其下肺部闻及固定而持久的局限性粗湿啰音,有时可闻及哮鸣音,部分患者伴有杵状指(趾)。

(五)辅助检查

1.影像学检查

(1)胸部 X 线检查:囊状支气管扩张的气道表现为显著的囊腔,腔内可存在气液平面,纵切面可显示"双轨征",横切面显示"环形阴影",并可见气道壁增厚。

(2)胸部 CT 检查:可在横截面上清楚地显示扩张的支气管。高分辨 CT 进一步提高了诊断敏感性,成为支气管扩张症的主要诊断方法。

2.纤维支气管镜检查

纤维支气管镜检查有助于发现患者的出血部位或阻塞原因。还可局部灌洗,取灌洗液做细菌学和细胞学检查。

(六)治疗原则

保持引流通畅,处理咯血,控制感染,必要时手术治疗。

1.保持引流通畅、改善气流受限

清除气道分泌物保持气道通畅能减少继发感染和减轻全身中毒症状,如应用祛痰药物(盐酸氨溴索、溴己新、α-糜蛋白酶)等稀释痰液,痰液黏稠时可加用雾化吸入。应用振动、拍背、体位引流等方法促进气道分泌物的清除。应用支气管舒张剂可改善气流受限,伴有气道高反应及可逆性气流受限的患者疗效明显。如体位引流排痰效果不理想,可用纤维支气管镜吸痰法以保持呼吸道通畅。

2.控制感染

急性感染期的主要治疗措施。应根据症状、体征、痰液性状,必要时根据痰培养及药物敏感试验选择有效的抗生素。常用阿莫西林、头孢类抗生素、氨基糖苷类等药物,重症患者,尤其是铜绿假单胞菌感染者,常需第三代头孢菌素加氨基糖苷类药联合静脉用药。如有厌氧菌混合感染,加用甲硝唑或替硝唑等。

3.外科治疗

保守治疗不能缓解的反复大咯血且病变局限者,可考虑手术治疗。经充分的内科治疗后仍反复发作且病变为局限性支气管扩张,可通过外科手术切除病变组织。

二、护理评估

(一)一般评估

1.患者的主诉

有无胸闷、气促、心悸、疲倦、乏力等症状。

2.生命体征

严密观察呼吸的频率、节律、深浅和音响,患者呼吸可正常或增快,感染严重时或合并咯血可伴随不同程度的呼吸困难和发绀。患者体温正常或偏高,感染严重时可为高热。

3.咳嗽咳痰情况

观察咳嗽咳痰的发作时间、频率、持续时间、伴随的症状和影响因素等,患者反复继发肺部感染,支气管引流不畅,痰不易咳出时可导致咳嗽加剧,大量脓痰咳出后,患者感觉轻松,体温下降,精神改善。重点观察痰液的量、颜色、性质、气味和与体位的关系,痰液静置后的分层现象,记录24小时痰液排出量。注意患者是否出现面色苍白、出冷汗、烦躁不安等出血的症状,观察咯血的颜色、性质及量。

4.其他

血气分析、血氧饱和度、体重、体位等记录结果。

(二)身体评估

1.头颈部

患者的意识状态,面部颜色(贫血),皮肤黏膜有无脱水、是否粗糙干燥;呼吸困难和缺氧的程度(有无气促、口唇有无发绀、血氧饱和度数值等)。

2.胸部

检查胸廓的弹性,有无胸廓的挤压痛,两肺呼吸运动是否一致。病变部位可闻及固定而持久的局限性粗湿啰音或哮鸣音。

3.其他

患者有无杵状指(趾)。

(三)心理-社会评估

询问健康史、发病原因、病程进展时间及以往所患疾病对支气管扩张的影响,评估患者对支气管扩张的认识;另外,患者常因慢性咳嗽、咳痰或痰量多、有异味等症状产生恐惧或焦虑的心理,并对疾病治疗缺乏治愈的自信。

(四)辅助检查阳性结果评估

血氧饱和度的数值;血气分析结果报告;胸部CT检查明确的病变部位。

(五)常用药物治疗效果的评估

抗生素使用后咳嗽咳痰症状有无减轻,原有增高的血白细胞计数有无回降至正常范围,核左移情况有无得到纠正。

三、主要护理诊断/问题

(一)清理呼吸道无效

清理呼吸道无效与大量脓痰滞留呼吸道有关。

(二)有窒息的危险

有窒息的危险与大咯血有关。

(三)营养失调

低于机体需要量与慢性感染导致机体消耗有关。

(四)焦虑

焦虑与疾病迁延、个体健康受到威胁有关。

(五)活动无耐力

活动无耐力与营养不良、贫血等有关。

四、护理措施

(一)环境

保持室内空气新鲜、无臭味,定期开窗换气使空气流通,维持适宜的温湿度,注意保暖。

(二)休息和活动

休息能减少肺活动度,避免因活动诱发咯血。小量咯血者以静卧休息为主,大量咯血患者应绝对卧床休息,尽量避免搬动。取患侧卧位,可减少患侧胸部的活动度,既防止病灶向健侧扩散,同时有利于健侧肺的通气功能。缓解期患者可适当进行户外活动,但要避免过度劳累。

(三)饮食护理

提供高热量、高蛋白质、富含维生素易消化的饮食,多进食含铁食物有利于纠正贫血,饮食中富含维生素 A、维生素 C、维生素 E 等(如新鲜蔬菜、水果),以提高支气管黏膜的抗病能力。大量咯血者应禁食,小量咯血者宜进少量温、凉流质饮食,避免冰冷食物诱发咳嗽或加重咯血,少食多餐。为痰液稀释利于排痰,鼓励患者多饮水,每天 1 500～2 000 mL。指导患者在咳痰后及进食前后漱口,以祛除口臭,促进食欲。

(四)病情观察

严密观察病情,正确记录每天痰量及痰的性质,留好痰标本。有咯血者备好吸痰和吸氧设备。

(五)用药护理

遵医嘱使用抗生素、祛痰剂和支气管舒张剂,指导患者进行有效咳嗽,辅以叩背及时排出痰液。指导患者掌握药物的疗效、剂量、用法和不良反应。

(六)体位引流的护理

体位引流是利用重力作用促使呼吸道分泌物流入气管、支气管排出体外的方法,其效果与需引流部位所对应的体位有关。体位引流的护理措施如下。

(1)体位引流由康复科医师执行,引流前向患者说明体位引流的目的、操作过程和注意事项,消除顾虑取得合作。

(2)操作前测量生命体征,听诊肺部明确病变部位。引流前 15 分钟遵医嘱给予支气管舒张剂(有条件可使用雾化器或手按定量吸入器)。备好排痰用纸巾或一次性容器。

(3)根据病变部位、病情和患者经验选择合适体位(自觉有利于咳痰的体位)。引流体位的选择取决于分泌物潴留的部位和患者的耐受程度,原则上抬高病灶部位的位置,使引流支气管开口向下,有利于潴留的分泌物随重力作用流入支气管和气管排出。首先引流上叶,然后引流下叶后基底段。如果患者不能耐受,应及时调整姿势。头部外伤、胸部创伤、咯血、严重心血管疾病和病情状况不稳定者,不宜采用头低位进行体位引流。

(4)引流时鼓励患者做腹式深呼吸,辅以胸部叩击或震荡,指导患者进行有效咳嗽等措施,以提高引流效果。

(5)引流时间视病变部位、病情和患者身体状况而定,一般每天 1～3 次,每次 15～20 分钟。在空腹或饭前一个半小时前进行,早晨清醒后立即进行效果最好。咯血时不宜进行体位引流。

(6)引流过程应有护士或家人协助,注意观察患者反应,如出现咯血、面色苍白出冷汗、头晕、发绀、脉搏细弱、呼吸困难等情况,应立即停止引流。

(7)体位引流结束后,协助患者采取舒适体位休息,给予清水或漱口液漱口。记录痰液的性质、量及颜色,复查生命体征和肺部呼吸音及啰音的变化,评价体位引流的效果。

(七)窒息的抢救配合

(1)对大咯血及意识不清的患者,应在病床旁备好急救器械。

(2)一旦患者出现窒息征象,应立即取头低脚高 45°俯卧位,面向一侧,轻拍背部,迅速排出气道和口咽部的血块,或直接刺激咽部以咳出血块。嘱患者不要屏气,以免诱发喉头痉挛。必要时用吸痰管进行负压吸引,以解除呼吸道阻塞。

(3)给予高浓度吸氧,做好气管插管或气管切开的准备与配合工作。

(4)咯血后为患者漱口,擦净血迹,防止因口咽部异物刺激引起剧烈咳嗽而诱发咯血,及时清理患者咯出的血块及污染的衣物、被褥,安慰患者,以助于稳定情绪,增加安全感,避免因精神过度紧张而加重病情。对精神极度紧张、咳嗽剧烈的患者,可按医嘱给予小剂量镇静剂或镇咳剂。

(5)密切观察咯血的量、颜色、性质及出血的速度,观察生命体征及意识状态的变化,有无胸闷、气促、呼吸困难、发绀、面色苍白、出冷汗、烦躁不安等窒息征象;有无阻塞性肺不张、肺部感染及休克等并发症的表现。

(6)用药护理:①垂体后叶素可收缩小动脉,减少肺血流量,从而减轻咯血。但也能引起子宫、肠道平滑肌收缩和冠状动脉收缩,故冠心病、高血压患者及孕妇忌用。静脉滴注时速度勿过快,以免引起恶心、便意、心悸、面色苍白等不良反应。②年老体弱、肺功能不全者在应用镇静剂和镇咳药后,应注意观察呼吸中枢和咳嗽反射受抑制情况,以早期发现因呼吸抑制导致的呼吸衰竭和不能咯出血块而发生窒息。

(八)心理护理

护士应以亲切的态度多与患者交谈,讲明支气管扩张反复发作的原因和治疗进展,帮助患者树立战胜疾病的信心,解除焦虑不安心理。呼吸困难患者应根据其病情采用恰当的沟通方式,及时了解病情,安慰患者。

(九)健康教育

(1)预防感冒等呼吸道感染,吸烟患者戒烟。不要滥用抗生素和止咳药。

(2)疾病知识指导:帮助患者和家属正确认识和对待疾病,了解疾病的发生、发展与治疗、护理过程,与患者及家属共同制订长期防治计划。

(3)保健知识的宣教:学会自我监测病情,一旦发现症状加重,应及时就诊。指导掌握有效咳嗽、胸部叩击、雾化吸入及体位引流的排痰方法,长期坚持,以控制病情的发展。

(4)生活指导:讲明加强营养对机体康复的作用,使患者能主动摄取必需的营养素,以增加机体抗病能力。鼓励患者参加体育锻炼,建立良好的生活习惯,劳逸结合,消除紧张心理,防止病情进一步恶化。

(5)及时到医院就诊的指标:体温过高,痰量明显增加;出现胸闷、气促、呼吸困难、发绀、面色苍白、出冷汗、烦躁不安等症状;咯血。

五、护理效果评估

(1)呼吸道保持通畅,痰易咳出,痰量减少或消失,血氧饱和度、动脉血气分析值在正常范围。
(2)肺部湿啰音或哮鸣音减轻或消失。
(3)患者体重增加,无并发症(咯血等)发生。

（常　君）

第五节　支气管哮喘

支气管哮喘是由多种细胞(如嗜酸性粒细胞、肥大细胞、T淋巴细胞、中性粒细胞等)和细胞组分参与的气道慢性炎症性疾病,这种慢性炎症与气道高反应性相关,通常出现广泛而多变的可逆性气流受限,并引起反复发作的喘息、气急、胸闷或咳嗽等症状,多数患者可自行缓解或经治疗缓解。

典型表现为发作性呼气性呼吸困难或发作性胸闷和咳嗽,伴哮鸣音,症状可在数分钟内发生,并持续数小时至数天,夜间及凌晨发作或加重是哮喘的重要临床特征。目前尚无特效的根治办法,糖皮质激素可以有效控制气道炎症,β_2肾上腺素受体激动剂是控制哮喘急性发作的首选药物。经过长期规范化治疗和管理,80%以上的患者可以达到哮喘的临床控制。

一、一般护理

(1)执行内科一般护理常规。
(2)室内环境舒适、安静、冷暖适宜。保持室内空气流通,避免患者接触变应原,如花草、尘螨、花露水、香水等,扫地和整理床单位时可请患者室外等候,或采取湿式清洁方法,避免尘埃飞扬。病室避免使用皮毛、羽绒或蚕丝织物等。
(3)卧位与休息:急性发作时协助患者取坐位或半卧位,以增加舒适度,利于膈肌的运动,缓解呼气性呼吸困难。端坐呼吸的患者为其提供床旁桌支撑,以减少体力消耗。

二、饮食护理

大约20%的成年患者和50%的患儿是因不适当饮食而诱发或加重哮喘,因此应给予患者营养丰富、清淡、易消化、无刺激的食物。若能找出与哮喘发作有关的食物,如鱼、虾、蟹、蛋类、牛奶等应避免食用。某些食物添加剂如酒石黄和亚硝酸盐可诱发哮喘发作,应引起注意。

三、用药护理

治疗哮喘的药物分为控制性药物和缓解性药物。控制性药物是指需要长期每天规律使用,主要用于治疗气道慢性炎症,达到哮喘临床控制目的;缓解性药物指按需使用的药物,能迅速解除支气管痉挛,从而缓解哮喘症状。哮喘发作时禁用吗啡和大量镇静剂,以免抑制呼吸。

(一)糖皮质激素

糖皮质激素简称激素,是目前控制哮喘最有效的药物。激素给药途径包括吸入、口服、静脉应用等。吸入性糖皮质激素由于其局部抗感染作用强、起效快、全身不良反应少(黏膜吸收、少量进入血液),是目前哮喘长期治疗的首选药物。常用药物有布地奈德、倍氯米松等。通常需规律吸入 1～2 周方能控制。吸药后嘱患者清水含漱口咽部,可减少不良反应的发生。长期吸入较大剂量激素者,应注意预防全身性不良反应。布地奈德雾化用混悬液制剂,经压缩空气泵雾化吸入,起效快,适用于轻、中度哮喘急性发作的治疗。吸入激素无效或需要短期加强治疗的患者可采用泼尼松和泼尼松龙等口服制剂,症状缓解后逐渐减量,然后停用或改用吸入剂。不主张长期口服激素用于维持哮喘控制的治疗。口服用药宜在饭后服用,以减少对胃肠道黏膜的刺激。重度或严重哮喘发作时应及早静脉给予激素,可选择琥珀酸氢化可的松或甲泼尼龙。无激素依赖倾向者,可在 3～5 天停药;有激素依赖倾向者应适当延长给药时间,症状缓解后逐渐减量,然后改口服或吸入剂维持。

(二)β_2 肾上腺素受体激动剂

短效 β_2 肾上腺素受体激动剂为治疗哮喘急性发作的首选药物。有吸入、口服和静脉三种制剂,首选吸入给药。常用药物有沙丁胺醇和特布他林。吸入剂包括定量气雾剂、干粉剂和雾化溶液。短效 β_2 肾上腺素受体激动剂应按需间歇使用,不宜长期、单一大剂量使用,因为长期应用可引起 β_2 受体功能下降和气道反应性增高,出现耐药性。主要不良反应有心悸、骨骼肌震颤、低钾血症等。长效 β_2 肾上腺素受体激动剂与吸入性糖皮质激素(ICS)联合是目前最常用的哮喘控制性药物。常用的有布地奈德吸入剂、舒利迭(氟替卡松/沙美特罗干粉吸入剂)。

(三)茶碱类

具有增强呼吸肌的力量及增强气道纤毛清除功能等,从而起到舒张支气管和气道抗感染作用,并具有强心、利尿、扩张冠状动脉、兴奋呼吸中枢等作用,是目前治疗哮喘的有效药物之一。氨茶碱和缓释茶碱是常用的口服制剂,尤其后者适用于夜间哮喘症状的控制。静脉给药主要用于重症和危重症哮喘。注射茶碱类药物应限制注射浓度,速度不超过 0.25 mg/(kg·min),以防不良反应发生。其主要不良反应包括恶心、呕吐、心律失常、血压下降及尿多,偶可兴奋呼吸中枢,严重者可引起抽搐乃至死亡。由于茶碱的"治疗窗"窄及茶碱代谢存在较大个体差异,有条件的应在用药期间监测其血药浓度。发热、妊娠、小儿或老年,患有肝、心、肾功能障碍及甲状腺功能亢进者尤须慎用。合用西咪替丁、喹诺酮类、大环内酯类药物等可影响茶碱代谢而使其排泄减慢,尤应观察其不良反应的发生。

(四)胆碱 M 受体拮抗剂

胆碱 M 受体拮抗剂分为短效(维持 4～6 小时)和长效(维持 24 小时)两种制剂。异丙托溴铵是常用的短效制剂,常与 β_2 受体激动剂联合雾化应用,代表药可比特(异丙托溴铵/沙丁胺醇)。少数患者可有口苦或口干等不良反应。噻托溴铵是长效选择性 M_1、M_2 受体拮抗剂,目前主要用于哮喘合并慢性阻塞性肺疾病及慢性阻塞性肺疾病患者的长期治疗。

(五)白三烯拮抗剂

通过调节白三烯的生物活性而发挥抗感染作用,同时舒张支气管平滑肌,是目前除吸入性糖皮质激素外唯一可单独应用的哮喘控制性药物,尤其适用于阿司匹林哮喘、运动性哮喘和伴有过敏性鼻炎哮喘患者的治疗。常用药物为孟鲁司特和扎鲁司特。不良反应通常较轻微,主要是胃肠道症状,少数有皮疹、血管性水肿、转氨酶升高,停药后可恢复正常。

四、病情观察

(1)哮喘发作时,协助取舒适卧位,监测生命体征、呼吸频率、血氧饱和度等指标,观察患者喘息、气急、胸闷或咳嗽等症状,是否出现三凹征,辅助呼吸肌参与呼吸运动,语言沟通困难,大汗淋漓等中重度哮喘的表现。当患者不能讲话,嗜睡或意识模糊,胸腹矛盾运动,哮鸣音减弱甚至消失,脉率变慢或不规则,严重低氧血症和高碳酸血症时,需转入重症加强护理病房(重症监护室)行机械通气治疗。

(2)注意患者有无鼻咽痒、咳嗽、打喷嚏、流涕、胸闷等哮喘早期发作症状,对于夜间或凌晨反复发作的哮喘患者,应注意是否存在睡眠低氧表现,睡眠低氧可以诱发喘息、胸闷等症状。

五、健康指导

(1)对哮喘患者进行哮喘知识教育,寻找变应原,有效改变环境,避免诱发因素,要贯穿整个哮喘治疗全过程。

(2)指导患者定期复诊、检测肺功能,做好病情自我监测,掌握峰流速仪的使用方法,记哮喘日记。与医师、护士共同制订防止复发、保持长期稳定的方案。

(3)掌握正确吸入技术,如沙丁胺醇气雾剂、布地奈德/福莫特罗吸入剂、舒利迭的使用方法。知晓药物的作用和不良反应的预防。

(4)帮助患者养成规律生活习惯,保持乐观情绪,避免精神紧张、剧烈运动、持续的喊叫等过度换气动作。

(5)熟悉哮喘发作的先兆表现,如打喷嚏、咳嗽、胸闷、喉结发痒等,学会在家中自行监测病情变化并进行评定。以及哮喘急性发作时进行简单的紧急自我处理方法,如吸入沙丁胺醇气雾剂1~2喷、布地奈德1~2吸,缓解喘憋症状,尽快到医院就诊。

(常　君)

第六节　肺　　炎

一、概述

(一)疾病概述

肺炎是指终末气道、肺泡和肺间质的炎症,可由病原微生物、理化因素、免疫损伤、过敏及药物所致。细菌性肺炎是最常见的肺炎,也是最常见的感染性疾病之一。在抗菌药物应用以前,细菌性肺炎对儿童及老年人的健康威胁极大,抗菌药物的出现及发展曾一度使肺炎病死率明显下降。但近年来,尽管应用强力的抗菌药物和有效的疫苗,肺炎总的病死率却不再降低,甚至有所上升。

(二)肺炎分类
肺炎可按解剖、病因或患病环境加以分类。

1.解剖分类

(1)大叶性(肺泡性):肺炎病原体先在肺泡引起炎症,经肺泡间孔(Cohn 孔)向其他肺泡扩散,致使部分肺段或整个肺段、肺叶发生炎症改变。典型者表现为肺实质炎症,通常并不累及支气管。致病菌多为肺炎链球菌。X线胸片显示肺叶或肺段的实变阴影。

(2)小叶性(支气管性):肺炎病原体经支气管入侵,引起细支气管、终末细支气管及肺泡的炎症,常继发于其他疾病,如支气管炎、支气管扩张、上呼吸道病毒感染及长期卧床的危重患者。其病原体有肺炎链球菌、葡萄球菌、病毒、肺炎支原体及军团菌等。支气管腔内有分泌物,故常可闻及湿啰音,无实变的体征。X线显示为沿肺纹理分布的不规则斑片状阴影,边缘密度浅而模糊,无实变征象,肺下叶常受累。

(3)间质性肺炎:以肺间质为主的炎症,可由细菌、支原体、衣原体、病毒或肺孢子菌等引起。累及支气管壁及支气管周围,有肺泡壁增生及间质水肿,因病变仅在肺间质,故呼吸道症状较轻,异常体征较少。X线通常表现为一侧或双侧肺下部的不规则条索状阴影,从肺门向外伸展,可呈网状,其间可有小片肺不张阴影。

2.病因分类

(1)细菌性肺炎:如肺炎链球菌、金黄色葡萄球菌、甲型溶血性链球菌、肺炎克雷伯杆菌、流感嗜血杆菌、铜绿假单胞菌肺炎等。

(2)非典型病原体所致肺炎:如军团菌、支原体和衣原体肺炎等。

(3)病毒性肺炎:如冠状病毒、腺病毒、呼吸道合胞病毒、流感病毒、麻疹病毒、巨细胞病毒、单纯疱疹病毒肺炎等。

(4)肺真菌病:如白念珠菌、曲霉菌、隐球菌、肺孢子菌肺炎等。

(5)其他病原体所致肺炎:如立克次体(如 Q 热立克次体)、弓形体(如鼠弓形体)、寄生虫(如肺包虫、肺吸虫、肺血吸虫)肺炎等。

(6)理化因素所致的肺炎:如放射性损伤引起的放射性肺炎,胃酸吸入引起的化学性肺炎,或对吸入或内源性脂类物质产生炎症反应的类脂性肺炎等。

3.患病环境分类

由于细菌学检查阳性率低,培养结果滞后,病因分类在临床上应用较为困难,目前多按肺炎的获得环境分成两类,有利于指导经验治疗。

(1)社区获得性肺炎(community acquired pneumonia,CAP)是指在医院外罹患的感染性肺实质炎症,包括具有明确潜伏期的病原体感染而在入院后平均潜伏期内发病的肺炎。其临床诊断依据如下:①新近出现的咳嗽、咳痰或原有呼吸道疾病症状加重,并出现脓性痰,伴或不伴胸痛。②发热。③肺实变体征和/或闻及湿啰音。④白细胞计数$>10\times10^9/L$ 或$<4\times10^9/L$,伴或不伴中性粒细胞核左移。⑤胸部 X 线检查显示片状、斑片状浸润性阴影或间质性改变,伴或不伴胸腔积液。以上①~④项中任何 1 项加第⑤项,除外非感染性疾病可做出诊断。CAP 常见病原体为肺炎链球菌、支原体、衣原体、流感嗜血杆菌和呼吸道病毒(甲、乙型流感病毒,腺病毒、呼吸合胞病毒和副流感病毒)等。

(2)医院获得性肺炎(hospital acquired pneumonia,HAP)也称医院内肺炎,是指患者入院时不存在,也不处于潜伏期,而于入院 48 小时后在医院(包括老年护理院、康复院等)内发生的肺炎。HAP 还包括呼吸机相关性肺炎(ventilator associated pneumonia,VAP)和卫生保健相关性肺炎(healthcare associated pneumonia,HCAP)。其临床诊断依据是 X 线检查出现新的或进展的肺部浸润影加上下列三个临床征候中的两个或以上即可诊断为肺炎:①发热超过 38 ℃。②血白细胞计数增多或减少。③脓性气道分泌物。但 HAP 的临床表现、实验室和影像学检查特异性低,应注意与肺不张、心力衰竭和肺水肿、基础疾病肺侵犯、药物性肺损伤、肺栓塞和急性呼吸窘迫综合征等相鉴别。无感染高危因素患者的常见病原体依次为肺炎链球菌、流感嗜血杆菌、金黄色葡萄球菌、大肠埃希菌、肺炎克雷伯杆菌、不动杆菌属等;有感染高危因素患者为铜绿假单胞菌、肠杆菌属、肺炎克雷伯杆菌等,金黄色葡萄球菌的感染有明显增加的趋势。

(三)肺炎发病机制

正常的呼吸道免疫防御机制(支气管内黏液-纤毛运载系统、肺泡巨噬细胞等细胞防御的完整性等)使气管隆凸以下的呼吸道保持无菌。是否发生肺炎取决于两个因素:病原体和宿主因素。如果病原体数量多,毒力强和/或宿主呼吸道局部和全身免疫防御系统损害,即可发生肺炎。病原体可通过下列途径引起肺炎:①空气吸入;②血行播散;③邻近感染部位蔓延;④上呼吸道定植菌的误吸。肺炎还可通过误吸胃肠道的定植菌(胃食管反流)和通过人工气道吸入环境中的致病菌引起。病原体直接抵达下呼吸道后,滋生繁殖,引起肺泡毛细血管充血、水肿,肺泡内纤维蛋白渗出及细胞浸润。除了金黄色葡萄球菌、铜绿假单胞菌和肺炎克雷伯杆菌等可引起肺组织的坏死性病变易形成空洞外,肺炎治愈后多不遗留瘢痕,肺的结构与功能均可恢复。

二、几种常见病原体所致肺炎

不同病原体所致肺炎在临床表现、辅助检查及治疗要点等方面均有差异。

(一)肺炎链球菌肺炎

肺炎链球菌肺炎是由肺炎链球菌或称肺炎球菌所引起的肺炎,占社区获得性肺炎的半数。

1.临床表现

(1)症状:发病前常有受凉、淋雨、疲劳、醉酒、病毒感染史,多有上呼吸道感染的前驱症状。起病多急骤,高热、寒战,全身肌肉酸痛,体温通常在数小时内升至 39~40 ℃,高峰在下午或傍晚,或呈稽留热,脉率随之增速。可有患侧胸部疼痛,放射到肩部或腹部,咳嗽或深呼吸时加剧。痰少,可带血或呈铁锈色,胃纳锐减,偶有恶心、呕吐、腹痛或腹泻,易被误诊为急腹症。

(2)体征:患者呈急性热病容,面颊绯红,鼻翼翕动,皮肤灼热、干燥,口角及鼻周有单纯疱疹;病变广泛时可出现发绀。有败血症者,可出现皮肤、黏膜出血点,巩膜黄染。早期肺部体征无明显异常,仅有胸廓呼吸运动幅度减小,叩诊稍浊,听诊可有呼吸音减低及胸膜摩擦音。肺实变时叩诊浊音、触觉语颤增强并可闻及支气管呼吸音。消散期可闻及湿啰音。心率增快,有时心律不齐。重症患者有肠胀气,上腹部压痛多与炎症累及膈胸膜有关。重症感染时可伴休克、急性呼吸窘迫综合征及神经精神症状,表现为神志模糊、烦躁、呼吸困难、嗜睡、谵妄、昏迷等。累及脑膜时,有颈抵抗及出现病理性反射。

本病自然病程为 1~2 周。发病 5~10 天,体温可自行骤降或逐渐消退;使用有效的抗菌药物后可使体温在 1~3 天恢复正常。患者的其他症状与体征也随之逐渐消失。

(3)并发症:肺炎链球菌肺炎的并发症近年来已很少见。严重败血症或毒血症患者易发生感染性休克,尤其是老年人。表现为血压降低、四肢厥冷、多汗、发热、心动过速、心律失常等,而高热、胸痛、咳嗽等症状并不突出。其他并发症有胸膜炎、脓胸、心包炎、脑膜炎和关节炎等。

2.辅助检查

(1)血液检查:血白细胞计数(10~20)×10^9/L,中性粒细胞多在 80% 以上,并有核左移,细胞内可见中毒颗粒。年老体弱、酗酒、免疫功能低下者的白细胞计数可不增高,但中性粒细胞的百分比仍增高。

（2）细菌学检查：痰直接涂片做革兰染色及荚膜染色镜检，如发现典型的革兰染色阳性、带荚膜的双球菌或链球菌，即可初步做出病原诊断。痰培养 24～48 小时可以确定病原体。聚合酶链反应检测及荧光标记抗体检测可提高病原学诊断率。痰标本送检应注意器皿洁净无菌，在抗菌药物应用之前漱口后采集，取深部咳出的脓性或铁锈色痰。10%～20%患者合并菌血症，故重症肺炎应做血培养。

（3）X 线检查：早期仅见肺纹理增粗，或受累的肺段、肺叶稍模糊。随着病情进展，肺泡内充满炎性渗出物，表现为大片炎症浸润阴影或实变影，在实变阴影中可见支气管充气征，肋膈角可有少量胸腔积液。在消散期，X 线显示炎性浸润逐渐吸收，可有片状区域吸收较快，呈现"假空洞"征，多数患者在起病 3～4 周后才完全消散。老年患者肺炎病灶消散较慢，容易出现吸收不完全而成为机化性肺炎。

3.治疗要点

（1）抗菌药物治疗：一经诊断即应给予抗菌药物治疗，不必等待细菌培养结果。首选青霉素 G，用药途径及剂量视病情轻重及有无并发症而定：对于成年轻症患者，可用 24×10^5 U/d，分 3 次肌内注射，或用普鲁卡因青霉素每 12 小时肌内注射 60×10^4 U。病情稍重者，宜用青霉素 G 24×10^5～48×10^5 U/d，分次静脉滴注，每 6～8 小时 1 次；重症及并发脑膜炎者，可增至 10×10^6～30×10^6 U/d，分 4 次静脉滴注。对青霉素过敏者，或耐青霉素或多重耐药菌株感染者，可用呼吸氟喹诺酮类、头孢噻肟或头孢曲松等药物，多重耐药菌株感染者可用万古霉素、替考拉宁等。

（2）支持疗法：患者应卧床休息，注意补充足够蛋白质、热量及维生素。密切监测病情变化，注意防止休克。剧烈胸痛者，可酌用少量镇痛药，如可待因 15 mg。不用阿司匹林或其他解热药，以免过度出汗、脱水及干扰真实热型，导致临床判断错误。鼓励饮水每天 1～2 L，轻症患者不需常规静脉输液，确有失水者可输液，保持尿比重在 1.020 以下，血清钠保持在 145 mmol/L 以下。中等或重症患者[PaO_2＜8.0 kPa(60 mmHg)或有发绀]应给氧。若有明显麻痹性肠梗阻或胃扩张，应暂时禁食、禁饮和胃肠减压，直至肠蠕动恢复。烦躁不安、谵妄、失眠者酌用地西泮 5 mg 或水合氯醛 1.0～1.5 g，禁用抑制呼吸的镇静药。

（3）并发症的处理：经抗菌药物治疗后，高热常在 24 小时内消退，或数天内逐渐下降。若体温降而复升或 3 天后仍不降者，应考虑肺炎链球菌的肺外感染，如脓胸、心包炎或关节炎等。持续发热的其他原因尚有耐青霉素的肺炎链球菌（PRSP）或混合细菌感染、药物热或并存其他疾病。肿瘤或异物阻塞支气管时，经治疗后肺炎虽可消散，但阻塞因素未除，肺炎可再次出现。10%～20%肺炎链球菌肺炎伴发胸腔积液者，应酌情取胸液检查及培养以确定其性质。若治疗不当，约 5%并发脓胸，应积极排脓引流。

（二）葡萄球菌肺炎

葡萄球菌肺炎是由葡萄球菌引起的急性肺化脓性炎症。常发生于有基础疾病如糖尿病、血液病、艾滋病、肝病、营养不良、酒精中毒、静脉吸毒或原有支气管肺疾病者。儿童患流感或麻疹时也易罹患。多急骤起病，高热、寒战、胸痛，痰脓性，可早期出现循环衰竭。X 线表现为坏死性肺炎，如肺脓肿、肺气囊肿和脓胸。若治疗不及时或不当，病死率甚高。

1.临床表现

（1）症状：本病起病多急骤，寒战、高热，体温多为 39～40 ℃，胸痛，痰脓性，量多，带血丝或呈脓血状。毒血症状明显，全身肌肉、关节酸痛，体质衰弱，精神萎靡，病情严重者可早期出现周围循环衰竭。院内感染者通常起病较隐袭,体温逐渐上升。老年人症状可不典型。血源性葡萄球菌肺炎常有皮肤伤口、疖痈和中心静脉导管置入等,或静脉吸毒史,咳脓性痰较少见。

（2）体征：早期可无体征,常与严重的中毒症状和呼吸道症状不平行,其后可出现两肺散在性湿啰音。病变较大或融合时可有肺实变体征,气胸或脓气胸则有相应体征。血源性葡萄球菌肺炎应注意肺外病灶,静脉吸毒者多有皮肤针口和三尖瓣赘生物,可闻及心脏杂音。

2.辅助检查

（1）血液检查：外周血白细胞计数明显升高,中性粒细胞比例增加,核左移。

（2）X线检查：胸部X线显示肺段或肺叶实变,可形成空洞,或呈小叶状浸润,其中有单个或多发的液气囊腔。另一特征是X线阴影的易变性,表现为一处炎性浸润消失而在另一处出现新的病灶,或很小的单一病灶发展为大片阴影。治疗有效时,病变消散,阴影密度逐渐减低,2～4周后病变完全消失,偶可遗留少许条索状阴影或肺纹理增多等。

3.治疗要点

强调应早期清除引流原发病灶,选用敏感的抗菌药物。近年来,金黄色葡萄球菌对青霉素G的耐药率已高达90%,因此可选用耐青霉素酶的半合成青霉素或头孢菌素,如苯唑西林钠、氯唑西林、头孢呋辛钠等,联合氨基糖苷类如阿米卡星等,也有较好疗效。阿莫西林、氨苄西林与酶抑制剂组成的复方制剂对产酶金黄色葡萄球菌有效,也可选用。对于抗甲氧西林金黄色葡萄球菌,则应选用万古霉素、替考拉宁等,近年来国外还应用链阳霉素和噁唑烷酮类药物（如利奈唑胺）。万古霉素1～2 g/d静脉滴注,或替考拉宁首日0.8 g静脉滴注,以后0.4 g/d,偶有药物热、皮疹、静脉炎等不良反应。临床选择抗菌药物时可参考细菌培养的药物敏感试验。

（三）肺炎支原体肺炎

肺炎支原体肺炎是由肺炎支原体引起的呼吸道和肺部的急性炎症改变,常同时有咽炎、支气管炎和肺炎。支原体肺炎占非细菌性肺炎的1/3以上,或各种原因引起的肺炎的10%。秋冬季节发病较多,但季节性差异并不显著。

1.临床表现

潜伏期2～3周,通常起病较缓慢。症状主要为乏力、咽痛、头痛、咳嗽、发热、食欲缺乏、腹泻、肌痛、耳痛等。咳嗽多为阵发性刺激性呛咳,咳少量黏液。发热可持续2～3周,体温恢复正常后可能仍有咳嗽。偶伴有胸骨后疼痛。肺外表现更为常见,如皮炎（斑丘疹和多形红斑）等。体格检查可见咽部充血,儿童偶可并发鼓膜炎或中耳炎,颈淋巴结肿大。胸部体格检查与肺部病变程度常不相称,可无明显体征。

2.辅助检查

（1）X线检查：X线显示肺部多种形态的浸润影,呈节段性分布,以肺下野多见,有的从肺门附近向外伸展。病变常经3～4周后自行消散。部分患者出现少量胸腔积液。

（2）血常规检查：血白细胞总数正常或略增高,以中性粒细胞为主。

（3）病原体检查：起病2周后,约2/3的患者冷凝集试验阳性,滴度＞1:32,如果滴度逐步升高,更有诊断价值。约半数患者对链球菌MG凝集试验阳性。凝集试验为诊断肺炎支原体感染的传统实验方法,但其敏感性与特异性均不理想。血清支原体IgM抗体的测定（酶联免疫吸附试验最敏感,免疫荧光法特异性强,间接血凝法较实用）可进一步确诊。直接检测标本中肺炎支原体抗原,可用于临床早期快速诊断。单克隆抗体免疫印迹法、核酸杂交技术及聚合酶链反应技术等具有高效、特异而敏感等优点,易于推广,对诊断肺炎支原体感染有重要价值。

3.治疗要点

早期使用适当抗菌药物可减轻症状及缩短病程。本病有自限性,多数病例不经治疗可自愈。大环内酯类抗菌药物为首选,如红霉素、罗红霉素和阿奇霉素。氟喹诺酮类如左氧氟沙星、加替沙星和莫西沙星等,四环素类也用于肺炎支原体肺炎的治疗。疗程一般2~3周。因肺炎支原体无细胞壁,青霉素或头孢菌素类等抗菌药物无效。对剧烈呛咳者,应适当给予镇咳药。若继发细菌感染,可根据痰病原学检查,选用针对性的抗菌药物治疗。

(四)肺炎衣原体肺炎

肺炎衣原体肺炎是由肺炎衣原体引起的急性肺部炎症,常累及上下呼吸道,可引起咽炎、喉炎、扁桃体炎,鼻窦炎、支气管炎和肺炎。常在聚居场所的人群中流行,如军队、学校、家庭,通常感染所有的家庭成员,但3岁以下的儿童患病较少。

1.临床表现

起病多隐袭,早期表现为上呼吸道感染症状。临床上与支原体肺炎颇为相似。通常症状较轻,发热、寒战、肌痛、干咳,非胸膜炎性胸痛,头痛、不适和乏力。少有咯血。发生咽喉炎者表现为咽喉痛、声音嘶哑,有些患者可表现为双阶段病程:开始表现为咽炎,经对症处理好转,1~3周后又发生肺炎或支气管炎,咳嗽加重。少数患者可无症状。肺炎衣原体感染时也可伴有肺外表现,如中耳炎,关节炎,甲状腺炎,脑炎,吉兰-巴雷综合征等。体格检查肺部偶闻湿啰音,随肺炎病变加重湿啰音可变得明显。

2.辅助检查

(1)血常规检查:血白细胞计数正常或稍高,血沉加快。

(2)病原体检查:可从痰、咽拭子、咽喉分泌物、支气管肺泡灌洗液中直接分离肺炎衣原体。也可用聚合酶链反应方法对呼吸道标本进行 DNA 扩增。原发感染者,早期可检测血清 IgM,急性期血清标本如 IgM 抗体滴度多 1:16 或急性期和恢复期的双份血清 IgM 或 IgG 抗体有 4 倍以上的升高。再感染者 IgG 滴度 1:512 或 4 倍增高,或恢复期 IgM 有较大的升高。咽拭子分离出肺炎衣原体是诊断的金标准。

(3)X 线检查:X 线胸片表现以单侧、下叶肺泡渗出为主。可有少到中量的胸腔积液,多在疾病的早期出现。肺炎衣原体肺炎常可发展成双侧,表现为肺间质和肺泡渗出混合存在,病变可持续几周。原发感染的患者胸片表现多为肺泡渗出,再感染者则为肺泡渗出和间质病变混合型。

3.治疗要点

肺炎衣原体肺炎首选红霉素,也可选用多西环素或克拉霉素,疗程均为 14~21 天。阿奇霉素0.5 g/d,连用 5 天。氟喹诺酮类也可选用。对发热、干咳、头痛等可对症治疗。

(五)病毒性肺炎

病毒性肺炎是由上呼吸道病毒感染,向下蔓延所致的肺部炎症。可发生在免疫功能正常或抑制的儿童和成人。本病大多发生于冬春季节,暴发或散发流行。密切接触的人群或有心肺疾病者容易罹患。社区获得性肺炎住院患者约 8% 为病毒性肺炎。婴幼儿、老人、原有慢性心肺疾病者或妊娠妇女,病情较重,甚至导致死亡。

1.临床表现

好发于病毒疾病流行季节,临床症状通常较轻,与支原体肺炎的症状相似,但起病较急,发热、头痛、全身酸痛、倦怠等较突出,常在急性流感症状尚未消退时,即出现咳嗽、少痰或白色黏液痰、咽痛等呼吸道症状。小儿或老年人易发生重症病毒性肺炎,表现为呼吸困难、发绀、嗜睡、精神萎靡,甚至发生休克、心力衰竭和呼吸衰竭等并发症,也可发生急性呼吸窘迫综合征。本病常无显著的胸部体征,病情严重者有呼吸浅速,心率增快,发绀,肺部干、湿啰音。

2.辅助检查

(1)血常规检查:白细胞计数正常、稍高或偏低,血沉通常在正常范围。

(2)病原体检查:痰涂片所见的白细胞以单核细胞居多,痰培养常无致病细菌生长。

(3)X线检查:胸部 X 线检查可见肺纹理增多,小片状浸润或广泛浸润,病情严重者显示双肺弥漫性结节性浸润,但大叶实变及胸腔积液者均不多见。病毒性肺炎的致病源不同,其 X 线征象也有不同的特征。

3.治疗要点

以对症为主,卧床休息,居室保持空气流通,注意隔离消毒,预防交叉感染。给予足量维生素及蛋白质,多饮水及少量多次进软食,酌情静脉输液及吸氧。保持呼吸道通畅,及时消除上呼吸道分泌物等。

原则上不宜应用抗菌药物预防继发性细菌感染,一旦明确已合并细菌感染,应及时选用敏感的抗菌药物。

目前已证实较有效的病毒抑制药物如下:①利巴韦林具有广谱抗病毒活性,包括呼吸道合胞病毒、腺病毒、副流感病毒和流感病毒。0.8~1.0 g/d,分 3 或 4 次服用;静脉滴注或肌内注射每天 10~15 mg/kg,分 2 次。也可用雾化吸入,每次 10~30 mg,加蒸馏水 30 mL,每天 2 次,连续 5~7 天。②阿昔洛韦具有广谱、强效和起效快的特点。临床用于疱疹病毒、水痘病毒感染。尤其对免疫缺陷或应用免疫抑制剂者应尽早应用。每次 5 mg/kg,静脉滴注,每天 3 次,连续给药 7 天。③更昔洛韦可抑制 DNA 合成。主要用于巨细胞病毒感染,7.5~15.0 mg/(kg·d),连用 10~15 天。④奥司他韦为神经氨酸酶抑制剂,对甲、乙型流感病毒均有很好作用,耐药发生率低,75 mg,每天 2 次,连用 5 天。⑤阿糖腺苷具有广泛的抗病毒作用。多用于治疗免疫缺陷患者的疱疹病毒与水痘病毒感染,5~15 mg/(kg·d),静脉滴注,每 10~14 天为 1 个疗程。⑥金刚烷胺有阻止某些病毒进入人体细胞及退热作用。临床用于流感病毒等感染。成人量每次 100 mg,晨晚各 1 次,连用 3~5 天。

(六)肺真菌病

肺真菌病是最常见的深部真菌病。近年来由于广谱抗菌药物、糖皮质激素、细胞毒药物及免疫抑制剂的广泛使用,器官移植的开展,以及免疫缺陷病如艾滋病增多,肺真菌病有增多的趋势。真菌多在土壤中生长,孢子飞扬于空气中,被吸入到肺部引起肺真菌病(外源性)。有些真菌为寄生菌,当机体免疫力下降时可引起感染。体内其他部位真菌感染也可沿淋巴或血液到肺部,为继发性肺真菌病。

1.临床表现

临床上表现为持续发热、咳嗽、咳痰(黏液痰或乳白色、棕黄色痰,也可有血痰)、胸痛、消瘦、乏力等症状。肺部体征无特异性改变。

2.辅助检查

肺真菌病的病理改变可有过敏、化脓性炎症反应或形成慢性肉芽肿。X 线表现无特征性可为支气管肺炎、大叶性肺炎、单发或多发结节,乃至肿块状阴影和空洞。病理学诊断仍是肺真菌病的"金标准"。

3.治疗要点

轻症患者经去除诱因后病情常能逐渐好转,念珠菌感染常使用氟康唑、氟胞嘧啶治疗,肺曲霉素病首选两性霉素 B。肺真菌病重在预防,合理使用抗生素、糖皮质激素,改善营养状况加强口鼻腔的清洁护理,是减少肺真菌病的主要措施。

三、护理评估

(一)病因评估

主要评估患者发病史与健康史,询问与本病发生相关的因素,如有无受凉、淋雨、劳累等诱因;有无上呼吸道感染史;有无性阻塞性肺疾病、糖尿病等慢性基础疾病;是否吸烟及吸烟量;是否长期使用激素、免疫抑制剂等。

(二)一般评估

1.生命体征

有无心率加快、脉搏细速、血压下降、脉压变小、体温不升、高热、呼吸困难等。

2.患者主诉

有无畏寒、发热、咳嗽、咳痰、胸痛、呼吸困难等症状。

3.精神和意识状态

有无精神萎靡、表情淡漠、烦躁不安、神志模糊等。

4.皮肤黏膜

有无发绀、肢端湿冷。

5.尿量

疑有休克者,测每小时尿量。

6.相关记录

体温、呼吸、血压、心率、意识、尿量(必要时记录出入量),痰液颜色、性状和量等情况。

(三)身体评估

1.视诊

观察患者有无急性面容和鼻翼翕动等表现;有无面颊绯红、口唇发绀、有无唇周疱疹、有无皮肤黏膜出血判断患者意识是否清楚,有无烦躁、嗜睡、惊厥和表情淡漠等意识障碍;患者呼吸时双侧呼吸运动是否对称,有无一侧胸式呼吸运动的增强或减弱;有无三凹征,有无呼吸频率加快或节律异常。

2.触诊

有无头颈部浅表淋巴结肿大与压痛,气管是否居中,双肺触觉语颤是否对称;有无胸膜摩擦感。

3.听诊

有无闻及肺泡呼吸音减弱或消失,异常支气管呼吸音,胸膜摩擦音和干、湿啰音等。

(四)心理-社会评估

患者在疾病治疗过程中的心理反应与需求,家庭及社会支持情况,引导患者正确配合疾病的治疗与护理。

(五)辅助检查结果评估

1.血常规检查

有无白细胞计数和中性粒细胞比例增高及核左移、淋巴细胞增多。

2.胸部 X 线检查

有无肺纹理增粗、炎性浸润影等。

3.痰培养

有无致病菌生长,药物敏感试验结果如何。

4.血气分析

是否有 PaO_2 减低和/或动脉血二氧化碳分压($PaCO_2$)升高。

(六)治疗常用药效果的评估

(1)应用抗生素的评估要点:①记录每次给药的时间与次数,评估有无按时、按量给药,是否足疗程。②评估用药后患者症状有否缓解。③评估用药后患者是否出现皮疹、呼吸困难等变态反应。④评估用药后患者有无胃肠道不适,使用氨基糖苷类抗生素注意有无肾、耳等不良反应。老年人或肾功能减退者应特别注意有无耳鸣、头晕、唇舌发麻不良反应。⑤使用抗真菌药后,评估患者有无肝功能受损。

(2)使用血管活性药时,需密切监测与评估患者血压、心率情况及外周循环改善情况。评估药液有无外渗等。

四、主要护理诊断/问题

(一)体温过高

体温过高与肺部感染有关。

(二)清理呼吸道无效

清理呼吸道无效与气道分泌物多、痰液黏稠、胸痛、咳嗽无力等有关。

(三)潜在并发症

感染性休克。

五、护理措施

(一)体温过高

1.休息和环境

患者应卧床休息。环境应保持安静、阳光充足、空气清新,室温为 18～20 ℃,湿度55%～60%。

2.饮食

提供足够热量、蛋白质和维生素的流质或半流质饮食,以补充高热引起的营养物质消耗。鼓励患者足量饮水(2～3 L/d)。

3.口腔护理

做好口腔护理,鼓励患者经常漱口;口唇疱疹者局部涂液体石蜡或抗病毒软膏。

4.病情观察

监测患者神志、体温、呼吸、脉搏、血压和尿量,做好记录,观察热型。重症肺炎不一定有高热,应重点观察儿童、老年人、久病体弱者的病情变化。

5.高热护理

寒战时注意保暖,及时添加被褥,给予热水袋时防止烫伤。高热时采用温水擦浴、冰袋、冰帽等物理降温措施,以逐渐降温为宜,防止虚脱。患者大汗时,及时协助擦汗和更换衣物,避免受凉。必要时遵医嘱使用退烧药。必要时遵医嘱静脉补液,补充因发热丢失的水分和盐,加快毒素排泄的热量散发。心脏病或老年人应注意补液速度,避免过快导致急性肺水肿。

6.用药护理

遵医嘱及时使用抗生素,观察疗效和不良反应。如头孢唑啉钠(先锋 V)可有发热、皮疹、胃肠道不适,偶见白细胞计数减少和丙氨酸氨基转移酶增高。喹诺酮类药(氧氟沙星、环丙沙星)偶见皮疹、恶心等。注意氨基糖苷类抗生素有肾、耳毒性的不良反应,老年人或肾功能减退者应慎用或适当减量。

(二)清理呼吸道无效

1.痰液观察

观察痰液颜色、性质、气味和量,如肺炎球菌肺炎呈铁锈色痰,克雷伯杆菌肺炎典型痰液为砖红色胶冻状,厌氧菌感染者痰液多有恶臭味等。最好在用抗生素前留取痰标本,痰液采集后应在10 分钟内接种培养。

2.鼓励患者有效咳嗽,清除呼吸道分泌物

痰液黏稠不易咳出、年老体弱者,可给予翻身、拍背、雾化吸入、机械吸痰等协助排痰。

(三)潜在并发症(感染性休克)

1.密切观察病情

一旦出现休克先兆,应及时通知医师,准备药品,配合抢救。

2.体位

将患者安置在监护室,仰卧中凹位,抬高头胸部 20°、抬高下肢约 30°,有利于呼吸和静脉血回流,尽量减少搬动。

3.吸氧

迅速给予高流量吸氧。

4.尽快建立两条静脉通道

遵医嘱补液,以维持有效血容量,输液速度个体化,以中心静脉压作为调整补液速度的指标,中心静脉压 <0.5 kPa(5.0 cmH$_2$O)可适当加快输液速度,中心静脉压 $\geqslant 1.0$ kPa(10 cmH$_2$O)时,输液速度则不宜过快,以免诱发急性左心衰竭。

5.纠正水、电解质和酸碱失衡

监测和纠正钾、钠、氯和酸碱失衡。纠正酸中毒常用 5% 的碳酸氢钠静脉滴注,但输液不宜过多过快。

6.血管活性药物

在输入多巴胺、间羟胺(阿拉明)等血管活性药物时,应根据血压随时调整滴速,维持收缩压在 12.0～13.3 kPa(90～100 mmHg),保证重要器官的血液供应,改善微循环。注意防止液体溢出血管外引起局部组织坏死。

7.糖皮质激素应用

激素有抗炎抗休克,增强人体对有害刺激的耐受力的作用,有利于缓解症状,改善病情,及回升血压,可在有效抗生素使用的情况下短期应用,如氢化可的松 100～200 mg 或地塞米松 5～10 mg 静脉滴注,重症休克可加大剂量。

8.控制感染

联合使用广谱抗生素时,注意观察药物疗效和不良反应。

9.健康指导

(1)疾病预防指导:避免上呼吸道感染、受凉、淋雨、吸烟、酗酒,防止过度疲劳。尤其是免疫功能低下者(糖尿病、血液病、艾滋病、肝病、营养不良等)和慢性支气管炎、支气管扩张者。易感染人群如年老体弱者,慢性病患者可接种流感疫苗、肺炎疫苗等,以预防发病。

(2)疾病知识指导:对患者与家属进行有关肺炎知识的教育,使其了解肺炎的病因和诱因。指导患者遵医嘱按疗程用药,出院后定期随访。慢性病、长期卧床、年老体弱者,应注意经常改变体位、翻身、拍背,咳出气道痰液。

(3)就诊指标:出现高热、心率增快、咳嗽、咳痰、胸痛等症状及时就诊。

(韩秀霞)

第七节 肺 栓 塞

一、概述

肺栓塞(pulmonary embolism,PE)是由内源性或外源性栓子堵塞肺动脉或其分支引起肺循环和右心功能障碍的一组临床和病理生理综合征,包括肺血栓栓塞症(pulmonary thromboembolism,PTE)、脂肪栓塞综合征、羊水栓塞、空气栓塞、肿瘤栓塞等。

来自静脉系统或右心的血栓堵塞肺动脉或其分支引起肺循环和呼吸功能障碍的临床和病理综合征称为 PTE,临床上 95% 以上的 PE 是由于 PTE 所致,是最常见的 PE 类型,因此,临床上所说的 PE 通常指的是 PTE。PE 中 80%～90% 的栓子来源于下肢或骨盆深静脉血栓,临床上又把 PE 和深静脉血栓形成(deep venous thrombosis,DVT)划归于静脉血栓栓塞症(venous thromboembolism,VTE),并认为 PE 和 DVT 具有相同的易患因素,大多数情况下二者伴随发生,为 VTE 的两种不同临床表现形式。PE 可单发或多发,但常发生于右肺和下叶。当栓子堵塞肺动脉,如果其支配区的肺组织因血流受阻或中断而发生坏死,称之为肺梗死(pulmonary infarction,PI)。由于肺组织同时接受肺动脉、支气管动脉和肺泡内气体三重供氧,因此肺动脉阻塞时临床上较少发生肺梗死。如存在基础心肺疾病或病情严重,影响到肺组织的多重氧供,才有可能导致 PI。

经济舱综合征(economy class syndrome,ECS)是指由于长时间空中飞行,静坐在狭窄而活动受限的空间内,双下肢静脉回流减慢,血液淤滞,从而发生 DVT 和/或 PTE,又称为机舱性血栓形成。长时间坐车(火车、汽车、马车等)旅行也可以引起 DVT 和/或 PTE,故广义的 ECS 又称为旅行者血栓形成。

"e栓塞"是指上网时间比较长而导致的下肢静脉血栓形成并栓塞的事件,与现代工作中电脑普及及相应工作习惯有关。

二、病因与发病机制

PE 的栓子 99% 是属血栓性质的,因此,导致血栓形成的危险因素均为 PE 的病因。这些危险因素包括自身因素(多为永久性因素)和获得性因素(多为暂时性因素)。自身因素一般指的是血液中一些抗凝物质及纤溶物质先天性缺损,如蛋白C缺乏、蛋白S缺乏、抗凝血酶Ⅲ(ATⅢ)缺乏,以及凝血因子V Leiden突变和凝血酶原(PTG)20210A突变等,为明确的VTE危险因素,常以反复静脉血栓形成和栓塞为主要临床表现,称为遗传性血栓形成倾向或遗传性易栓症。若40岁以下的年轻患者无明显诱因反复发生DVT和PTE,或发病呈家族聚集倾向,应注意检测这些患者的遗传缺陷。获得性因素临床常见包括:高龄、长期卧床、长时间旅行、动脉疾病(含颈动脉及冠状动脉病变)、近期手术史、创伤或活动受限(如卒中、肥胖、真性红细胞增多症、管状石膏固定患肢)、VTE病史、急性感染、抗磷脂抗体综合征、恶性肿瘤、妊娠、口服避孕药或激素替代治疗等。另外随着医学科学技术的发展,心导管、有创性检查及治疗技术(如ICD植入和中心静脉置管等)的广泛开展,也大大增加了DVT-PE的发生,因此,充分重视上述危险因素将有助于对PE的早期识别。

引起PTE的血栓可以来源于下腔静脉径路、上腔静脉径路或右心腔,其中大部分来源于下肢深静脉,尤其是从腘静脉上端到髂静脉段的下肢近端深静脉(占50%～90%)。盆腔静脉丛也是血栓的重要来源。

由于PE致肺动脉管腔阻塞,栓塞部位肺血流量减少或中断,机械性肺毛细血管前动脉高压,加之肺动脉、冠状动脉反射性痉挛,使肺毛细血管床减少,肺循环阻力增加,肺动脉压力上升,使右心负荷加重,心排血量下降。由于右心负荷加重致右心压力升高,右心室扩张致室间隔左移,导致左室舒张末期容积减少和充盈减少,使主动脉与右心室压力阶差缩小及左心室功能下降,进而心排血量减少,体循环血压下降,冠状动脉供血减少及心肌缺血,致脑动脉及冠状动脉供血不足,患者可发生脑供血不足、脑梗死、心绞痛、急性冠状动脉综合征、心功能不全等。肺动脉压力升高程度与血管阻塞程度有关。由于肺血管床具备强大的储备能力,对于原无心肺异常的患者,肺血管床面积减少25%～30%时,肺动脉平均压轻度升高;肺血管床面积减少30%～40%时,肺动脉平均压可达4.0 kPa(30 mmHg),右心室平均压可升高;肺血管床面积减少40%～50%时,肺动脉平均压可达5.3 kPa(40 mmHg),右心室充盈压升高,心排血指数下降;肺血管床面积减少50%～70%时,可出现持续性肺动脉高压;肺血管床面积减少达85%时,则可发生猝死。PE时由于低氧血症及肺血管内皮功能损伤,释放内皮素、血管紧张素Ⅱ,加之血栓中的血小板活化脱颗粒释放5-羟色胺、缓激肽、血栓素A、二磷酸腺苷、血小板活化因子等大量血管活性物质,均进一步使肺动脉血管收缩,致肺动脉高压等病理生理改变。PE后堵塞部位肺仍保持通气,但无血流,肺泡不能充分地进行气体交换,致肺泡无效腔增大,导致肺通气/血流比例失调,低氧血症发生。由于右心房与左心房之间压差倒转,约1/3的患者超声可检测到经卵圆孔的右向左分流,加重低氧血症,同时也增加反常栓塞和卒中的风险。较小的和远端的栓子虽不影响血流动力学,但可使肺泡出血致咯血、胸膜炎和轻度的胸膜渗出,临床表现为"肺梗死"。

若急性PE后肺动脉内血栓未完全溶解,或反复发生PTE,则可能形成慢性血栓栓塞性肺动脉高压(chronic thromboembolic pulmonary hypertension,CTEPH),继而出现慢性肺心病,右心代偿性肥厚和右心衰竭。

三、临床表现

PE发生后临床表现多种多样,可涉及呼吸、循环及神经系统等多个系统,但是缺乏特异性。其表现主要取决于栓子的大小、数量,与肺动脉堵塞的部位、程度、范围,也取决于过去有无心肺疾病、血流动力学状态、基础心肺功能状态、患者的年龄及全身健康状况等。较小栓子可能无任何临床症状。小范围的 PE(面积小于肺循环 50％的 PE)一般没有症状或仅有气促,以活动后尤为明显。当肺循环＞50％突然发生栓塞时,就会出现严重的呼吸功能和心功能障碍。

多数患者因呼吸困难、胸痛、先兆晕厥、晕厥和/或咯血而疑诊为急性肺栓塞。常见症状如下:①不明原因的呼吸困难及气促,尤以活动后明显,为 PE 最重要、最常见症状,发生率为 80％～90％。②胸痛为 PE 常见的症状,发生率为 40％～70％,可分为胸膜炎性胸痛(40％～70％)及心绞痛样胸痛(4％～12％)。胸膜炎性胸痛常为较小栓子栓塞周边的肺小动脉,局部肺组织中的血管活性物质及炎性介质释放累及胸膜所致。胸痛多与呼吸有关,吸气时加重,并随炎症反应消退或胸腔积液量的增加而消失。心绞痛样胸痛常为较大栓子栓塞大的肺动脉所致,是梗死面积较大致血流动力学变化,引起冠状动脉血流减少,患者发生典型心绞痛样发作,发生时间较早,往往在栓塞后迅速出现。③晕厥发生率为 11％～20％,为大面积 PE 所致心排血量降低致脑缺血,值得重视的是临床上晕厥可见于 PE 首发或唯一临床症状。出现晕厥往往提示预后不良,有晕厥症状的PTE病死率高达 40％,其中部分患者可猝死。④咯血占 10％～30％,多于梗死后 24 小时内发生,常为少量咯血,大咯血少见,多示肺梗死发生。⑤烦躁不安、惊恐甚至濒死感,多提示梗死面积较大,与严重呼吸困难或胸痛有关。⑥咳嗽、心悸等。各病例可出现以上症状的不同组合。临床上有时出现所谓"三联征",即同时出现呼吸困难、胸痛及咯血,但仅见于 20％的患者,常常提示肺梗死患者。急性肺栓塞也可完全无症状,仅在诊断其他疾病或尸检时意外发现。

(一)症状

常见体征如下:①呼吸频率增加(＞20 次/分)最常见;发绀;肺部有时可闻及哮鸣音和/或细湿啰音;合并肺不张和胸腔积液时出现相应的体征。②心率加快(＞90 次/分),主要表现为窦性心动过速,也可发生房性心动过速、心房颤动、心房扑动或室性心律失常;多数患者血压可无明显变化,低血压和休克罕见,但一旦发生常提示中央型急性肺栓塞和/或血流动力学受损;颈静脉充盈、怒张或搏动增强;肺动脉瓣区第二心音亢进或分裂,三尖瓣可闻及收缩期杂音。③可伴发热,多为低热,提示肺梗死。

(二)体征

下肢 DVT 的主要表现为患肢肿胀、周径增大、疼痛或压痛、皮肤色素沉着,行走后患肢易疲劳或肿胀加重。但半数以上的下肢 DVT 患者无自觉症状和明显体征。应测量双侧下肢的周径来评价其差别。

(三)DVT 的症状与体征

周径的测量点分别为髌骨上缘以上 15 cm 处,髌骨下缘以下 10 cm 处。双侧相差＞1 cm 即考虑有临床意义。

四、辅助检查

尽管血气分析的检测指标不具有特异性,但有助于对 PE 的筛选。为提高血气分析对 PE 诊断的准确率,应以患者就诊时卧位、未吸氧、首次动脉血气分析的测量值为准。由于动脉血氧分压随年龄的增长而下降,所以血氧分压的正常预计值应按照公式 $PaO_2(mmHg)=106-0.14\times$年龄(岁)进行计算。70％～86％的患者示低氧血症及呼吸性碱中毒,93％的患者有低碳酸血症,86％～95％的患者肺泡-动脉血氧分压差 $P_{(A-a)}O_2$ 增加[＞2.0 kPa(15 mmHg)]。

(一)动脉血气分析

为目前诊断 PE 及 DVT 的常规实验室检查方法。急性血栓形成时,凝血和纤溶系统同时激活,引起血浆D-二聚体水平升高,如$>500~\mu g/L$对诊断PE有指导意义。D-二聚体水平与血栓大小、堵塞范围无明显关系。由于血浆中$2\%\sim3\%$的血浆纤维蛋白原转变为血浆蛋白,故正常人血浆中可检测到微量D-二聚体,正常时D-二聚体$<250~\mu g/L$。D-二聚体测定敏感性高而特异性差,阴性预测价值很高,水平正常多可以排除急性PE和DVT。在某些病理情况下也可以出现D-二聚体水平升高,如肿瘤、炎症、出血、创伤、外科手术及急性心肌梗死和主动脉夹层,所以D-二聚体水平升高的阳性预测价值很低。本项检查的主要价值在于急诊室排除急性肺栓塞,尤其是低度可疑的患者,而对确诊无益。中度急性肺栓塞可疑的患者,即使检测D-二聚体水平正常,仍需要进一步检查。高度急性肺栓塞可疑的患者,不主张检测D-二聚体水平,此类患者不论检测的结果如何,均不能排除急性肺栓塞,需行超声或CT肺动脉造影进行评价。

(二)血浆D-二聚体测定

心电图改变是非特异性的,常为一过性和多变性,需动态比较观察有助于诊断。窦性心动过速是最常见的心电图改变,其他包括电轴右偏,右心前导联及Ⅱ、Ⅲ、aVF导联T波倒置(此时应注意与非ST段抬高性急性冠脉综合征进行鉴别),完全性或不完全性右束支传导阻滞等;最典型的心电图表现是$S_I Q_{III} T_{III}$(Ⅰ导联S波变深,S波$>1.5~mm$,Ⅲ导联有Q波和T波倒置),但比较少见。房性心律失常,尤其是心房颤动也比较多见。

(三)心电图检查

心电图检查在提示诊断、预后评估及除外其他心血管疾病方面有重要价值。超声心动图具有快捷、方便和适合床旁检查等优点,尤其适用于急诊,可提供急性肺栓塞的直接和间接征象,直接征象为发现肺动脉近端或右心腔(包括右心房和右心室)的血栓,如同时患者临床表现符合PTE,可明确诊断。间接征象多是右心负荷过重的表现,如右心室壁局部运动幅度降低;右心室和/或右心房扩大;室间隔左移和运动异常;近端肺动脉扩张;三尖瓣反流速度增快等。既往无心肺疾病的患者发生急性肺栓塞,右心室壁一般无增厚,肺动脉收缩压很少超过$4.7\sim5.3~kPa$($35\sim40~mmHg$)。因此在临床表现的基础上,结合超声心动图的特点,有助于鉴别急、慢性肺栓塞。

(四)超声心动图检查

PE时X线检查可有以下征象。①肺动脉阻塞征:区域性肺血管纹理纤细、稀疏或消失,肺野透亮度增加。②肺动脉高压征及右心扩大征:右下肺动脉干增宽或伴截断征,肺动脉段膨隆及右心室扩大。

(五)胸部X线检查

胸部X线检查或膨胀不全,肺不张侧可见膈肌抬高,有时合并胸腔积液。CT肺动脉造影具有无创、快捷、图像清晰和较高的性价比等特点,同时由于可以直观的判断肺动脉阻塞的程度和形态,以及累及的部位和范围,因此是目前急诊确诊PE最主要确诊手段之一。CT肺动脉造影可显示主肺动脉、左右肺动脉及其分支的血栓或栓子,不仅能够发现段以上肺动脉内的栓子,对亚段或以上的PE的诊断价值较高,其诊断敏感度为83%,特异度为$78\%\sim100\%$,但对亚段以下的肺动脉内血栓的诊断敏感性较差。PE的直接征象为肺动脉内的低密度充盈缺损,部分或完全包围在不透光的血流之间(轨道征),或者呈完全充盈缺损,远端血管不显影。间接征象包括肺野楔形密度增高影,条带状的高密度区或盘状肺不张,中心肺动脉扩张及远端血管分支减少或消失等。同时也可以对右心室的形态和室壁厚度等右心室改变的征象进行分析。

(六)CT肺动脉造影

本项检查是二线诊断手段,在急诊的应用价值有限,通常禁用于肾功能不全、造影剂过敏或者妊娠妇女。严重肺动脉高压,中度以上心脏内右向左分流及肺内分流者禁用此诊断方法。典型征象是与通气显像不匹配的肺段分布灌注缺损。其诊断肺栓塞的敏感性为92%,特异性为87%,且不受肺动脉直径的影响,尤其在诊断亚段以下肺动脉血栓栓塞中具有特殊意义。

(七)放射性核素肺通气灌注扫描

放射性核素肺通气灌注扫描是公认诊断 PE 的金指标,属有创性检查,不作为 PTE 诊断的常规检查方法。肺动脉造影可显示直径 1.5 mm 的血管栓塞,其敏感性为98%,特异性为95%～98%。肺动脉造影影像特点如下:直接征象为血管腔内造影剂充盈缺损,伴或不伴轨道征的血流阻断;间接征象为栓塞区域血流减少及肺动脉分支充盈及排空延迟。多在患者需要介入治疗如导管抽吸栓子、直接肺动脉内溶栓时应用。

(八)肺动脉造影

单次屏气 20 秒内完成磁共振肺动脉造影扫描,可直接显示肺动脉内栓子及肺栓塞所致的低灌注区。与 CT 肺动脉造影相比,磁共振肺动脉造影的一个重要优势在于可同时评价患者的右心功能,对于无法进行造影的碘过敏患者也适用,缺点在于不能作为独立排除急性肺栓塞的检查。

(九)磁共振肺动脉造影

对于 PE 来讲这项检查十分重要,可寻找 PE 栓子的来源。血管超声多普勒检查为首选方法,可对血管腔大小、管壁厚度及管腔内异常回声均可直接显示。除下肢静脉超声外,对可疑的患者应推荐加压静脉超声成像(compression venous ultrasonography,CUS)检查,即通过探头压迫静脉等技术诊断 DVT,静脉不能被压陷或静脉腔内无血流信号为 DVT 的特定征象。CUS 诊断近端血栓的敏感度为 90%,特异度为 95%。

五、病情观察与评估

(1)监测生命体征,观察患者有无呼吸、脉搏增快,血压下降。
(2)观察有无剧烈胸痛、晕厥、咯血“肺梗死三联征”。
(3)观察有无口唇及肢端发绀、鼻翼翕动、三凹征、辅助呼吸肌参与呼吸等呼吸困难的表现。
(4)观察患者有无下肢肿胀、疼痛或压痛,皮肤发红或色素沉着等深静脉血栓的表现。
(5)评估辅助检查结果 D-二聚体在肺血栓栓塞症急性期升高;动脉血气分析表现为低氧血症、低碳酸血症、肺泡-动脉血氧分压差增大;深静脉超声检查发现血栓。
(6)评估有无活动性出血、近期自发颅内出血等溶栓禁忌证。

六、护理措施

(一)体位与活动
抬高床头,绝对卧床休息。

(二)氧疗
根据缺氧严重程度选择鼻导管或面罩给氧。如患者有意识改变,氧分压(PaO_2)<8.0 kPa(60 mmHg),二氧化碳分压($PaCO_2$)>6.7 kPa(50 mmHg)时行机械通气。

(三)用药护理
1.溶栓药
常用尿激酶、链激酶、重组纤溶酶原激活物静脉输注。

2.抗凝药物

常用普通肝素输注、低分子肝素皮下注射、华法林口服。

3.镇静止痛药物

常用吗啡或哌替啶止痛。

4.用药注意事项

溶栓、抗凝治疗期间观察大小便颜色,有无皮下、口腔黏膜、牙龈、鼻腔、穿刺点出血等。观察患者神志,警惕颅内出血征象。使用吗啡者观察有无呼吸抑制。定时测定国际标准化比值(INR)、活化部分凝血活酶时间(APTT)、凝血酶原时间(PT)及血小板。

七、健康指导

(1)告知患者避免挖鼻、剔牙及肌内注射,禁用硬毛牙刷,以免引起出血。

(2)禁食辛辣、坚硬、多渣饮食,服用华法林期间,避免食用萝卜、菠菜、咖啡等食物。

(3)告知患者戒烟,控制体重、血压、血脂、血糖。

(4)告知下肢静脉血栓患者患肢禁止按摩及冷热敷。

(5)定期随访,定时复查 INR、APTT、PT 及血小板。

(韩秀霞)

第八节 肺 脓 肿

肺脓肿是由多种病原菌引起肺实质坏死的肺部化脓性感染。早期为肺组织的化脓性炎症,继而坏死、液化,由肉芽组织包绕形成脓肿。高热、咳嗽和咳大量脓臭痰为其临床特征。本病可见于任何年龄,青壮年男性及年老体弱有基础疾病者多见。自抗生素广泛应用以来,发病率有明显降低。

一、护理评估

(一)病因及发病机制

急性肺脓肿的主要病原体是细菌,常为上呼吸道、口腔的定植菌,包括需氧、厌氧和兼性厌氧菌。厌氧菌感染占主要地位,较重要的厌氧菌有核粒梭形杆菌、消化球菌等。常见的需氧和兼性厌氧菌为金黄色葡萄球菌、化脓链球菌(A 组溶血性链球菌)、肺炎克雷伯杆菌和铜绿假单胞菌等。免疫力低下者,如接受化学治疗、白血病或艾滋病患者其病原菌也可为真菌。根据不同病因和感染途径,肺脓肿可分为以下三种类型。

1.吸入性肺脓肿

吸入性肺脓肿是临床上最多见的类型,病原体经口、鼻、咽吸入致病,误吸为最主要的发病原因。正常情况下,吸入物可由呼吸道迅速清除,但当由于受凉、劳累等诱因导致全身或局部免疫力下降时;在有意识障碍,如全身麻醉或气管插管、醉酒、脑血管意外时,吸入的病原菌即可致病。此外,也可由上呼吸道的慢性化脓性病灶,如扁桃体炎、鼻窦炎、牙槽脓肿等脓性分泌物经气管被吸入肺内致病。吸入性肺脓肿发病部位与解剖结构有关,常为单发性,由于右主支气管较陡直,且管径较粗大,因而右侧多发。病原体多为厌氧菌。

2.继发性肺脓肿

继发性肺脓肿可继发于:①某些肺部疾病如细菌性肺炎、支气管扩张、空洞型肺结核、支气管肺癌、支气管囊肿等感染。②支气管异物堵塞也是肺脓肿尤其是小儿肺脓肿发生的重要因素。③邻近器官的化脓性病变蔓延至肺,如食管穿孔感染、膈下脓肿、肾周围脓肿及脊柱脓肿等波及肺组织引起肺脓肿。阿米巴肝脓肿可穿破膈肌至右肺下叶,形成阿米巴肺脓肿。

3.血源性肺脓肿

因皮肤外伤感染、痈、疖、骨髓炎、静脉吸毒、感染性心内膜炎等肺外感染病灶的细菌或脓毒性栓子经血行播散至肺部引起小血管栓塞,产生化脓性炎症、组织坏死导致肺脓肿。金黄色葡萄球菌、表皮葡萄球菌及链球菌为常见致病菌。

(二)病理

肺脓肿早期为含致病菌的污染物阻塞细支气管,继而形成小血管炎性栓塞,进而致病菌繁殖引起肺组织化脓性炎症、坏死,形成肺脓肿,继而肺坏死组织液化破溃经支气管部分排出,形成有气液平面的脓腔。另因病变累及部位不同,可并发支气管扩张、局限性纤维蛋白性胸膜炎、脓胸、脓气胸、支气管胸膜瘘等。急性肺脓肿经积极治疗或充分引流,脓腔缩小甚至消失,或仅剩少量纤维瘢痕。如治疗不彻底或支气管引流不畅,炎症持续存在,超过 3 个月称为慢性肺脓肿。

(三)健康史

多数吸入性肺脓肿患者有齿、口咽部的感染灶,故要了解患者是否有口腔、上呼吸道慢性感染病灶如龋齿、化脓性扁桃体炎、鼻窦炎、牙周溢脓等;或手术、劳累、受凉等;是否应用了大量抗生素。

(四)身体状况

1.症状

急性肺脓肿患者,起病急,寒战、高热,体温为 39～40 ℃,伴有咳嗽、咳少量黏液痰或黏液脓性痰,典型痰液呈黄绿色、脓性,有时带血。炎症累及胸膜可引起胸痛。伴精神不振、全身乏力、食欲减退等全身毒性症状。如感染未能及时控制,于发病后 10～14 天可突然咳出大量脓臭痰及坏死组织,痰量为300～500 mL/d,痰静置后分三层。厌氧菌感染时痰带腥臭味。一般在咳出大量脓痰后,体温明显下降,全身毒性症状随之减轻。约 1/3 患者有不同程度的咯血,偶有中、大量咯血而突然窒息死亡者。部分患者发病缓慢,仅有一般的呼吸道感染症状。血源性肺脓肿多先有原发病灶引起的畏寒、高热等全身脓毒血症的表现。经数天或数周后出现咳嗽、咳痰,痰量不多,极少咯血。慢性肺脓肿患者除咳嗽、咳脓痰、不规则发热、咯血外,还有贫血、消瘦等慢性消耗症状。

2.体征

肺部体征与肺脓肿的大小、部位有关。早期病变较小或位于肺深部,多无阳性体征;病变发展较大时可出现肺实变体征,有时可闻及异常支气管呼吸音;病变累及胸膜时,可闻及胸膜摩擦音或胸腔积液体征。慢性肺脓肿常有杵状指(趾)、消瘦、贫血等。血源性肺脓肿多无阳性体征。

(五)实验室及其他检查

1.实验室检查

急性肺脓肿患者血常规白细胞计数明显增高,中性粒细胞在 90％以上,多有核左移和中毒颗粒。慢性肺脓肿血白细胞可稍升高或正常,红细胞和血红蛋白减少。血源性肺脓肿患者的血培养可发现致病菌。并发脓胸时,可做胸腔脓液培养及药物敏感试验。

2.痰细菌学检查

气道深部痰标本细菌培养可有厌氧菌和/或需氧菌存在。血培养有助于确定病原体和选择有效的抗菌药物。

3.影像学检查

X线胸片早期可见肺部炎性阴影,肺脓肿形成后,脓液排出,脓腔出现圆形透亮区和气液平面,四周有浓密炎症浸润。炎症吸收后遗留有纤维条索状阴影。慢性肺脓肿呈厚壁空洞,周围有纤维组织增生及邻近胸膜增厚。CT能更准确定位及发现体积较小的脓肿。

4.纤维支气管镜检查

纤维支气管镜检查有助于明确病因、病原学诊断及治疗。

(六)心理、社会评估

部分肺脓肿患者起病多急骤,畏寒、高热伴全身中毒症状明显,厌氧菌感染时痰有腥臭味等,使患者及家属常深感不安。患者会表现出忧虑、悲观、抑郁和恐惧。

二、主要护理诊断及医护合作性问题

(一)体温过高

体温过高与肺组织炎症性坏死有关。

(二)清理呼吸道无效

清理呼吸道无效与脓痰聚积有关。

(三)营养失调,低于机体需要量

营养失调,低于机体需要量与肺部感染导致机体消耗增加有关。

(四)气体交换受损

气体交换受损与气道内痰液积聚、肺部感染有关。

(五)潜在并发症

咯血、窒息、脓气胸、支气管胸膜瘘。

三、护理目标

体温降至正常,营养改善,呼吸系统症状减轻或消失,未发生并发症。

四、护理措施

(一)一般护理

保持室内空气流通、适宜温湿度、阳光充足。晨起、饭后、体位引流后及睡前协助患者漱口,做好口腔护理。鼓励患者多饮水,进食高热量、高蛋白、高维生素等营养丰富的食物。

(二)病情观察

观察痰的颜色、性状、气味和静置后是否分层。准确记录24小时排痰量。当大量痰液排出时,要注意观察患者咳痰是否顺畅,咳嗽是否有力,避免脓痰引起窒息;当痰液减少时,要观察患者中毒症状是否好转,若中毒症状严重,提示痰液引流不畅,做好脓液引流的护理,以保持呼吸道通畅。若发现血痰,应及时报告医师,咯血量较多时,应严密观察体温、脉搏、呼吸、血压及神志的变化,准备好抢救药品和用品,嘱患者患侧卧位,头偏向一侧,警惕大咯血或窒息的突然发生。

（三）用药及体位引流护理

肺脓肿治疗原则是抗生素治疗和痰液引流。

1.抗生素治疗

吸入性肺脓肿一般选用青霉素，对青霉素过敏或不敏感者可用林可霉素、克林霉素或甲硝唑等药物。开始给药采用静脉滴注，体温通常在治疗后 3～10 天降至正常，然后改为肌内注射或口服。如抗生素有效，宜持续 8～12 周，直至胸片上空洞和炎症完全消失，或仅有少量稳定的残留纤维化。若疗效不佳，要注意根据细菌培养和药物敏感试验结果选用有效抗菌药物。遵医嘱使用抗生素、祛痰药、支气管扩张药等药物，注意观察疗效及不良反应。

2.痰液引流

痰液引流可缩短病程，提高疗效。无大咯血、中毒症状轻者可进行体位引流排痰，每天 2～3 次，每次 10～15 分钟。痰黏稠者可用祛痰药、支气管舒张药或生理盐水雾化吸入以利脓液引流。有条件应尽早应用纤维支气管镜冲洗及吸引治疗，脓腔内还可注入抗生素，加强局部治疗。

3.手术治疗

内科积极治疗 3 个月以上效果不好，或有并发症可考虑手术治疗。

（四）心理护理

向患者及家属及时介绍病情，解释各种症状和不适的原因，说明各项诊疗、护理操作目的、操作程序和配合要点。由于疾病带来口腔脓臭气味使患者害怕与人接近，在帮助患者口腔护理的同时消除患者的紧张心理。主动关心并询问患者的需要，使患者增加治疗的依从性和信心，指导患者正确对待本病，使其勇于说出内心感受，并积极进行疏导。教育患者家属配合医护人员做好患者的心理指导，使患者树立治愈疾病的信心，以促进疾病早日康复。

（五）健康指导

1.疾病知识指导

指导患者及家属了解肺脓肿发生、发展、治疗和有效预防方面的知识。积极治疗肺炎、皮肤疖、痈或肺外化脓性等原发病灶。教会患者练习深呼吸，鼓励患者咳嗽并采取有效的咳嗽方式进行排痰，保持呼吸道的通畅，促进病变的愈合。对重症患者做好监护，教育家属及时发现病情变化，并及时向医师报告。

2.生活指导

指导患者生活要有规律，注意休息，劳逸结合，应增加营养物质的摄入。提倡健康的生活方式，重视口腔护理，在晨起、饭后、体位引流后、睡前要漱口、刷牙，防止污染分泌物误吸入下呼吸道。鼓励患者平日多饮水，戒烟、酒。保持环境整洁、舒适，维持适宜的室温与湿度，注意保暖，避免受凉。

3.用药指导

抗生素治疗非常重要，但需要时间较长，为防止病情反复，应遵从治疗计划。指导患者及家属根据医嘱服药，向患者讲解抗生素等药物的用药疗程、方法、不良反应，发现异常及时向医师报告。

4.加强易感人群护理

对意识障碍、慢性病、长期卧床者，应注意指导家属协助患者经常变换体位、翻身、拍背促进痰液排出，疑有异物吸入时要及时清除。有感染征象时应及时就诊。

五、护理评价

患者体温平稳,呼吸系统症状消失,营养改善,无并发症发生或发生后及时得到处理。

(韩秀霞)

第九节　急性肺水肿

急性肺水肿是由不同原因引起肺组织血管外液体异常增多,液体由间质进入肺泡,甚至呼吸道出现泡沫状分泌物。表现为急性呼吸困难、发绀,呼吸做功增加,两肺布满湿啰音,甚至从气道涌出大量泡沫样痰液。人类可发生下列两类性质完全不同的肺水肿:心源性肺水肿(也称流体静力学或血流动力学肺水肿)和非心源性肺水肿(也称通透性增高肺水肿、急性肺损伤或急性呼吸窘迫综合征)。

一、发病机制

(一)肺毛细血管静水压

肺毛细血管静水压(Pmv)是使液体从毛细血管流向间质的驱动力,正常情况下,Pmv 约 1.1 kPa(8 mmHg),有时易与肺毛细血管楔压(PCWP)相混淆。PCWP 反映肺毛细血管床的压力,可估计左心房压(LAP),正常情况下较 Pmv 高 0.1～0.3 kPa(1～2 mmHg)。肺水肿时 PCWP 和 Pmv 并非呈直接相关,两者的关系取决于总肺血管阻力(肺静脉阻力)。

(二)肺间质静水压

肺毛细血管周围间质的静水压即肺间质静水压(Ppmv),与 Pmv 相对抗,两者差别越大,则毛细血管内液体流出越多。肺间质静水压为负值,正常值为 $-2.3～-1.1$ kPa,可能与肺组织的机械活动、弹性回缩及大量淋巴液回流对肺间质的吸引有关。理论上 Ppmv 的下降也可使静水压梯度升高,当肺不张进行性再扩张时,出现复张性肺水肿可能与 Ppmv 骤降有关。

(三)肺毛细血管胶体渗透压

肺毛细血管胶体渗透压(πmv)由血浆蛋白形成,正常值为 3.3～3.9 kPa(25～28 mmHg),但随个体的营养状态和输液量不同而有所差异。πmv 是对抗 Pmv 的主要力量,单纯的 πmv 下降能使毛细血管内液体外流增加。但在临床上并不意味着血液稀释后的患者会出现肺水肿,经血液稀释后血浆蛋白浓度下降,但过滤至肺组织间隙的蛋白也不断地被淋巴系统所转移,Pmv 的下降可与 πmv 的降低相平行,故 πmv 与 Pmv 间梯度即使发挥净渗透压的效应,也可保持相对的稳定。

πmv 和 PCWP 间的梯度与血管外肺水压呈非线性关系。当 Pmv<2.0 kPa(15 mmHg)、毛细血管通透性正常时,πmv-PCWP≤1.2 kPa(9 mmHg)可作为出现肺水肿的界限,也可作为治疗肺水肿疗效观察的动态指标。

(四)肺间质胶体渗透压

肺间质胶体渗透压(πpmv)取决于间质中渗透性、活动的蛋白质浓度,它受反应系数(δf)和毛细血管内液体流出率(Qf)的影响,是调节毛细血管内液体流出的重要因素。πpmv 正常值为

1.6～1.9 kPa(12～14 mmHg),难以直接测定。临床上可通过测定支气管液的胶体渗透压鉴别肺水肿的类型,如支气管液与血浆蛋白的胶体渗透压比值<60%,则为血流动力学改变所致的肺水肿,如比值>75%,则为毛细血管渗透增加所致的肺水肿,称为肺毛细血管渗漏综合征。

(五)毛细血管通透性

资料表明,越过内皮细胞屏障时,通透性肺水肿透过的蛋白多于压力性水肿,仅越过上皮细胞屏障时,两者没有明显差别。毛细血管通透性增加,使 δ 从正常的 0.8 降至 0.3～0.5,表明血管内蛋白,尤其是清蛋白大量外渗,使 πmv 与 πpmv 梯度下降。

二、病理与病理生理

(一)心源性急性肺水肿

正常情况下,两侧心腔的排血量相对恒定,当心肌严重受损和左心负荷过重而引起心排血量降低和肺淤血时,过多的液体从肺泡毛细血管进入肺间质甚至肺泡内,则产生急性肺水肿,实际上是左心衰竭最严重的表现,多见于急性左心衰竭和二尖瓣狭窄患者。

有以下并发症的患者术中易发生左心衰竭:①左心室心肌病变,如冠心病、心肌炎等;②左心室压力负荷过度,如高血压、主动脉狭窄等;③左心室容量负荷过重,如主动脉瓣关闭不全、左向右分流的先天性心脏病等。

当左心室舒张末压>1.6 kPa(12 mmHg),毛细血管平均压>4.7 kPa(35 mmHg),肺静脉平均压>4.0 kPa(30 mmHg)时,肺毛细血管静水压超过血管内胶体渗透压及肺间质静水压,可导致急性肺水肿,若同时有肺淋巴管回流受阻,更易发生急性肺水肿。其病理生理表现为肺顺应性减退、气道阻力和呼吸作用增强、缺氧、呼吸性酸中毒,间质静水压增高压迫肺毛细血管、升高肺动脉压,从而增加右心负荷,导致右心功能不全。

(二)神经源性肺水肿

中枢神经系统损伤后,颅内压急剧升高,脑血流量减少,造成下丘脑功能紊乱,解除了对视前核水平和下丘脑尾部"水肿中枢"的抑制,引起交感神经系统兴奋,释放大量儿茶酚胺,使周围血管强烈收缩,血流阻力加大,大量血液由阻力较高的体循环转至阻力较低的肺循环,引起肺静脉高压,肺毛细血管压随之升高,跨肺毛细血管 Starling 力不平衡,液体由血管渗入至肺间质和肺泡内,最终形成急性肺水肿。延髓是发生神经源性肺水肿的关键神经中枢,交感神经的激发是产生肺高压及肺水肿的基本因素,而肺高压是神经源性肺水肿发生的重要机制。通过给予交感神经阻断剂和肾上腺素 α 受体阻滞剂均可降低或避免神经源性肺水肿的发生。

(三)液体负荷过重

围术期输血补液过快或输液过量,使右心负荷增加。当输入胶体液达血浆容量的 25% 时,心排血量可增多至 300%。若患者伴有急性心力衰竭,虽通过交感神经兴奋维持心排血量,但神经性静脉舒张作用减弱,对肺血管压力和容量的骤增已经起不到有效的调节作用,导致肺组织间隙水肿。

大量输注晶体液,使血管内胶体渗透压下降,增加液体从血管的滤出,聚集到肺组织间隙中,易致心、肾功能不全、静脉压增高或淋巴循环障碍患者发生肺水肿。

(四)复张性肺水肿

复张性肺水肿是各种原因所致肺萎陷后,在肺复张时或复张后 24 小时内发生的急性肺水肿。一般认为与多种因素有关,如负压抽吸迅速排出大量胸膜积液、大量气胸所致的突然肺复张,均可造成单侧性肺水肿。

临床上多见于气胸或胸腔积液 3 个月后出现进行性快速肺复张,1 小时后可表现为肺水肿的临床症状,50%的肺水肿发生在 50 岁以上老年人。水肿液的形成遵循 Starling 公式。复张性肺水肿发生时,肺动脉压和 PCWP 正常,水肿液蛋白浓度与血浆蛋白浓度的比值>0.7,说明存在肺毛细血管通透性增加。肺萎陷越久,复张速度越快,胸膜腔负压越大,越易发生肺水肿。

肺复张性肺水肿的病理生理机制可能如下:①肺泡长期萎缩,使Ⅱ型肺细胞代谢障碍,肺泡表面活性物质减少,肺泡表面张力增加,使肺毛细血管内液体向肺泡内滤出。②肺组织长期缺氧,使肺毛细血管内皮和肺泡上皮的完整性受损,通透性增加。③使用负压吸引设备,突然增加胸内负压,使复张肺的毛细血管压力与血流量增加,作用于已受损的毛细血管,使管壁内外的压力差增大;机械性力量使肺毛细血管内皮间隙孔变形,间隙增大,促使血管内液和血浆蛋白流入肺组织间隙。④在声门紧闭的情况下用力吸气,负压峰值可超−5.0 kPa(−50.0 cmH$_2$O),如负的胸膜腔内压传至肺间质,增加肺毛细血管和肺间质静水压之差,则增加肺循环液体的渗出。⑤肺的快速复张引起胸膜腔内压急剧改变,肺血流增加而压力升高,并产生高的直线血流速度,加大了血管内和间质的压差。当其超过一定阈值时,液体进入间质和肺泡形成肺水肿。

(五)高原性肺水肿

高原性肺水肿是一种由低地急速进入海拔 3 000 m 以上地区的常见病,主要表现为发绀、心率增快、心排血量增多或减少、体循环阻力增加和心肌受损。其发病因素是多方面的,如缺氧性肺血管收缩、肺动脉高压、高原性脑水肿、全身和肺组织生化改变。肺代偿功能异常和心功能减退是造成重度低氧血症的直接原因。高原性肺水肿为高蛋白渗出性肺水肿,炎性介质是毛细血管增加的主要原因。

(六)通透性肺水肿

通透性肺水肿指肺水和血浆蛋白均通过肺毛细血管内间隙进入肺间质,肺淋巴液回流量增加,且淋巴液内蛋白含量也明显增加,表明肺毛细血管内皮细胞功能失常。

1.感染性肺水肿

感染性肺水肿指继发于全身感染和/或肺部感染的肺水肿,如革兰阴性杆菌感染所致的败血症和肺炎球菌性肺炎均可引起肺水肿,主要是通过增加肺毛细血管壁通透性所致。肺水肿也可继发于病毒感染。流感病毒、水痘-带状疱疹病毒所致的病毒性肺炎均可引起肺水肿。

2.毒素吸入性肺水肿

毒素吸入性肺水肿指吸入有害性气体或毒物所致的肺水肿。有害性气体包括二氧化氮、氯、光气、氨、氟化物、二氧化硫等,毒物以有机磷农药最为常见。其病理生理如下:①有害性气体引起变态反应或直接损害,使肺毛细血管通透性增加,减少肺泡表面活性物质,并通过神经体液因素引起肺静脉收缩和淋巴管痉挛,使肺组织水分增加。②有机磷通过皮肤、呼吸道和消化道进入人体,与胆碱酯酶结合,抑制该酶的作用,使乙酰胆碱在体内积聚,导致支气管痉挛、分泌物增加、呼吸肌麻痹和呼吸中枢抑制,导致缺氧和肺毛细血管通透性增加。

3.淹溺性肺水肿

淹溺性肺水肿指淡水和海水淹溺所致的肺水肿。淡水为低渗性,被大量吸入后,很快通过肺泡-毛细血管膜进入血循环,导致肺组织的组织学损伤和全身血容量增加,肺泡-毛细血管膜损伤较重或左心代偿功能障碍时,诱发急性肺水肿。高渗性海水进入肺泡后,使得血管内大量水分进入肺泡引起肺水肿。肺水肿引起缺氧可加重肺泡上皮、毛细血管内皮细胞损害,增加毛细血管通透性,进一步加重肺水肿。

4.尿毒症性肺水肿

肾衰竭患者常伴肺水肿和纤维蛋白性胸膜炎。主要发病因素如下:①高血压所致左心衰竭;②少尿患者循环血容量增多;③血浆蛋白减少,血管内胶体渗透压降低,肺毛细血管静水压与胶体渗透压差距增大,促进肺水肿形成。

5.氧中毒性肺水肿

氧中毒性肺水肿指长时间吸入高浓度($>60\%$)氧引起肺组织损害所致的肺水肿。一般在常压下吸入纯氧 $12\sim24$ 小时,高压下 $3\sim4$ 小时即可发生氧中毒。氧中毒的损害以肺组织为主,表现为上皮细胞损害、肺泡表面活性物质减少、肺泡透明膜形成,引起肺泡和间质水肿,及肺不张。其毒性作用是由于氧分子还原成水时所产生的中间产物自由基(如超氧阴离子、过氧化氢、羟自由基和单线态氧等)所致。正常时氧自由基为组织内抗氧化系统,如超氧化物歧化酶(SOD)、过氧化氢酶、谷胱甘肽氧化酶所清除。吸入高浓度氧,氧自由基形成加速,当其量超过组织抗氧化系统清除能力时,即可造成肺组织损伤,形成肺损伤。

(七)与麻醉相关的肺水肿

1.麻醉药过量

麻醉药过量引起肺水肿,可见于吗啡、美沙酮、急性巴比妥酸盐和海洛因中毒。发病机制可能与下列因素有关:①抑制呼吸中枢,引起严重缺氧,使肺毛细血管通透性增加,同时伴有肺动脉高压,产生急性肺水肿。②缺氧刺激下丘脑引起周围血管收缩,血液重新分布而致肺血容量增加。③海洛因所致肺水肿可能与神经源性发病机制有关。④个别患者的易感性或变态反应。

2.呼吸道梗阻

围术期喉痉挛常见于麻醉诱导期插管强烈刺激,也见于术中神经牵拉反应,及甲状腺手术因神经阻滞不全对气道的刺激。气道通畅时,胸腔内压对肺组织间隙压力的影响不大,但急性上呼吸道梗死时,用力吸气造成胸膜腔负压增加,几乎全部传导至血管周围间隙,促进血管内液进入肺组织间隙。上呼吸道梗阻时,患者处于挣扎状态,缺氧和交感神经活性极度亢进,可导致肺小动脉痉挛性收缩、肺小静脉收缩、肺毛细血管通透性增加。酸中毒又可增加对心脏做功的抑制,除非呼吸道梗阻解除,否则将形成恶性循环,加速肺水肿的发展。

3.误吸

围术期呕吐或胃内容物反流可引起吸入性肺炎和支气管痉挛,肺表面活性物质灭活和肺毛细血管内皮细胞受损,从而使液体渗出至肺组织间隙内,发生肺水肿。患者表现为发绀、心动过速、支气管痉挛和呼吸困难。肺组织损害的程度与胃内容物的 pH 直接相关,$pH>2.5$ 的胃液所致的损害要比 $pH<2.5$ 者轻微得多。

4.肺过度膨胀

一侧肺不张使单肺通气,全部潮气量进入一侧肺内,导致肺过度充气膨胀,随之出现肺水肿,其机制可能与肺容量增加有关。

三、临床表现

发病早期,均先有肺间质性水肿,肺泡毛细血管间隔内的胶原纤维肿胀,刺激附近的肺毛细血管旁"J"感受器,反射性引起呼吸频率增快,促进肺淋巴液回流,同时表现为过度通气。

水肿液在肺泡周围积聚后,沿着肺动脉、静脉和小气道鞘延伸,在支气管堆积到一定程度,引起支气管狭窄,可出现呼气性啰音。患者常主诉胸闷、咳嗽,有呼吸困难、颈静脉曲张,听诊可闻及哮鸣音和少量湿啰音。若不及时发现和治疗,则继发为肺泡性肺水肿。

肺泡性肺水肿时,水肿液进入末梢细支气管和肺泡,当水肿液溢满肺泡后,出现典型的粉红色泡沫痰,液体充满肺泡后不能参与气体交换,通气/血流比值下降,引起低氧血症。插管患者可表现呼吸道阻力增大和发绀,经气管导管喷出或涌出大量的粉红色泡沫痰。

四、诊断

肺水肿发病早期多为间质性肺水肿,若未及时发现和治疗,可继发为肺泡性肺水肿,加重心肺功能紊乱,故应重视早期诊断和治疗。

肺水肿的诊断主要根据症状、体征和 X 线表现,一般并不困难。临床上同时测定 PCWP 和 πmv,πmv-PCWP 正常值为 (1.20 ± 0.2) kPa$[(9.7 \pm 1.7)$ mmHg$]$,当 πmv-PCWP $\leqslant 0.5$ kPa(4 mmHg)时,提示肺内肺水增多,有助于早期诊断。复张性肺水肿常伴有复张性低血压。

五、鉴别诊断

心源性肺水肿在肺间质和肺泡腔的渗出以红细胞为主。左心衰竭导致肺淤血。非心源性肺水肿在肺间质和肺泡腔的渗出以血浆内的一些蛋白、体液为主。肺泡-毛细血管膜的通透性增加,为漏出性肺水肿。

(一)心源性肺水肿

1.主要表现

常突然发作、高度气急、呼吸浅速、端坐呼吸、咳嗽、咳白色或粉红色泡沫痰、面色灰白、口唇及肢端发绀、大汗、烦躁不安、心悸、乏力等。

2.体征

体征包括双肺广泛水泡音和/或哮鸣音、心率增快、心尖区奔马律及收缩期杂音、心界向左扩大,可有心律失常和交替脉,不同心脏病尚有相应体征和症状。

急性心源性肺水肿是一种严重的重症,必须分秒必争进行抢救,以免危及患者生命。具体急救措施包括以下几种:①非特异性治疗;②查出肺水肿的诱因并加以治疗;③识别及治疗肺水肿的基础心脏病变。

(二)非心源性肺水肿

1.主要表现

进行性加重的呼吸困难、端坐呼吸、大汗、发绀、咳粉红色泡沫痰。

2.体征

双肺可闻及广泛湿啰音,可先出现在双肺中下部,然后波及全肺。

3.X 线

早期可出现 Kerley 线,提示间质性肺水肿,进一步发展可出现肺泡肺水肿的表现。

肺毛细血管楔压(PCWP)用于鉴别心源性及非心源性肺水肿。前者 PCWP>1.6 kPa(12 mmHg),后者PCWP$\leqslant 1.6$ kPa(12 mmHg)。

六、治疗

治疗原则为病因治疗,是缓解和根本消除肺水肿的基本措施;维持气道通畅,充分供氧和机械通气治疗,纠正低氧血症;降低肺血管静水压,提高血浆胶体渗透压,改善肺毛细血管通透性;保持患者镇静,预防和控制感染。

(一)充分供氧和机械通气治疗

1.维持气道通畅

水肿液进入肺泡和细支气管后汇集至气管,使呼吸道阻塞,增加气道压,从气管喷出大量粉红色泡沫痰,即便使用吸引器抽吸,水肿液仍大量涌出。采用去泡沫剂能提高水肿液清除效果。

2.充分供氧

轻度缺氧患者可用鼻导管给氧,每分钟 $6\sim8$ L;重度低氧血症患者,行气管内插管,进行机械通气,同时保证呼吸道通畅。约 85% 的急性肺水肿患者须行短时间气管内插管。

3.间歇性正压通气

间歇性正压通气(IPPV)通过增加肺泡压和肺组织间隙压力,阻止肺毛细血管内液滤出;降低右心房充盈压,减少肺内血容量,缓解呼吸肌疲劳,降低组织氧耗量。常用的参数是潮气量 $8\sim10$ mL/kg,呼吸频率 $12\sim14$ 次/分,吸气峰值压力应小于 4.0 kPa(30 mmHg)。

4.持续正压通气或呼气末正压通气

应用 IPPV,$FiO_2>0.6$ 仍不能提高 PaO_2,可用持续正压通气(CPAP)或呼气末正压通气(PEEP)。通过开放气道、扩张肺泡,增加功能残气量,改善肺顺应性及通气/血流比值。合适的 PEEP 通常先从 0.5 kPa(5 cmH$_2$O)开始,逐步增加到 $1.0\sim1.5$ kPa($10\sim15$ cmH$_2$O),其前提是对患者心排血量无明显影响。

(二)降低肺毛细血管静水压

1.增强心肌收缩力

急性肺水肿合并低血压时,病情更为险恶。应用适当的正性变力药物使左心室能在较低的充盈压下维持或增加心排血量,包括速效强心苷、拟肾上腺素药和能量合剂等。

强心苷药物表现为剂量相关性的心肌收缩力增强,同时可以降低房颤时的心率、延长舒张期充盈时间,使肺毛细血管平均压下降。强心药对高血压性心脏病、冠心病引起的左心衰竭所造成的急性肺水肿疗效明显。氨茶碱除增加心肌收缩力、降低后负荷外,还可舒张支气管平滑肌。

2.降低心脏前后负荷

当 CVP 为 1.5 kPa(15 cmH$_2$O),PCWP 增为 2.0 kPa(15 mmHg)时,应限制输液,同时静脉注射利尿剂,如呋塞米、依他尼酸等。若不见效,可加倍剂量重复给药,尤其对心源性或输液过多引起的急性肺水肿,可迅速有效地从肾脏将液体排出体外,使肺毛细血管静水压下降,减少气道水肿液。使用利尿剂时应注意补充氯化钾,并避免血容量过低。

吗啡解除焦虑、松弛呼吸道平滑肌,有利于改善通气,同时具有降低外周静脉张力、扩张小动脉的作用,减少回心血量,降低肺毛细血管静水压。一般静脉注射吗啡 5 mg,起效迅速,对高血压、二尖瓣狭窄等引起的肺水肿效果良好,应早期使用。在没有呼吸支持的患者,应严密监测呼吸功能,防止吗啡抑制呼吸。休克患者禁用吗啡。

东莨菪碱、山莨菪碱及阿托品对中毒性急性肺水肿疗效满意,该类药物具有较强的解除阻力血管及容量血管痉挛的作用,可降低心脏前后负荷,增加肺组织灌注量及冠状动脉血流,增加动脉血氧分压,同时还具有解除支气管痉挛、抑制支气管分泌过多液体、兴奋呼吸中枢及抑制大脑皮质活动的作用。

患者体位对回心血量有明显影响,取坐位或头高位有助于减少静脉回心血量、减轻肺淤血、降低呼吸做功和增加肺活量,但低血压和休克患者应取平卧位。

α受体阻滞剂可使全身及内脏血管扩张、回心血量减少,改善肺水肿。可用酚妥拉明 10 mg 加入 5％葡萄糖溶液 100～200 mL 静脉滴注。硝普钠通过降低心脏后负荷改善肺水肿,但对二尖瓣狭窄引起者要慎用。

(三)镇静及感染的防治

1.镇静药物

咪达唑仑、丙泊酚具有较强的镇静作用,可减少患者的惊恐和焦虑,减轻呼吸急促,将急促而无效的呼吸调整为均匀有效的呼吸,减少呼吸做功。有利于通气治疗患者的呼吸与呼吸机同步,以改善通气。

2.预防和控制感染

感染性肺水肿继发于全身感染和/或肺部感染所致的肺水肿,革兰阴性杆菌所致的败血症是引起肺水肿的主要原因。各种原因引起的肺水肿均应预防肺部感染,除加强护理外,应常规给予抗生素以预防肺部感染。常用的抗生素有氨基糖苷类抗生素、头孢菌素和氯霉素。

给予抗生素的同时,应用肾上腺皮质激素,可以预防毛细血管通透性增加,减轻炎症反应,促使水肿消退,并能刺激细胞代谢,促进肺泡表面活性物质产生,增强心肌收缩,降低外周血管阻力。

临床常用的药物有氢化可的松、地塞米松和泼尼松龙,通常在发病 24～48 小时大剂量皮质激素。氢化可的松首次静脉注射 200～300 mg,24 小时用量可达 1 g 以上;地塞米松首次用量可静脉注射 30～40 mg,随后每 6 小时静脉注射 10～20 mg,甲泼尼龙的剂量为 30 mg/kg 静脉注射,用药不宜超过72 小时。

(四)复张性肺水肿的防治

防止跨肺泡压的急剧增大是预防肺复张性肺水肿的关键。行胸腔穿刺或引流复张时,应逐步减少胸内液气量,复张过程应在数小时以上,负压吸引不应超过 1.0 kPa(10 cmH$_2$O),每次抽液量不应超过 1 000 mL。

若患者出现持续性咳嗽,应立即停止抽吸或钳闭引流管,术中膨胀肺时,应注意潮气量和压力适中,主张采用双腔插管以免健侧肺过度扩张,肺复张后持续做一段时间的 PEEP,以保证复张过程中跨肺泡压差不致过大,防止复张后肺毛细血管渗漏的增加。

肺复张性肺水肿治疗的目的是维持患者足够的氧合和血流动力学的稳定。无症状者无须特殊处理,低氧血症较轻者予以吸氧,较重者则需气管内插管,应用 PEEP 及强心利尿剂和激素。向胸内注入 50～100 mL 气体、做肺动脉栓塞术均是可取的方法。在肺复张期间要避免输液过多、过快。

七、病情观察与评估

(1)监测生命体征,观察患者有无呼吸增快(频率为 30～40 次/分)、心率增快、脉搏细速、血压升高或持续下降。

(2)观察有无皮肤发绀、湿冷、毛孔收缩、尿量减少等微循环灌注不足表现。

(3)观察患者有无咯粉红色泡沫痰等肺水肿特征性表现。

(4)心肺听诊有无干啰音或湿啰音。

八、护理措施

(一)体位

协助患者取坐位,双腿下垂。

(二)氧疗

遵医嘱予以吸氧 6～8 L/min,可于湿化瓶中加入 50％乙醇湿化,乙醇可使肺泡内泡沫表面张力降低而破裂、消散。若患者不能耐受,可降低乙醇浓度或间歇使用。病情严重者采用无创或有创机械通气。

(三)用药护理

1.镇静剂

常用吗啡皮下或静脉注射,注意观察患者有无呼吸抑制、心动过缓、血压下降。呼吸衰竭、昏迷、严重休克者禁用。

2.利尿剂

常用呋塞米静脉推注,观察患者有无腹胀、恶心、呕吐、心律失常;有无嗜睡、意识淡漠、肌痛性痉挛;有无烦躁或谵妄、呼吸浅慢、手足抽搐等低钾、低钠血症及低氯性碱中毒等电解质紊乱表现。准确记录 24 小时尿量,监测血钾变化和心律。

3.血管扩张剂

常用硝普钠和硝酸甘油静脉滴注或微量泵泵入。硝普钠现配现用,避光输注,控制速度,严密监测血压变化,根据血压调整剂量。

4.洋地黄制剂

常用毛花苷 C 0.2～0.4 mg 稀释后缓慢静脉推注,观察心率和节律变化,心率或脉搏＜60 次/分时停止用药。当出现食欲减退、恶心、心悸、头痛、黄绿视、视物模糊,心律从规则变为不规则,或从不规则变为规则时可能是中毒反应,应立即停药并告知医师。

九、健康指导

(1)告知患者避免劳累、情绪激动等诱因。

(2)告知患者限制钠盐及液体摄入。

(3)告知患者疾病相关知识,如出现频繁咳嗽、气喘、咳粉红色泡沫痰时,立即取端坐位并及时就诊。

(杨艳霞)

第十节　慢性阻塞性肺疾病

一、概述

(一)疾病概念

慢性阻塞性肺疾病(chronic obstructive pulmonary disease,COPD)是一组气流受限为特征

的肺部疾病,气流受限不完全可逆,呈进行性发展,但是可以预防和治疗的疾病。慢性阻塞性肺疾病主要累及肺部,但也可以引起肺外各器官的损害。

慢性阻塞性肺疾病是呼吸系统疾病中的常见病和多发病,患病率和病死率均居高不下。近年来对我国 7 个地区 20 245 名成年人进行调查,慢性阻塞性肺疾病的患病率占 40 岁以上人群的 8.2%。因肺功能进行性减退,严重影响患者的劳动力和生活质量。

(二)相关病理生理

慢性支气管炎并发肺气肿时,视其严重程度可引起一系列病理生理改变。早期病变局限于细小气道,仅闭合容积增大,反映肺组织弹性阻力及小气道阻力的动态肺顺应性降低。病变累及大气道时,肺通气功能障碍,最大通气量降低。随着病情的发展,肺组织弹性日益减退,肺泡持续扩大,回缩障碍,则残气量及残气量占肺总量的百分比增加。肺气肿加重导致大量肺泡周围的毛细血管受膨胀肺泡的挤压而退化,致使肺毛细血管大量减少,肺泡间的血流量减少,此时肺泡虽有通气,但肺泡壁无血液灌流,导致生理无效腔气量增大;也有部分肺区虽有血液灌流,但肺泡通气不良,不能参与气体交换。如此,肺泡及毛细血管大量丧失,弥散面积减少,产生通气与血流比例失调,导致换气功能发生障碍。通气和换气功能障碍可引起缺氧和二氧化碳潴留,发生不同程度的低氧血症和高碳酸血症,最终出现呼吸功能衰竭。

(三)病因与诱因

确切的病因不清楚。但认为与肺部对香烟烟雾等有害气体或有害颗粒的异常炎症反应有关。这些反应存在个体易感因素和环境因素的互相作用。

(1)吸烟:为重要的发病因素,吸烟者慢性支气管炎的患病率比不吸烟者高 2~8 倍,烟龄越长,吸烟量越大,慢性阻塞性肺疾病患病率越高。

(2)职业粉尘和化学物质:接触职业粉尘及化学物质,如烟雾、变应原、工业废气及室内空气污染等,浓度过高或时间过长时,均可能产生与吸烟类似的慢性阻塞性肺疾病。

(3)空气污染:大气中的有害气体如二氧化硫、二氧化氮、氯气等可损伤气道黏膜上皮,使纤毛清除功能下降,黏液分泌增加,为细菌感染增加条件。

(4)感染因素:与慢性支气管炎类似,感染也是慢性阻塞性肺疾病发生发展的重要因素之一。

(5)蛋白酶-抗蛋白酶失衡。

(6)炎症机制。

(7)其他:自主神经功能失调、营养不良、气温变化等都有可能参与慢性阻塞性肺疾病的发生、发展。

(四)临床表现

起病缓慢、病程较长。主要症状如下。

1.慢性咳嗽

随病程发展可终身不愈。常晨间咳嗽明显,夜间有阵咳或排痰。

2.咳痰

一般为白色黏液或浆液性泡沫性痰,偶可带血丝,清晨排痰较多。急性发作期痰量增多,可有脓性痰。

3.气短或呼吸困难

早期在劳力时出现,后逐渐加重,以致在日常活动甚至休息时也感到气短,是慢性阻塞性肺疾病的标志性症状。

4.喘息和胸闷

部分患者特别是重度患者或急性加重时出现喘息。

5.其他

晚期患者有体重下降,食欲减退等。

6.慢性阻塞性肺疾病病程分期

慢性阻塞性肺疾病的病程可以根据患者的症状和体征的变化分为如下两期:①急性加重期是指在疾病发展过程中,短期内出现咳嗽、咳痰、气促和/或喘息加重、痰量增多,呈脓性或黏液脓性痰,可伴发热等症状。②稳定期指患者咳嗽、咳痰、气促等症状稳定或较轻。

7.并发症

(1)慢性呼吸衰竭:常在慢性阻塞性肺疾病急性加重时发生,其症状明显加重,发生低氧血症和/或高碳酸血症,可具有缺氧和二氧化碳潴留的临床表现。

(2)自发性气胸:如有突然加重的呼吸困难,并伴有明显的发绀,患侧肺部叩诊为鼓音,听诊呼吸音减弱或消失,应考虑并发自发性气胸,通过X线检查可以确诊。

(3)慢性肺源性心脏病:由于慢性阻塞性肺疾病肺病变引起肺血管床减少及缺氧致肺动脉痉挛、血管重塑,导致肺动脉高压、右心室肥厚扩大,最终发生右心功能不全。

(五)辅助检验

1.肺功能检查

肺功能检查是判断气流受限的主要客观指标,对慢性阻塞性肺疾病诊断、严重程度评价、疾病进展、预后及治疗反应等有重要意义。

(1)第一秒用力呼气容积占用力肺活量百分比(FEV_1/FVC)是评价气流受限的一项敏感指标。

(2)第一秒用力呼气容积占预计值百分比($FEV_1\%$预计值),是评估慢性阻塞性肺疾病严重程度的良好指标,其变异性小,易于操作。

(3)吸入支气管舒张药后 $FEV_1/FVC<70\%$ 及 $FEV_1<80\%$ 预计值者,可确定为不能完全可逆的气流受限。

2.胸部X线检查

慢性阻塞性肺疾病早期胸片可无变化,以后可出现肺纹理增粗、紊乱等非特异性改变,也可出现肺气肿改变。X线胸片改变对慢性阻塞性肺疾病诊断特异性不高,主要作为确定肺部并发症及与其他肺疾病鉴别之用。

3.胸部CT检查

CT检查不应作为慢性阻塞性肺疾病的常规检查。高分辨CT对有疑问病例的鉴别诊断有一定意义。

4.血气分析

血气分析对确定发生低氧血症、高碳酸血症、酸碱平衡失调及判断呼吸衰竭的类型有重要价值。

5.其他

慢性阻塞性肺疾病合并细菌感染时,外周血白细胞计数增高,核左移。痰培养可能查出病原菌;常见病原菌为肺炎链球菌、流感嗜血杆菌、卡他莫拉菌、肺炎克雷伯杆菌等。

(六)治疗原则

1.缓解期治疗原则

减轻症状,阻止慢性阻塞性肺疾病病情发展,缓解或阻止肺功能下降,改善慢性阻塞性肺疾病患者的活动能力,提高其生活质量,降低病死率。

2.急性加重期治疗原则

控制感染、抗炎、平喘、解痉,纠正呼吸衰竭与右心衰竭。

(七)缓解期药物治疗

1.支气管舒张药

短期按需应用以暂时缓解症状,长期规则应用以减轻症状。

(1)β_2肾上腺素受体激动剂:主要有沙丁胺醇气雾剂,每次 $100\sim200$ μg(1~2 喷),定量吸入,疗效持续 $4\sim5$ 小时,每 24 小时 $8\sim12$ 喷。特布他林气雾剂也有同样作用。可缓解症状,尚有沙美特罗、福莫特罗等长效 β_2肾上腺素受体激动剂,每天仅需吸入 2 次。

(2)抗胆碱能药:是慢性阻塞性肺疾病常用的药物,主要品种为异丙托溴铵气雾剂,定量吸入,起效较沙丁胺醇慢,持续 $6\sim8$ 小时,每次 $40\sim80$ mg,每天 $3\sim4$ 次。长效抗胆碱药有噻托溴铵选择性作用于 M_1、M_3 受体,每次吸入 18 μg,每天 1 次。

(3)茶碱类:茶碱缓释或控释片 0.2 g,每 12 小时 1 次;氨茶碱 0.1 g,每天 3 次。

2.祛痰药

对痰不易咳出者可应用。常用药物有盐酸氨溴索 30 mg,每天 3 次,N-乙酰半胱氨酸 0.2 g,每天3 次,或羧甲司坦 0.5 g,每天 3 次。

3.糖皮质激素

对重度和极重度患者(Ⅲ级和Ⅳ级),反复加重的患者,长期吸入糖皮质激素与长效 β_2肾上腺素受体激动剂联合制剂,可增加运动耐量、减少急性加重发作频率、提高生活质量,甚至有些患者的肺功能得到改善。

4.长期家庭氧疗(LTOT)

对慢性阻塞性肺疾病慢性呼吸衰竭者可提高生活质量和生存率。对血流动力学、运动能力、肺生理和精神状态均会产生有益的影响。LTOT 指征:①$PaO_2 \leqslant 7.3$ kPa(55 mmHg)或 $SaO_2 \leqslant 88\%$,有或没有高碳酸血症。②PaO_2 7.3~8.0 kPa(55~60 mmHg),或 $SaO_2 < 89\%$,并有肺动脉高压、心力衰竭水肿或红细胞增多症(血细胞比容>0.55)。一般用鼻导管吸氧,氧流量为 $1.0\sim2.0$ L/min,吸氧时间 10~15 h/d。目的是使患者在静息状态下,达到 $PaO_2 \geqslant 8.0$ kPa (60 mmHg)和/或使 SaO_2 升至 90%。

(八)急性发作期药物治疗

1.支气管舒张药

药物同稳定期。有严重喘息症状者可给予较大剂量雾化吸入治疗,如应用沙丁胺醇 500 μg 或异丙托溴铵 500 μg,或沙丁胺醇 1 000 μg 加异丙托溴铵 250~500 μg,通过小型雾化器给患者吸入治疗以缓解症状。

2.抗生素

应根据患者所在地常见病原菌类型及药物敏感情况积极选用抗生素治疗。如给予 β 内酰胺类/β 内酰胺酶抑制剂;第二代头孢菌素、大环内酯类或喹诺酮类。如果找到确切的病原菌,根据药敏结果选用抗生素。

3.糖皮质激素

对需住院治疗的急性加重期患者可考虑口服泼尼松龙 30～40 mg/d,也可静脉给予甲泼尼龙 40～80 mg,每天 1 次。连续 5～7 天。

4.祛痰剂

溴己新 8～16 mg,每天 3 次;盐酸氨溴索 30 mg,每天 3 次酌情选用。

5.吸氧

持续低流量吸氧。

二、护理评估

(一)一般评估

1.生命体征

急性加重期时合并感染患者可有体温升高;呼吸频率常达每分钟 30～40 次。

2.患者主诉

有无慢性咳嗽、咳痰、气短、喘息和胸闷等症状。

3.相关记录

体温、呼吸、心率、皮肤、饮食、出入量、体重等记录结果。

(二)身体评估

1.视诊

胸廓前后径增大,肋间隙增宽,剑突下胸骨下角增宽,称为桶状胸。部分患者呼吸变浅,频率增快,严重者可有缩唇呼吸等。

2.触诊

双侧语颤减弱。

3.叩诊

肺部过清音,心浊音界缩小,肺下界和肝浊音界下降。

4.听诊

两肺呼吸音减弱,呼气延长,部分患者可闻及湿啰音和/或干啰音。

(三)心理-社会评估

患者在疾病治疗过程中的心理反应与需求,家庭及社会支持情况,引导患者正确配合疾病的治疗与护理。

(四)辅助检查结果评估

1.肺功能检查

吸入支气管舒张药后 $FEV_1/FVC<70\%$ 及 $FEV_1<80\%$ 预计值者,可确定为不能完全可逆的气流受限。

2.血气分析

对确定发生低氧血症、高碳酸血症、酸碱平衡失调及判断呼吸衰竭的类型有重要价值。

3.痰培养

痰培养可能查出病原菌。

(五)慢性阻塞性肺疾病常用药效果的评估

(1)每天用药剂量、用药的方法(雾化吸入法、口服、静脉滴注)的评估与记录。

(2)评估急性发作时,是否能正确使用定量吸入器(MDI),用药后呼吸困难是否得到缓解。

(3)评估患者是否掌握常用三种雾化吸器的正确使用方法:定量吸入器(MDI)、都保干粉吸入器、准纳器。并注意用后漱口。

三、主要护理诊断/问题

(一)气体交换受损

气体交换受损与气道阻塞、通气不足、呼吸肌疲劳、分泌物过多和肺泡呼吸面积减少有关。

(二)清理呼吸道无效

清理呼吸道无效与分泌物增多而黏稠、气道湿度减低和无效咳嗽有关。

(三)焦虑

焦虑与健康状况改变、病情危重、经济状况有关。

四、护理措施

(一)休息与活动

中度以上慢性阻塞性肺疾病急性加重期患者应卧床休息,协助患者采取舒适体位,极重度患者宜采取身体前倾坐位,视病情增加适当的活动,以患者不感到疲劳,不加重病情为宜。

(二)病情观察

观察咳嗽、咳痰及呼吸困难的程度,观察血压、心率,监测动脉血气和水、电解质、酸碱平衡情况。

(三)控制感染

遵医嘱给予抗感染治疗,有效地控制呼吸道感染

(四)合理用氧

采用低流量持续给氧,流量 $1\sim2$ L/min。提倡长期家庭氧疗,每天氧疗时间在 15 小时以上。

(五)用药护理

遵医嘱应用抗生素、支气管舒张药和祛痰药,注意观察不良反应。

(六)呼吸功能训练

指导患者正确进行缩唇呼吸和腹式呼吸训练。

1.缩唇呼吸

呼气时将口唇缩成吹笛子状,气体经缩窄的口唇缓慢呼出(图 8-1)。提高支气管内压,防止呼气时小气道过早陷闭,以利肺泡气体排出。

2.腹式呼吸

患者可取立位、平卧位、半卧位,两手分别放于前胸部和上腹部。用鼻缓慢吸气,膈肌最大程度下降,腹部松弛,腹部凸出,手感到腹部向上抬起;经口呼气,呼气时腹肌收缩,膈肌松弛,膈肌因腹部腔内压增加而上抬,推动肺部气体排出,手感到下降(图 8-2)。

3.缩唇呼吸和腹式呼吸训练

每天训练 $3\sim4$ 次,每次重复 $8\sim10$ 次。

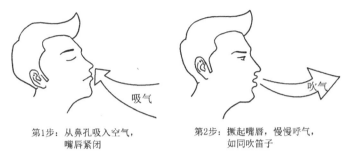

第1步:从鼻孔吸入空气,　　　第2步:撅起嘴唇,慢慢呼气,
嘴唇紧闭　　　　　　　　　　如同吹笛子

图 8-1　缩唇呼吸

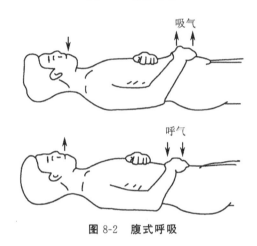

图 8-2　腹式呼吸

(七)保持呼吸道通畅

(1)痰多黏稠、难以咳出的患者需要多饮水,以达到稀释痰液的目的。

(2)遵医嘱每天进行氧气或超声雾化吸入。

(3)护士或家属协助给予胸部叩击和体位引流。

(4)指导有效咳嗽。尽可能加深吸气,以增加或达到必要的吸气容量;吸气后要有短暂的闭气,以使气体在肺内得到最大的分布,稍后关闭声门,可进一步增强气道中的压力,而后增加胸膜腔内压即增高肺泡内压力,这是使呼气时产生高气流的重要措施;最后声门开放,肺内冲出的高速气流,使分泌物从口中喷出。

(5)必要时给予机械吸痰或纤支镜吸痰。

(八)减轻焦虑

护士与家属共同帮助患者去除焦虑产生的原因;与家属、患者共同制订和实施康复计划;指导患者放松技巧。但要向家属与患者强调镇静安眠药对该病的危害,会抑制呼吸中枢,加重低氧血症和高碳酸血症,需慎用或不用。

(九)健康指导

1.疾病预防指导

戒烟是预防慢性阻塞性肺疾病的重要措施,避免粉尘和刺激性气体的吸入;避免和呼吸道感染患者接触,在呼吸道传染病流行期间,尽量避免去人群密集的公共场所;指导患者要根据气候变化,及时增减衣物,避免受凉感冒。

制订个体化锻炼计划:增强体质,按患者情况坚持全身有氧运动;坚持进行腹式呼吸及缩唇呼吸训练。

2.饮食指导

重视缓解期营养摄入,改善营养状况。应制订高热量、高蛋白、高维生素饮食计划。

3.家庭氧疗的指导

护士应指导患者和家属做到:①了解氧疗的目的、必要性及注意事项;②注意安全,供氧装置周围严禁烟火,防止氧气燃烧爆炸;③氧疗装置定期更换、清洁、消毒。

4.就诊指标

(1)患者咳嗽、咳痰症状加重。

(2)原有的喘息症状加重,或出现呼吸困难伴或不伴皮肤、口唇、甲床发绀。

(3)咳出脓性或黏液脓性痰,伴发热。

(4)突发明显的胸痛,咳嗽时明显加重。

(5)出现下垂部位水肿,如下肢等。

五、护理效果评估

(1)患者自觉症状好转(咳嗽、咳痰、呼吸困难减轻)。

(2)患者体温降至正常,生命体征稳定。

(3)患者能学会缩唇呼吸与腹式呼吸,学会有效咳嗽。

(4)患者能独立操作3种常用支气管扩张剂气雾剂的使用方法和注意事项。

(5)患者能掌握家属氧疗的方法与使用注意事项。

(6)患者情绪稳定。

(杨艳霞)

第九章

儿科护理

第一节　先天性心脏病

先天性心脏病简称"先心病"，是胎儿时期心脏血管发育异常而致的畸形，是小儿时期最常见的心脏病。根据左右心腔或大血管间有无直接分流和临床有无青紫，可将先心病分为三大类：①左向右分流型（潜伏青紫型），常见有室间隔缺损、房间隔缺损、动脉导管未闭。②右向左分流型（青紫型），常见有法洛四联症和大动脉错位。③无分流型（无青紫型），常见有主动脉缩窄和肺动脉狭窄。

小儿先天性心脏病中最常见的是室间隔缺损、房间隔缺损、动脉导管未闭、肺动脉狭窄、法洛四联症和大动脉错位。

一、临床特点

（一）室间隔缺损

室间隔缺损（ventricular septal defect，VSD）为小儿最常见的先天性心脏病，缺损可单独存在，也可为其他畸形的一部分。按缺损部位可分为室上嵴上方、室上嵴下方、三尖瓣后方、室间隔肌部四种类型。临床症状与缺损大小及肺血管阻力有关。大型 VSD（缺损 1～3 cm 者）可继发肺动脉高压，当肺动脉压超过主动脉压时，造成右向左分流而产生发绀，称为艾森曼格综合征。

1.症状

小型室间隔缺损可无症状；中型室间隔缺损易患呼吸道感染，或在剧烈运动时发生呼吸急促，生长发育多为正常，偶有心力衰竭；大型室间隔缺损在婴幼儿时期由于缺损较大，左向右分流量多超过肺循环量的 50%，使体循环内血量显著减少，而肺循环内明显充血，可于出生后 1～3 个月即发生充血性心力衰竭，平时反复呼吸道感染、肺炎、哭声嘶哑、喂养困难、乏力、多汗等，并有生长发育迟缓。

2.体征

心前区隆起；胸骨左缘第 3～4 肋间可闻及Ⅲ～Ⅳ/6 级全收缩期杂音，在心前区广泛传导；肺动脉第二心音显著增强或亢进。

3.辅助检查

（1）X 线检查：肺充血，心脏左心室或左右心室大；肺动脉段突出，主动脉结缩小。

223

（2）心电图检查：小型室间隔缺损，心电图多数正常；中等大小室间隔缺损示左心室增大或左右心室增大；大型室间隔缺损或有肺动脉高压时，心电图示左右心室增大。

（3）超声心动图检查：室间隔回声中断征象，左右心室增大。

（二）房间隔缺损

房间隔缺损（atrial septal defect，ASD）按病理解剖分为继发孔（第二孔）缺损和原发孔（第一孔）缺损，以继发孔缺损为多见。继发孔缺损为较常见的先天性心脏病之一，以女性较多见，缺损位于房间隔中部卵圆窝处，血流动力学特点为右心室舒张期负荷过重。原发孔缺损位于房间隔下端，是心内膜垫发育障碍未能与第一房间隔融合，常合并二尖瓣裂缺。

1.症状

在初生后及婴儿期大多无症状，偶有暂时性青紫。年龄稍大，症状渐渐明显，患儿发育迟缓，体格瘦小，易反复呼吸道感染，活动耐力减低，有劳累后气促、咳嗽等症状。左胸部常隆起，一般无青紫或杵状指（趾）。

2.体征

胸骨左缘第2～3肋间闻及柔和的喷射性收缩期杂音，肺动脉瓣区第二心音可增强或亢进、固定分裂。

3.辅助检查

（1）X线检查：右心房、右心室扩大，主动脉结缩小，肺动脉段突出，肺血管纹理增多，肺门舞蹈。

（2）心电图检查：电轴右偏，完全性或不完全性右束支传导阻滞，右心房、右心室增大；原发孔ASD常见电轴左偏及心室肥大。

（3）超声心动图检查：右心房右心室增大，右心室流出道增宽，室间隔与左心室后壁呈同向运动。二维切面可显示房间隔缺损的位置及大小。

（三）动脉导管未闭

动脉导管未闭（patent ductus arteriosus，PDA）是临床较常见的先天性心脏病，女性多于男性。开放的动脉导管位于肺总动脉分叉与主动脉之间，有管型、漏斗型和窗型，以漏斗型为多见。

1.症状

导管较细时，临床无症状。导管较粗时临床表现为反复呼吸道感染、肺炎，发育迟缓，早期即可发生心力衰竭。重症患者常有呼吸急促、心悸。临床无青紫，但若合并肺动脉高压，即出现青紫。

2.体征

胸骨左缘第2肋间可闻及粗糙、响亮、机器样的连续性杂音，向心前区、颈部及左肩部传导，肺动脉第二音亢进。脉压增宽，出现股动脉枪击音、毛细血管搏动和水冲脉。

3.辅助检查

（1）X线检查：分流量小者，心影正常；分流量大者，多见左心房、左心室增大，主动脉结增宽，可有漏斗征，肺动脉段突出，肺血增多，重症患者左右心室均肥大。

（2）心电图检查：左心房、左心室增大或双心室肥大。

（3）超声心动图检查：左心房、左心室大，肺动脉与降主动脉之间有交通。

（四）法洛四联症

法洛四联症（tetralogy of Fallot，TOF）是临床上最常见的发绀型先天性心脏病，病变包括肺动脉狭窄、室间隔缺损、主动脉骑跨及右心室肥大,其中肺动脉狭窄程度是决定病情严重程度的主要因素。主动脉骑跨及室间隔缺损存在使体循环血液中混有静脉血,临床上出现发绀与缺氧,并代偿性引起红细胞计数增多现象。

1.症状

发绀是主要症状,它出现的时间早、晚和程度与肺动脉狭窄程度有关,多见于毛细血管丰富的浅表部位,如唇、指(趾)甲床、球结膜等。患儿活动后有气促、易疲劳、蹲踞等;并常有缺氧发作,表现为呼吸加快、加深,烦躁不安,发绀加重,持续数分钟至数小时,严重者可表现为神志不清,惊厥或偏瘫,死亡。发作多在清晨、哭闹、吸乳或用力后诱发,发绀严重者常有鼻出血和咯血。

2.体征

生长发育落后,全身发绀,眼结膜充血,杵状指(趾);多有行走不远自动蹲踞姿势或膝胸位。胸骨左缘第 2～4 肋间闻及粗糙收缩期杂音;肺动脉第二心音减弱。

3.辅助检查

(1)X 线检查:心影呈靴形,上纵隔增宽,肺动脉段凹陷,心尖上翘,肺纹理减少,右心房、右心室肥厚。

(2)心电图检查:电轴右偏,右心房、右心室肥大。

(3)超声心动图检查:显示主动脉骑跨及室间隔缺损,右心室流出道、肺动脉狭窄,右心室内径增大,左心室内径缩小。

(4)血常规检查:血红细胞增多,一般在 $(5.0～9.0)\times10^{12}/L$,血红蛋白 170～200 g/L,血细胞比容 60%～80%。当有相对性贫血时,血红蛋白低于 150 g/L。

二、护理评估

(一)健康史

了解母亲妊娠史,在孕期最初 3 个月内有无病毒感染、放射线接触和服用过影响胎儿发育的药物,孕母是否有代谢性疾病。患儿出生有无缺氧、心脏杂音,出生后各阶段的生长发育状况。是否有下列常见表现如下:喂养困难,哭声嘶哑,易气促、咳嗽,青紫,蹲踞现象,突发性晕厥。

(二)症状、体征

评估患儿的一般情况,生长发育是否正常,皮肤发绀程度,有无气急、缺氧、杵状指(趾),有无哭声嘶哑,有无蹲踞现象,胸廓有无畸形。听诊心脏杂音位置、性质、程度,尤其要注意肺动脉第二心音的变化。评估有无肺部啰音及心力衰竭的表现。

(三)社会、心理

评估家长对疾病的认知程度和对治疗的信心。

(四)辅助检查

了解并分析 X 线、心电图、超声心动图、血液等检查结果。较复杂的畸形者还应了解心导管检查和心血管造影的结果。

三、常见护理问题

(一)活动无耐力

与氧的供需失调有关。

（二）有感染的危险

与机体免疫力低下有关。

（三）营养失调

低于机体需要量,与缺氧使胃肠功能障碍、喂养困难有关。

（四）焦虑

与疾病严重,花费大,预后难以估计有关。

（五）合作性问题

脑血栓、脑脓肿、心力衰竭、感染性心内膜炎、晕厥。

四、护理措施

（1）休息:制订适合患儿活动的生活制度,轻症无症状者与正常儿童一样生活,但要避免剧烈活动;有症状患儿应限制活动,避免情绪激动和剧烈哭闹;重症患儿应卧床休息,给予妥善的生活照顾。

（2）饮食护理:给予高蛋白、高热量、高维生素饮食,适当限制食盐摄入,并给予适量的蔬菜类粗纤维食品,以保证大便通畅。重症患儿喂养困难,应有耐心,少量多餐,以免导致呛咳、气促、呼吸困难等,必要时从静脉补充营养。

（3）预防感染:病室空气清新,穿着衣服冷热要适中,防止受凉,应避免与感染性疾病患儿接触。

（4）注意心率、心律、呼吸、血压变化,必要时使用监护仪监测。

（5）防止法洛四联症患儿因哭闹、进食、活动、排便等引起缺氧发作,一旦发生可立即置于胸膝卧位,吸氧,遵医嘱应用普萘洛尔、吗啡和纠正酸中毒。

（6）青紫型先天性心脏病患儿由于血液黏稠度高,暑天、发热、吐泻时体液量减少,加重血液浓缩,易形成血栓,有造成重要器官栓塞的危险,因此应注意多饮水,必要时静脉输液。

（7）合并贫血者可加重缺氧,导致心力衰竭,须及时纠正。

（8）合并心力衰竭者按心力衰竭护理。

（9）做好心理护理关心患儿,建立良好护患关系,充分理解家长及患儿对检查、治疗、预后的期望心理,介绍疾病的有关知识、诊疗计划、检查过程、病室环境,消除恐惧心理。

（10）健康教育:①向家长讲述疾病的相关护理知识和各种检查的必要性,以取得配合。②指导患儿及家长掌握活动种类和强度。③告知家长如何观察病情变化,一旦发现异常(婴儿哭声无力,呕吐,不肯进食,手脚发软,皮肤出现花纹,较大患儿自诉头晕等),应立即呼叫。④向患儿及家长讲述重要药物如地高辛的作用及注意事项。

五、出院指导

（1）饮食宜高营养、易消化,少量多餐。人工喂养儿用奶头孔稍大的奶嘴,每次喂奶时间不宜过长。

（2）休息根据耐受力确立适宜的活动,以不出现乏力、气短为度,重者应卧床休息。

（3）避免感染居室空气新鲜,经常通风,不去公共场所、人群集中的地方。注意气候变化及时添减衣服,预防感冒。按时进行预防接种。

（4）发热、出汗时要给足水分,呕吐、腹泻时应到医院就诊补液,以免血液黏稠而发生脑血栓。

(5)保证休息,避免哭闹,减少外界刺激以预防晕厥的发生。当患儿在吃奶、哭闹或活动后出现气急、青紫加重或年长儿诉头痛、头晕时应立即将患儿取胸膝卧位并送医院。

(杨艳霞)

第二节 原发性心肌病

原发性心肌病是指病因不明,病变局限于心肌的一组疾病。依据临床和病理改变可分为扩张型心肌病、肥厚型心肌病、限制型心肌病,以前两类常见。临床上以缓慢进展的心脏增大、心律失常及心功能不全为主要表现,病因尚不清楚,可能与遗传因素、免疫因素及感染因素有关,个别柯萨奇病毒所致心肌炎可转化为心肌病。本病预后不良,常并发心力衰竭而死亡。

一、临床特点

(一)扩张型心肌病

扩张型心肌病(dilated cardiomyopathy,DCM)又称充血型心肌病(congestive cardio myopathy,CCM),主要表现为慢性充血性心力衰竭。

1.症状与体征

较大儿童表现为乏力、食欲减退、不爱活动、腹痛,活动后呼吸困难及心动过速,尿少、水肿。婴儿出现喂养困难、体重不增、吮奶时呼吸困难、多汗、烦躁不安、食量减少。约10%患儿会发生晕厥。体检时心率、呼吸加快,脉搏细弱,血压正常或偏低,有的可有奔马律,可闻及Ⅱ～Ⅲ/6级收缩期杂音,肝脏增大,下肢水肿。

2.辅助检查

(1)X线检查:心脏增大,并以左心室为主或普遍性增大,呈球形。心搏减弱,肺淤血明显。

(2)心电图检查:左心肥厚,各种心律失常及非特异性 ST-T 改变。

(3)超声心电图检查:左心房、左心室明显扩大,左心室流出道增宽,心室壁活动减弱。

(二)肥厚型心肌病

肥厚型心肌病(hypertrophic cardiomyopathy,HCM)是一种遗传性疾病,其特征为心室肥厚,心腔无扩大。临床表现具有多变性。

1.症状与体征

婴儿常见症状有呼吸困难,心动过速,喂养困难。较重者发生心力衰竭,伴随青紫。儿童多无明显症状,常因心脏杂音而首次就诊。少数儿童有呼吸加快、乏力、心绞痛、晕厥,并可于活动后发生猝死。体检有的可听到奔马律,有的在胸骨左缘下端及心尖部可听到Ⅰ～Ⅲ/6级收缩期杂音。

2.辅助检查

(1)X线检查:左心室轻到中度增大。

(2)心电图检查:左心室肥厚伴劳损,可有 ST-T 改变及病理性 Q 波及各种心律失常。

(3)超声心动图检查:室间隔非对称性肥厚,室间隔厚度与左心室后壁厚度之比≥1.3。左心室流出道狭窄。

（三）限制型心肌病

限制型心肌病（restrictive cardiomyopathy，RCM）又称闭塞性心肌病，常见于儿童及青少年，预后不良。

1.症状与体征

起病缓慢，表现为原因不明的心力衰竭。右心病变主要表现为静脉压升高、颈静脉曲张、肝大、腹水及下肢水肿，很像缩窄性心包炎。左心病变有呼吸困难、咳嗽、咯血、胸痛，有时伴有肺动脉高压的表现。

2.辅助检查

（1）X线检查：心影扩大，肺血减少。

（2）心电图检查：心房肥大、房性期前收缩、心房颤动、ST-T改变、P-R间期延长及低电压。

（3）超声心动图检查：左右心房明显扩大（左心房尤为明显）、左右心室腔正常或变小。

二、护理评估

（一）健康史

询问患儿发病前有无感染的病史及其家族史。

（二）症状、体征

测量生命体征，评估心率、心律、呼吸、血压、心功能。

（三）社会、心理

了解患儿及其家长对疾病的性质、预后的认识程度和心理需求。

（四）辅助检查

了解分析X线、心电图、超声等各种检查结果。

三、常见护理问题

（一）心排血量减少

与心室扩大、肥厚致心肌收缩力减弱有关。

（二）体液过多

与肾灌注量减少、水钠潴留、尿量排出减少有关。

（三）有感染的危险

与机体抵抗力降低有关。

（四）合作性问题

猝死。

四、护理措施

（一）限制活动

卧床休息，让患儿保持稳定、愉悦的心情。

（二）饮食护理

低盐饮食，增加维生素、蛋白质、微量元素的摄入，对服用利尿剂者应鼓励多进食含钾丰富的食物，如香蕉、橘子等。

（三）供氧

根据缺氧程度可给予鼻导管或面罩吸氧。

（四）密切观察病情

监测患儿血压、脉搏、呼吸、心律、尿量及意识状态。注意观察心力衰竭的早期表现,有无心律失常及栓塞症状。

（五）用药护理

应用强心药、利尿剂、扩血管药物时要观察其疗效及不良反应,尤其是扩张型心肌病因其对洋地黄耐受性差,故应警惕发生中毒。

（六）预防诱因

心力衰竭者应避免过度劳累。饮食清淡,忌暴饮暴食,预防便秘,以免用力大便诱发心力衰竭。控制输液速度,保持病室安静、整洁、舒适,保证充足睡眠,保持室内空气新鲜和温度适宜,防止呼吸道感染。

（七）健康教育

(1)向家长解释该病病程长及本病预后等情况,需要长期调整生活及精神状况。

(2)合理安排活动与休息时间。

(3)当患儿出现心悸、呼吸困难时应立即停止活动,并取平卧位,必要时予以吸氧。

五、出院指导

(1)调整情绪,促进身心健康。

(2)饮食要易消化、低盐、高维生素、少量多餐。

(3)扩张型心肌病患儿应避免劳累,宜长期卧床休息,减轻与延缓心脏扩大,促进心功能的恢复;肥厚型心肌病患儿要避免剧烈运动,情绪激动,突然用力或提取重物致猝死。

(4)本病进展缓慢,应定期复查及指导合理用药。

(5)避免感染居室空气清新,经常通风,不去人群集中的公共场所,注意气候变化,及时增减衣服,避免受凉而引发感冒。

（杨艳霞）

第三节　胃食管反流病

胃食管反流病(gastroesophageal reflux disease,GERD)是指胃、十二指肠胃内容物反流进入食管并引起临床表现和病理变化的一种疾病。分生理性和病理性两种,后者主要是由于食管下端括约肌本身功能障碍和/或与其功能有关的组织结构异常而导致压力低下出现的反流。本病可引起一系列症状和严重并发症。

一、临床特点

（一）消化道症状

1.呕吐

呕吐是小婴儿GERD的主要临床表现。可为溢乳或呈喷射状,多发生在进食后及夜间。并发食管炎时呕吐物可为血性或咖啡样物。

2.反胃

反胃是年长儿 GERD 的主要症状。空腹时反胃为酸性胃液反流,称为"反酸"。发生在睡眠时反胃,常不被患儿察觉,醒来可见枕上遗有胃液或胆汁痕迹。

3.胃灼热

胃灼热是年长儿最常见的症状。多为上腹部或胸骨后的一种温热感或烧灼感,多出现于饭后 1~2 小时。

4.胸痛

见于年长儿。疼痛位于胸骨后、剑突下或上腹部。

5.吞咽困难

早期间歇性发作,情绪波动可致症状加重。婴儿可表现为烦躁、拒食。

(二)消化道外症状

1.呼吸系统的症状

GERD 可引起反复呼吸道感染,慢性咳嗽,吸入性肺炎,哮喘,窒息,早产儿呼吸暂停,喉喘鸣等呼吸系统疾病。

2.咽喉部症状

反流物损伤咽喉部,产生咽部异物感、咽痛、咳嗽、发声困难、声音嘶哑等。

3.口腔症状

反复口腔溃疡、龋齿、多涎。

4.全身症状

多为贫血、营养不良。

(三)辅助检查

(1)食管钡餐造影:能观察到钡剂自胃反流入食管。

(2)食管动态 pH 监测:综合评分>11.99,定义为异常胃酸反流。

(3)食管动力功能检查:食管下端括约肌压力低下,食管蠕动波压力过高。

(4)食管内镜检查及黏膜活检:引起食管炎者可有相应的病理改变及其病变程度。

二、护理评估

(一)健康史

询问患儿的喂养史、饮食习惯及生长发育情况。发病以来呕吐的次数、量、呕吐物的性质及伴随症状。

(二)症状、体征

评估患儿有无消化道及消化道以外的症状,黏膜、皮肤弹性,精神状态,测量体重、身长及皮下脂肪的厚度。

(三)社会-心理

了解家长及较大患儿对疾病的认识和焦虑程度。

(四)辅助检查

了解血气分析结果,评估有无水、电解质、酸碱失衡情况。了解食管钡餐造影,食管动态 pH 监测等检查结果。

三、常见护理问题

(一)体液不足

与呕吐、摄入不足有关。

(二)营养失调：低于机体需要量

与呕吐、喂养困难有关。

(三)有窒息的危险

与呕吐物吸入有关。

(四)合作性问题

上消化道出血。

四、护理措施

(1)饮食管理：婴儿用稠厚饮食喂养，儿童给予低脂、高碳水化合物饮食。少量多餐。小婴儿喂奶后予侧卧位或头偏向一侧，必要时给予半卧位以免反流物吸入。年长儿睡前2小时不宜进食。

(2)喂养困难或呕吐频繁者按医嘱正确给予静脉营养。

(3)注意观察呕吐的次数、性状、量、颜色并做记录，评估有无脱水症状。严密监测血压、心率、尿量、末梢循环情况，及时发现消化道出血。

(4)保持口腔清洁，呕吐后及时清洁口腔、更换衣物。

(5)24小时食管pH检查时妥善固定导管，受检时照常进食，忌酸性食物和饮料。指导家长正确记录，多安抚患儿，分散其注意力，减少因插管引起的不适感。

(6)健康教育：①向家长介绍本病的基本知识，如疾病的病因、相关检查、一般护理知识等，减轻家长及年长儿的紧张情绪，增加对医护人员的信任，积极配合治疗。②各项辅助检查前，认真介绍检查前的准备以得到家长的配合。③解释各种用药的目的和注意事项。④对小婴儿家长要告知本病可能引起窒息、呼吸暂停，故喂奶后患儿应侧卧或头偏向一侧或半卧位，以免反流物吸入。

五、出院指导

(1)饮食指导：以稠厚饮食为主，少量多餐。婴儿可增加喂奶次数，缩短喂奶时间，人工喂养儿可在牛奶中加入米粉。避免食用增加胃酸分泌的食物，如酸性饮料、咖啡、巧克力、辛辣食品和高脂饮食。睡前2小时不予进食，保持胃处于非充盈状态，以防反流。

(2)体位：小婴儿喂奶后排出胃内空气，给予前倾俯卧位即上身抬高30°。年长儿在清醒状态下可采取直立位或坐位，睡眠时可予右侧卧位，将床头抬高15°~20°，以促进胃排空，减少反流频率及反流物吸入。

(3)按时服用药物，注意药物服用方法，如奥美拉唑宜清晨空腹服用，雷尼替丁宜在餐后及睡前服用。

(4)鼓励患儿进行适当的户外活动，避免情绪过度紧张。

(5)如患儿呕吐物有血性或咖啡色样物及时就诊。

(杨艳霞)

第四节　肠　套　叠

肠套叠是指肠管的一部分及其相邻的肠系膜套入邻近肠腔内的一种肠梗阻。以 4 月龄至 2 岁以内小儿多见,冬春季发病率较高。

一、临床特点

(一)腹痛

表现为阵发性哭闹,20~30 分钟发作 1 次,发作时脸色发白、拒奶、手足乱动、呈异常痛苦的表情。

(二)呕吐

在阵发性哭闹开始不久,即出现呕吐,开始时呕吐物为奶汁或其他食物,呕吐次数增多后可含有胆汁。

(三)血便

血便是肠套叠的重要症状,一般多在套叠后 8~12 小时排血便,多为果酱色黏液血便。

(四)腹部肿块

在右侧腹或右上腹季肋下可触及一腊肠样肿块,但腹胀明显时肿块不明显。

(五)右下腹空虚感

右下腹空虚感是因回盲部套叠使结肠上移,故右下腹较左侧空虚,不饱满。

(六)肛门指诊

指套上染有果酱样血便,若套叠在直肠,可触到子宫颈样套叠头部。

(七)其他

晚期患儿一般情况差,精神萎靡,反应迟钝,嗜睡甚至休克。若伴有肠穿孔则情况更差,腹胀明显,有压痛、肠鸣音减弱,腹壁水肿,发红。

(八)辅助检查

(1)空气灌肠:对高度怀疑肠套者,可选此检查,确诊后,可直接行空气灌肠整复。

(2)腹部 B 超:套叠肠管肿块的横切面似靶心样同心圆。

(3)腹部立位片:腹部见多个液平面的肠梗阻征象。

二、护理评估

(一)健康史

了解患儿发病前有无感冒、突然饮食改变及腹泻、高热等症状。询问以前有无肠套史。

(二)症状、体征

询问腹痛性质、程度、时间、发作规律和伴随症状及诱发因素,有无腹部肿块及血便。评估呕吐情况,有无发热及脱水症状。

(三)社会-心理

评估家长对小儿喂养的认知水平和对疾病的了解程度,以及对预后是否担心。

（四）辅助检查

分析辅助检查结果，了解腹部 B 超、腹部 X 线立位片等结果。

三、常见护理问题

（一）体温过高

与肠道内毒素吸收有关。

（二）体液不足

与呕吐、禁食、胃肠减压、高热、术中失血失液有关。

（三）舒适的改变

与腹痛、腹胀有关。

（四）合作性问题

肠坏死、切口感染、粘连性肠梗阻。

四、护理措施

（一）术前

（1）监测生命体征，严密观察患儿精神、意识状态、有无脱水症状及腹痛性质、部位、程度，观察呕吐次数、量及性质。呕吐时头侧向一边，防止窒息，及时清除呕吐物。

（2）开放静脉通路，遵医嘱使用抗生素，纠正水、电解质紊乱。

（3）术前做好禁食、备皮、皮试等准备，禁用止痛剂，以免掩盖病情。

（二）术后

（1）术后患儿回病房，去枕平卧 4～6 小时，头侧向一边，保持呼吸道通畅，麻醉清醒后可取平卧位或半卧位。

（2）监测血压、心率、尿量，评估皮肤弹性和黏膜湿润情况。

（3）监测体温变化，由于肠套整复后毒素的吸收，应特别注意高热的发生，观察热型及伴随症状，及早控制体温，防止高热惊厥。出汗过多时，及时更换衣服，以免受凉。发热患儿每 4 小时 1 次监测体温，给予物理降温或药物降温，并观察降温效果，保持室内通风。

（4）观察肠套整复术后有无阵发性哭闹、呕吐、便血，以防再次肠套。

（5）禁食期间，做好口腔护理，根据医嘱补充水分和电解质溶液。

（6）密切观察腹部症状，有无呕吐、腹胀、肛门排气，观察排便情况并记录，保持胃肠减压引流通畅，观察引流液量、颜色、性质。

（7）肠蠕动恢复后，饮食以少量多餐为宜，逐步过渡，避免进食产气、胀气的食物，并观察进食后有无恶心、呕吐、腹胀情况。

（8）观察伤口有无渗血、渗液、红肿，保持伤口敷料清洁、干燥，防止大小便污染伤口。

（9）指导家长多安抚患儿、分散注意力，避免哭闹。

（三）健康教育

（1）陌生的环境，对疾病相关知识的缺乏及担心手术预后，患儿及家长易产生恐惧、焦虑，护理人员应热情、耐心介绍疾病的发生、发展过程及主要的治疗方法、手术目的及必要性，排除顾虑，给予心理支持，使其积极配合治疗。

（2）认真做好各项术前准备，向患儿及家长讲解备皮、禁食、皮试、术前用药的目的及注意事项,取得家长的理解和配合。

(3)术后康复过程中,指导家长加强饮食管理,防止再次发生肠套叠。

五、出院指导

(1)饮食:合理喂养,添加辅食应由稀到稠,从少量到多量,从一种到多种,循序渐进。注意饮食卫生,预防腹泻,以免再次发生肠套叠。

(2)伤口护理:保持伤口清洁、干燥,勤换内衣,伤口未愈合前禁止沐浴,忌用手抓伤口。

(3)适当活动,避免上下举逗孩子。

(4)如患儿出现阵发性哭闹、呕吐、便血或腹痛、腹胀,伤口红肿等情况及时去医院就诊。

(杨艳霞)

第五节　先天性巨结肠

先天性巨结肠又称赫希施普龙病,是一种较为多见的肠道发育畸形。主要是因结肠的肌层、黏膜下层神经丛内神经节细胞缺如,引起该肠段平滑肌持续收缩,呈痉挛状态,形成功能性肠梗阻。而近端正常肠段因粪便滞积,剧烈蠕动而逐渐代偿性扩张、肥厚形成巨大的扩张段。

一、临床特点

(1)新生儿首次排胎粪时间延迟,一般于出生后 48～72 小时才开始排便,或需扩肛、开塞露通便后才能排便。

(2)顽固性便秘:大便几天一次,甚至每次都需开塞露塞肛或灌肠后才能排便。

(3)呕吐、腹胀:由于是低位性、不全性、功能性肠梗阻,故呕吐、腹胀出现较迟,腹部逐渐膨隆呈蛙腹状,一般为中度腹胀,可见肠型,肠鸣音亢进,儿童巨结肠左下腹有时可触及粪石块。

(4)全身营养状况:病程长者可见消瘦、贫血貌。

(5)直肠指检:直肠壶腹部空虚感,在新生儿期,拔出手指后有暴发性肛门排气、排便。

(6)辅助检查:①钡剂灌肠造影,显示狭窄的直肠、乙状结肠、扩张的近端结肠、若肠腔内呈鱼刺或边缘呈锯齿状,表明伴有小肠结肠炎。②腹部 X 线立位平片,结肠低位肠梗阻征象,近端结肠扩张。③直肠黏膜活检,切取一小块直肠黏膜及肌层做活检,先天性巨结肠者神经节细胞缺如,异常增生的胆碱能神经纤维增多、增粗。④肛管直肠测压法或下消化道动力测定,当直肠壶腹内括约肌处受压后正常小儿和功能性便秘小儿,其内括约肌会立即出现松弛反应。但巨结肠患儿未见松弛反应,甚至可见压力增高,但对两周内的新生儿此法可出现假阴性结果。

二、护理评估

(一)健康史

了解患儿出现便秘腹胀的时间、进展情况及家长对患儿排便异常的应对措施。评估患儿生长发育有无落后,询问家族中有无类似疾病发生。

（二）症状、体征

询问有无胎便延迟排出，顽固性便秘时间；有无呕吐及呕吐的时间、性质、量；腹胀程度，有无消瘦、贫血貌。

（三）社会、心理

评估较大患儿是否有自卑心理、有无因住院和手术而感到恐惧，了解家长对疾病知识的认识程度和经济支持能力，了解家长对患儿的关爱程度和对手术效果的认知水平。

（四）辅助检查

直肠黏膜活检神经节细胞缺如支持本病诊断。了解钡剂灌肠造影、腹部立位 X 线平片、肛管直肠测压、下消化道动力测定结果。

三、常见护理问题

(1)舒适的改变：与腹胀、便秘有关。

(2)营养失调：低于机体需要量，与食欲缺乏、肠道吸收功能障碍有关。

(3)有感染的危险：与手术切口、机体抵抗力下降有关。

(4)体液不足：与术中失血失液、禁食、胃肠减压有关。

(5)合作性问题：巨结肠危象。

四、护理措施

（一）术前

(1)给予高热量、高蛋白质、高维生素和易消化的无渣饮食，禁食有渣的水果及食物，以利于灌肠。

(2)巨结肠灌肠的护理：彻底灌净肠道积聚的粪便，为手术做好准备。在灌肠过程中，操作应轻柔、肛管应插过痉挛段，同时注意观察患儿的反应，洗出液的颜色，保持出入液量平衡，灌流量每次 100 mL/kg 左右。

(3)肠道准备：术晨灌肠排出液必须无粪渣。术前日、术晨予甲硝唑口服或保留灌肠。

(4)做好术前禁食、备皮、皮试、用药等术前准备。

（二）术后

(1)患儿回病房后，去枕平卧 4～6 小时，头侧向一边，保持呼吸道通畅，防止术后呕吐或舌后坠引起窒息。

(2)监测心率、血压、尿量，评估黏膜和皮肤弹性，根据医嘱补充水分和电解质溶液。

(3)让患儿取仰卧位，两大腿分开略外展，向家长讲明肛门夹钳固定的重要性，必要时用约束带约束四肢，使之基本制动，防止肛门夹钳戳伤肠管或过早脱落。

(4)术后需禁食 3～5 天和胃肠减压，禁食期间，做好口腔护理，每天 2 次，并保持胃肠减压引流通畅，观察引流液的量、颜色和性质，待肠蠕动恢复后可进流质并逐步过渡为半流质饮食，限制粗糙食物，饮食宜少量多餐。

(5)观察腹部体征变化，注意有无腹胀、呕吐、伤口有无渗出，肛周有无渗血、渗液，随时用无菌生理盐水棉球清洁肛周及肛门夹钳，动作应轻柔。清洁用具需每天更换。

(6)指导家长如何保持患儿肛门夹钳的正确位置，使夹钳位置悬空、平衡。更换尿布时要轻抬臀部，避免牵拉夹钳。

(7)肛门夹钳常在术后 7～10 天自然脱落,脱落时观察钳子上夹带的坏死组织是否完整,局部有无出血。

(8)对留置肛管者,及时清除从肛管内流出的粪便,保护好臀部皮肤,防止破损。

(9)观察患儿排便情况,肛门狭窄时指导家长定时扩肛。

(10)观察有无夹钳提早或延迟脱落、有无结肠小肠炎,闸门综合征等并发症的发生。

(三)健康教育

(1)耐心介绍疾病的发生、发展过程,手术的必要性及预后等,以排除患儿及家长的顾虑。

(2)向患儿及家长讲解各项术前准备(备皮、禁食、皮试、术前用药)的目的和注意事项,以取得患儿及家长的配合。

(3)向患儿及家长讲解巨结肠灌肠的目的,灌肠时间及注意事项,以及进食无渣饮食的目的。

(4)解释术后注意保持肛管和肛门夹钳位置固定的重要性,随时清除粪便,保持肛门区清洁及各引流管引流通畅,以促使患儿早日康复。

(四)出院指导

(1)饮食适当增加营养,3～6 个月给予高蛋白、高热量、低脂、低纤维、易消化的饮食,以促进患儿的康复。限制粗糙食物。

(2)伤口护理保持伤口清洁,敷料干燥。小婴儿忌用手抓伤口。如发现伤口红肿及时就诊。

(3)出院后密切观察排便情况,若出现果酱样伴恶臭大便,则提示可能发生小肠结肠炎,应及时去医院诊治。

(4)肛门狭窄者要定时扩肛,教会家长正确的扩肛方法,并定期到医院复查。

(王新营)

第六节　溃疡性结肠炎

溃疡性结肠炎(ulcerative colitis,UC)是一种病因不明的,与自身免疫有关的直肠和结肠慢性病,属非特异性炎性肠病,病变主要限于结肠的黏膜和黏膜下层,且以溃疡为主。临床主要表现为腹泻、黏液脓血便、腹痛等。溃疡性结肠炎是儿童和青少年主要的慢性肠道病变。

一、临床特点

(一)消化道症状

腹泻、黏液脓血便,病变局限于直肠,则其鲜血附于粪便表面,伴里急后重;病变范围广泛,则血、黏液与粪便混合。轻型者,稀便、黏液便＜10 次/天;重型者,大便次数达 20～30 次/天,呈血水样便,伴脱水、电解质紊乱及酸碱失衡。年长儿腹部体征较明显,左下腹有触痛,肌紧张,可触及管状结肠。

(二)全身症状

发热、厌食、乏力、贫血、低蛋白血症,体重不增或减轻,生长发育迟缓。也可见有关节痛、关节炎、结节性红斑、慢性活动性肝炎等。

（三）辅助检查

1.粪检

镜下大量红细胞、白细胞，但多次大便细菌培养阴性。

2.血常规

外周血白细胞计数增高，血红蛋白降低，血沉加快。

3.X 线征象

气钡双重造影显示肠黏膜细小病变，肠管边缘模糊。典型患者黏膜毛刷状，呈锯齿状改变，溃疡大小不一，呈小龛影。慢性持续型，结肠袋消失，肠管僵硬，缩短呈管状，肠腔狭窄。

4.肠镜检查

急性期黏膜充血水肿，粗糙呈细颗粒状，脆性增高，易出血，溃疡浅，大小不一，肠腔内有脓性分泌物。晚期见到肠壁纤维组织增生、僵硬及假性息肉等。

二、护理评估

（一）健康史

详细询问患儿既往史及其他家庭成员的健康史，有无患同类疾病的病史；了解患儿的饮食习惯，有无饮食过敏史。

（二）症状、体征

了解大便的性质、量、次数、颜色；评估患儿的生长发育情况。

（三）社会-心理

评估患儿与家长的心理状况和情绪反应，评估家长对疾病相关知识的了解程度。

（四）辅助检查

了解大便常规、培养、隐血试验、血生化、X 线钡灌肠及肠镜检查结果。

三、常见护理问题

（一）排便异常

与结肠、直肠黏膜非特异性炎症有关。

（二）营养失调：低于机体需要量

与长期腹泻、便血、食欲缺乏有关。

（三）焦虑

与疾病病因不明、病程长、易复发等有关。

（四）皮肤完整性受损危险

与大便对臀部皮肤反复刺激有关。

（五）潜在并发症

中毒性巨结肠、肠穿孔、大出血、肠梗阻、恶变。

四、护理措施

（一）观察病情

观察大便的次数、量、性状、颜色并做记录，便血者要监测 T、P、R、BP 的变化，观察患儿的意识、面色及肢端皮肤温湿度，及时发现早期休克。

(二)药物治疗

根据医嘱给予正确的药物治疗,密切观察药物不良反应。

(1)柳氮磺胺嘧啶(SASP):SASP是减少UC复发唯一有效药物,用药期间注意观察药物的疗效与不良反应,常见的不良反应有恶心、呕吐、皮疹、血小板计数减少、叶酸吸收降低,可适当补充叶酸制剂。

(2)肾上腺糖皮质激素:做到送药到口,避免漏服,服药期间注意有无消化道出血、水肿、眼压升高、血压升高等情况发生,及时补钙,防止骨质疏松。

(3)免疫抑制剂:较少应用,适用于对激素治疗无效或激素依赖型患儿。观察有无继发性高血压和高血压脑病发生,定期监测肝肾功能和免疫抑制剂的血药浓度。

(三)药物保留灌肠

药物保留灌肠是治疗UC常用的护理措施之一,利用肠黏膜直接吸收药物来达到治疗目的,常用的灌肠药物有:蒙脱石散、琥珀氢化可的松、甲硝唑等。

(1)灌肠前药物完全碾碎、混匀、加热至合适温度34～36℃,灌肠前嘱患儿排空大便,选择在睡眠前保留灌肠,利于延长保留时间。

(2)患儿取左侧卧位或平卧位,抬高臀部10 cm左右,肛管要用液状石蜡润滑,插管时动作轻柔,插入深度为15～20 cm(也可根据肠镜检查结果确定插入深度)。缓慢灌入药物,尽可能减少对肠黏膜的损伤。在灌肠过程中随时注意观察病情,发现脉速、面色苍白、出冷汗、剧烈腹痛、心慌气急,应立即停止灌肠,并与医师联系,及时处理。

(3)灌肠后嘱患儿卧床2小时以上,尽量延长药物保留时间。

(四)饮食指导

发作期给予无渣流质、半流质饮食,必要时禁食。发作期过后给予易消化、质软、低脂肪、高蛋白质、高热量、低纤维素食物。

(五)评估患儿的营养状况

评估患儿的营养状况,给予支持疗法,必要时予以静脉营养以维持儿童正常的生长发育。

(六)心理护理

由于此病病因未明,病程长,预后欠佳,患儿及家长大多较敏感,顾虑重重。护士多与患儿沟通,向家长介绍治疗的进展,帮助家长和患儿树立战胜疾病的信心,促进患儿主动配合治疗。

(七)基础护理

保护肛门及周围皮肤清洁干燥,每次便后用温水冲洗干净,减少排泄物与皮肤的接触,减少局部刺激与不适。

(八)健康教育

(1)向患儿及家长通俗易懂地介绍本病的基础知识,如疾病的病因、一般护理知识,向家长做好各种治疗、用药的宣教及可以采取的应对措施等。

(2)向患儿讲解肠镜、钡灌肠检查的基本过程,注意事项,取得患儿及家长配合。

五、出院指导

(一)饮食指导

少量多餐,避免食用刺激性食物,禁食生冷食物。给予易消化的切成丝状或肉末的纯瘦肉,蔬菜宜选用含纤维素较少的瓜果、茄类。

（二）养成有规律的生活习惯

指导家长合理安排患儿休息,避免参加剧烈体育运动,避免责骂孩子,以减轻小儿心理压力。

（三）指导患儿正确用药

由于病程长,用药疗程长,须把药物的性能、每天服用剂量、用法、药物的不良反应等向患儿及家长讲解清楚,确保出院后用药正确。

（四）定期复查

每年至少做一次肠镜检查以监测疾病进展情况,及早发现恶变。

（王新营）

第七节　腹股沟斜疝

腹股沟疝均是斜疝,几乎没有直疝,在腹股沟或阴囊有一可复性肿块,它与腹膜鞘状突未完全闭合或腹股沟解剖结构薄弱有关,而腹压增高是其诱发因素,如剧烈哭闹、长期咳嗽、便秘和排尿困难。可发生在任何年龄,右侧多于左侧。

一、临床特点

（1）腹股沟部有弹性的可复性不肿痛物,哭闹或用力排便时明显,安静平卧或轻轻挤压肿块能消失,随着腹压的增大,肿块增大并逐渐坠入阴囊。

（2）斜疝嵌顿时,肿块变硬、疼痛,伴呕吐、哭闹不安,无肛门排气排便。晚期则有发热、肿块表皮红肿、便血及触痛加剧。

（3）局部无肿块时指检可感皮下环宽松,可触到增粗的精索,咳嗽时手指可在内环感到冲动感。

（4）辅助检查:①B超可鉴别腹股沟肿块为肠管或液体。②骨盆部立位X线片时阴囊部肿块有气体或液平面可诊断为斜疝,在鉴别嵌顿疝时有诊断价值。

二、护理评估

（一）健康史

了解腹股沟部第一次出现肿块的时间、肿块的性状及与腹压增高的关系,询问出现肿块的频率,有无疝嵌顿史。

（二）症状、体征

评估腹股沟部有无肿块,肿块的大小及导致肿块改变的相关因素。观察肿块表皮有无红肿、触痛。评估有否疝嵌顿的表现。

（三）社会-心理

评估较大患儿是否因手术而感到情绪紧张,评估家长对此疾病知识和治疗的了解程度和心理反应。

（四）辅助检查

了解B超和骨盆部X线立位片的检查结果。

三、常见护理问题

(一)焦虑
与环境改变、害怕手术有关。

(二)疼痛
与疝嵌顿、腹部切口有关。

(三)合作性问题
阴囊血肿或水肿。

(四)知识缺乏
缺乏本病相关知识。

四、护理措施

(一)术前
(1)避免哭闹和剧烈咳嗽,哭闹或剧烈咳嗽时可抬高臀部。保持大便通畅,防止斜疝嵌顿。

(2)注意冷暖及饮食卫生,防止感冒及腹泻。

(3)做好禁食、备皮、皮试等术前准备。

(二)术后
(1)术后去枕平卧4～6小时,头侧向一边,防止呕吐引起窒息。

(2)监测生命体征,保持呼吸道通畅。

(3)给予高蛋白、高热量、高维生素、适当纤维素、易消化饮食,保持大便通畅。

(4)观察切口有无渗血、渗液、红肿、保持切口敷料清洁干燥,防止婴儿大小便污染。注意观察腹股沟、阴囊有无血肿、水肿及其消退情况。

(5)指导家长多安抚小患儿,分散其注意力,避免哭闹。

(三)健康教育
(1)对陌生的环境,疾病相关知识的缺乏及担心,患儿及家长易产生恐惧、焦虑心理,护理人员应耐心介绍疾病的发展过程、治疗方法和手术的目的及重要性,以排除顾虑,给予心理支持,使其积极配合。

(2)认真做好各项术前准备,向患儿及家长讲解备皮、禁食、皮试、术前用药的目的及注意事项,以取得理解和配合。

(3)避免哭闹和剧烈咳嗽,保持大便通畅,避免增加腹压,防止术侧斜疝复发嵌顿。单侧斜疝术后需注意另一侧腹股沟有无斜疝发生。

五、出院指导

(1)饮食:适当增加营养,给易消化的饮食,多吃新鲜水果蔬菜。

(2)伤口护理:保持伤口的清洁、干燥,小婴儿的双手用干净的手套套住或予以约束,伤口痒时切忌用手抓伤口,以防伤口发炎,伤口未愈合前忌过早浸水洗浴。

(3)注意观察腹股沟、阴囊红肿消退情况,观察腹股沟有无肿物突出。

(杨艳霞)

第八节　先天性肥厚性幽门狭窄

先天性肥厚性幽门狭窄是由于幽门环肌增生肥厚使幽门管腔狭窄从而引起的不全梗阻,一般在出生后2～4周发病。

一、临床特点

(一)呕吐

呕吐是该病早期的主要症状,每次喂奶后数分钟即有喷射性呕吐,呈进行性加重。呕吐物常有奶凝块,不含有胆汁,少数患儿因呕吐频繁致胃黏膜渗血而使呕吐物呈咖啡色。呕吐后即有饥饿感。

(二)进行性消瘦

因呕吐、摄入量少和脱水,患儿消瘦,出现老人貌、皮肤松弛、体重下降。

(三)上腹部膨隆

偶可见上腹部膨隆,有自左向右移动的胃蠕动波,右上腹可触及橄榄样肿块,是幽门狭窄的特有体征。

(四)辅助检查

(1)X线钡餐检查:透视下可见胃扩张,胃蠕动波亢进,钡剂经过幽门排出时间延长,胃排空时间也延长,幽门前区呈鸟嘴状。

(2)B超检查:幽门环肌增厚,>4 mm。

(3)血气分析及电解质测定:可表现为低氯、低钾性碱中毒。晚期脱水加重,可表现代谢性酸中毒。

二、护理评估

(一)健康史

了解患儿呕吐出现时间、呕吐的程度及进展情况。评估患儿的营养状况及生长发育情况,了解家族中有无类似疾病发生。

(二)症状、体征

了解呕吐的次数、性质、量,大小便次数、量。评估营养状况,有无脱水及其程度。

(三)社会-心理

了解家长对患儿手术的认识水平及对治疗护理的需求。

(四)辅助检查

了解X线钡餐检查及B超检查结果,了解血气分析及电解质测定结果。

三、常见的护理问题

(1)有窒息的危险:与呕吐有关。

(2)营养失调:低于机体需要量;与频繁呕吐,摄入量少有关。

(3)体液不足:与呕吐、禁食、术中失血失液、胃肠减压有关。

(4)组织完整性受损:与手术切口、营养状态差有关。

(5)合作性问题:切口感染、裂开或延期愈合。

四、护理措施

(一)术前

(1)监测生命体征变化,观察呕吐的情况,了解呕吐方式、呕吐物性质和量,并及时清除呕吐物。

(2)喂奶应少量多餐,喂奶后应竖抱并轻拍婴儿背部,促使胃内的空气排出,待打嗝后再平抱,以预防和减少呕吐的发生。睡眠时应尽量右侧卧,防止呕吐物误吸引起窒息。

(3)做好禁食、备皮、皮试等术前准备。

(二)术后

(1)术后应去枕平卧位,头偏向一侧,保持呼吸道通畅,监测血氧饱和度,清醒后可取侧卧位。

(2)监测体温变化,如体温不升,需采取保暖措施。

(3)监测血压、心率、尿量,评估黏膜和皮肤弹性。

(4)术后大多数患儿呕吐还可持续数天才能逐渐好转,评估呕吐的量、性质、颜色,及时清除呕吐物,防止误吸。

(5)进腹的幽门环肌切开术一般需禁食24～48小时、胃肠减压、做好口腔护理,并保持胃管引流通畅,观察引流液的量、颜色及性质。腹腔镜下幽门环肌切开术6小时后即可进食。奶量应由少到多,耐心喂养。

(6)保持伤口敷料清洁干燥,观察伤口有无红肿、渗血、渗液,避免剧烈哭闹,防止切口裂开。

(三)健康教育

(1)应该热情接待,耐心向家长介绍疾病发生、发展过程和手术治疗的必要性等。讲解该疾病的近、远期治疗效果是良好的,不会影响孩子的生长发育。

(2)向患儿家长仔细讲解术前准备的主要内容、注意事项、用药目的,充分与其沟通,取得家长积极配合。

(3)对家长进行喂奶的技术指导,注意喂乳方法,预防和减少呕吐的发生,防止窒息。

五、出院指导

(1)饮食指导:少量多餐,合理喂养。介绍母乳喂养的优点,提倡母乳喂养。4个月后可逐渐添加辅食。

(2)伤口护理:保持伤口敷料清洁,切口未愈合时禁止浸水沐浴,小婴儿的双手要套上干净的手套,避免用手抓伤口导致发炎。如发现伤口红肿及时去医院诊治。

(3)按医嘱定期复查。

(杨艳霞)

第九节 急性白血病

急性白血病是造血组织中某一系造血细胞滞留于某一分化阶段并克隆性扩增的恶性增生性疾病。主要临床表现为贫血、出血、反复感染及白血病细胞浸润各组织、器官引起的相应症状。根据白血病细胞的形态及组织化学染色表现,可分为急性淋巴细胞性白血病和急性非淋巴细胞性白血病两大类。小儿以急性淋巴细胞性白血病为主(占75%)。病因及发病机制尚不完全清楚,可能与病毒感染、电离辐射、化学因素、遗传因素等引起免疫功能紊乱有关。

一、临床特点

(一)症状与体征

主要表现为乏力、苍白、发热、贫血、出血,白血病细胞浸润表现为肝、脾、淋巴结肿大、骨关节疼痛。白血病细胞侵犯脑膜时可出现头痛及中枢神经系统体征。

(二)辅助检查

1.血常规

白细胞计数明显增高或不高甚至降低,原始细胞比例增加,白细胞计数正常或减少者可无幼稚细胞,血红蛋白和血小板计数常降低。

2.骨髓常规

细胞增生明显或极度活跃,原始及幼稚细胞占有核细胞总数的30%以上。红细胞系及巨核细胞系极度减少。

3.脑脊液

脑膜白血病时脑脊液压力>1.96 kPa(200 mmH$_2$O),白细胞计数>10×10^6/L,蛋白>450 mg/L,涂片找到原始或幼稚细胞。

二、护理评估

(一)健康史

询问患儿乏力、面色苍白出现的时间及体温波动情况。询问家族史,了解患儿接触的环境、家庭装修情况、既往感染史、所服的药物及饮食习惯。

(二)症状、体征

评估全身出血的部位、程度和相关伴随症状,有无头痛及恶心、呕吐,有无骨关节疼痛尤其是胸骨疼痛情况。评估患儿生命体征、脸色。

(三)社会、心理

评估家长对本病的了解程度及心理承受能力,评估患儿的理解力及战胜疾病的信心,评估家庭经济状况及社会支持系统情况。

(四)辅助检查

了解血常规、骨髓检查及脑脊液化验结果。

三、常见护理问题

（1）活动无耐力：与骨髓造血功能紊乱、贫血有关。

（2）疼痛：与白血病细胞浸润有关。

（3）营养失调：低于机体需要量，与疾病及化疗致食欲下降、营养消耗过多有关。

（4）有出血的危险：与血小板计数减少有关。

（5）有全身感染的危险：与中性粒细胞减少，机体抵抗力差有关。

（6）焦虑：与疾病预后有关。

（7）知识缺乏：缺乏白血病相关知识。

四、护理措施

（1）病情较轻或经治疗缓解者，可适当下床活动；严重贫血、高热及有出血倾向者，应绝对卧床休息。

（2）根据患者病情和生活自理能力为患者提供生活护理，如洗脸、剪指甲、洗头、床上擦浴、洗脚、剃胡子等。

（3）给予高蛋白、高热量、高维生素、易消化的饮食。化疗期间饮食应清淡，鼓励患者多饮水。

（4）正确执行医嘱，密切观察各种药物疗效和不良反应。

（5）观察有无感染发生，监测体温，有无口腔溃疡、咽部及肺部感染的体征。

（6）保持口腔清洁卫生，进食后漱口，预防口腔黏膜溃疡。若化疗后出现口腔炎，可给予口腔护理及局部用溃疡散。

（7）保持大便通畅，必要时便后用 1：5 000 的高锰酸钾溶液坐浴，防止发生肛裂及肛周感染。

（8）观察有无出血倾向，皮肤有无出血点，观察有无呕血、便血及颅内出血表现等。

（9）使用化疗药物时注意观察药物的不良反应，注意保护静脉。

（10）保持病室空气清新，每天定时开窗通风。严格限制探视和陪护人员，若患儿白细胞计数低于 1.0×10^9/L，应实施保护性隔离。

（11）做好心理疏导，引导患者积极配合治疗与护理。

（王　娟）

第十节　锌缺乏症

锌缺乏症是由于各种原因引起体内必需微量元素锌缺乏所致的疾病。近年来经调查发现，锌缺乏症在某些地区小儿中发病率有增高，越来越受到人们重视。锌为人体必需微量元素之一，在体内参与 90 多种酶的合成，与 200 多种酶活性有关，在核酸与蛋白质代谢中发挥重要作用。锌缺乏症主要表现为食欲下降、生长发育迟缓、免疫功能低下、性成熟延迟等。造成锌缺乏的主要原因是摄入不足，需要量增加，体内吸收障碍、机体丢失增多所致。

一、临床特点

(一)机体多种生理功能紊乱

患儿常有食欲减退、味觉异常、异食癖、毛发易脱落、怠倦、精神抑郁、暗适应力减低。由于锌缺乏可影响核酸及蛋白质的合成，使脑垂体生长激素分泌减低，引起发育停滞，骨骼发育障碍，第二性征发育不全，致使患儿身材矮小。锌缺乏时，肠腺、脾脏萎缩，免疫功能减低，易发生各种感染，尤其是呼吸道感染。此外，患儿伤口愈合延迟，常出现口腔溃疡。少数患儿有抗维生素A夜盲症。

(二)辅助检查

血清锌＜11.47 μmol/L(75.00 μg/dL)提示锌缺乏。毛发锌测定干扰因素多，结果波动大，仅作为过去体内锌营养状况的参考，一般不为个体锌缺乏的诊断依据。

二、护理评估

(一)健康史

注意询问患儿出生史，有无早产、双胎、小样儿等情况，喂养史中有无动物性食物缺乏史。年长儿有无偏食、挑食等不良饮食习惯，有无慢性腹泻、多汗、反复失血等疾病史。

(二)症状、体征

评估小儿有无生长发育延迟，毛发有无枯黄脱落，智能发育与第二性征发育情况；评估食欲、味觉、免疫情况、创伤愈后情况，有无口腔溃疡及暗适应情况的改变。

(三)社会-心理

评估家长对喂养知识及本病预后的了解程度，有无焦虑心理，有条件还应了解居住地是否为锌缺乏地区。

(四)辅助检查

及时了解血锌检查结果。

三、常见护理问题

(一)营养失调：低于机体需要量

与锌摄入不足或疾病影响有关。

(二)有感染的危险

与免疫力低下有关。

(三)知识缺乏

家长缺乏喂养知识及不了解本病。

四、护理措施

(一)饮食护理

鼓励患儿多进食含锌丰富的食物，如鱼、肝脏、肉类、蛋黄、牡蛎、花生、豆类、面筋等，在缺锌地区可在生长发育迅速时期给予锌强化乳制品。

(二)按医嘱补锌剂

补给量每天按元素锌计算，为0.5～1.0 mg/kg(相当于葡萄糖酸锌3.5～7.0 mg/kg)，常用葡萄糖酸锌,也可用硫酸锌、醋酸锌等,疗程一般为 2～3 个月,注意勿长期过量使用。

(三)健康教育

(1)介绍喂养知识,提倡母乳喂养,尤其是初乳不要随意丢弃。合理添加辅食,注意培养小儿良好的饮食习惯,为小儿提供平衡饮食,多吃富含锌的食品。

(2)介绍锌剂服用的剂量,防止过量使用引起中毒症状,如恶心、呕吐、腹泻、腹痛等消化道症状,脱水、电解质紊乱、急性肾衰竭等表现。

五、出院指导

(1)让家长了解导致患儿缺锌的原因,以配合治疗,防止复发。

(2)由于锌缺乏使患儿免疫功能受损而易发生感染,故应保持居室空气清新,注意口腔护理,告知家长少带患儿去拥挤的公共场所,积极参加户外活动,坚持合理喂养,合理安排膳食,并养成良好的饮食习惯。

(方　芳)

第十章

眼 科 护 理

第一节 泪 囊 炎

一、新生儿泪囊炎

(一)概述

新生儿泪囊炎也是儿童常见眼病之一。其是由于鼻泪管下端先天残膜未开放造成泪道阻塞,致使泪液滞留于泪囊之内,伴发细菌感染引起的。常见致病菌为葡萄球菌、链球菌、假白喉杆菌等。

(二)诊断

1.症状

出生后数周或数天发现患儿溢泪并伴有黏液脓性分泌物。

2.体征

内眦部有黏液脓性分泌物,局部结膜充血,下睑皮肤浸渍或粗糙,可伴有湿疹。指压泪囊区有脓性分泌物从泪小点溢出。

3.辅助检查

分泌物行革兰染色,血琼脂培养以确定感染细菌类型。

(三)鉴别诊断

1.累及内眦部眼眶蜂窝织炎

挤压泪囊区无分泌物自泪小点溢出。

2.急性筛窦炎

鼻骨表面疼痛、肿胀,发红区可蔓延至内眦部。

3.急性额窦炎

炎症主要累及上睑,前额部有触痛。

(四)治疗

1.按摩

用示指沿泪囊上方向下方挤压,挤压后滴抗生素滴眼液,2~4 次/天。

2.滴眼液或眼膏

有黏液脓性分泌物时,滴抗生素滴眼液或眼膏,2~4 次/天。

247

3.泪道探通术

对于 2～4 个月患儿可以施行泪道探通手术,探通后滴抗生素眼药 1 周。

4.泪道插管手术

对于大于 5 个月或者存在反复泪道探通手术失败的患儿可以考虑行泪道插管手术治疗。

5.抗感染治疗

继发急性泪囊炎或眼眶蜂窝织炎时,须及时全身及局部抗感染治疗。

二、急性泪囊炎

(一)概述

急性泪囊炎是儿童比较少见但十分严重的泪道疾病。其常继发于新生儿泪囊炎、先天性泪囊突出、泪囊憩室及先天性骨性鼻泪管发育异常等。常见致病菌为葡萄球菌、链球菌等。

(二)诊断

1.症状

内眦部红肿,疼痛,患眼流泪并伴有黏液脓性分泌物。

2.体征

内眦部充血肿胀,患眼局部结膜充血,可伴有全身症状如发热等。

3.辅助检查

分泌物行革兰染色、血琼脂培养以确定感染细菌类型。

(三)鉴别诊断

1.累及内眦部眼眶蜂窝织炎

挤压泪囊区无分泌物自泪小点溢出。

2.急性筛窦炎

鼻骨表面疼痛、肿胀,发红区可蔓延至内眦部。

3.急性额窦炎

炎症主要累及上睑,前额部有触痛。

(四)治疗

(1)全身及局部应用广谱抗生素治疗。根据眼部分泌物细菌培养加药物敏感试验结果调整用药。

(2)局部脓肿形成,可以先尝试经上、下泪小点引流脓液。如果上述方法无效,则只能行经皮肤的切开引流。

(3)炎症控制后尽快行进一步影像学检查如 CT 等,明确发病原因。根据不同的发病原因行进一步的治疗。

三、护理措施

(一)慢性期护理重点

1.指导正确滴眼药

每次滴眼药前,先用手指按压泪囊区或行泪道冲洗,排空泪囊内的分泌物后,再滴抗生素眼药水,每天 4～6 次。

2.冲洗泪道

选用生理盐水加抗生素行泪道冲洗,每周 1～2 次。

(二)急性期护理重点

(1)指导正确热敷和超短波物理治疗,以缓解疼痛,注意防止烫伤。

(2)按医嘱应用有效抗生素,注意观察药物的不良反应。

(3)急性期切忌泪道冲洗或泪道探通,以免感染扩散,引起眼眶蜂窝织炎。

(4)脓肿未形成前,切忌挤压,以免脓肿扩散,待脓肿局限后切开排脓或行鼻内镜下开窗引流术。

(三)新生儿泪囊炎护理重点

指导患儿父母泪囊局部按摩方法,置患儿立位或侧卧位,用一手拇指自下睑眶下线内侧与眼球之间向下压迫,压迫数次后滴用抗生素眼水,每天进行 3～4 次,坚持数周,促使鼻泪管下端开放。操作时应注意不能让分泌物进入婴儿气管内。如果保守治疗无效,按医嘱做好泪道探通手术准备。

(四)经皮肤径路泪囊鼻腔吻合术护理

1.术前护理

(1)术前 3 天滴用抗生素眼药水并行泪道冲洗。

(2)术前 1 天用 1%麻黄碱液滴鼻,以收缩鼻黏膜,利于引流及预防感染。

(3)向患儿家属解释手术目的、意义、注意点。泪囊鼻腔吻合术是通过人造骨孔使泪囊和中鼻道吻合,使泪液经吻合孔流入中鼻道。

2.术后护理

(1)术后患儿置半坐卧位:术后 24 小时内可行面颊部冷敷,以减少出血及疼痛。

(2)做好鼻腔护理:术后第 2 天开始给予 1%麻黄碱液、雷诺考特喷雾剂等喷鼻,以收敛鼻腔黏膜,利于引流,达到消炎、止血、改善鼻腔通气功能的目的。注意鼻腔填塞物的正确位置,嘱患儿勿牵拉填塞物、勿用力擤鼻及挖鼻腔,以防止填塞物松动或脱落而引起出血。

(3)做好泪道护理:术后患儿眼部滴用抗生素眼液,滴眼时,患儿面部处于水平稍偏健眼位置,有利于药液聚集在患眼内眦部,从而被虹吸入泪道,增强伤口局部药物浓度,促进局部炎症的消退。

(4)术后嘱患儿注意保暖、防止感冒。术后当天进温凉饮食,多吃水果蔬菜,加强营养,忌食酸辣刺激性食物,禁烟、酒,忌喝浓茶、咖啡。

(五)鼻内镜下泪囊鼻腔吻合术护理

(1)加强并发症的观察和护理:术后短时间内鼻腔或口腔的少许血丝不需处理;若有大量鲜血顺前鼻流出或吐出血性分泌物,色鲜红,则可能为伤口活动性出血,应及时通知医师给予处理。

(2)术后 3～5 天起,每天在鼻内镜下对手术侧腔道进行彻底清理,以减少腔道内结痂、黏膜炎症,加快愈合。

(3)术后应用抗菌药物加地塞米松进行泪道冲洗,每天 1 次,连续 1 周。冲洗时注意动作轻柔,应顺着泪道方向缓慢进针。如植入人工泪管,嘱患儿不要用力揉眼、牵拉泪管,以免人工泪管脱落。

(4)教会患儿家属正确滴鼻药和眼药方法,嘱家属带患儿定期随访,坚持复诊。在内镜下彻底清理鼻腔凝血块、分泌物和结痂等;按时冲洗泪道,冲刷泪道内分泌物,避免泪道再次堵塞。

(刘文织)

第二节 角 膜 炎

角膜炎是我国常见的致盲眼病之一。角膜炎的分类尚未统一,根据病因可分为感染性角膜炎、免疫性角膜炎、外伤性角膜炎、营养不良性角膜炎,其中感染性角膜炎最为常见,其病原体包括细菌、真菌、病毒、棘阿米巴、衣原体等,以细菌和真菌感染最为多见。角膜炎最常见的症状是眼痛、畏光、流泪、眼睑痉挛,伴视力下降,甚至摧毁眼球。其典型体征为睫状充血、角膜浸润、角膜溃疡的形成。

角膜炎病理变化过程基本相同,可以分为如下四期。①浸润期:致病因子侵入角膜,引起角膜边缘血管网充血,随即炎性渗出液及炎症细胞进入,导致病变角膜出现水肿和局限性灰白色的浸润灶,如炎症及时得到控制,角膜仍能恢复透明。②溃疡形成期:浸润期的炎症向周围或深层扩张,可导致角膜上皮和基质坏死、脱落形成角膜溃疡,甚至角膜穿孔,房水从角膜穿破口涌出,导致虹膜脱出、角膜瘘、眼内感染、眼球萎缩等严重并发症。③溃疡消退期:炎症控制、患者自身免疫力增加,阻止致病因子对角膜的损害,溃疡边缘浸润减轻,可有新生血管长入。④愈合期:溃疡区上皮再生,由成纤维细胞产生的瘢痕组织修复,留有角膜薄翳、角膜斑翳、角膜白斑。

一、细菌性角膜炎

(一)概述

细菌性角膜炎是由细菌感染引起的角膜炎症的总称,是临床常见的角膜炎之一。

(二)病因与发病机制

本病常由于角膜外伤后被感染所致,常见的致病菌有表皮葡萄球菌、金黄色葡萄球菌、肺炎双球菌、链球菌、铜绿假单胞菌(绿脓杆菌)等。眼局部因素(如慢性泪囊炎、倒睫、戴角膜接触镜等)和导致全身抵抗力低下因素(如长期使用糖皮质激素和免疫抑制剂、营养不良、糖尿病等)也可诱发感染。

(三)护理评估

1.健康史

(1)了解患者有无角膜外伤史、角膜异物剔除史、慢性泪囊炎、眼睑异常、倒睫病史,或长期佩戴角膜接触镜等。

(2)有无营养不良、糖尿病病史,是否长期使用糖皮质激素或免疫抑制剂,以及此次发病以来的用药史。

2.症状与体征

(1)发病急,常在角膜外伤后 24～48 小时发病,有明显的畏光、流泪、疼痛、视力下降等症状,伴有较多的脓性分泌物。

(2)眼睑肿胀,结膜混合充血或睫状充血,球结膜水肿,角膜中央或偏中央有灰白色浸润,逐渐扩大,进而组织坏死脱落形成角膜溃疡。并发虹膜睫状体炎,表现为角膜后沉着物,瞳孔缩小、虹膜后粘连及前房积脓,是因毒素渗入前房所致。

(3)革兰阳性球菌角膜感染表现为圆形或椭圆形局灶性脓肿,边界清楚,基质处出现灰白色浸润。革兰阴性球菌角膜感染多表现为快速发展的角膜液化坏死,其中铜绿假单胞菌角膜感染者发病迅猛,剧烈眼痛,严重充血水肿,角膜溃疡浸润灶及分泌物略带黄绿色,前房严重积脓,感染如未控制,可导致角膜坏死穿孔、眼球内容物脱出或全眼球炎。

3.心理-社会状况评估

(1)通过与患者及其家属的交流,了解患者及其家属对细菌性角膜炎的认识程度及有无紧张、焦虑、悲哀等心理表现。

(2)评估患者视力对工作、学习、生活等能力的影响。

(3)了解患者的用眼卫生和个人卫生习惯。

4.辅助检查

了解角膜溃疡刮片镜检和细胞培养是否发现相关病原体。

(四)护理诊断

1.疼痛

疼痛与角膜炎症刺激有关。

2.感知紊乱

感知紊乱与角膜炎症引起的角膜混浊导致的视力下降有关。

3.潜在并发症

角膜溃疡、穿孔、眼内炎等。

4.知识缺乏

缺乏细菌性角膜炎相关的防治知识。

(五)护理措施

1.心理护理

向患者介绍角膜炎的病变特点、转归过程及角膜炎的防治知识,鼓励患者表达自己的感受,解释疼痛原因,帮助患者转移注意力,及时给予安慰理解,消除其紧张、焦虑、自卑的心理,正确认识疾病,树立战胜疾病的信心,争取患者对治疗的配合。

2.指导患者用药

根据医嘱积极抗感染治疗,急性期选择高浓度的抗生素滴眼液,每 15～30 分钟滴眼一次。严重患者,可在开始 30 分钟内每 5 分钟滴药一次。同时全身应用抗生素,随着病情的控制逐渐减少滴眼次数,白天使用滴眼液,睡前涂眼药膏。进行球结膜下注射时,先向患者解释清楚,并在充分麻醉后进行,以免加重局部疼痛。

3.保证充分休息、睡眠

要提供安静、舒适、安全的环境,病房要适当遮光,避免强光刺激,减少眼球转动,外出应佩戴有色眼镜或眼垫遮盖。指导促进睡眠的自我护理方法,如睡前热水泡脚、喝热牛奶、听轻音乐等,避免情绪波动。患者活动空间不留障碍物,将常用物品固定摆放方便患者使用,教会患者使用传呼系统,鼓励其寻求帮助。厕所必须安置方便设施,如坐便器、扶手等,并教会患者如何使用,避免跌倒。

4.严格执行消毒隔离制度

换药、上药均要无菌操作,药品及器械应专人专眼专用,避免交叉感染。

5.严密观察

为预防角膜溃疡穿孔,护理时要特别注意如下几点:①治疗操作时,禁翻转眼睑,勿加压眼球。②清淡饮食,多食易消化、富含维生素、粗纤维的食物,保持大便通畅,避免便秘,以防增加腹压。③告知患者勿用手擦眼球,勿用力闭眼、咳嗽及打喷嚏。④球结膜下注射时,避免在同一部位反复注射,尽量避开溃疡面。⑤深部角膜溃疡、后弹力层膨出者,可用绷带加压包扎患眼,配合局部及全身应用降低眼压的药物,嘱患者减少头部活动,避免低头,可蹲位取物。⑥按医嘱使用散瞳剂,防止虹膜后粘连而导致眼压升高。⑦可用眼罩保护患眼,避免外物撞击。⑧严密观察患者的视力、角膜刺激征、结膜充血及角膜病灶和分泌物的变化,注意有无角膜穿孔的症状,例如,角膜穿孔时,房水从穿孔处急剧涌出,虹膜被冲至穿孔处,可出现眼压下降、前房变浅或消失、疼痛减轻等症状。

6.健康教育

(1)帮助患者了解疾病的相关知识,树立治疗信心,保持良好的心理状况。

(2)养成良好的卫生习惯,不用手或不洁手帕揉眼。

(3)注意劳逸结合,生活规律,保持充足的休息和睡眠,戒烟酒,避免摄入刺激性食物(如咖啡、浓茶等)。

(4)注意保护眼睛,避免角膜受伤,外出要戴防护眼镜。

(5)指导患者遵医嘱坚持用药,定期随访。

二、真菌性角膜炎

(一)概述

真菌性角膜炎为致病真菌引起的感染性角膜病。近年来,随着广谱抗生素和糖皮质激素的广泛应用,其发病率有升高趋势,是致盲率极高的角膜疾病。

(二)病因与发病机制

其常见的致病菌有镰刀菌和曲霉菌,还有念珠菌属、青霉菌属、酵母菌等。它常发生于植物引起的角膜外伤后,有的则发生于长期应用广谱抗生素、糖皮质激素和机体抵抗力下降者。

(三)护理评估

1.健康史

(1)多见于青壮年男性农民,有农作物枝叶或谷物皮壳擦伤眼史。

(2)有长期使用抗生素及糖皮质激素史。

2.症状与体征

疼痛、畏光、流泪等刺激性症状均较细菌性角膜炎为轻,病程进展相对缓慢,呈亚急性,有轻度视力下降。体征较重,眼部充血明显,角膜病灶呈灰白色或黄白色,表面微隆起,外观干燥而欠光滑,似牙膏样或苔垢样。溃疡周围抗体与真菌作用,形成灰白色环形浸润即"免疫环"。有时在角膜病灶旁可见"伪足""卫星状"浸润病灶,角膜后可有纤维脓性沉着物。前房积脓为黄白色的黏稠脓液。由于真菌穿透力强,易发生眼内炎。

3.心理-社会状况评估

了解患者职业,评估该病对患者的工作学习及家庭经济有无影响。评估患者对真菌性角膜炎的认识度,有无紧张、焦虑、悲哀等心理表现。

4.辅助检查

(1)角膜刮片革兰染色和 Giemsa 染色可发现真菌菌丝,是早期诊断真菌最常见的方法。

(2)共聚焦显微镜检查角膜感染灶,可直接发现真菌病原体(菌体和菌丝)。

(3)病变区角膜组织活检,可提高培养和分离真菌的阳性率。

(四)护理诊断

1.疼痛

慢性眼痛与角膜真菌感染刺激有关。

2.焦虑

焦虑与病情反复及担心预后不良有关。

3.感知紊乱

感知紊乱与角膜真菌感染引起的角膜混浊导致的视力下降有关。

4.潜在并发症

角膜溃疡、穿孔、眼内炎等。

5.知识缺乏

缺乏真菌性角膜炎防治知识。

(五)护理措施

(1)由植物引起的角膜外伤史者,长期应用广谱抗生素及糖皮质激素滴眼液或眼药膏者,应严密观察病情,注意真菌性角膜炎的发生。

(2)遵医嘱应用抗真菌药物,同时要观察药物的不良反应,禁用糖皮质激素。

(3)对于药物不能控制或有角膜溃疡穿孔危险者,可行角膜移植手术。

(4)真菌性角膜炎病程长,易引起患者情绪障碍,应对患者做好解释疏导工作,并告知患者真菌复发的表现,如患眼出现畏光、流泪、眼痛、视力下降等,应立即就诊。

三、单纯疱疹病毒性角膜炎

(一)概述

单纯疱疹病毒性角膜炎是指由单纯疱疹病毒所致的严重的感染性角膜病,其发病率及致盲率均占角膜病首位。其特点是复发性强,角膜知觉减退。

(二)病因与发病机制

本病多为单纯疱疹病毒原发感染后的复发,多发生在上呼吸道感染或发热性疾病以后。原发感染常发生于幼儿,单纯疱疹病毒感染三叉神经末梢和三叉神经支配的区域(头、面部皮肤和黏膜),并在三叉神经节长期潜伏下来。当机体抵抗力下降时,潜伏的病毒被激活,可沿三叉神经至角膜组织,引起单纯疱疹病毒性角膜炎。

(三)护理评估

1.健康史

(1)了解患者有无上呼吸道感染史,全身或局部有无使用糖皮质激素、免疫抑制剂。

(2)评估有无复发诱因存在,如过度疲劳、日光暴晒、月经来潮、发热、熬夜、饮酒、角膜外伤等。

(3)了解有无疾病反复发作史。

2.症状与体征

(1)原发感染常见于幼儿,有发热、耳前淋巴结肿大、唇部皮肤疱疹,呈自限性。眼部表现为急性滤泡性或假膜性结膜炎、眼睑皮肤疱疹,可有树枝状角膜炎。

(2)复发感染常在诱因存在下引起角膜感染复发,多为单侧。患眼可有轻微眼痛、畏光、流泪、眼痉挛,若中央角膜受损,则视力明显下降,并有典型的角膜浸润灶形态。①树枝状和地图状角膜炎:最常见的类型。初起时患眼角膜上皮呈小点状浸润,排列成行或成簇,继而形成小水疱,水疱破裂互相融合,形成树枝状表浅溃疡,称为树枝状角膜炎。随病情进展,炎症逐渐向角膜病灶四周及基质层扩展,可形成不规则的地图状角膜溃疡,称为地图状角膜炎。②盘状角膜炎:炎症浸润角膜中央深部基质层,呈盘状水肿、增厚,边界清楚,后弹力层皱褶。伴发前葡萄膜炎时,可见角膜内皮出现沉积物。③坏死性角膜基质炎:角膜基质层内出现单个或多个黄白色浸润灶、溃疡甚至穿孔,常可诱发基质层新生血管。疱疹病毒在眼前段组织内复制,可引起前葡萄膜炎、小梁网炎。炎症波及角膜内皮时,可诱发角膜内皮炎。

3.心理-社会状况评估

注意评估患者的情绪状况、性别、年龄、职业、经济、文化、教育背景。

4.辅助检查

角膜上皮刮片可见多核巨细胞、病毒包涵体或活化性淋巴细胞,角膜病灶分离培养出单纯疱疹病毒;酶联免疫法发现病毒抗原;分子生物学方法如聚合酶链反应查到病毒核酸,有助于病原学的诊断。

(四)护理诊断

1.疼痛

急性眼痛与角膜炎症反应有关。

2.焦虑

与病程长、病情反复发作、担心预后不良有关。

3.感知紊乱

与角膜透明度受损导致视力下降有关。

4.潜在并发症

角膜溃疡、穿孔、眼内炎等。

5.知识缺乏

缺乏单纯疱疹病毒性角膜炎的防治知识。

(五)护理措施

(1)严密观察患者病情,注意角膜炎症的进展。

(2)指导患者据医嘱正确用药:①急性期每1~2小时滴眼一次,睡前涂眼药膏。注意观察眼睛局部药物的毒性作用,如出现点状角膜上皮病变和基质水肿。②使用糖皮质激素滴眼液者,要告知患者按医嘱及时用药。停用时要逐渐减量,不能随意增加使用次数和停用,并告知其危害性。注意观察激素的并发症,如出现细菌、真菌的继发感染,出现角膜溶解,出现青光眼等。③用散瞳药的患者,外出可戴有色眼镜,以减少光线刺激,并加强生活护理。④使用阿昔洛韦者要定期检查肝、肾功能。

(3)鼓励患者参加体育锻炼,增强体质,预防感冒,以降低复发率。

(4)药物治疗无效、反复发作、角膜溃疡面积较大者,有穿孔危险,可行治疗性角膜移植术。

(刘文织)

第三节　结　膜　炎

结膜表面大部分暴露于外界环境中,容易受各种病原微生物的侵袭和物理、化学因素的刺激。正常情况下,结膜组织具有一定的防御能力。当全身或局部的防御能力减弱或致病因素过强时,将使结膜组织发生急性或慢性的炎症,统称为结膜炎。结膜炎是最常见的眼病之一,根据病因可分为细菌性、病毒性、衣原体性、真菌性和变态反应性结膜炎;细菌和病毒感染性结膜炎是最常见的结膜炎。

一、急性细菌性结膜炎

(一)概述

急性细菌性结膜炎是指由细菌所致的急性结膜炎症的总称,临床上最常见的是急性卡他性结膜炎和淋球菌性结膜炎,两者均具有传染性及流行性,通常为自限性,病程在 2 周左右,一般不引起角膜并发症,预后良好。

(二)病因与发病机制

1.急性卡他性结膜炎

以革兰阳性球菌感染为主的急性结膜炎症,俗称"红眼病"。常见致病菌为肺炎双球菌、Koch-Weeks杆菌和葡萄球菌等。本病多于春、秋季流行,通过面巾、面盆、手或患者用过的其他用具接触传染。

2.淋球菌性结膜炎

本病主要由淋球菌感染所致,是一种传染性极强、破坏性很大的超急性化脓性结膜炎。由于接触患有淋病的尿道、阴道分泌物或患眼分泌物而引起感染。成人主要为淋球菌性尿道炎的自身感染,新生儿则在通过患有淋球菌性阴道炎的母体产道时被感染。

(三)护理评估

1.健康史

(1)了解患者有无与本病患者接触史,或有无淋球菌性尿道炎史。或患儿母亲有无淋球菌性阴道炎史。成人淋球菌性结膜炎潜伏期为 10 小时至 3 天,新生儿则在出生后 2～3 天发病。

(2)了解患者眼部周围组织的情况。

2.症状与体征

(1)起病急,潜伏期短,常累及双眼。自觉眼睛刺痒、异物感、灼热感、畏光、流泪。

(2)急性卡他性结膜炎眼睑肿胀、结膜充血,以睑部及穹隆部结膜最为显著,重者出现眼睑及结膜水肿,结膜表面覆盖一层假膜,易擦掉。眼分泌物增多,多呈黏液或脓性,常发生晨起睁眼困难,上、下睑睫毛被粘住。Koch-Weeks 杆菌或肺炎双球菌所致者可发生结膜下出血斑点。

(3)淋球菌性结膜炎病情发展迅速,单眼或双眼先后发病,眼痛流泪、畏光,眼睑及结膜高度水肿、充血,而致睁眼困难,或肿胀的球结膜掩盖角膜周边或突出于睑裂。睑结膜可见小出血点及薄层假膜。初期分泌物为浆液性或血水样,不久转为黄色脓性,量多而不断溢出,故又称脓漏眼。淋球菌侵犯角膜,严重影响视力。重者耳前淋巴结肿痛,为引起淋巴结病变的仅有的细菌性结膜炎。

细菌培养可见相应的细菌,即肺炎双球菌、Koch-Weeks 杆菌、淋球菌等。

3.心理-社会状况评估

急性结膜炎起病急,症状重,结膜充血、水肿明显且有大量分泌物流出,影响外观,患者容易产生焦虑情绪,同时实行接触性隔离,患者容易产生孤独情绪。护士应评价患者的心理状态、对疾病的认识程度及理解、接受能力。

4.辅助检查

(1)早期结膜刮片及结膜囊分泌物涂片中有大量多形核白细胞及细菌,提示细菌性感染,必要时还可作细菌培养及药物敏感试验。

(2)革兰染色:显微镜下可见上皮细胞和中性粒细胞内或外的革兰阴性双球菌,提示淋球菌性结膜炎。

(四)护理诊断

1.疼痛

疼痛与结膜炎症累及角膜有关。

2.潜在并发症

角膜炎症、溃疡和穿孔、眼内炎、眼睑脓肿、脑膜炎等。

3.知识缺乏

缺乏急性结膜炎的预防知识。

(五)护理措施

(1)向患者解释本病的发病原因、病程进展和疾病预后,解除患者的忧虑,使其树立战胜疾病的信心,配合治疗。

(2)结膜囊冲洗:以清除分泌物,保持清洁。常用的冲洗液有生理盐水、3%硼酸溶液。淋球菌性结膜炎用 1∶5 000 的青霉素溶液冲洗。冲洗时使患者取患侧卧位,以免冲洗液流入健眼。冲洗动作轻柔,以免损伤角膜。如有假膜形成,应先除去假膜再冲洗。

(3)遵医嘱留取结膜分泌物送检细菌培养及药物敏感试验。

(4)药物护理:常用滴眼液有 0.25%氯霉素、0.5%新霉素、0.1%利福平,每 1～2 小时滴眼 1 次;夜间涂眼药膏。淋球菌感染则局部和全身用药并重,遵医嘱使用阿托品软膏散瞳。

(5)为减轻不适感,建议佩戴太阳镜。炎症较重者,为减轻充血、灼热等不适症状,可用冷敷。禁忌包扎患眼,因包盖患眼,使分泌物排出不畅,不利于结膜囊清洁,反而有利于细菌的生长繁殖,加剧炎症。健眼可用眼罩保护。

(6)严密观察角膜刺激征或角膜溃疡症状;对淋球菌性结膜炎还要注意观察患者有无全身并发症的发生。

(7)传染性结膜炎急性感染期应实行接触性隔离:①注意洗手和个人卫生,勿用手拭眼,勿进入公共场所和游泳池,以免交叉感染。接触患者前后的手要立即彻底冲洗与消毒。②向患者和其家属传授结膜炎预防知识,提倡一人一巾一盆。淋球菌性尿道炎患者,要注意便后立即洗手。③双眼患病者实行一人一瓶滴眼液。单眼患病者,实行一眼一瓶滴眼液。做眼部检查时,应先查健眼,后查患眼。④接触过眼分泌物和病眼的仪器、用具等都要及时消毒隔离,用过的敷料要烧毁。⑤患有淋球菌性尿道炎的孕妇须在产前治愈。未愈者,婴儿出生后,立即用 1%硝酸银液或 0.5%四环素或红霉素眼药膏涂眼,以预防新生儿淋球菌性结膜炎。

二、病毒性结膜炎

(一)概述

病毒性结膜炎是一种常见的急性传染性眼病,由多种病毒引起,传染性强,好发于夏、秋季,在世界各地引起过多次大流行,通常有自限性。临床上以流行性角结膜炎、流行性出血性结膜炎最常见。

(二)病因与发病机制

1.流行性角结膜炎

由 8 型、19 型、29 型和 37 型腺病毒引起。

2.流行性出血性结膜炎

由 70 型肠道病毒引起。

(三)护理评估

1.健康史

(1)了解患者有无与病毒性结膜炎接触史,或其工作、生活环境中有无病毒性结膜炎流行史。

(2)了解患者发病时间,评估其潜伏期。

2.症状与体征

(1)潜伏期长短不一。流行性角结膜炎约 7 天;流行性出血性结膜炎约在 24 小时内发病,多为双眼。

(2)流行性角结膜炎的症状与急性卡他性结膜炎相似,自觉异物感、疼痛、畏光、流泪及水样分泌物。眼睑充血水肿,睑结膜滤泡增生,可有假膜形成。

(3)流行性出血性结膜炎症状较急性卡他性结膜炎重,常见球结膜点状、片状出血,分泌物为水样。耳前淋巴结肿大、压痛。角膜常被侵犯,发生浅层点状角膜炎。

(4)部分患者可有头痛、发热、咽痛等上呼吸道感染症状。

3.心理-社会状况评估

因患者被实行接触性隔离,容易产生焦虑情绪。护士应评价患者的心理状态、对疾病的认识程度和理解、接受能力等。

4.辅助检查

分泌物涂片镜检可见单核细胞增多,并可分离到病毒。

(四)护理诊断

1.疼痛

眼痛与病毒侵犯角膜有关。

2.知识缺乏

缺乏有关结膜炎的防治知识。

(五)护理措施

(1)加强心理疏导,告知患者治疗方法、预后及接触性隔离的必要性,消除其焦虑情绪。

(2)药物护理:抗病毒滴眼液以 0.5% 利巴韦林、1% 碘苷、3% 阿昔洛韦等配制,每小时滴眼 1 次;合并角膜炎、混合感染者,可配合使用抗生素滴眼液;角膜基质浸润者可酌情使用糖皮质激素,如 0.02% 氟米龙等。

(3)生理盐水冲洗结膜囊,眼局部冷敷以减轻充血和疼痛,注意消毒隔离。

(4)做好传染性眼病的消毒隔离和健康教育,防止疾病的传播。

三、沙眼

(一)概述

沙眼是由沙眼衣原体引起的一种慢性传染性结膜角膜炎,因其睑结膜面粗糙不平,形似沙粒,故名沙眼。其并发症常损害视力,甚至失明。

(二)病因与发病机制

沙眼是由 A 抗原型沙眼衣原体、B 抗原型沙眼衣原体、C 抗原型沙眼衣原体或 Ba 抗原型沙眼衣原体感染结膜角膜所致的,通过直接接触眼分泌物或污染物传播。

(三)护理评估

1.健康史

(1)沙眼多发生于儿童及青少年时期,男女老幼皆可罹患。其发病率和严重程度与环境卫生、生活条件及个人卫生有密切关系。沙眼在流行地区常有重复感染。

(2)其潜伏期为 5~14 天,常为双眼急性或亚急性发病。急性期过后 1~2 个月转为慢性期,急性期可不留瘢痕而愈。在慢性期,结膜病变被结缔组织所代替而形成瘢痕。

2.症状与体征

(1)急性期有异物感、刺痒感、畏光、流泪、少量黏性分泌物。眼睑红肿、结膜明显充血、乳头增生。

(2)慢性期症状不明显,仅有眼痒、异物感、干燥和烧灼感。结膜充血减轻,乳头增生和滤泡形成,角膜缘滤泡发生瘢痕化改变称为 Herbet 小凹,若有角膜并发症,可出现不同程度的视力障碍及角膜炎症。可见沙眼的特有体征,即角膜血管翳(角巩膜缘血管扩张并伸入角膜)和睑结膜瘢痕。

(3)晚期并发症:发生睑内翻及倒睫、上睑下垂、睑球粘连、慢性泪囊炎、结膜角膜干燥症和角膜混浊。

3.心理-社会状况评估

(1)注意评估患者生活或工作的环境卫生、生活居住条件和个人生活习惯。

(2)评估患者的文化层次、对疾病的认识程度、心理特点。

4.辅助检查

结膜刮片行 Giemsa 染色可找到沙眼包涵体;应用荧光抗体染色法或酶联免疫法,可测定沙眼衣原体抗原,是确诊的依据。

(四)护理诊断

1.疼痛

异物感、刺痛与结膜炎症有关。

2.潜在并发症

倒睫、睑内翻、上睑下垂、睑球粘连、慢性泪囊炎等。

3.知识缺乏

缺乏沙眼预防及治疗知识。

(五)护理措施

(1)遵医嘱按时滴用抗生素滴眼液,每天 4~6 次,晚上涂抗生素眼药膏,教会患者及其家属正确使用滴眼液和涂眼药膏的方法,注意随访观察药物疗效。

(2)遵医嘱全身治疗急性沙眼或严重的沙眼,可口服多西环素、红霉素和螺旋霉素等。

(3)积极治疗并发症,介绍并发症及后遗症的治疗方法。如倒睫可选电解术,睑内翻可行手术矫正,角膜混浊可行角膜移植术,向患者解释手术目的、方法,使患者缓解紧张心理,积极配合治疗。

(4)健康教育:①向患者宣传沙眼并发症的危害性,做到早发现、早诊断、早治疗,尽量在疾病早期治愈。②沙眼病程长,容易反复,向患者说明坚持长期用药的重要性,一般要用药6～12周,重症者需要用药半年以上。③指导患者和其家属做好消毒隔离,预防交叉感染,接触患者分泌物的物品通常选用煮沸和75％乙醇消毒法。④培养良好的卫生习惯,不与他人共用毛巾、脸盆、手帕,注意揉眼卫生,防止交叉感染。⑤选择公共卫生条件好的地方理发、游泳、洗澡等。

(刘文织)

第四节　葡 萄 膜 炎

一、概述

葡萄膜炎是一类发生于葡萄膜、视网膜、视网膜血管及玻璃体的炎症统称。多发于青壮年,常合并全身性自身免疫病,反复发作,引起继发性青光眼、白内障及视网膜脱离等严重并发症,是严重的致盲性眼病。按其发病部位可分为前葡萄膜炎(虹膜炎、虹膜睫状体炎和前部睫状体炎)、中间葡萄膜炎、后葡萄膜炎和全葡萄膜炎。

二、病情观察与评估

(一)生命体征
监测生命体征,观察患者有无体温异常。

(二)症状体征
(1)观察患者有无视力减退、视物模糊、畏光、流泪、眼痛、眼前黑影等。

(2)了解患者有无自身免疫病、结核病、消化道溃疡、梅毒等病史。

(三)安全评估
(1)评估患者有无因视力下降导致跌倒/坠床的危险。

(2)评估患者及家属有无担心疾病的预后导致的焦虑、悲观。

三、护理措施

(一)用药护理
(1)散瞳剂可预防和拉开虹膜前后粘连,解除瞳孔括约肌和睫状肌的痉挛,缓解症状,防止并发症。滴药后压迫内眦部2～3分钟,以减少药物经泪道进入鼻腔由鼻黏膜吸收引起的全身毒副作用。如出现心跳加快、面色潮红、口渴等药物反应,症状加重时立即停药,通知医师,协助处理。

(2)糖皮质激素具有抗炎、抗过敏作用。用药过程中注意补钾、补钙,使用胃黏膜保护剂;饮食宜低盐、高钾,适当限制水的摄入;长期用药者应遵医嘱逐渐减量,不能自行突然停止用药。

（3）使用免疫抑制剂患者定期复查血常规、肝肾功能等。

（4）非甾体抗炎药抑制炎性介质的产生，达到抗炎的作用。

（二）眼部护理

（1）患眼湿热敷，扩张血管，促进血液循环，减轻炎症反应，缓解疼痛。每天 2～3 次，每次 15 分钟。

（2）观察患者视力改善情况及畏光、流泪、眼痛、眼部充血、眼前黑影飘动、遮挡感、闪光感等症状有无减轻。

（3）观察患者有无视力下降、视野缺损、眼压升高等青光眼症状；有无视物模糊、晶体混浊等白内障症状；有无眼前黑影、视物变形、闪光感、视野缺损等视网膜脱离症状。

（三）心理护理

加强与患者沟通，做好心理疏导，消除其焦虑、悲观心理，增强战胜疾病的信心，积极配合治疗。

四、健康指导

（一）住院期

（1）讲解疾病的病因、治疗方法及预后等知识，增强患者依从性，积极配合治疗。

（2）告知患者应生活规律、劳逸结合，适当参加体育锻炼以增强体质，戒烟酒、防感冒，保持心情舒畅、情绪稳定，预防疾病复发。

（二）居家期

（1）本病易反复发作，如有自身免疫病或眼部感染性疾病时应积极治疗。

（2）强调使用糖皮质激素的注意事项，提高药物治疗的依从性。

（3）定期门诊复查，如有病情变化及时就诊。

（刘文织）

第五节 视 神 经 炎

一、概述

视神经炎是指阻碍视神经传导，引起视功能一系列改变的视神经病变，如炎性脱髓鞘、感染、自身免疫病等。临床上常分为视神经乳头炎及球后视神经炎。视神经乳头炎是指视神经乳头局限性炎症，多见于儿童及青少年，一般预后较好；球后视神经炎则以慢性多见，一般预后较差。

二、病情观察与评估

（一）生命体征

监测生命体征，观察患者有无体温、脉搏、呼吸、血压异常。

（二）症状体征

（1）观察患者视力、瞳孔对光反射、眼球运动情况。

(2)了解患者 VEP、眼底及视野的改变,有无眼球压痛、转动痛、色觉减退等。

(3)了解患者近期有无感冒、疲劳、接触有害物质等情况;有无神经系统及自身免疫病;有无局部及全身感染。

(三)安全评估

(1)评估患者有无因视力障碍导致跌倒/坠床的危险。

(2)评估患者对疾病的认知程度,有无焦虑、急躁等表现。

三、护理措施

(一)用药护理

1.用药原则

遵医嘱给予激素、血管扩张药、活血化瘀、神经营养支持等治疗。

2.使用糖皮质激素注意事项

(1)结核、消化道溃疡史者禁用;糖尿病、高血压患者慎用。

(2)骨质疏松、低钙、低钾、消化道溃疡是常见的药物不良反应,使用过程中注意补钙、补钾、使用胃黏膜保护剂。饮食宜低盐、高钾、适当限制水的摄入。

(3)长期大剂量使用可引起脂肪重新分布从而出现满月脸、水牛背等症状,停药或减量后可逐渐消退。

(4)长期大剂量使用会使机体抵抗力、免疫力下降,应预防感冒、皮肤及口腔感染。

(5)告知患者监测血糖、血压、电解质、眼压及体重变化的目的及重要性。

(6)长期用药者应遵医嘱逐渐减量,不能自行停止用药。

(二)预防跌倒/坠床

根据患者视力障碍程度及自理能力,协助其完成进食、洗漱、如厕等生活护理。将常用的物品置于随手可得之处,保持周围环境无障碍物,晚上使用夜灯,指导患者使用厕所、浴室、通道的扶手,活动及外出时有人全程陪同,避免跌倒/坠床。

(三)心理护理

加强与患者沟通,关心患者,讲解疾病的病因、诱因、治疗方法及预后等知识,消除其紧张、焦虑心理,以增强战胜疾病的信心,积极配合治疗。

四、健康指导

(一)住院期

(1)告知患者 VEP、眼底荧光血管造影、头部 MRI 等检查的目的及配合要点。

(2)告知患者视神经炎常与炎性脱髓鞘、感染、自身免疫病等有关。一旦出现视力急剧下降、视野变小、眼球或眼眶后疼痛、色觉减退时,应立即就医。

(二)居家期

(1)遵医嘱用药,强调使用糖皮质激素的注意事项。

(2)讲解预防视神经炎复发的方法:生活有规律、劳逸结合、保证充足睡眠;饮食合理搭配,营养丰富,戒烟酒;适当参加体育锻炼,增强体质;保持情绪稳定;防感冒。

(3)出院后 1 周门诊复查。

(刘文织)

第十一章

门 诊 护 理

第一节　门诊预检分诊

近年来随着 JCI 标准的不断普及应用,医院门诊护理经验的不断累积,标准所涉及的范围更加完善。就诊管理是门诊管理的重要环节,护理部针对医疗及护理过程的各个重要环节,依据连贯的患者医疗服务给予患者连贯性的优质护理及医疗服务,针对来院就诊的门诊患者进行信息的搜集及处理,确保患者得到及时有效的医疗服务,以保证患者的就诊安全,提高患者就诊满意度;同时规定相同诊断的患者在医疗机构内得到相同质量的优质服务,不因为患者经济、性别、职业的不同,而有区别对待。护理管理者在门诊护理工作中要重视护士资质及培训工作、门诊服务质量、公共设施及其安全性管理、信息管理等多个方面。

一、门诊预检分诊原则

门诊是医院对外的一个窗口,也是直接对患者进行诊疗、咨询、预防保健的场所,作为一个医患关系的重要纽带,患者就诊时对医院的第一印象非常重要。由于门诊的患者流动性大,护理工作内容繁多,护理压力大,门诊也是容易发生纠纷的部门,因此就要求分诊的护士对来就诊的患者进行快速的资料收集,根据患者的个体化的需求和患者的病情轻重缓急及所属的专科合理安排分科就诊。

(一)分科就诊

根据连贯的患者医疗服务标准,进一步建立健全了医院的诊疗门诊分诊制度,对分诊目标、标准、流程和护士的职责都做了新的调整;对于初次就诊的患者,护士在接诊的过程中应该根据所属的病种指引患者分科就诊,帮助患者选择合适的科室;为病情急或变化快的患者提供绿色通道以积极争取治疗时机,挽救患者的生命;告知患者就诊地点,辅助检查的作用和注意事项等。

(二)预检评估

护士预检分诊增加了几个重要的环节,包括对安全性评估,对生命指征的一般测评和对跌倒的评估。门诊的预检人员可根据患者的基本情况(如面色、呼吸是否急促、有无疼痛及疼痛的剧烈程度等)决定患者的就诊科室。每一个来院就诊的患者都必须通过生理、心理等全方面评估后方可就诊。通过分诊护士的动态分诊,根据患者的个体化病情调整就诊顺序,体现了高效、快捷的分诊模式,减少了患者和家属与医护人员的纠纷,明显提高了患者的满意度。

护理工作从门诊分诊流程上加大改进力度,做到了及时、准确分诊,提高了护士的分诊效率,减少了患者的就诊时间,保证了就诊的有序性,确保了急危重症患者的及时有效抢救,增加患者就医安全性。

二、实施实名制就诊

门诊工作包含患者在医疗机构内通过预约、预检分诊、挂号、候诊、就诊流程,得到适合的门诊医疗服务的过程。按照连贯的患者医疗服务标准,规范门诊就诊流程,使就诊患者获得安全、规范、高效、满意的医疗服务。

(一)核对确认注册

为使患者就诊安全,医院采用门诊实名制就诊。完成预约挂号的患者,应于就诊当天,持就诊卡到自助机或窗口进行确认注册。如无就诊卡的患者可凭有效身份证明到自助机或窗口办理就诊。就诊前,导诊台护士须核对患者信息,使患者按挂号的序号进行候诊和评估。就诊时,医师再次核对患者信息,核对无误方可就诊。

(二)患者隐私保护

按照患者的权利与义务 PFR 标准,整个就诊过程中要对患者的隐私进行保护。保护患者的隐私不会被其他无关的医护人员及患者的家属所知,医院需保证医患之间的诊疗活动在相对独立的环境中进行,使患者的信息受到保护。门诊医护人员真正落实一医一患一诊室,保证患者信息不被其他人"旁听""旁观";科室所有计算机设置为自动屏保状态;病例系统使用医护人员个人用户名、密码登录;对涉及患者隐私的废弃病历文书资料不能当废纸复用,全部使用粉碎机处理,保证患者隐私的资料不外泄;门诊候诊呼叫系统改装为不能显示患者的全名,名字为三个字的患者隐去中间的一字,名字为两个字的患者隐去后面的一字,以保证门诊患者姓名隐私不泄露;患者的化验单等检查资料也只能是患者本人或者是患者授权的人才能查看;在所有自助机前设置1 m 等候线,切实保护患者的就医隐私的权利。

三、门诊患者身份识别

身份识别是指确认某个个体是否符合指定对象身份的过程,以保证指定对象的合法权益及群体系统的安全和秩序。目的是为防止因识别错误而导致患者受到损害的事件发生。患者身份识别制度,要求在实施任何医疗措施之前必须同时核对至少2种个体独有的、能标识患者的特征信息。应规范患者身份识别方法和程序,并提供更安全的治疗,以确保患者医疗安全。

(一)门诊患者身份识别的标识

医院根据本院实际情况选择能识别门诊患者身份的2个首要标识符,分别是患者姓名、门诊患者病案号或患者姓名和患者出生年月日。如选择患者姓名和门诊病案号,门诊患者应实行唯一的门诊病案号,即无论患者第几次来院就诊,统一使用第一次来院就诊时建立的门诊病案号。因此患者在第一次就诊时需到收费窗口打印带有病案号的条码贴在病历本上。对于预约的患者,医院可通过短信发送病案号到患者手机上。

(二)门诊患者身份识别的方法

面对可交流沟通的患者,工作人员以主动问答的方式,与患者或其家属共同进行患者身份识别的核对,同时用识别工具辅助核对。就诊时医师询问患者:"请问你叫什么名字?"患者报自己的姓名,医师插医保卡或就诊卡查看信息系统,核对患者姓名、病案号等患者身份信息。

(三)患者的交流沟通

面对无法交流沟通的患者,有患者代理人在场时,请代理人陈述患者姓名等患者身份信息,并用患者病历卡上的条码核对病案号。无患者代理人在场时,医护人员至少用 2 种识别工具核对以确保患者姓名、病案号的一致性。

四、门诊患者评估

在门诊护理工作中按照患者评估标准实施护理服务并进行评估,对门诊工作的护理质量提升有着重要的价值。门诊患者评估是由具有资质的护士通过病史询问、体格检查、辅助检查等途径,对患者的生理、心理-社会状况、健康史、经济因素及疾病严重程度等情况作出综合评价,以指导诊断和治疗。

(一)门诊患者评估目的

门诊患者评估的目的在于规范医护人员采集、分析患者在生理、心理-社会状况、经济因素及其健康史等方面信息和数据的行为,确保及时、准确、全面地了解患者病情的基本现状和其对诊疗服务的需求,为制订适合于患者的诊疗护理方案及后续的医疗和护理提供依据和支持。

(二)门诊患者评估内容

护士在患者就诊前需对每一个门诊就诊的患者进行护理评估,评估内容包括生理、心理、社会、经济等方面。评估患者体温、脉搏、呼吸、血压等生命体征,身高、体重等指标,是否为特殊人群(如孕产妇、65 岁以上的老人、长期疼痛或疾病患者、儿童、青少年、吸毒人员、受虐待者等),有无生理、心理康复需求,疾病严重程度及跌倒风险、营养风险等,患者评估标准要求对每一个患者,包括门诊就诊的患者都要进行主动的疼痛评估,通过疼痛评估,可及早发现患者潜在的疾病风险。

(三)门诊患者评估方法

接诊护理工作者需对每一位患者都按照医院规定的评估流程进行评估,以确定其医疗需求并记录在相关记录单上。同时,护士需提供初步的评估资料,该评估资料将伴随整个诊疗过程。医师评估患者的自理功能、营养状态等指标,并在整合其基本情况、护理评估、体格检查、辅助检查结果的基础上做出初步诊断,制订诊疗方案。门诊患者每次就诊都要进行评估,一天内多科室就诊可只评估一次。

(四)护士的资质

为了能够正确地对门诊患者进行预检分诊,门诊预检分诊的护士要具有一定的资质。因此就需要对门诊护士进行严格筛选,使其在接受正规考核后上岗,以确保患者的诊疗安全。要求门诊的护士具有护士执业证书,熟悉医院的工作流程和医院可提供的医疗服务范围,并对突发事件具有良好的应变能力。每一个在护理专业进行的评估,应在其执业、执照、法律法规范围内进行。不仅要求门诊的分诊护士具有过硬的临床护理知识,能够快速地识别出患者的疾病严重程度并给予及时分诊,而且要求护士也具有良好的心理素质,对于形形色色的患者进行观察,能够正确判断出患者的心理需求。

五、门诊患者危急值报告程序

国际患者安全目标危急值管理 IPSG.2 是六大患者安全目标管理之一,规范了临床检验危急值的流程,根据上报的危急值采取重要的安全措施,将危急值报告及时传达给临床医师,使其对患者病情做出正确判断并给予适当的医疗处置,是提高医疗质量和确保医疗安全的关键因素之一。因此,构建一个完善、及时的危急值通报机制,将信息系统整合应用,使其成为医护人员沟通的重要途径,也是医院通过 JCI 评审的重点项目。危急值是指某项或某类检验或检查结果显著超出正常范围,而当这种异常结果出现时,表明患者可能正处于高风险或存在生命危险状态。临床医师需要及时得到这种异常结果信息,迅速给予患者有效的干预治疗措施或治疗,否则患者就有可能出现严重后果。

（一）确定危急值的项目和范围

医院根据规模、专科特色、患者的人群特点、标本量等实际情况,征求专家意见后,制定符合实验室和临床要求的危急值项目和范围,包括各类临床检验危急值项目。

（二）制定危急值通报标准程序

构建启用危急值通报和应答信息系统,制定危急值通报标准操作程序。一旦出现危急值,检验者在确认检测系统正常情况下,立即复核,确认结果属于危急值后,在 10 分钟内电话通知医师,并在《危急值报告登记本》中做好已通知的记录。报告者在通知时,按《危急值接受登记本》中记录的项目逐一读报。医师做好记录并向报告者逐一回读然后确认。医师接到通知后 30 分钟内联系患者并做出对患者处置的诊疗意见。医师及护士在门诊病历中详细记录报告结果、分析处理情况、处理时间。

明确医护人员间危急值传达方式及信息的记录方式,促进临床、医技科室之间的有效沟通与合作,可以更好地为患者提供安全、及时、有效的诊疗服务。

（蒋宝娥）

第二节 门诊给药护理

一、口服给药法

口服给药法是指药物经口服后,被胃肠道吸收和利用,起到局部治疗或全身治疗的作用。

（一）摆药

1.用物

药柜（内有各种药品）、药盘（发药车）、小药卡、药杯、量杯（10～20 mL）、滴管、药匙、纱布或小毛巾、小水壶内盛温开水、服药单。

2.操作方法

（1）准备:洗净双手,戴口罩,备齐用物,依床号顺序将小药卡插于药盘上,并放好药杯。

（2）按服药单摆药:一个患者的药摆好后,再摆第二个患者的药,先摆固体药再摆水剂药。①固体药:左手持药瓶（标签在外）、右手掌心及小指夹住瓶盖,拇指、示指和中指持药匙取药,不可用手取药。②水剂:先将药水摇匀,左手持量杯,拇指指在所需刻度,使与视线处于同一水平,右手持药瓶,标签向上,然后缓缓倒出所需药液。应以药液低面的刻度为准。同时有几种水剂时,应分别倒入另一药杯内。更换药液时,应用温开水冲洗量杯。倒毕,瓶口用湿纱布擦净,然后放回原处。

（3）其他：①药液不足 1 mL 需用滴管吸取计量。1 mL＝15 滴,滴管需稍倾斜。为使药量准确,应滴入已盛好少许冷开水的药杯内,或直接滴于面包上或饼干上服用。②患者的个人专用药,应注明姓名、床号、药名、剂量,以防差错。专用药不可借给他人用。③摆完药后,应根据服药单查对一次,再由第二人核对无误后,方可发药。如需磨碎的药,可用乳钵研碎。用清洁巾盖好药盘待发。清洗滴管、乳钵等,清理药柜。

（二）发药

1.用物

温度适宜的开水、服药单、发药车。

2.操作方法

（1）准备：发药前先了解患者情况,暂不能服药者,应做好交班记录。

（2）发药查对,督促服药：按规定时间,携服药单送药到患者处,核对服药单及床头牌的床号、姓名,并呼唤患者姓名,准确听到回答后再发药,待患者服下后方可离开。

（3）合理掌握给药时间：①抗生素、磺胺类药物应准时给药,以保持在血液中的有效浓度。②健胃、助消化药物宜在饭前或饭间服。对胃黏膜有刺激的药宜在饭后服。③对呼吸道黏膜有安抚作用的保护性止咳剂,服后不宜立即饮水,以免稀释药液降低药效。④某些由肾脏排出的药物,如磺胺类,尿少时可析出结晶,引起肾小管堵塞,故应鼓励多饮水。⑤对牙齿有腐蚀作用和使牙齿染色的药物,如铁剂,可用饮水管吸取,服后漱口。⑥服用强心苷类药物应先测脉率、心率及节律,若脉率低于 60 次/分或节律不齐时不可服用。⑦有配伍禁忌的药物,不宜在短时间内先后服用,如呋喃妥因与碳酸氢钠溶液等碱性药液。⑧安眠药应就寝前服用。

发药完毕,再次与服药单核对一遍,看有无遗漏或差错。药杯集中处理。清洁药盘放回原处。需要时做好记录。

3.注意事项

（1）严格遵守三查七对制度（操作前、中、后查,对床号、姓名、药名、剂量、浓度、时间、方法）,防止发生差错。

（2）老、弱、小儿及危重患者应协助服药,鼻饲者应先注入少量温开水,后将研碎溶解的药物由胃管注入,再注入少量温开水冲胃管。更换或停止药物时,应及时告诉患者,若患者提出疑问,应重新核对清楚后再给患者服下。

（3）发药后,要密切观察服药后效果及有无不良反应,若有反应应及时与医师联系,给予必要的处理。

（三）中心药站

有些医院设有中心药站,一般设在距各病房中心的位置,以便全院各病区领取住院患者用药。

病区护士每天上午于查房后把药盘、长期医嘱单送至中心药站,由药站专人处理医嘱、摆药、核对。口服药摆 3 次/天量,注射药物按一天总量备齐。然后由病区护士当面核对无误后,取回病区,按规定时间发药,发药前须经另一人核对。

各病区另设一药柜,备有少量常用药、贵重药、针剂等,作为临时应急用。所备之药须有固定基数,用后及时补充,交接班时按数点清。

二、滴入给药法

（一）眼滴药法

1.目的

（1）防治眼病。

（2）眼部检查：如散瞳验光或查眼底。

（3）用于诊断性染色，如滴荧光素检查结膜、角膜上皮有无缺损或泪道通畅试验。

2.用物

治疗盘内按医嘱备眼药水或眼药膏，消毒干棉球罐，弯盘，治疗碗内置浸有消毒液的小毛巾。

3.操作方法

（1）洗净双手，戴口罩。备齐用物携至患者处，核对无误后向患者解释，以取得合作。

（2）帮助患者取仰卧位或坐位，头略后仰，用干棉球拭去眼内分泌物、眼泪。

（3）嘱患者眼向上视，左手取一干棉球置于下眼睑处，并轻轻拉下，以露出下穹隆部，右手滴一滴眼药于下穹隆部结膜囊内后，轻提上眼睑覆盖眼球，使药液充满整个结膜囊内。

（4）以干棉球拭去溢出的眼药水，嘱患者闭眼1～2分钟。

4.注意事项

（1）用药前严格遵守查对制度，尤其对散瞳、缩瞳及腐蚀性药物更要谨慎。每次为每位患者用药前，均须用消毒液消毒手指，以免交叉感染。

（2）药液不可直接滴在角膜上，并嘱患者滴药后勿用力闭眼，以防药液外溢。

（3）若用滴管吸药，每次吸入不可太多，也不可倒置，滴药时不可距眼太近，应距眼睑2～3 cm。勿使滴管口碰及眼睑或睫毛，以免污染。

（4）若滴阿托品、毒扁豆碱、呋索碘铵等有一定毒性的药液，滴药后应用棉球压迫泪囊区2～3分钟，以免药液经泪道流入泪囊和鼻腔，被吸收后引起中毒反应，对儿童用药时应特别注意。

（5）易沉淀的混悬液，如氢化可的松眼药水，滴药前要充分摇匀后再用，以免影响药效。

（6）正常结膜囊容量为0.02 mL，滴眼药每次一滴即够用，不宜太多，以免药液外溢。

（7）一般先右眼后左眼，以免用错药，如左眼病较轻，应先左后右，以免交叉感染。角膜有溃疡或眼部有外伤或眼球手术后，滴药后不可压迫眼球，也不可拉高上眼睑。

（8）数种药物同时用，前后两种药之间必须稍有间歇，不可同时滴入，如滴眼药水与涂眼膏同时用，应先滴药水，后涂眼膏。

（二）鼻滴药法

1.目的

治疗鼻部疾病或术前用药。

2.用物

治疗盘内按医嘱备滴鼻药水或药膏、无菌干棉球罐、弯盘。

3.操作方法

（1）备齐用物至患者处，说明情况，以取得合作。嘱患者先排出鼻腔内分泌物，或先行洗鼻。

（2）仰头位：适用于后组鼻窦炎或鼻炎患者。帮助患者仰卧，肩下垫枕头垂直后仰或将头垂直后仰悬于床缘，前鼻孔向上，手持一棉球以手指轻轻拉开鼻尖，使鼻孔扩张。一手持药液向鼻孔滴入,每侧 2～3 滴,将棉球轻轻塞于前鼻孔。

(3)侧头位:适用于前组鼻炎患者。卧向患侧,肩下垫枕,使头偏患侧并下垂,将药液滴入下方鼻孔处 2～3 滴,将棉球轻轻塞入前鼻孔。

4.注意事项

(1)滴药时,滴瓶或滴管应置于鼻孔上方,勿触及鼻孔,以免污染药液。

(2)为使药液分布均匀和到达鼻窦的窦口,滴药后可将头部略向两侧轻轻转动,保持仰卧或侧卧3～5 分钟,然后捏鼻起立。

(三)耳滴药法

1.目的

(1)治疗中耳炎、外耳道炎或软化耵聍。

(2)麻醉或杀死耳内昆虫类异物。

2.用物

治疗盘内按医嘱备滴耳药、无菌干棉球罐、弯盘、小棉签。

3.操作方法

(1)备齐用物至患者处,说明情况,以取得合作。

(2)帮助患者侧卧,患耳向上或坐位偏向一侧肩部,使患耳向上。先用小棉签清洁耳道。

(3)手持棉球,然后轻提患者耳郭(成人向上方,小儿则向下方)以拉直外耳道。

(4)顺外耳道后壁缓缓滴入 3～5 滴药液,并轻提耳郭或在耳屏上加压,使气体排出,药液易流入。然后用棉球塞入外耳道口。

(5)滴药后保持原位片刻再起身,以免药液外流。

4.注意事项

(1)若是软化耵聍,每次滴药量可稍多些,以不溢出外耳道为度。滴药前也不必清洁耳道。每天滴5～6 次,3 天后予以洗出或取出。并向患者说明滴药后耵聍软化,可能引起耳部发胀不适。若两侧均有耵聍,不宜两侧同时进行。

(2)若是昆虫类异物,滴药目的在于使之麻醉或窒息死亡便于取出,可滴乙醚(有鼓膜穿孔者忌用,因为可引起眩晕)或乙醇。也可用各种油类如 2%酚甘油、各种植物油、甘油等,使其翅或足粘着以限制活动,并因空气隔绝使之窒息死亡。滴后 2～3 分钟便可取出。

三、吸入给药法

(一)氧气雾化吸入法

氧气雾化吸入法是利用氧气或压缩空气的压力,使药液成雾状,使患者吸入呼吸道,以达到治疗目的。

1.目的

(1)治疗呼吸道感染,消除炎症和水肿。

(2)解除支气管痉挛。

(3)稀释痰液,帮助祛痰。

2.用物

(1)氧气雾化吸入器。

(2)氧气吸入装置一套(不用湿化瓶)或压缩空气机一套。

(3)药物根据病情而定。要求药液为水溶性、黏稠度低、对黏膜无刺激性、pH 呈中性、对患者无变态反应时方可作雾化吸入用。

3.氧气雾化吸入器的原理

雾化吸入器(图 11-1)为一特制的玻璃装置,共有 5 个口,球形管内盛药液,A 管口接上氧气或压缩空气,当手按住 B 管口时,迫使高速气流从 C 管口冲出,则 D 管口附近空气压力突然降低,形成负压,而球内药液面大气压强比 D 管口压强大。因此,球管内药液经 D 管被吸出上升至 D 管口时,又被 C 管口的急速气流吹散成为雾状微粒,从 E 管口冲出,被吸入患者呼吸道。

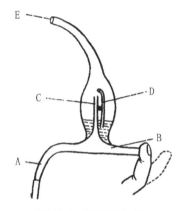

图 11-1　雾化吸入器

4.操作方法

(1)按医嘱抽取药液,并用生理盐水或蒸馏水稀释至 3~5 mL 后注入雾化器内。

(2)能起床的患者可在治疗室内进行。不能下床的患者工作人员则将用物携至患者处,核对无误后向患者解释,以取得合作。

(3)帮助患者取舒适卧位,半卧位或坐位;帮助患者漱口,以清洁口腔。

(4)将雾化器 A 管口与氧气胶管相连接,调节氧流量为 6~10 L/min,使药液喷成雾状,即可使用。

(5)帮助患者持雾化器,将喷气 E 管口放入口中,并嘱患者紧闭口唇,吸气时以手指按住 B 管口,呼气时松开 B 管口。如此反复进行,若患者感到疲劳,可松开手指,休息片刻再进行吸入,直到药液全部雾化为止。一般 10~15 分钟即可将 5 mL 药液雾化完。

(6)治疗结束,取下雾化器,关闭氧气管口,帮助患者漱口,询问患者有无需要,整理床单。

(7)清理用物,按要求消毒、清洁雾化器,待干后备用。

5.注意事项

(1)对初次治疗者,应教给其使用氧气雾化器的方法。嘱患者吸入时,应做深吸气,以使药液到达支气管;呼气时,须将手指离开 B 管口,以防药液丢失。

(2)氧气雾化器的药液必须浸没 D 管底部,否则药液不能喷出。

(3)氧气装置上的湿化瓶要取下,否则湿润的氧气将使雾化器的药液被稀释。

(二)超声波雾化吸入法

超声波雾化吸入是应用超声波声能,将药液变成细微的气雾,随患者的吸气而进入呼吸道及肺泡。超声波雾化的特点是雾量大小可以调节、雾滴小而均匀,直径在 5 μm 以下。药液随患者深而慢的呼吸可到达终末支气管及肺泡。

1.目的

(1)消炎、镇咳、祛痰。

(2)解除支气管痉挛,使气道通畅,从而改善通气功能。

(3)呼吸道烧伤或胸部手术者,可预防和控制呼吸道感染。

(4)配合人工呼吸器,湿化呼吸道或间歇雾化吸入药液。

(5)应用抗癌药物治疗肺癌。

2.用物

治疗车上放超声波雾化器一套,药液,蒸馏水。

3.超声波雾化的原理

超声波雾化器通电后超声波发生器输出高频电能,使水槽底部晶体换能器发生超声波声能,声能振动雾化罐底部的透声膜,作用于雾化罐内的液体,破坏了药液表面的张力和惯性,成为微细的雾粒,通过管道随患者吸气而进入呼吸道,吸入肺泡。

4.操作方法

(1)水槽内放冷蒸馏水。蒸馏水要浸没雾化罐底部的透声膜。

(2)按医嘱将 30～50 mL 药液放入雾化罐内,检查无漏水后,放入水槽内,将水槽盖盖紧。

(3)备齐用物携至患者处,核对无误后说明情况,以取得合作。

(4)接通电源,先开电源开关,指示灯亮,预热 3 分钟,定时 15～20 分钟再开雾化开关,指示灯亮,根据需要调节雾量(高档为 3 mL/min、中档为 2 mL/min、低档为 1 mL/min),一般用中档。

(5)患者吸气时,将面罩置于口鼻上,呼气时启开,或将口含嘴放口中,闭口做深吸气,呼气时张口。

(6)治疗毕,先关雾化开关,再关电源开关,否则电子管易损坏。若有定时装置则到"OFF"位雾化自动停止,这时要关上电源开关。帮助患者取舒适卧位,整理床单。

(7)放掉水槽内水,按要求消毒、清洗雾化罐、送风管、面罩或吸气管等,并擦干备用。

5.注意事项

(1)水槽内无水切勿开机,否则会烧毁机心。

(2)若需连续使用时,须间隔 30 分钟,并更换水槽内蒸馏水,保证水温不超过 50 ℃。

(3)水槽底部的压电晶体片和雾化罐的透声膜,质脆且薄易破损,操作中不可用力按压,操作结束只能用纱布轻轻吸水。

(4)每次用毕切断电源开关,雾量调节应旋至"0"位。

(蒋宝娥)

第三节　内科门诊患者的护理与预防

一、呼吸系统

(一)教育目标

(1)了解呼吸系统的解剖、生理知识及常用检查方法。

（2）说出慢性支气管炎及肺气肿的预防及自我护理方法。

（3）掌握支气管哮喘及上呼吸道感染的预防及自我护理方法。

（二）呼吸系统解剖及生理简介

呼吸是生命存在的重要特征之一，呼吸也是一切生物的基本功能。机体必须通过不断的呼吸运动与外界环境进行氧气和二氧化碳的交换，以确保新陈代谢。

1.解剖

呼吸系统由呼吸道和肺两大部分组成。

（1）呼吸道：分为上、下两部分，临床将鼻、咽、喉称为上呼吸道，把气管、支气管及以下各级分支称为下呼吸道。气管在平胸骨角处分为左右主支气管进入左右肺，并反复分支，其全貌犹如树木分枝，故又称为支气管树。呼吸道是传送气体、排除分泌物和异物的管道。

（2）肺：位于胸腔内，分为左右肺，由肺泡及肺内各级支气管构成。肺泡是具有换气功能的肺组织，成人肺脏含有 3 亿个肺泡每个肺泡直径为 $100\sim250\ \mu m$，并被肺毛细血管所包裹，组成气血屏障，肺泡与毛细血管之间的气体交换正是通过气血屏障完成的。

2.生理功能与主要病理

（1）上呼吸道能传导气体，加温、湿化、净化空气，并具有嗅觉及发音功能。下呼吸道除以上功能外还具有防御、清除异物的功能。肺是气体交换的主要器官。

（2）咳嗽、咯痰的病理机制：喉头或气管受到刺激即可引起咳嗽，这是人体的防御和保护性反射动作，它可以帮助清除入侵呼吸道的异物及呼吸道自身产生的过多分泌物，起到清洁和保护呼吸道的作用。

（3）痰的颜色变化：正常人可有少量痰液，如果痰液量增多，且颜色发生改变，则说明呼吸道或肺部发生了病变。①黄色痰：见于支气管、肺部感染。②铁锈色或褐色痰：见于肺炎球菌性肺炎和肺梗死。③白色泡沫样痰：见于支气管、肺气肿及哮喘。④黄绿色脓痰：见于肺脓肿、支气管扩张及重症肺结核。⑤大量黑色痰：见于硅沉着病。⑥翠绿色痰：常见于肺结核、支气管扩张和支气管肺癌，说明支气管或肺内有出血灶。⑦粉红色泡沫样痰并伴有呼吸困难：为急性肺水肿，需紧急救治。

（三）常用检查方法及药物

1.肺功能检查

可以协助判断引起呼吸困难的原因，评估病变损害程度和了解肺的功能储备。患者需于术前 4 小时内戒烟，不要过饱及过量饮水，检查中遵医嘱进行呼吸动作，必要时测动脉血气；有眩晕、胸痛、心悸、恶心、气喘等不适及时通知医师。

2.胸腔穿刺

可协助诊断，缓解由胸腔积液引起的压迫症状，由医师在病房局麻下进行。患者取坐位或半卧位均可，穿刺时不要动，不要深呼吸或咳嗽，防止损伤肺脏，并尽量放松，保持正常呼吸。出现憋气、气喘、头晕及时通知医师。

3.支气管造影

支气管造影是用碘油注入支气管拍胸片的方法，目的是观察各支气管分支的部位，确定咯血原因。检查前 12 小时患者禁食禁饮；遵医嘱服药；要咳尽呼吸道内的痰液；取下义齿，做好口腔卫生；排空大小便。喷雾式麻醉可能会使患者感到憋气，如有心慌、憋气、烦躁、瘙痒等症状及时通知医师。术后患者取侧卧位或半卧位，直至咽反射恢复正常，在此之前禁食禁饮。术后有咽喉痛,属于正常反应。

4.纤维支气管镜

纤维支气管镜是装有照明设备的一种内镜,常用于协助诊断肺癌、肺结核和肺不张,还可观察脓痰来源及有否支气管扩张,明确咯血部位,也可用于吸出掉入呼吸道的异物。患者术前6小时内禁食禁饮,检查时取平卧位,支气管镜经鼻或口插入。术后患者取侧卧位或半卧位,勿过早进食和饮水。

5.CT

对肺、纵隔等组织病变的定位检查。

6.胸部 X 线片

可诊断肺及纵隔病变。患者术前需除去项链等金属饰物及衣扣,要求憋气时,身体勿动。

7.MRI

可提供高清晰度的肺组织横截面影像,为无痛无创伤的检查。检查时患者应除去所有金属异物,如手表、义齿、饰物、钥匙等,如体内有起搏器、金属瓣膜等应通知医师。术中患者可自由呼吸但不要说话。

8.常用药物

(1)茶碱类:如氨茶碱、复方茶碱等。①作用:控制喘息和防止呼吸道痉挛,松弛支气管平滑肌。②不良反应:食欲下降、腹泻、头晕、面色潮红、失眠、易怒、恶心、呕吐、心悸、心律失常、烦躁、呼吸急促等。③注意事项:患者要按时服药,不可私自停药。勿私自使用有中枢兴奋性的药物,如麻黄碱、肾上腺素等。服药期间应戒烟,以免引起药物毒性反应。应空腹服用,以便更好发挥药效。如果患有感冒,一定要去看医师,因为感冒可能会影响药效。

(2)祛痰镇咳药:如可待因、美沙醇等。①可待因可控制干咳;但会有头晕、呼吸困难、意识模糊、困倦、便秘、恶心,长期应用可致耐药或成瘾的不良反应;勿饮酒。应用此药期间,从事驾车、操作机器的职业要格外注意。②美沙醇也可控制咳嗽;但会有异常兴奋、失眠、易怒、神经质等不良反应;此药通常与抗组胺药、拟交感神经药联用。在使用其他抗感冒药之前,要经医师允许。服药期间勿饮酒。

(3)泼尼松龙:①作用,减轻哮喘症状及其他呼吸道感染症状。②不良反应,腹痛、肋间痛、发热、疲乏、高血压、下肢水肿、呕吐、伤口不愈、头痛、失眠等。③注意事项,服此药时必须遵医嘱,不可私自减量或停药。应食用低盐、高蛋白、高钾食品。此药与饭同服可减少胃肠道刺激症状。勿与阿司匹林同服,以免加重胃溃疡。长期应用可能产生库欣综合征。

(四)慢性支气管炎、肺气肿的预防及自我护理

1.病因

慢性支气管炎是指气管、支气管黏膜及其周围组织的慢性非特异性炎症。临床上以咳嗽或伴有喘息及反复发作的慢性过程为特征。

(1)外因有以下五种:①吸烟时间越长、烟量越大,患病率也越高。戒烟后可使症状减轻或消失,病情缓解甚至痊愈。②感染主要为病毒和细菌感染。首次发病前有受凉、感冒病史者达56%~80%。③理化因素,如刺激性烟雾、粉尘、大气污染等的慢性刺激。④气候,寒冷常为慢性支气管炎发作的重要原因和诱因。⑤过敏因素,患者有过敏史者较多。许多抗原性物质,如尘埃、细菌、寄生虫、花粉及化学气体都可成为过敏因素而致病。

(2)内因有以下两种:①呼吸道局部防御及免疫功能降低。正常人的呼吸系统具有完善的防御功能,正常情况下,下呼吸道始终保持无菌状态。全身或呼吸道局部的防御及免疫功能减弱,可为慢性支气管炎提供发病的内在条件。②自主神经功能失调。当呼吸道的副交感神经反应增高时,对正常人不起作用的微弱刺激便可引起支气管痉挛,分泌物增多,产生咳、喘等症状。

总之,慢性支气管炎的病因是多方面的,一般认为在抵抗力减弱的基础上,有一种或多种外因存在时,经过长期、反复的相互作用,容易发展成慢性支气管炎。阻塞性肺气肿是由慢性支气管炎或其他原因逐渐引起的细支气管狭窄、终末细支气管远端气腔过度充气,并伴有气腔壁膨胀、破裂的一种病理状态,多为慢性支气管炎最常见的并发症。

2.临床表现

主要症状为慢性咳嗽、咳痰和呼吸困难。开始时症状轻微,如果吸烟或接触有害气体或受寒感冒后,则可引起急性发作或病情加重,在夏季气候转暖时则可自行缓解。

(1)咳嗽、咳痰:痰量以清晨较多,痰液一般为白色黏稠或泡沫痰,急性发作伴有细菌感染时则变为黏液脓痰。

(2)呼吸困难:通常在慢性支气管炎阶段就可发生,随着病情发展,在平地活动时也可感觉胸闷、气短,严重时可出现呼吸衰竭的症状,如发绀、头痛、嗜睡、神志恍惚等。

3.治疗

(1)抗生素药物的使用:单用药物或联合用药,静脉注射后口服。严重感染者用青霉素或头孢菌素类,病情改善后可用口服抗生素药物巩固治疗,感染控制后,要及时停用广谱抗生素,以免长期使用引起菌群失调、二重感染或细菌产生耐药性。

(2)应用祛痰、镇咳药物:对年老体弱、无力咳嗽或痰量较多者,以祛痰为主,协助排痰,不选用强烈镇咳药,以免抑制中枢加重呼吸道阻塞症状。

(3)喘息性患者先用氨茶碱、沙丁胺醇等解痉平喘药物。

(4)定时做雾化吸入,可稀释气管内分泌物,有利于排痰。一般每天2～4次,可选用抗菌、祛痰平喘药进行吸入治疗。

4.自我护理

(1)患者若能做到有效咳嗽,则对清理呼吸道分泌物、控制感染非常重要。即尽可能取坐位,上身向前倾,行深且慢的呼吸,屏住呼吸3～5秒,用胸部短且用力的咳2次。

(2)教会患者减轻呼吸道分泌物黏稠度的方法:①增加饮水量,每天液体摄入2 500～3 000 mL;②保持室内空气湿润;③咳嗽、咳痰后做口腔护理。

(3)教会患者进行有效呼吸的方法,以改善呼吸功能、减轻呼吸困难的症状。①缩唇呼吸法:首先鼓励患者放松,闭口,用鼻子吸气。在一舒适的时间长度里经由缩起的口唇完全的呼出气来,会产生一种吹的效果,如同吹动蜡烛的火焰状。此法可预防呼吸道的塌陷,协助肺脏排气。②腹式呼吸法:当深吸气时腹部鼓起,在呼气时腹部收缩。当坐起或躺卧时,一只手在腹部而另一只手放在胸部可感觉自己的呼吸是否正常。它的作用是有效使用横膈膜,呼吸也比较容易。

(4)活动要适宜:应向患者解释增加耗氧的活动和因素,如吸烟、体温升高、肥胖、压力等,以免增加耗氧量,氧气要放在随时可以取到的地方,给予低流量吸氧1～3 L/min。

(5)注意营养均衡:多吃含高蛋白、低糖类的食物,少吃高脂肪、高热量的食物。避免喝牛奶、食用巧克力等易导致唾液黏稠的食物。

(6)提供良好的休息环境:过冷或干燥的空气均会引起呼吸道痉挛。室内温度需在18～20 ℃,相对湿度在50％～70％,室内需通风良好,保证充足的睡眠。

（7）教会患者自我照顾：如按时服药、勿急躁、保持心情舒畅；避开烟雾环境，尽量避免去交通拥挤的地方，以减少有害气体的吸入；预防感冒，加强体育锻炼，提高机体免疫力；戒烟等。

（8）防止并发症：有肺气肿的患者，应特别注意观察特发性气胸的症状（即一种急性的并发症），其常发生于肺大疱破裂之后。如果感到突然的尖锐性的疼痛，并随胸部的移动、呼吸或咳嗽而加重，一定要向医师说明。还要注意有无肺心病的发生，如注意观察有无皮肤发紫或出现斑点，有无水肿，有无呼吸困难加重。

5.预防

首先让患者掌握此病的本质，树立战胜疾病的信心，同时根据病情指导患者进行适当的体育锻炼，如腹式呼吸、缩唇呼吸等，增强呼吸肌肌力。注意生活规律和丰富的饮食营养，以全面增强体质、减少复发及提高生活质量。加强自身耐寒锻炼，感冒流行期不去公共场所，天气变化时及时增减衣服，避免感冒，减轻发病症状，减少入院次数。有条件的家庭可长期应用氧疗，每天吸氧时间应超过 15 小时，低流量吸氧 1～3 L/min，可延长患者生存期。

（五）支气管哮喘的预防及自我护理

支气管哮喘简称哮喘病，是因为变应原或其他过敏因素引起的一种支气管反应性过度增高的疾病，通过神经体液而导致气道可逆性痉挛、狭窄。遗传、过敏体质与本病关系很大，本病的特点是反复发作的暂时性、带哮鸣音的呼气性呼吸困难，能自动或经治疗后缓解。

1.病因

哮喘的发病及反复发作有诸多复杂的综合因素，大多是在遗传的基础上受到体内外某些因素的激发，主要的激发因素如下。

（1）变应原：主要有两大类。一是特异性抗原，包括以下几方面。①花粉：因吸入花粉而引起的哮喘，称为花粉性哮喘。在一定地区及季节内因吸入某些致敏花粉，而引起季节性发作或季节性加重的支气管哮喘，药物治疗效果很差，无并发症者多可随空中花粉的消失而自行缓解。此类患者可选择不同的变应原进行皮肤试验和脱敏治疗。②灰尘：包括有机尘（街道上的灰尘）、家尘（腐烂物质、被褥等产生的细菌、真菌、脱屑等），建议湿式打扫。③尘螨：尘螨滋生于人类居住的环境中，如卧室、床褥、衣服等。尘螨性过敏发病率儿童高于成人，男性高于女性。④表皮变应原：狗、猫、马的皮屑。⑤真菌：潮湿的空气或住室中易产生真菌。⑥昆虫排泄物：甲虫、蛀虫、蟑螂等的排泄物可引起Ⅰ型变态反应而致哮喘发作。二是非特异性因素，有工业气体、氨、煤气、氧气、冷空气等。

（2）呼吸道感染：在哮喘患者中，可存在有细菌、病毒、支原体等特异性 IgE，如果吸入相应的抗原则可激发哮喘。

（3）气候因素：当气温、相对湿度、气压、空气离子等改变时可诱发哮喘，故在寒冷季节或秋冬气候转变时发病较多。

（4）药物因素：有药物过敏史，如青霉素、阿司匹林、磺胺类等药物可以引发哮喘的剧烈发作。

（5）精神因素：临床上常见到因精神紧张、恐惧、焦虑等诱发哮喘发作的例子。

（6）运动因素：运动诱发的哮喘又称运动性哮喘，指经过一定量的运动后，出现的急性、暂时性大小气道阻塞。

2.临床表现

哮喘症状可分为以下三种类型。①阵发性哮喘：多数患者有明显的变应原接触史或发作与季节有关。发作前多有鼻痒、眼睑痒、打喷嚏、流涕或干咳等黏膜过敏现象，继而出现带哮鸣音的呼气性呼吸困难、胸闷、强迫体位,严重时出现发绀,轻度可自行缓解。②慢性哮喘:是阵发性哮喘控制不良的后果,一年四季经常发作,即使不在急性期内,也常感到胸闷、气急。③哮喘持续状态:指严重的哮喘发作持续在4小时以上者,患者出现极度呼吸困难、焦虑不安或意识障碍,大量出汗伴有脱水,明显发绀,心动过速,心率在140次/分以上,严重者可出现呼吸循环衰竭。

哮喘持续状态的原因通常为以下几种:①持续接触大量变应原。②失水严重,痰液黏稠形成痰栓阻塞小支气管。③继发急性感染。④治疗不当,耐药或突然停用激素。⑤心肺功能不全,严重肺气肿等。⑥精神紧张或并发自发性气胸等。

3.哮喘持续状态的治疗

(1)目的:缓解支气管痉挛、水肿所致的气道阻塞,保持黏液的正常分泌。

(2)常规治疗:通常先吸入或口服支气管扩张药和激素,减轻支气管痉挛和气道水肿,如使用雾化治疗。在哮喘刚开始发作即予以雾化治疗,可有效缓解病情。雾化治疗步骤如下:①张口,将喷头置于口外2～4 cm处,对准口腔。②微抬头把气呼光,然后深吸气,同时按压使喷出的药液随气流一同进入气道深处。由于药液进入气道越深,缓解支气管痉挛的作用越强,所以应尽量使喷出的药液吸入气道深部,而不是喷入口腔。③吸气结束后屏气5～10秒。④然后慢慢呼气。⑤雾化治疗完成后应及时进行口腔护理,预防口腔真菌感染。用面罩行雾化治疗后应及时清洁面部,以清除残留在面部的药物。

若对以上常规治疗反应不佳者,则需住院治疗。住院后经用激素、静脉注射氨茶碱和吸入β_2受体激动剂等,大多数可缓解症状。

4.预防措施

(1)避免诱因:找出变应原,避免患者接触。如某些食物(花生油、巧克力、咖啡等),动物(猫、狗、蟑螂等),家居品(羽毛枕、油漆等),不良情绪(恐惧、愤怒、悲伤等),疾病(流感等),药物(普萘洛尔、碘油等),其他还有季节变化,冷热不适等。房间内避免摆设花草、铺设地毯,做卫生清洁时应注意湿法打扫,避免尘土飞扬,使用某些消毒剂时要转移患者。

(2)预防感冒:注意随气候变化增减衣物,防止着凉、感冒。

(3)控制哮喘发作:当哮喘发作的前兆如胸闷、咳嗽、气促、憋闷等出现时,立即采取措施常常会减轻症状。通常采取的措施有以下几种:①使用常用的气雾喷剂;②放松心情;③使用缩唇呼吸法调整呼吸;④如果先兆为咳嗽,则首先必须清理痰液。如果上述措施均无效,马上通知医师。

(4)适度活动,加强锻炼:在缓解期,患者应避开变应原,加强自身体质锻炼,提高御寒能力。适当的活动量有助于促进健康,患者可通过实践去发现哪些活动适合自己,如散步、慢跑等。目前认为哮喘患者最适宜的运动是游泳。

(5)合理饮食:平衡饮食能够预防感染。多吃高蛋白、低脂肪、清淡饮食,多吃新鲜蔬菜水果,多饮水以稀释痰液,减少支气管痉挛,补充由于憋喘出汗过多而失去的水分,严禁食用与发病有关的食物,如牛奶、虾、海产品等。

(6)药物维持:遵医嘱按时服药,即使自我感觉良好,也不能私自停药,因为停药或改变药量都可能成为哮喘发作的诱因。

(7)严格戒烟:组织患者讨论吸烟与哮喘的关系,解释吸烟的不良影响,帮助其制定戒烟计划。

5.自我护理

(1)有效排痰:当有上呼吸道感染存在时,应每天在家里做胸部物理疗法,采用体位引流、胸壁叩击的方法,有利于痰液的排出。①体位引流:患者准备软枕及手纸或痰杯放在自己可以取到的地方。选择高矮合适的床,俯卧于床边,使上身成倒立状。将软枕放在胸部垫好,保持这一体位 10～20 分钟。②胸壁叩击:保持第一步体位,家属手心屈曲成凹状轻拍患者背部,自背下部向上,自背两侧向中间进行,这样轻拍 3～5 分钟。③咳嗽:患者保持第一步体位,用鼻部用力吸气后屏住气,心中默数 1、2、3……8 然后张开嘴,做短暂有力的咳嗽 2～3 次,将胸腔深部的痰咳出,咳嗽后做平静缓慢的呼吸并放松。

(2)有效使用氧气:一般氧浓度为 30%～40%。

(3)居住环境宜空气清新、流通。

(4)采取舒适的体位,如半卧位。

(5)保持情绪稳定,可减少哮喘发作次数。

(六)上呼吸道感染的预防及自我护理

1.病因

本病大部分是由病毒引起(主要是鼻病毒、副流感病毒),其次是腺病毒,小部分由细菌引起(主要是溶血性链球菌、肺炎双球菌、葡萄球菌、流感杆菌感染所致)。上述病毒和细菌常寄生在人体鼻咽部,病毒的传染性较强,常通过飞沫传播。当受凉、过劳、或年老体弱、身体或呼吸道局部防御功能减弱时,外来的或原已在呼吸道生存的病毒或细菌迅速繁殖引发本病。

2.临床表现

(1)症状:起病较急,往往以流清鼻涕、鼻塞、打喷嚏、咽干痒开始,可伴全身不适、头痛、疲乏、肌肉酸痛,一般无发热或有微热,经 2～3 天后鼻涕变稠,呈黏液性,可有咽痛、声嘶、轻度干咳,一般经 5～7 天即可痊愈。由细菌感染引起者,全身症状较重,咽痛较明显,常无打喷嚏和流涕。

(2)体征:鼻咽黏膜充血肿胀,鼻腔有分泌物,咽红、咽后壁淋巴结肿大,有压痛。

(3)血常规:病毒感染者,白细胞计数偏低或正常,继发细菌感染者则白细胞计数常增高。

(4)治疗:中医根据分型不同,分为风寒型、风热型感冒,采取不同的方法辨证施治。西医治疗可用氯化铵合剂或复方甘草合剂镇咳,西地碘片或润喉片润喉,有细菌感染者加用抗生素,病毒感染者使用抗病毒制剂。

(5)护理:①休息,应相对地减少活动,使生理和心理得到松弛并恢复精力,发热时应卧床休息,避免体力消耗过多,减轻头晕、心慌、全身无力等症状,促进康复。②补充营养及水分,呼吸道感染时,一般伴有迷走神经兴奋性降低,胃肠活动减弱,消化吸收能力差。同时,分解代谢增加,水分和营养物质大量消耗,致使入量不足,营养缺乏。因此应供给高热能、易消化的流质饮食或半流质饮食。患病时一般食欲较差,因此饮食还应注意清淡、少油腻,多饮水,每天需补充 2 000～4 000 mL 的水分。③保持空气清新,定时开窗通风:空气流通可降低空气中微生物的数量,即减少再次感染新型病毒的机会,同时还应注意保暖,避免受凉。④保持口腔清洁,用淡盐水漱口,口腔是病原微生物侵入人体的途径之一。口腔内存有大量细菌,其中不少为致病菌,口腔的温度、相对湿度和食物残渣很适合微生物生长繁殖。在患病时,机体由于抵抗力低,饮水进食减少,细菌在口腔内迅速繁殖,不仅可致口臭、影响食欲及消化功能,而且可引起口腔局部炎症加重或反复促发呼吸道感染。因此,每天多次用淡盐水漱口不仅可降低口腔内细菌的数量,还可保持口腔清洁,促进食欲,增强舒适感。⑤保证按时服药,中、西药均可直接杀灭细菌、病毒,增强机体吞噬细胞的防病抗病能力,抑制细菌、病毒的繁殖,起到最主要、最直接的作用,因此按时服药对于疾病的康复有着重要的意义。

(6)预防:①积极锻炼,健康人的鼻咽部经常有一些病毒和细菌存在,在机体受凉、疲劳等因素作用下,因机体抗病能力减弱而致病。所以,平时应加强身体锻炼,注意避免发病诱因,增强自身抗病能力。②呼吸道隔离,病毒具有高度的传染性,可以通过飞沫在空气中传播,也可借污染的食具和物品传播。在呼吸道感染流行时,应戴口罩,尽量不去公共场所,并将自用的水杯、毛巾、脸盆、碗筷等与他人分开,切断传染途径,尽量勿与患者及其他人接触。③家庭消毒,家居室内可用食醋熏或用艾卷燃熏,每次1小时,隔天1次;有条件的可用消毒液擦拭桌面、窗台、地面,以达到空气消毒的目的。④中药预防,在呼吸道感染流行时,可服用清热、解毒、抗病毒的中药制剂以达到平衡体内阴阳,增强机体抵抗力的作用,如野菊花、薄荷、荆芥、板蓝根(大青叶)等。

二、消化系统

(一)教育目标
(1)了解消化系统的正常解剖、生理知识及常用的诊断方法。
(2)了解常用药物的作用。
(3)掌握消化性溃疡的预防和护理要点。

(二)消化系统的解剖及生理简介
1.解剖

消化系统包括消化道和消化腺两大部分。消化道由口腔、咽、食管、胃、小肠和大肠组成;消化腺由消化管壁内的若干小腺和独立大腺组成;大腺包括唾液腺、肝和胰。消化系统的基本功能是摄取食物,进行物理性和化学性消化,吸收其营养物质并将食物残渣转变为粪便排出体外。该系统是保证人体新陈代谢的重要组成部分。临床上将口腔至十二指肠这一段称为上消化道,空肠以下的部分称为下消化道。

2.主要生理功能

(1)胃:食物经咀嚼并与唾液混合后被吞咽入胃。胃有分泌胃液和蠕动的功能,其消化及吸收功能有限。脂肪类食物在胃内基本不被消化,胃仅吸收少量水、葡萄糖和盐水。因此,胃的主要生理功能是分泌胃液和进行搅拌、排空运动,为食物在小肠内的消化吸收进行准备和输送。

(2)十二指肠:可分泌促胰液素、胆囊收缩素、促胃液素等并接受胆汁和胰液。十二指肠有一定的吸收能力,水、葡萄糖、电解质在十二指肠内均可被迅速被吸收。

(3)小肠:通过有节律的分节运动和蠕动运动,促进食团与消化液的混合。小肠液含有多种消化酶,对食物进行消化吸收。因此,大部分的营养成分均在小肠吸收。

(4)结肠:有吸收与分泌功能,能储存与转运粪便,可以吸收水、电解质、葡萄糖。结肠内还有大量细菌,可抑制某些病原菌并合成维生素K、B族维生素等复合物,以供体内需要。

(5)肝:能分泌胆汁,并具有代谢功能,能将糖类、蛋白质、脂肪转变为糖原储存在肝内,当血糖减少时又将糖原分解为葡萄糖释放入血液,以调节血糖保持恒定浓度。肝还能合成和产生凝血物质,故具有凝血功能。在代谢过程中产生的毒物或外来的毒物在肝内可通过分解氧化等方式转为无毒。另外肝还能储存血液,当有急性出血时,能输出相当多的血液补充血液循环。

(6)胆囊:具有储存、浓缩胆汁及调节胆道内压力的作用。

(7)胰腺:具有内、外分泌功能。内分泌部主要由胰岛组成,可分泌胰岛素、胰高血糖素,参与糖的代谢。外分泌部主要分泌胰液,经胰管排入十二指肠,参与对食物的消化。

(三)常用检查方法及治疗药物

1.消化性溃疡的检查

(1)胃液分析:胃溃疡患者胃酸分泌正常或稍低,十二指肠溃疡患者则多增高。高峰排量明显减低者,尤其是胃液 pH>7.0 应考虑癌变,十二指肠溃疡高峰排量多>40 mmol/L。

(2)粪便隐血试验:素食 3 天后,粪便隐血试验阳性者可提示有活动性消化溃疡。治疗后一般1~2 周转阴。

(3)X 线钡剂检查:患者吞服钡剂后,钡剂充盈在溃疡的隐窝处,X 线检查可显示阴影。这是诊断消化性溃疡的直接手段。

(4)纤维内镜检查:具有最直接的优点,通过内镜,不仅能明确溃疡是否存在,而且还可以估计溃疡面的大小,周围炎症轻重,溃疡面有无血管显露及准确评价药物治疗效果。

2.常用药物

(1)西咪替丁:①作用,抑制胃酸分泌,但不影响胃排空作用。本药对化学刺激引起的腐蚀性胃炎有预防及保护作用,同时对应激性溃疡和上消化道出血都有较好疗效。②不良反应,消化系统反应,如腹胀、腹泻、口干等;心血管系统反应可表现为面色潮红、心率减慢等。对骨髓有一定抑制作用,还有一定的神经毒性,可有头痛、头晕、疲乏及嗜睡等。③注意事项,不可突然停药,疗程结束后仍需要服用维持量 3 个月或严格遵医嘱服药,因为突然停药会引起酸度回跳性升高;用药期间注意查肝肾功能和血常规;不可与抗酸剂(氢氧化铝、乐得胃等)同时服用,应在餐中或餐后立即服用;不宜与地高辛、奎尼丁及含咖啡因的饮料合用。

(2)雷尼替丁:①作用,组织胺 H_2 受体拮抗剂,比西咪替丁作用强 5~8 倍,作用迅速、长效、不良反应小。②不良反应,静脉输入后可有头晕、恶心、面部烧灼感及胃肠刺激;可有焦虑、健忘等。对肝有一定毒性,孕妇、婴儿及严重肾功能不全者慎用。③注意事项,静脉用药后可出现头晕等不适,约持续 10 分钟消失。不能与利多卡因合用。

(3)奥美拉唑:①作用,可特异性的作用于胃黏膜细胞,抑制胃酸分泌,对 H_2 受体拮抗剂效果不好的患者可产生强而持久的抑酸作用,对十二指肠溃疡有很好的治愈作用,并且复发率低,可减弱胃酸对食管黏膜的损伤,可治疗顽固性溃疡。②不良反应,不良反应同雷尼替丁,偶见转氨酶升高、皮疹、嗜睡、失眠等,停药后消失。③注意事项,胶囊应于每天晨起吞服,尽量不要嚼,不可擅自停药。一般十二指肠溃疡服用 2~4 周为 1 个疗程,胃溃疡服用 4~8 周为 1 个疗程。

(四)消化性溃疡的预防及自我护理

消化性溃疡是发生在胃和十二指肠的慢性溃疡,也可发生于食管下段,胃空肠吻合术后。溃疡的形成与胃酸和胃蛋白酶的消化作用有关,故称消化性溃疡。

1.病因和发病机制

尚不十分明确,学说甚多,一般认为与多种因素有关。

(1)胃酸和胃蛋白酶:具有强大的消化作用,在本病的发病机制中占有重要位置,尤以胃酸的作用更大。

(2)胃黏膜屏障学说:在正常情况下,胃黏膜不受胃内容物的损伤,或在损伤后可迅速地修复。当胃黏膜屏障遭受破坏时,胃液中的氢离子可回流入黏膜层,引起组胺释放,使胃蛋白酶增加而造成胃黏膜腐烂,长期可形成溃疡。

(3)胃泌素在胃窦部潴留。

(4)神经系统和内分泌功能紊乱。

(5)其他因素:物理性及化学性刺激;各种药物可通过各种机制引起消化性溃疡;O型血人群的十二指肠溃疡发病率高于其他血型者;消化性溃疡常与肝硬化、肺气肿、类风湿关节炎、慢性胰腺炎、高钙血症等并存。

2.临床表现

(1)疼痛:溃疡病患者的临床表现主要是上腹部疼痛,这种疼痛与饮食有较明显的关系。胃溃疡的疼痛多于饭后 0.5～2.0 小时,至下餐前消失。十二指肠溃疡的疼痛多出现于午夜或饥饿之时,进食后疼痛可减轻或缓解。疼痛可因饮食不当、情绪波动、气候突变等因素而加重。常服抑酸剂、休息、热敷疼痛部位可使疼痛减轻,穿透性溃疡可放射至胸部和背后。少数溃疡病患者可无疼痛或仅有轻微不适。

(2)其他胃肠症状:反酸、嗳气、恶心、呕吐等,可单独出现或伴有疼痛同时出现。

(3)全身性症状:患者可有失眠等神经官能症的表现,并伴有自主神经功能不平衡的症状,如脉缓、多汗等。

3.并发症

(1)上消化道出血:是本病常见并发症之一。一部分患者以大量出血为本病的初发症状,临床表现为呕血和黑便,原来的溃疡症状在出血前可加重,出血后可减轻。

(2)穿孔:急性穿孔是消化性溃疡最严重的并发症。当溃疡深达浆膜层时,可发生急性穿孔。胃及十二指肠内容物溢入腹腔,导致急性弥漫性腹膜炎。临床表现为突然发生上腹剧疼,继而出现腹膜炎的症状和体征,部分患者呈现休克状态。

(3)幽门梗阻:是十二指肠球部溃疡常见的并发症,其原因是溃疡活动期周围组织炎性水肿引起痉挛,妨碍幽门通畅,造成暂时性的幽门梗阻。随着炎症的好转,症状即消失。在溃疡愈合时,有少数患者可因瘢痕形成与周围组织粘连而引起持久性的器质性幽门狭窄,临床体征常见上腹部胃蠕动波、振水音,往往有大量呕吐、含酸性发酵宿食,呕吐后上述症状可缓解。

(4)癌变:少数溃疡可发生癌变。

4.治疗与护理

(1)生活起居的规律性和饮食的合理性:①精神因素对本病的发生发展有重要影响,过分的紧张、情绪的改变或疲劳过度,均会扰乱生活规律,诱发溃疡的发生或加重。②养成定时进食的良好习惯,忌暴饮暴食,限制酸、辣、生、冷、油炸、浓茶、咖啡等刺激性食物。急性期可服流食,逐步过渡到少渣半流饮食及少渣软饭。适当限制粗纤维,需注意少食多餐。急性期不宜用的食物有粗粮、杂豆、坚果、粗纤维、蔬菜水果及刺激性食物。稳定期选用营养充足的平衡饮食,注意饮食的多样化,按时进餐,细嚼慢咽,不要过饥过饱。

(2)应用制酸、解痉和保护黏膜、促进溃疡愈合的药物:①降低胃内酸度即抑酸治疗。目前常用的抑酸剂有 H_2 受体拮抗剂和质子泵抑制剂。前者常用的是西咪替丁,后者为奥美拉唑,其他常用的药物还有雷尼替丁、法莫替丁等。②增加胃黏膜抵抗力。常用的药物有硫糖铝、铋剂。③抗生素类药物。应用抗生素的目的是为了杀灭幽门螺杆菌。单独应用一种药物疗效较差,常用的有阿莫西林、甲硝唑、铋剂等三联治疗。与抗酸药同时应用疗效较好,复发率低,有效率为 80%～90%。

(3)注意观察患者的病情变化:如腹痛、出血征兆及程度。

5.预防

(1)保持心情愉快:持续或过度精神紧张、情绪波动,可使大脑皮质功能紊乱,自主神经兴奋性增加,最后导致胃酸分泌增多。减少和防止精神紧张、忧虑、情绪波动、过度劳累等,保持乐观情绪,心情愉快地工作与生活,以使大脑皮质功能稳定。

(2)注意休息:不要过度疲劳,生活规律化。有规律地生活,注意劳逸结合,病情轻者可边工作边治疗,较重的活动性溃疡患者应卧床休息,一般应休息4～6周(溃疡愈合一般需4～6周)。

(3)每天保证充足的睡眠及休息,防止复发。可适当给予镇静药或采用气功疗法。

(4)饮食合理,注意饮食方式,要定时定量,细嚼慢咽,避免急食、忌生、冷、热、粗糙、油炸及其他刺激性食物和饮料,以清淡饮食为主。溃疡病活动期宜少量多餐(每天5～6次),症状控制后改为每天3次。

(5)戒除烟酒。吸烟可引起血管收缩,抑制胰液、胆汁分泌,使十二指肠中和胃酸的能力减弱;乙醇能使胃黏膜屏障受损加重,延迟愈合。

(6)遵医嘱服药。

(7)注意观察溃疡病复发症状:疼痛、吐酸水、恶心、呕吐、便血或体重减轻等。

三、内分泌系统

(一)教育目标

(1)了解内分泌系统的解剖和生理功能及内分泌检查方法。

(2)了解常用药物的作用、用药注意事项。

(3)掌握糖尿病和甲状腺功能亢进症的自我护理要点。

(二)内分泌系统解剖及生理简介

1.解剖

内分泌系统是通过体液中微量的特殊化学物质(激素)来调节人体生命活动的重要系统。内分泌系统包括人体内分泌腺及某些脏器中的内分泌组织,其主要功能是在神经支配和物质代谢反馈调节基础上释放激素,调节人体内的代谢过程、脏器功能、生长发育、生殖衰老等许多生理活动,维持人体内环境的稳定,以适应复杂多变的体内、外变化。内分泌系统疾病的发生,是由于内分泌腺及组织发生病理改变所致。许多疾病导致的代谢紊乱,也可影响内分泌系统的功能和结构。

2.主要生理功能

(1)下丘脑:不仅能产生促进性腺、甲状腺等多种激素分泌的促释放激素;还能分泌使生长激素、催乳素等减少释放的抑制性激素。

(2)垂体:分为腺垂体(垂体前叶)及神经垂体(垂体后叶)。垂体前、后叶分泌不同激素:①垂体前叶由多种分泌不同激素的细胞组成,其分泌的各种垂体前叶激素作用于靶腺或周围组织,参与机体的生长发育、物质代谢、生殖功能及体液平衡等的调节。垂体前叶激素的合成和分泌主要受下丘脑释放的激素调节及靶腺激素的反馈调节,中枢神经系统也参与其调节作用。垂体前叶主要分泌促甲状腺激素、促肾上腺皮质激素、促性腺激素。②垂体后叶激素有两种,抗利尿激素和缩宫素,它们分别由下丘脑的视上核和室旁核产生,储存在垂体后叶中,在机体需要时释放入血,前者主要调节水代谢,有抗利尿作用,后者主要使子宫收缩。

(3)甲状腺:是人体内最大的内分泌腺,位于颈前的中部,由左右两叶及峡部构成,两侧叶的后面和四个甲状旁腺及喉返神经相接,分泌甲状腺素、三碘甲状腺素原氨酸及降钙素。甲状腺的主要功能是摄取碘合成甲状腺激素,影响全身组织的氧化过程。合成的甲状腺激素以甲状腺球蛋白的形式储存在滤泡腔内,在促甲状腺激素的刺激下释放入血发挥其生理作用,影响机体的生长发育、组织分化、物质代谢及其他多种系统和器官的功能。

(4)甲状旁腺:位于甲状旁腺侧叶背面,通常有四个,分为上、下两对,分泌甲状腺旁腺激素,调节体内钙、磷代谢。甲状旁腺激素的主要靶器官是骨组织和肾小管,它可以使骨质溶解,动员骨钙入血,增加肾小管和促进肠黏膜对钙的重吸收而使血钙增高。甲状旁腺又可抑制肾小管对磷的重吸收,使尿磷排出增加,血磷降低。血钙升高时又反馈抑制甲状旁腺激素的分泌。

(5)肾上腺:又称为副肾,位于肾的内上方,左右各一,右肾上腺呈三角形,左肾上腺呈椭圆形或半月形。肾上腺分为皮质和髓质两部分,肾上腺皮质细胞由外至内可分为球状带、束状带和网状带。球状带较薄,主要分泌盐皮质激素即醛固酮,调节人体的水盐平衡;束状带分泌糖皮质激素,以皮质醇为主,参与糖、脂肪及蛋白质代谢的调节;网状带分泌性激素。肾上腺髓质由嗜铬细胞组成,可合成和释放肾上腺素和去甲肾上腺素,但以肾上腺素为主。肾上腺素及去甲肾上腺素通过与特异的肾上腺素受体结合而对多种器官和组织发挥作用。

(6)性腺:包括女性卵巢和男性睾丸。卵巢分泌雌激素、孕激素和少量雄激素。雌激素的主要作用为促进女性副性器官的发育和生长,促进女性副性征的出现,对人体新陈代谢有多方面的影响,故对青春发育与成长起重要的刺激作用。孕激素的主要作用是为受精卵在子宫内着床和保证妊娠做准备,它通常要在雌激素作用的基础上才能发挥作用。睾丸分泌雄激素和少量雌激素。雄激素主要为睾酮,作用为促进男性副性器官的发育和副性征的出现及促进体内蛋白质的合成代谢。

(7)胰腺:位于腹膜后,上腹深处,相当于第一、第二腰椎水平,呈横位,可分为头、颈、体、尾四部分。胰腺是一个具有内、外分泌功能的腺体。胰腺中有许多星罗棋布的细胞群,称为胰岛。胰岛是胰的内分泌部,占整个腺体的 1%～2%,由大小不等、形状不规则的上皮细胞团组成,主要分布在胰尾部。胰岛内的主要内分泌细胞及其分泌激素如下所述。①A 细胞:占全部细胞数目的 25%～30%,所分泌的激素是胰高血糖素,其作用是使血糖增加。②B 细胞:占全部细胞数目的 70%～75%,所分泌的激素是胰岛素,其作用是降低血糖。③D 细胞:占全部细胞数目的59%,所分泌的激素是生长激素抑制激素,其作用是抑制胰岛素及胰高血糖素的分泌。胰腺除胰岛的 3 种内分泌细胞分泌释放上述内分泌激素外,胰腺还有外分泌功能,可以分泌胰液,参与消化过程。

(8)内分泌细胞:胃肠道管壁上有多种内分泌细胞可分泌不同激素,包括胃泌素、胰泌素、胃动素等。

(9)肾脏可分泌前列腺素、肾素、红细胞生成素等。

(10)前列腺分泌前列腺素。

(三)常用检查方法及治疗药物

1.常用检查方法

(1)口服葡萄糖耐量试验:①目的,通过增加机体的葡萄糖负荷,观察血糖上升、恢复的速度和水平,以了解机体对葡萄糖的利用情况,推测胰岛 B 细胞的储备功能,从而协助诊断早期糖尿病及某些与糖代谢有关的疾病。②方法,试验前一天晚餐后禁食,直至试验完毕。医护人员将口服葡萄糖 75 g 溶解于 300 mL 水中,要求患者在 5 分钟内喝完,分别在空腹、口服葡萄糖 30 分钟、1 小时、2 小时、3 小时抽取静脉血测血糖。③注意事项,近期体重明显减轻或严格控制热量者,需试验前每天进食糖类 300 g 连续 7 天才可试验。因为各种疾病均可使糖耐量减低,患感冒、肺炎者需病愈 2 周后才可试验;试验前 3 天停止使用口服避孕药、氢氯噻嗪、降糖药等;试验前最少 8 小时内及试验中不可饮咖啡、吸烟及剧烈活动;若有午饭前或晚饭前低血糖反应的病史,则延长试验时间,于口服糖后 4 小时、5 小时各取 1 次静脉血测定血糖。

(2)甲状腺摄[131]I试验:①目的,给受检者一定的放射性[131]I,通过测定甲状腺吸碘率的高低,来判断甲状腺的功能状态,以协助诊断。②方法,试验前应禁食含碘丰富的食品 2~4 周,试验前 10 小时开始禁食。试验当天去同位素室后首先口服[131]I碘剂,分别在服后 3 小时及 24 小时,用 γ 射线盖革计数管在甲状腺部位测定其放射性。③注意事项,妊娠期、哺乳期妇女应避免做此项检查。若服用甲状腺制剂,抗甲状腺药物应停药 2 周以上;若食用含碘较多的中药,则应停药 1 个月以上才可做此项检查。

2.常用药物

(1)口服降糖药磺脲类:包括甲苯磺丁脲、格列本脲(优降糖)、格列奇特(达美康)等,临床上主要用于治疗非胰岛素依赖型糖尿病。①药理作用:刺激胰岛素分泌和增强胰岛素的作用。②不良反应:低血糖、胃肠道反应(食欲减退、恶心、呕吐),皮肤反应(瘙痒、红斑、荨麻疹等),血液系统反应(白细胞、血小板计数减少,粒细胞缺乏、溶血性贫血等)。③服药方法:严格遵医嘱。④注意事项:服药期间,一旦发生心慌、手抖、饥饿、头晕等低血糖症状时,应吃含糖的食品或喝糖水。

(2)硫脲类抗甲状腺药物:包括甲硫氧嘧啶、甲巯咪唑(他巴唑)、卡比马唑(甲亢平)等,临床上主要用于治疗甲状腺功能亢进。①药理作用:通过抑制甲状腺组织合成甲状腺激素,以及外周丙硫氧嘧啶抑制 T_4 转变为 T_3 来达到治疗甲状腺功能亢进的目的。②不良反应:出现过敏性药物皮疹及药物性粒细胞缺乏症,白细胞计数减少症状及关节疼痛,肌肉疼痛等。③服药方法:严格遵医嘱。④注意事项:服药期间,避免服其他类药物,一旦发生怕冷、乏力、黏液性水肿、动作迟缓、嗜睡等甲状腺功能减退症状需及时通知医师。食物和饮料不会影响抗甲状腺药物的疗效。

(四)糖尿病的治疗及自我护理

糖尿病是一组病因和发病机制尚未完全清楚的内分泌代谢性疾病,它是由于胰岛 B 细胞分泌胰岛素的功能异常,导致胰岛素分泌绝对或相对不足及靶细胞对胰岛素的敏感性降低,引起糖、蛋白质和脂肪代谢紊乱,进而出现血中葡萄糖升高及尿糖阳性。本病典型症状是"三多一少",即多饮、多尿、多食及体重减轻,此外还有糖尿病并发症的症状。有些患者平时并无任何症状,只在体检时被发现。

1.病因及发病机制

糖尿病的病因和发病机制尚未完全明确,可能为多因素所致。目前已确认遗传因素在本病发生上具有决定性作用,下面列举可能的诱发因素。

(1)感染:1 型糖尿病与病毒感染有关,柯萨奇病毒、流行性腮腺炎病毒等感染可引起胰岛组织损害而发病。

(2)肥胖:肥胖是 2 型糖尿病最主要的诱发因素之一。肥胖者的外周组织靶细胞的胰岛素受体数量减少,对胰岛素的亲和力减低或存在受体缺陷,故对胰岛素不敏感,导致糖尿病。

(3)创伤、手术、精神刺激、多次妊娠等,可诱发或加重糖尿病。

(4)药物可诱发或加重糖尿病,如肾上腺糖皮质激素、雌激素等。

2.临床表现

(1)多尿:由于血糖浓度高,大量葡萄糖从肾脏排出,由于渗透压增高,阻碍水分子在肾小管的重吸收,大量水分子伴随糖排出,形成多尿。

（2）烦渴多饮：由于多尿失去大量水分而烦渴多饮。

（3）易饥多食：葡萄糖是体内能量及热量的主要来源，由于胰岛素不足，使葡萄糖不能利用而随尿液丢失，机体常处于半饥饿状态。为补充失去的糖分，多数患者有饥饿感，从而导致食欲亢进，易饥多食。

（4）消瘦乏力：由于机体不能充分利用葡萄糖，故需要蛋白质和脂肪来补充能量与热量，使体内蛋白质和脂肪消耗增多，加之水分的丢失，因此，患者体重减轻而导致消瘦乏力。

（5）其他患者常有皮肤疖肿及皮肤瘙痒，由于尿糖浓度较高和尿糖的局部刺激，外阴部瘙痒较常见。

3.诊断标准

（1）可诊断糖尿病的血糖数值：①空腹血糖＞7 mmol/L。②餐后2小时血糖＞11.1 mmol/L。

（2）葡萄糖耐量异常：①空腹血糖≥6.9 mmol/L。②30分钟血糖≥10.6 mmol/L。③1小时血糖≥10 mmol/L。④2小时血糖≥7.8 mmol/L。⑤3小时血糖≥6.9 mmol/L。30分钟及1小时数值仅取1点计算，有3点达到或超过上述数值者，可确诊为糖尿病。年纪超过50岁者，每增加10岁将30分钟数值增加0.6 mmol/L。

4.并发症

（1）酮症酸中毒及昏迷：糖尿病加重时，脂肪分解加速，大量脂肪酸在肝脏经β氧化产生酮体（包括乙酰乙酸、β-羟丁酸和丙酮），血酮升高时称酮血症，尿酮排出增多时称酮尿，临床上统称酮症。乙酰乙酸和β-羟丁酸的酸性较强，故易产生酸中毒，即糖尿病酮症酸中毒，病情进展还可出现糖尿病昏迷。①诱因：一是感染，急性感染或慢性感染急性发作，以呼吸道、泌尿道和胃肠道感染最常见；二是胰岛素治疗突然中断或减量过多；三是饮食失调，过多摄入高糖和高脂肪的食物或过度限制糖类，如每天进食量＜100 g；四是应激，外伤、手术麻醉、精神创伤、妊娠分娩等。②症状和体征：一是糖尿病症状加重：如显著软弱无力、极度口渴、尿量增多、多食并不明显；常食欲缺乏、恶心、呕吐，以致不能进水和食物，表明病情恶化，有严重酸中毒。二是呼吸在酮症时可无改变，当pH＜7.2或血浆二氧化碳结合力＜15 mmol/L时，呼吸深大而快，称为酮中毒呼吸，患者呼吸有烂苹果味。三是失水加重致脱水表现，如尿量减少、皮肤干燥无弹性、眼球下陷，严重者出现休克，表现为心率增快、脉细速、血压下降、四肢厥冷等。四是神志改变：早期仅有头晕、头痛、精神萎靡继而嗜睡、烦躁不安，病情恶化时反应迟钝，最后陷入昏迷。五是腹痛：少数患者可有腹痛，常为广泛性，有时较剧烈易被误认为急腹症。

（2）糖尿病慢性并发症：①心血管病变，糖尿病对心脏的影响包括大血管病变、微血管病变及自主神经病变。②糖尿病肾脏病变，包括肾小球硬化症、肾小动脉硬化症及慢性肾盂肾炎。典型临床表现是蛋白尿、水肿和高血压，最初蛋白尿为间歇性，以后渐呈持续性，晚期为氮质血症，最终出现肾衰竭。③神经病变，可累及神经系统任何一部分，以对称性、反复性、周围性神经病变最为常见。④眼病变，以眼底视网膜病变、动脉硬化及白内障多见。⑤感染，糖尿病患者易感染，疖、痈等皮肤化脓性感染较常见，有时可引起败血症和脓毒血症。

5.治疗与自我护理

（1）一般治疗与自我护理：患者的长期配合是取得良好治疗效果的基础，故应对患者及其家属进行糖尿病基本知识的教育，使之学会做尿糖测定、掌握饮食治疗的具体措施、使用降糖药的注意事项、学会胰岛素注射技术等，从而在医护人员指导下长期坚持合理治疗。糖尿病患者应保持规律的生活，积极参加力所能及的体力劳动，每天体力活动要保持恒定，不宜过度疲劳，避免精神紧张及精神刺激,保持皮肤清洁,预防各种感染。

(2)饮食治疗与自我护理:①根据患者的年龄、性别、劳动强度、体重、有无并发症等多方面因素,计算每天所需总热量。总热量=每天每千克体重所需热量×标准体重。不同状态下每天每千克体重所需热量如下。休息状态:83.68～104.60 kJ;轻体力劳动:104.60～125.52 kJ;中等体力劳动:125.52～146.44 kJ(30～35 kcal)。标准体重:男性为(身高－100)×0.9;女性为(身高－100)×0.85。②根据每天所需总热量计算各种营养物质的摄入量,糖类占55%～60%,蛋白质占15%～20%,脂肪占20%～25%。1 g糖类可产热17.15 kJ,1 g蛋白质可产热17.15 kJ,1 g脂肪可产热37.66 kJ。③根据每天糖类需要量安排三餐主食量,可各1/3或为1/5、2/5、2/5。

(3)药物治疗与护理:①口服降糖药治疗。磺脲类常用的有格列吡嗪,格列喹酮,格列奇特;双胍类常用的有苯乙双胍,二甲双胍;α糖酶抑制药阿卡波糖。②胰岛素治疗:糖尿病患者因胰岛素绝对或相对不足而致血糖升高,部分患者需注射胰岛素控制血糖。注射胰岛素时应注意以下事项:一是胰岛素最好保存在2～8 ℃的冰箱中,因温度过高会影响效价,温度过低会使胰岛素变性;二是注射前15分钟将胰岛素从冰箱中取出,室温放置15分钟后再注射,注意检查有效期;三是注射剂量要准确,如两种胰岛素合用时,先抽吸普通胰岛素,再抽吸混匀的含锌胰岛素,充分混匀后再注射;四是注射部位用乙醇消毒,因碘酒会致蛋白变性;五是长期注射胰岛素者,注意定期更换注射部位,防止发生硬结。

(4)运动疗法:糖尿病患者开始体育锻炼时,应先从短时间的轻微活动开始,随着体质增强逐渐增加活动量,延长活动时间,每天锻炼1～3次,每次以15～30分钟为佳,不要过度劳累,可采取散步、做广播体操、打太极拳等方式。运动时间宜在早、午饭后1小时左右开始,锻炼要持之以恒。随身携带糖果,若感觉低血糖时及时进食。不可单独进行活动,尤其是爬山、远行等,运动鞋袜要舒适,防止足部受伤。

(5)病情监测:最好每天监测一次尿糖,每周至少查一次血糖,还要定期检查肝功能、肾功能、血脂、糖化血红蛋白、尿蛋白和尿酮体等,定期检查眼底以监测病情变化。只要空腹血糖维持在8.3 mmol/L(150 mg/dL),饭后2小时血糖在10 mmol/L(180 mg/dL)以下,而又没有低血糖发生,血压也基本正常,就能保证不发生并发症。

(五)甲状腺功能亢进的预防及自我护理

甲状腺功能亢进(简称甲亢)是由多种原因导致甲状腺功能增高,分泌甲状腺素过多的一组常见内分泌疾病,临床表现为高代谢症候群、神经兴奋性增高、不同程度的甲状腺肿大及突眼等,多见于20～40岁人群,女性多于男性,男女比例为1:(4～6)。

1.常见分类

(1)甲状腺性甲状腺功能亢进(甲亢):毒性弥漫性甲状腺肿,毒性结节性甲状腺肿,毒性甲状腺腺瘤,新生儿甲亢,碘甲亢,甲状腺癌伴甲亢。

(2)垂体性甲亢:垂体促甲状腺激素腺瘤。

(3)异位促甲状腺激素综合征。

(4)卵巢性甲状腺肿。

(5)仅有甲亢表现而甲状腺功能不高。

2.临床表现

(1)典型症状:①神经系统。易激动、两手平举向前伸出时有细微震颤,失眠,紧张,有时多言、易动、躁狂,也可寡言、抑郁。②高代谢综合征。怕热多汗、心动过速、心悸、胃纳明显亢进,但体重下降,疲乏无力。③甲状腺肿。甲状腺弥漫对称性肿大伴血管杂音和震颤为本病特征。④肌肉骨骼系统。多数患者肌无力及肌肉萎缩。影响骨骼脱钙而致骨质疏松、尿钙增多,血钙一般正常,还可发生指(趾)端粗厚,又称肢端病。⑤生殖系统。女性常有月经减少或闭经,男性阳痿,偶有男子乳腺发育,催乳素及雌激素水平增高。⑥造血系统。血中淋巴细胞多于单核细胞,但白细胞总数低,血容量大,可致轻度贫血。⑦眼征。眼球突出,突眼度一般都超过 18 mm(正常不超过 16 mm),突眼严重者眼睑多有水肿或不闭合,结膜及角膜外露,易引起充血、水肿,可形成角膜溃疡或全眼球炎以致失明。

(2)特殊表现:①甲亢危象,即高热(39 ℃以上),脉率快,常伴房颤或房扑,神志焦虑、烦躁不安,厌食、恶心呕吐、腹泻,大量失水以致虚脱、休克,继而嗜睡、谵妄,终至昏迷,可伴心力衰竭或肺水肿。②甲亢性心脏病占 10%～20%,男性结节性甲状腺肿伴甲亢严重者可有心脏增大,心律失常或心力衰竭,甲亢控制后可恢复正常。③淡漠型甲亢多见于老年,起病隐匿,症状不典型,表现为神志淡漠、乏力、嗜睡、反应迟钝、明显消瘦,有时腹泻、厌食,老年者可合并心绞痛、心肌梗死,易与冠心病混淆。未及时诊断、治疗易发生危象。④胫前黏液性水肿多见于胫骨前1/3部位,也可见于足背、踝关节,偶见于面部。皮肤损伤大多为对称性,有广泛大小不等的棕红色或红褐色或暗红色突起不平的斑块状结节,边界清楚,直径为 5～30 mm,连成片时可达数厘米,可有感觉过敏、减退或伴有痒感,后期皮肤如桂皮或树皮样,有的还呈象皮腿样。⑤甲状腺功能正常的 Graves 眼病少见,约占 5%,只以单侧或双侧突眼为主,无甲亢的临床表现也不伴胫前黏液性水肿,可在突眼发生数月或数年后出现甲亢表现。

(3)实验室检查:①T_3、T_4 明显增高,正常值分别为 0.78～2.20 $\mu g/L$ 和 42～135 $\mu g/L$。②甲状腺刺激性抗体测定:Graves 患者血中 TsAb 阳性检出率为 80%～95%,对本病不但有早期诊断意义,而且对判断病情活动、是否复发也有价值,还可作为治疗停药的重要指标。③甲状腺摄^{131}I:如摄碘率增高,3 小时＞25% 或 24 小时＞45%,峰值前移符合本病。

3.治疗

(1)一般治疗:消除精神紧张等对本病不利的因素,初期予以适当休息和支持疗法,补充足够热量和营养物质以供消耗。

(2)抗甲亢药物治疗:抗甲亢药物有丙硫氧嘧啶、甲巯咪唑、卡比马唑等。①抗甲状腺药物的适应证:症状较轻,甲状腺轻至中度肿大病;20 岁以下青少年及儿童、老年患者;妊娠妇女;甲状腺次全切除术后复发,又不适于放射性^{131}I治疗者;手术治疗前准备;辅助放射性^{131}I治疗。②用药分为三个阶段。初始阶段:需 1～3 个月,服药剂量较大,丙硫氧嘧啶 300～400 mg 或甲巯咪唑 30～40 mg/d;减药阶段:当症状显著减轻,体重增加,心率 80～90 次/分,T_3、T_4 接近正常,可根据病情每 2～3 周递减药量 1 次,同时注意临床表现,递减剂量不宜过快,一般 2～3 个月为宜;维持阶段:每天 5～10 mg,停药前可减至 2.5～5.0 mg,为期 1.0～1.5 年,不稳定而又不愿采用其他方案者,维持阶段可延长为 2～3 年。

(3)辅助药物治疗:①普萘洛尔,10～20 mg,每天 3 次,可改善心悸、心动过速、精神紧张、震颤等,可阻止 T_4 转化为 T_3。普萘洛尔还可适用于甲亢危象和紧急甲状腺手术或放射性碘治疗前的快速准备,对急性甲亢性肌病也有一定效果,但在有支气管哮喘、房室传导阻滞、心力衰竭患者和分娩时禁用,对胰岛素依赖型糖尿病也应慎用。②甲状腺干制剂片或甲状腺素可以稳定"下丘脑-垂体-甲状腺"轴的关系,避免甲状腺和突眼加重,还可降低甲状腺自身抗体和减少甲亢复发率。③碘化物:对甲状腺激素合成可有抑制作用,目前主用于抢救甲亢危象或甲亢手术治疗前的准备,也用于放射性^{131}I治疗以减少不良反应。

(4)放射性治疗:其效果如同外科手术,但要考虑适应证和禁忌证,特别是远期效应问题。①适应证:年龄在 25 岁以上,对抗甲状腺药物过敏而不可持续用药者,或长期治疗无效或停药后复发者,甲状腺次全切除术后复发者,合并有心脏病、糖尿病、严重肝肾疾病及有手术切除禁忌证者,甲亢伴有突眼者,甲状腺内^{131}I转换的有效半衰期不少于 3 天者。②放射性^{131}I治疗不适用于下列情况:妊娠或哺乳妇女;年龄<25 岁者(首选抗甲状腺药物治疗);有严重或活动性肝、肾疾病患者;周围血液白细胞计数少于 $3×10^9$/L;严重甲亢患者,结节性甲状腺肿伴功能亢进,结节扫描显示"冷区"者。③远期并发症:甲状腺功能减退、致癌问题、遗传效应、突眼加重。

(5)手术切除。

4.预防及自我护理

(1)减轻精神紧张,给予有利的精神支持,避免盛怒、急躁、悲哀等不良情绪刺激。

(2)初期要适当的休息,避免从事消耗大、紧张的工作,心悸、心动过速时应多卧床休息,减轻症状。

(3)指导患者掌握合理的饮食,多食高蛋白、高脂肪、高维生素饮食,以保证摄入足够的热量,保证基础代谢,但应减少食物中纤维素的含量,避免生、冷、硬食物,以防增加腹泻机会。

(4)药物治疗时,需注意下列事项:①要指导患者规律服药,避免间断服药。勿用碘剂,少吃或不吃海鲜产品,因为碘对甲状腺激素的合成与释放的抑制是暂时的,如长期食用高碘食物,则甲状腺激素对碘的抑制作用可产生适应性,使甲状腺激素的合成从碘的抑制下逸脱,逸脱后的甲状腺激素的合成重新增加,可引起甲亢的复发。②减药阶段:定时观察临床表现,不少于每天 4 次(基础心率、体重、白细胞、T_3、T_4),遵医嘱逐渐减药量,尽量保持甲状腺功能正常和稳定性,逐渐过渡到维持阶段。③药物反应:白细胞计数减少,最常见于甲硫氧嘧啶,丙硫氧嘧啶最少见;开始服药 2~3 个月内最常见。治疗初期应每 1~2 周检查一次白细胞总数和分类,减药和维持阶段可每 2~4 周测 1 次,白细胞计数低于 $4×10^9$/L 应注意观察,个别患者可出现药疹及血清谷丙转氨酶升高,可用抗组胺药物及护肝药物。

(5)预防甲亢危象,避免精神刺激,预防和尽快控制感染,不随意停药,手术或放射性治疗前要做好准备工作。

(6)内分泌浸润性突眼症的自我护理:注意眼睛休息,戴黑色或茶色墨镜,避免强光及各种外来刺激。睡眠时应用抗菌药膏并戴眼罩,以免角膜暴露部分受刺激而发生炎症。用单侧眼罩减轻复视,高枕卧位,控制食盐摄入,抗菌眼药和可的松眼药交替使用。

(7)甲亢患者出现突眼、甲状腺肿大而致颈部增粗,初期对自我形象的变化难以适应,要鼓励患者进行修饰,听慢节奏、轻松愉快的音乐,保持平和心境,穿衣时避免领口过紧,以免使甲状腺分泌过快,加重症状。

(8)患者代谢快、出汗多,应注意添加合适的衣服,预防感冒,避免加重病情,及时更换衣服,保持皮肤清洁。

(9)甲亢患者失眠、紧张,可遵医嘱口服安眠药,提供安静的休息环境。保证睡眠,有利于疾病的好转。

(李秀丽)

第十二章

手术室护理

第一节　手术前患者的护理

从患者确定进行手术治疗，到进入手术室时的一段时间，称手术前期。这一时期对患者的护理称手术前患者的护理。

一、护理评估

(一)健康史

(1)一般情况：注意了解患者的年龄、性别、职业、文化程度和家庭情况等；对手术有无思想准备、有无顾虑和思想负担等。

(2)现病史：评估患者本次疾病发病原因和诱因；入院前后临床表现、诊断及处理过程；重点评估疾病对机体各系统功能的影响。

(3)既往史：①了解患者的个人史、宗教史和生活习惯等情况。②详细询问患者有无心脏病、高血压、糖尿病、哮喘、慢性支气管炎、结核、肝炎、肝硬化、肾炎和贫血等病史，以及既往对疾病的治疗和用药等。③注意既往是否有手术史，有无药物过敏史。

(二)身体状况

(1)重要器官功能状况：如心血管功能、肺功能、肾功能、肝功能、血液造血功能、内分泌功能和胃肠道功能状况。

(2)体液平衡状况：手术前，了解脱水性质、程度、类型、电解质代谢和酸碱失衡程度，并加以纠正，可以提高手术的安全性。

(3)营养状况：手术前，若有严重营养不良，术后容易发生切口延迟愈合、术后感染等并发症。应注意患者有无贫血、水肿，可对患者进行身高、体重、血浆蛋白测定、肱三头肌皮褶厚度、氮平衡试验等检测，并综合分析，以判断营养状况。

(三)辅助检查

(1)实验室检查：①血常规检查应注意有无红细胞、血红蛋白、白细胞和血小板计数异常等现象；尿常规检查应注意尿液颜色、比重，尿中有无红、白细胞；大便常规检查应注意粪便颜色、性状、有无出血及隐血等。②凝血功能检查包括测定出凝血时间、血小板计数和凝血酶原时间等。③血液生化检查包括电解质检查、肝功能检查、肾功能检查和血糖检测等。

（2）影像学检查：查看 X 线、CT、MRI、B 超等检查结果，评估病变部位、大小、范围及性质，有助于评估器官状态和手术耐受力。

（3）心电图检查：查看心电图检查结果，了解心功能。

（四）心理-社会状况

术前，应对患者的个人心理和家庭社会心理充分了解，患者大多于手术前会产生不同程度的心理压力，出现焦虑、恐惧、忧郁等反应，表现为烦躁、失眠、多梦、食欲下降和角色依赖等。

二、护理诊断及合作性问题

（一）焦虑和恐惧

焦虑和恐惧与罹患疾病、接受麻醉和手术、担心预后及住院费用等有关。

（二）知识缺乏

如缺乏有关手术治疗、麻醉方法和术前配合等知识。

（三）营养失调

低于机体需要量，与原发病造成营养物质摄入不足或消耗过多有关。

（四）睡眠形态紊乱

睡眠形态紊乱与疾病导致不适、住院环境陌生、担心手术安全性及预后等有关。

（五）潜在并发症

如感染等。

三、护理措施

（一）非急症手术患者的术前护理

1.心理护理

（1）向患者及其亲属介绍医院环境；主管医师、责任护士情况；病房环境、同室病友和规章制度，帮助患者尽快适应环境。

（1）工作态度：态度和蔼，关心、同情、热心接待患者及其家属，赢得患者的信任，使患者有安全感。

（3）术前宣教：可根据患者的不同情况，给患者讲解有关疾病及手术的知识。对于手术后会有身体形象改变者，应选择合适的方式，将这一情况告知患者，并做好解释工作。

（4）加强沟通：鼓励患者说出心理感受，也可邀请同病房或做过同类手术的患者，介绍他们的经历及体会，以增强心理支持的力度。

（5）必要时，遵医嘱给予适当的镇静药和安眠药，以保证患者充足的睡眠。

2.饮食护理

（1）饮食：根据治疗需要，按医嘱决定患者的饮食，帮助能进食的患者制订饮食计划，包括饮食种类、性状、烹调方法、量和进食次数、时间等。

（2）营养：向患者讲解营养不良对术后组织修复、抗感染方面的影响；营养过剩、脂肪过多，给手术带来的影响。根据手术需要及患者的营养状况，鼓励和指导患者合理进食。

3.呼吸道准备

（1）吸烟者：术前需戒烟 2 周以上，减少呼吸道的分泌物。

（2）有肺部感染者：术前遵医嘱使用抗菌药物治疗肺部感染，痰液黏稠者，给予超声雾化吸入,每天 2 次,使痰液稀释,易于排出。

(3)指导患者做深呼吸和有效的咳嗽排痰练习。

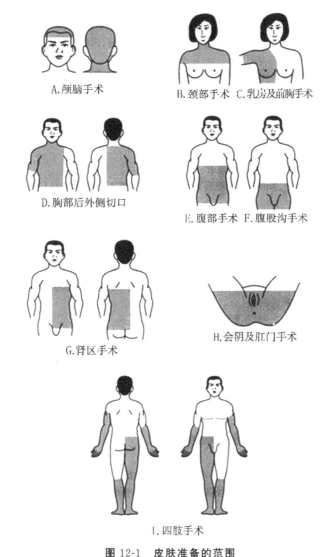

A.颅脑手术

B.颈部手术　C.乳房及前胸手术

D.胸部后外侧切口

E.腹部手术　F.腹股沟手术

G.肾区手术

H.会阴及肛门手术

I.四肢手术

图 12-1　皮肤准备的范围

4.胃肠道准备

(1)饮食准备:胃肠道手术患者,入院后即给予低渣饮食。术前 1~2 天,进流质饮食。其他手术,按医嘱进食。为防止麻醉和手术过程中的呕吐,引起窒息或吸入性肺炎,常规于手术前禁食12 小时,禁饮4 小时。

(2)留置胃管:消化道手术患者,术前应常规放置胃管,减少手术后胃潴留引起的腹胀。幽门梗阻患者,术前 3 天每晚以温高渗盐水洗胃,以减轻胃黏膜充血水肿。

(3)灌肠:择期手术患者,术前一天,可用 0.1%~0.2%肥皂水灌肠,以防麻醉后肛门括约肌松弛,术中排出粪便,增加感染机会。急症手术不给予灌肠。

(4)其他:结肠或直肠手术患者,手术前 3 天,遵医嘱给予口服抗菌药物(如甲硝唑、新霉素等),减少术后感染的机会。

5.手术区皮肤准备

手术区皮肤准备简称备皮,包括手术区皮肤的清洁、皮肤上毛发的剃除,其目的是防止术后切口感染。①颅脑手术:整个头部及颈部。②颈部手术:由下唇至乳头连线,两侧至斜方肌前缘。③乳房及前胸手术:上至锁骨上部,下至脐水平,两侧至腋中线,并包括同侧上臂上 1/3 和腋窝。④胸部后外侧切口:上至锁骨上及肩上,下至肋缘下,前后胸都超过中线 5 cm。⑤上腹部手术:上起乳头水平,下至耻骨联合,两侧至腋中线,包括脐部清洁。⑥下腹部手术:上自剑突水平,下至大腿上 1/3 前、内侧及外阴部,两侧至腋中线,包括脐部清洁。⑦肾区手术:上起乳头水平,下至耻骨联合,前后均过正中线。⑧腹股沟手术:上起脐部水平,下至大腿上 1/3 内侧,两侧到腋中线,包括会阴部。⑨会阴部和肛门手术:自髂前上棘连线至大腿上 1/3 前、内和后侧,包括会阴部、臀部、腹股沟部,见图 12-1。

(1)特殊部位的皮肤准备要求:①颅脑手术。术前 3 天剪短毛发,每天洗头,术前 3 小时再剃头 1 次,清洗后戴上清洁帽子。②骨科无菌手术。术前 3 天开始准备,用肥皂水洗净,并用 70%乙醇消毒,用无菌巾包扎;手术前一天剃去毛发,70%乙醇消毒后,无菌巾包扎;手术日早晨重新消毒后,用无菌巾包扎。③面部手术。清洁面部皮肤,尽可能保留眉毛,作为手术标志。④阴囊和阴茎部手术。入院后,每天用温水浸泡,并用肥皂水洗净,术前一天备皮,范围同会阴部手术,剃去阴毛。⑤小儿皮肤准备。一般不剃毛,只做清洁处理。

(2)操作方法:①先向患者讲解皮肤准备的目的和意义,以取得理解和配合。②将患者接到换药室或者处置室,若在病室内备皮,应用屏风遮挡,注意保暖及照明。③铺橡胶单及治疗巾,暴露备皮部位。④用持物钳夹取肥皂液棉球,涂擦备皮区域,一手绷紧皮肤,一手持剃毛刀,分区剃净毛发,注意避免皮肤损伤。⑤清洗该区域皮肤,若脐部则用棉签清除污垢。

6.其他准备

(1)做好药物过敏试验,根据手术大小,必要时备血。

(2)填写手术协议书,让患者及其家属全面了解手术过程、存在的危险性,可能出现的并发症等。

7.手术日晨护理

(1)测量生命体征,若发现发热或其他生命体征波动明显,如女患者月经来潮,应报告医师是否延期手术或进行其他处理。

(2)逐一检查手术前各项准备工作是否完善,如皮肤准备、禁食、禁饮;特殊准备是否完善。

(3)遵医嘱灌肠,置胃肠减压管,排空膀胱或留置导尿管,术前半小时给予术前药等。

(4)帮助患者取下义齿、发夹、首饰、手表和眼镜等,将其贵重物品及钱物妥善保管。

(5)准备手术室中需要的物品,如病历、X 线片、CT 和 MRI 片、引流瓶、药品等,在用平车护送患者时,一并带至手术室。

(6)与手术室进行交接,必须按照床号、姓名、性别、住院号、手术名称等交接清楚。

(7)做好术后病房的准备,必要时,安排好监护室。

8.健康指导

应注意向患者及其家属介绍疾病及手术的有关知识,如术前用药、准备、麻醉及术后恢复的相关知识;指导患者进行体位训练、深呼吸练习、排痰方法、床上排便练习,以及床上活动等,有利于减少术后并发症的发生,促进机体尽快恢复。

（二）急症手术患者的术前护理

急诊手术是指病情危急，需在最短时间内迅速进行的手术。术前准备须争分夺秒，争取在短时间内，做好手术前必要的辅助检查。嘱患者禁食、禁饮；迅速做好备皮、备血、药物过敏试验；完成输液、应用抗菌药物、术前用药等必要准备。在可能的情况下，向患者家属简要介绍病情及治疗方案。

（刘文织）

第二节　手术中患者的护理

一、基本监测技术

（一）心电监护

心电监测是临床上应用最为广泛的病情监测参数，是指用心电监护仪对被监护者进行持续不间断的心电功能监测，通过心电监护仪反映心肌电活动的变化。早期，为了连续监测患者的心电，出现了由心电示波、心率计和心电记录器构成的最基本的心电监护仪。随着医学的发展，急危重症患者的监护水平不断提高，加之电子及计算机技术等在医疗仪器设备中的应用，又产生了多导心电、呼吸、温度、血压及血氧饱和度等多参数的监护仪。目前，心电监测普遍采用了床旁监护仪发送的心电波形和数字形式获取相关信息。床旁监护系统是通过导联线与机体相关部位的电极片连接获取心电信号，再经电模块将其进行放大及有关处理。除心电信号外，床旁监护系统可配备其他模块，获取多种监测信息。

1.心电导联的连接

心电电极多采用一次性液柱型电极（银-氯化银电极嵌入含浸渍导电糊泡沫塑料的杯型合成树脂），于丙苯酮或乙醚混合液清洁皮肤后，贴于相应位置。目前，基本上采用5个电极，具体放置如下。①右上为红色（RA）：胸骨右缘锁骨中线第1肋间；②右下为黑色（RL）：右锁骨中线剑突水平处；③中间为褐色（C）：胸骨左缘第4肋间；④左上为黄色（LA）：胸骨左缘锁骨中线第1肋间；⑤左下为白色（LL）：左锁骨中线剑突水平处。通过电极放置的位置可模拟心电图导联检查效果，以便对监测结果进行合理分析。如两侧锁骨下与两侧锁骨中线第7肋间可模拟标准导联；两侧锁骨下和胸骨中侧第4肋间可模拟 V_1 导联；两侧锁骨下和左锁骨中线第5肋间可模拟 V_5 导联。此外，临床上可根据不同情况只放置3个电极也可达到监测目的，如只放置 RA、RL、LA 电极。

2.心电监护指标及目的

心电监测的主要指标包括心率和心律、QRS 波形、有无 P 波与 P 波形态、振幅及间期、P-R 间期、Q-T 间期、R-R 间期、T 波形态及有无异常波形出现等。通过对上述指标的监测，要达到及时发现致命性与潜在致命性心律失常、可能影响血流动力学的过缓或心动过速及心肌缺血的 ST 段和 T 波的改变的目的。致命性快速心律失常包括心室颤动、心室扑动、持续性室性心动过速，以及心房颤动且心室率超过220次/分者等，其常见病因包括呼吸疾病并发急性心肌梗死、冠心病心肌缺血急性发作及其他严重心脏病。致命性心律失常包括长时间心脏停顿或心室停顿及高血钾所致的严重缓慢心律失常等,其常见呼吸系统疾病的病因有呼吸衰竭、气道梗阻、肺动脉栓塞,以及其他心脏病患者如急性心肌梗死、心肌炎及心包压塞等。心肌缺血的监测常需要将心电电极模拟 V_5 导联位置,而无关电极分别放置于胸骨柄和右腋前线第 5 肋间。心肌缺血监测的目的为发现无症状性心肌缺血与确诊有症状的心肌缺血发作;监测持续心肌缺血状态发展动向;心肌缺血治疗效果监测等。

3.监测的原理

心电监护的基本过程是在导联线电极上获取的心电信息经心电模块将其放大及有关处理。心电模块主要包括导联选择、生物放大器、心率计、信号处理等部分组成。心电信号通过导联线上的电极获取。导联选择不同电极间的电位进行测量。而人体体表的心电信号幅度只有 1 mV 左右,必须将其放大 1 000 倍以上才能通过监视器显示和记录器记录出来,因此,心电放大器是一个高增益、高输入阻抗的放大器。

4.护理

(1)操作程序:使用心电监护仪必须掌握正确的操作流程,以确保监护仪的正常运转和使用寿命。目前临床上使用的综合心电监护仪的操作程序基本相似,具体要求如下。①准备物品:主要有心电监护仪机器及其配件,如导联线、血氧监测线与探头、电极贴、生理盐水棉球、配套血压测量袖带等。②患者准备:将患者取舒适体位,如平卧或半卧位,解释监护的需要与目的。擦拭清洁导联粘贴部位。③接通心电监护仪:连接电源,打开主机,等待机器自检结束后,调试仪器至功能监测状态并根据需要调试报警范围。④连接电极:贴电极片,连接心电导联线,如电极与导线连接为按扣式,应先将电极与导线连接后贴于相应部位。⑤连接袖带:将袖带绑至肘窝上 3~6 cm 处,松紧以插入两手指为宜。连接测量血压的导线。⑥监测指标并记录。

(2)注意事项:①心电监测的效果受多种因素的影响,其中最重要的是电极粘贴是否稳妥。为保证监测质量,对胸部皮肤须进行剃毛处理或用细砂纸轻轻摩擦皮肤,再放置电极。一般60~72 小时更换电极片。②监测时要注意患者体位改变或活动会对监测结果的影响,心电示波可出现不规则曲线,呈现出假心率或心律。因此,对监测结果要进行综合分析,必要时,听诊心音进行对比,以确定监测结果的真伪。③使用胸前心电监护导联时,若存在规则的心房活动,则应选择P 波显示较好的导联。QRS 振幅应高于 0.5 mV,以便能触发心率计数。如除颤时放置电极板,必须暴露出患者的心前区。心电监护只是为了监测心率、心律变化,若需分析 ST 段异常或更详细地观察心电图变化,应做常规 12 导联心电图。

(二)动脉血压监护

1.基本概念

(1)血压:血管内血液对血管壁的侧压力为血压。测压时是以大气压为准,用血压高于大气压的数值表示血压的高度,通常用 mmHg、kPa 为单位来表示。产生血压的重要因素是心血管系统内有血液充盈和心脏的射血力量。

(2)动脉压:动脉压是器官组织灌注的一个极好的生理和临床指标,适度有效的器官组织灌注对生存必不可少。动脉压取决于心排量和血管阻力。其相互间的关系可用公式表达:平均动脉压-中心静脉压=心排量×外周血管阻力。动脉压在一个心动周期中可能随着心室的收缩与舒张而发生规律性的波动。心室收缩时,动脉压升高,当达到最高值时称为收缩压;心室舒张时,动脉压下降,当降至最低时,为舒张压;收缩压与舒张压的差值称为脉压;一个心动周期中每一瞬间动脉血压的平均值,被称为平均动脉压。但须注意平均动脉压不是收缩压与舒张压之和的一半,而是更接近于舒张压。

(3)正常值:正常人血压会受多方面因素的影响。世界卫生组织(WHO)将血压分为"理想血压""正常血压""正常高压"等(表12-1)。血压的数值可随年龄、性别及其他生理情况而变化。年龄增高,动脉血压逐年增高,收缩压的升高比舒张压的升高明显。男性比女性高,女性在更年期以后有明显的升高。体力劳动或情绪激动时血压可暂时升高。

表 12-1 血压水平的定义和分类(WHO/ISH)

类别	收缩压/mmHg	舒张压/mmHg
理想血压	<120	<80
正常血压	<130	<85
正常高压	130~139	85~99
1级高血压("轻度")	140~159	90~99
亚组:临界高血压	140~149	90~94
2级高血压("中度")	160~179	100~109
3级高血压("重度")	≥180	≥110
单纯收缩性高血压	≥140	<90
亚组:临界收缩期高血压	140~149	<90

注:当收缩压和舒张压分属于不同分级时,以较高的级别作为标准。(1 kPa=7.5 mmHg)

(4)动脉压波形:正常血压波形可分为二相,即收缩相和舒张相。收缩相是指主动脉瓣开放和快速射血到主动脉时所形成的波形,此动脉波形为急剧上升至顶峰,随后血流经主动脉到周围动脉,压力下降,主动脉瓣关闭,在动脉波下降支斜坡上出现切迹,称为重搏切迹。舒张相是从主动脉瓣关闭直至下一次收缩开始。动脉压波形逐渐下降至基线。舒张相最低点是舒张压。

2.监测方法与原理

目前,临床常用的监测血压方法有两大类。一类是无创测量法,即指袖带式自动间接动脉血压监测。其原理来自传统的人工听诊气袖法,所不同的是在判别收缩压和舒张压时是通过检测气带内气压的搏动实现的。另一类是有创测量法,即指在动脉内置管进行动脉血压连续监测的直接动脉血压监测法,其原理是使用一般的弹簧压表,但仅能测出平均动脉压,而使用电子压力换能器监测仪,则可测出动脉收缩压、舒张压,还可测得压力波形,且记录一次心动周期的压力波形的变化。两类监测血压法各有其优点和不足。直接动脉压监测的主要优点如下。

(1)可连续监测收缩压、舒张压和平均动脉压,并将其数值及波形实时显示在监护仪荧光屏上,及时准确地反映患者血压动态变化。

(2)有助于根据动脉血压的变化判断体内血容量、心肌收缩力、外周阻力及有无心脏压塞等病情变化。

(3)可以弥补由于袖带监测血压而导致血压测不出或测量不准确的不足,直接反映动脉血压的实际水平。

(4)可通过动脉置管采集各种动脉血标本,以免除因反复动脉穿刺给患者带来的痛苦。无创血压监测法操作较有创监测法安全、简单、易于操作,可直接避免有创监测时置管所出现的血栓形成或感染等危险。一般来说,在危重症患者的急救过程中多采用有创监测法,但随病情缓解应尽早改为无创监测法,以减少各种并发症的发生。

3.影响因素

影响动脉血压的因素很多,如每搏输出量、心率、外周阻力、动脉管壁的弹性及循环血量等。这些因素相互关联、相互影响,如心率影响心室充盈和每搏输出量的某些变化,心排血量的改变必伴有血流速度和外周阻力的变化。另外,神经体液因素调节下的心排血量的变化往往会引起外周阻力的变化。临床实际中,遇到具体情况,必须结合患者的血流动力学指标的改变,综合各种因素全面分析和判断。

4.临床意义

动脉血压是衡量机体生理功能的一项重要指标,无论动脉血压过低或过高都可对机体各脏器功能的相对稳定产生十分不利的影响。通过对动脉血压的监测可推算其他心血管参数,如每搏输出量、心肌收缩力、全身循环阻力等。观察血压波形还可对患者的循环状况进行粗略估计。波形高尖见于高血压、动脉硬化及应用升压药和增强心肌收缩力的药物。波形低钝见于低心排综合征、低血压休克和心律失常及药物影响等情况。

5.护理

无创血压监测法的护理较为简单,按常规血压测量法护理要求进行。下面重点对有创血压监测方法的护理加以论述。

(1)保持测压管通畅,防止血栓形成:①定时监测血压通畅情况,随时注意通路、连接管等各个环节是否折曲、受压,定时冲洗管路。②保持三通管正确的方向,测量时开通三通管,并以肝素盐水持续冲洗测压管。③抽取动脉血后或闭管前必须立即用肝素盐水进行快速正压封管,以防凝血阻管。④管路中如有阻塞,应及时抽出血凝块,切勿将血块推入,以防发生动脉血栓形成。⑤在病情平稳后应及时考虑拔出置管,改为无创血压监测,以防并发症出现。⑥保持各接头连接紧密,防止渗漏。

(2)防止感染:①严格无菌操作,每天消毒穿刺部位,并至少每24小时更换一次透明贴膜。②每次经测压管抽取动脉血标本时,均应以碘酒、乙醇消毒接头处。③各接头及整个管路应保持严格封闭及无菌状态。

(3)防止空气栓塞:在操作过程中,严格控制空气进入管路,防止空气栓塞。

(4)预防并发症:常见并发症可有远端肢体缺血、出血、感染和测压管脱出,具体护理如下。

1)远端肢体缺血:引起远端肢体缺血的主要原因是血栓形成、血管痉挛及局部长时间包扎过紧等。预防办法如下:①置管前要判断肢端动脉是否有缺血症状。②穿刺血管时,动作要轻柔稳准,穿刺针选择要粗细得当,避免反复穿刺损伤血管。③固定肢体勿过紧,防止影响血液循环。

2)局部出血血肿:穿刺后要密切观察局部出血情况,对应用抗凝药或有出血倾向者要增加压迫止血的时间,至少5分钟。穿刺局部应用宽胶布加压覆盖,必要时加沙袋压迫止血。如有血液渗出要及时清除,以免影响对再次出血情况的观察。

3)感染:动脉置管可发生局部或全身感染。一旦发生全身感染多由血源性感染所致,后果严重。因此,置管期间严密观察体温变化,如出现高热、寒战,应及时查找原因;如发现穿刺部位出现红、肿或有分泌物形成,应加强换药,并取分泌物进行细菌培养,以协助诊断,合理选择抗生素。置管期间一旦发生感染应立即拔管,并将测压管末端无菌封闭送做细菌培养。

4)测压管脱出:置管期间,穿刺针及管路要固定稳妥,防止翻身等操作时将管拉出。对躁动患者要采取好保护措施,必要时将患者手包紧,防止患者不慎将管拔出,一旦发生管路脱出,切忌将管送回,以防感染。

(三)血氧饱和度监护

血氧饱和度(SaO_2)是指血氧含量与血红蛋白完全氧合的氧容量之比。即 SaO_2＝动脉血实际结合氧/动脉血氧结合饱和时含氧量×100%。临床上常用的 SaO_2 监测仪,是通过无创的红外线探头监测患者指(趾)端小动脉搏动时的氧合血红蛋白的百分数而获得经皮 SaO_2。SaO_2 正常范围为 94%～100%。

1.测定方法

经皮血氧饱和度的探头有两种。一种是指夹式,探头由夹子式构成,一面发射红光,一面接收。适用于成人及儿童。另一种是粘贴式,由两个薄片构成,可分别粘在患者指或趾两侧,适用于新生儿和早产儿,因儿童的指或趾较小且细嫩,用指夹式探头夹不住,即便夹住也容易压伤指或趾。

2.测定原理

(1)分光光度测定法:将红外线探头放置于患者指(趾)端等适当的位置,根据血红蛋白和氧合血红蛋白对光吸收特性不同的特点,利用发光二极管发射出红外光和红外线穿过身体适当部位的性质,用可以穿透血液的红光(波长 660 μm)和红外线(940 μm)分别照射组织(指或趾),并以光敏二极管接受照射后的光信号,为了排除动脉血以外其他组织的影响,只取搏动的信号,经计算机采样分析处理氧合血红蛋白占总血红蛋白的百分数,最终显示在监视器上。但如果无脉搏,则不能进行测量。

(2)容积测定法:正常生理情况下,毛细血管和静脉均无搏动,仅有小动脉有搏动。入射光线通过手指时,在心脏收缩期,手指血容量增多,光吸收量最大;反之,在心脏舒张期,光吸收量最小。因此,光吸收量的变化反映了组织血容量的变化。此种方法只测定搏动性血容量,而不受毛细血管和静脉影响,也与肤色和皮肤张力无关。

3.临床意义

(1)提供低氧血症的监测指标,指导氧疗:监测指尖 SaO_2 方法简单、便捷、安全,通过监测所得的 SaO_2 指标,可及时发现危重症患者的低氧血症及其程度,指导选择和调节合理氧疗方式,改善低氧血症,避免或减少氧中毒的发生。

(2)提供应用机械通气治疗的依据,指导通气参数的调整:监测能帮助确定危重症患者实施机械通气治疗的时机,并在机械通气过程中,与其他指标相结合,对机械通气选择的通气模式、给氧浓度等参数进行调整,还可为撤机和拔除气管插管提供参考依据。

(3)提供心率监测:有些监护仪在测量血氧饱和度的同时还可以通过其血氧饱和度模块获取心率参数,其原理是通过末梢血管的脉动波计算出心率。此优点保证了心电图受干扰时心率测量的准确性,临床上应用较为方便。

4.影响因素

血氧饱和度的监测结果会受很多因素影响,如患者脉搏的强弱、血红蛋白的质和量、皮肤和指甲状态、患者血流动力学变化等。患者烦躁不安会导致测量结果不准,在使用时应固定好探头,尽量使患者安静,以免报警及不显示结果。因探头为红线及红外线,所以照蓝光的新生儿应将探头覆盖,避免直接照射,损伤探头。严重低血压、休克、体温过低或使用血管活性药物,以及血红蛋白水平较高时均可影响测量结果,应结合患者病情综合判断指标的准确性,防止影响病情的治疗和诊断。在极高的环境光照情况下也会影响测量结果,使用时,应尽量避免。有研究表明,对于那些存在外周血管痉挛或因外界寒冷刺激诱导的外周低灌流时,采取额贴监测血氧饱和度比指尖的监测更有优势。

5.护理

(1)血氧饱和度的监测应排除各种干扰因素,尤其应注意人为因素的干扰,如探头放置位置、吸痰后的影响、肢端的温度等。

(2)要对监测探头进行维护和保养和防止导线断折。

(3)监测时,探头红外线射出面应直对手指(趾)甲床侧,指尖放置深度合适,以防检测结果不准确。

(4)发现监测结果持续下降低于94%时,应及时查找分析原因,排除非病情变化因素后,仍不缓解,应立即采取措施。不宜在测血压侧指尖监测血氧饱和度,以免影响监测结果。

(5)通过血氧饱和度监测结果可以粗略评估动脉血氧分压水平,以便及时判断病情变化,即当 $SaO_2>90\%$ 时,相当于 $PaO_2>8.0$ kPa(60 mmHg);当 SaO_2 为 $80\%\sim90\%$ 时,相当于 PaO_2 $5.32\sim7.98$ kPa(40~60 mmHg);当 $SaO_2<80\%$ 时,相当于 $PaO_2<5.3$ kPa(40 mmHg)。

二、特殊监测技术

(一)中心静脉压监护

中心静脉压(CVP)是指右心房、上下腔静脉近右心房处的压力,主要反映右心的前负荷,正常值为 $0.4\sim1.2$ kPa(4~12 cmH_2O)。通过对中心静脉压的变化进行监测,有助于判断体内血容量、静脉回心血量、右心室充盈压或心功能状态,对指导临床静脉补液及利尿剂的应用有着极其重要的意义,是重危患者的重要监测指标。

1.测量方法

CVP测量通常采用开放式测量方法。此法通过颈外静脉、颈内静脉或锁骨下动脉至上腔静脉,或者通过股静脉至下腔静脉,其中上腔静脉较下腔静脉测量准确。测量时,将测压管的一端保持与大气相通的状态。另外,还有一种方法为闭合式测量,即整个测量过程保持闭合状态,不与大气相通,而通过压力传感器与压力监测仪相连接测得。右心漂浮导管也可直接测得中心静脉压。开放式测压的具体要求如下。

(1)物品准备:监护仪、监测CVP的测压管件一套、三通管、刻度尺、肝素盐水、延长管及无菌消毒用物。

(2)患者准备:向患者做好解释,以取得配合;取平卧位,上腔静脉测压时要将上肢外展30°~45°,定位零点为基准点,即平卧时,右心房在腋下的水平投影平面,一般定为平腋中线第4肋间处。

(3)监测压力:CVP监测分连续监测和间断监测。连续测量时需备综合监护仪与中心静脉压测压管一套。间断测量为每次连接测量后取下测压管。CVP监测有两种方法,一种是间断手动人工测量法,另一种是连续仪器测量方法。具体操作方法如下。

间断手动人工测量方法:①将生理盐水冲入一次性延长管,三通管与接中心静脉置管的输液器相连,排尽管道内气体后备用。②将三通管开向一次性延长管侧,开放一次性延长管远端,保持垂直位,观察延长管内生理盐水下降幅度,当水柱保持不动时,从基点起测量水柱高度,即为中心静脉压测量值。③测量后关闭三通管与延长管的连接,开放输液器端。

连续仪器测量方法:①经锁骨下静脉或颈内静脉将中心静脉导管置入上腔静脉靠近右心房处。②导管末端通过延长管接三通接头,与测压鼓、压力换能器和监护仪相连,三通接头的另一端开口连接输液器。③测压时,使压力换能器与患者的右心房同一水平(平卧位时,平腋中线水平),压力换能器校零。④关闭输液器,使中心静脉导管与压力换能器相通;监护仪上可自动显示压力波形和数值。⑤测压结束时,将压力的换能器端关闭,输液器端与中心静脉导管连通,开始输液。

2.影响因素与临床意义

中心静脉压力来源于 4 种压力成分:①静脉毛细血管压。②右心房充盈压。③作用静脉外壁的压力,即静脉收缩压和张力。④静脉内壁压,即静脉内血容量。

因此,中心静脉压的高低与血容量、静脉张力和右心功能有关。中心静脉压升高,见于右心及全心功能衰竭、房颤、肺栓塞、气管痉挛、输血补液过量、纵隔压迫、张力性气胸、各种慢性肺疾病、心脏压塞、血胸、应用血管收缩药物和患者躁动等情况时。中心静脉压下降常见于失血或脱水引起的血容量不足;也可见于周围血管扩张,如应用扩张血管药物及麻醉过深等。机械通气的患者也可影响中心静脉压,但不同的通气模式对 CVP 的影响程度不同。平均气道压越高,对循环的影响越大,两者呈正相关。近年来,相关研究已显示 PEEP、PEEP+PSV、SIMV、IPPV 等通气模式对 CVP 影响较大,尤其是在低血容量时影响更为显著。

3.护理

(1)防止测压管阻塞:测压通路需持续静脉滴注生理盐水,或测压后用肝素盐水正压封管。如停止生理连续滴注应定时进行常规封管,每天 3 次。发现测压通路内冲入较多血液,应随时进行再次封管,以防有血凝块阻塞。

(2)保持测压准确性:每次测压前均要重新校对测量零点,因患者可能随时发生体位的变动。测压时,应先排尽测压管中的气泡,防止气体进入静脉造成气栓或影响测量的准确性。测压应在患者平静状态下进行,患者咳嗽、腹胀、烦躁或机械通气应用 PEEP 均可影响测量结果的准确性。因此,如有上述症状,可先给予处理,待平静 10～15 分钟后再行测压。如应用呼吸机治疗时,当测压管中水柱下降至基本静止状态时,可暂时断开气管插管与呼吸机的连接,观察水柱再次静止时,即为静脉压。但对于无自主呼吸的患者要慎重行事。

(3)排除干扰因素:测压过程中,测压管中的液面波动最初可快速下降,当接近静脉压时,水柱液面可随呼吸上下波动,且越来越微弱,下降速度也会越来越缓慢,直到静止不动即为静脉压高度。但须注意此时应首先排除测压管阻塞或不够通畅因素,原因可能为静脉导管堵塞、受压或尖端顶于血管壁或管道漏液等,应给予及时处理,以排除干扰。测压时,应禁止同时输入药物,特别是血管活性药物,防止药液输入快,发生意外。

(4)严格无菌操作:每天消毒穿刺点、更换透明敷贴,每天更换输液管和测压管。测压或换管时必须严格消毒各个连接部位。一旦发现感染征象或排除其他原因的高热不退,应及时拔出导管,并剪下导管近心端 2～3 cm,行细菌培养。如穿刺部位出现发红等感染情况,应禁止用透明胶布,改用棉质纱布,以透气、干燥创面,并增加换药次数。

(5)按需测量:测量中心静脉压的频次应随病情而定,切忌过于频繁。测量后准确记录,异常改变要随时报告医师给予处理。

(6)确保机械通气状态下测量数值的准确性:在机械通气过程中,为避免气道压力、循环血容量、通气模式及测量过程脱机等因素对 CVP 的影响,可对机械通气时需测量 CVP 的患者应用回归方程进行计算,所测得的值与患者实际 CVP 无显著差异,且方法安全、简便。但对肺顺应性差的患者,在用此回归方程时所得脱机后的 CVP 值比实际脱机所测的 CVP 稍低。其回归方程如下：$y=0.98x-1.27$ 和 $y=0.86x-1.33$(y 和 x 分别为脱机前后的 CVP 值)，只要将测得的患者上机时的 CVP 代入上述回归方程，即可计算出脱机后的 CVP 值。

(7)妥善固定管道：除静脉穿刺点及管道须用透明胶布固定外，还应在距穿刺点 5 cm 处，加固胶布。固定部位应避免关节及凹陷处。对清醒患者做好解释，取得配合；对躁动患者应给予适当束缚，防止牵拉或误拔导管。在保证测压管道系统密闭及通畅的同时，还应防止管道受压、扭曲，接头松动或脱落。

(二)肺循环血流动力学监护

肺循环指血液由右心室开始，经肺动脉、肺毛细血管、肺静脉，最终到达左心房的循环过程。肺循环血流动力学是研究肺循环的压力、流量、阻力及其他相关问题，是了解肺循环功能的重要方法。许多呼吸系统疾病均直接导致肺循环的异常，因此，监测肺循环功能的变化对呼吸系统疾病的诊治具有十分重要的意义。目前，肺循环血流动力学的监测方法已广泛应用于临床，尤其是应用于危重患者的救治中。

1.肺循环压力测定

肺循环压力的测定技术分为创伤性和无创性两类。前者主要为右心漂浮导管检查技术，后者包括超声法、胸部 X 线检查技术、肺阻抗血流图技术、磁共振成像技术、血气分析、心电图技术等。创伤性技术测定结果虽然准确，但对患者具有一定的损伤，检查所需的费用较为昂贵，检查所用的仪器设备较为复杂，在临床应用也较为局限，且不宜于重复随诊检查，患者多难以接受。无创检查方便、无创伤、价格便宜，适用于多次反复检查，但检查的准确性与有创检查相比不够确切。

目前，肺循环压力测定最直接的检查方法为右心漂浮导管检查测压法。此法被认为是评价各种无创检查性测压法准确性的"金标准"。右心漂浮导管检查除了可获取肺动脉压(PAP)、肺毛细血管楔压(PAWP)、右心房压力(CVP)的参数外，还可进行心排血量的测定，并可采取混合静脉血标本以测定混合静脉血血气指标。检查所用的主要设备与仪器包括右心漂浮导管(Swan-Ganz 导管)或血流引导管、压力传感器、生理记录仪、穿刺针、扩张套管等其他无菌手术器材与敷料等。检查时需在严格无菌条件下，经肘前静脉、锁骨下静脉、颈静脉或股静脉穿刺插入漂浮导管进行测定。其原理是通过导管腔内的盐水柱将血管或心腔内压力信号传递到压力换能器上，同步连续示波显示压力曲线及测定的数据，并记录下曲线图形。操作者可以通过压力曲线形态判断导管前端所处的具体位置。

测定肺动脉压力时，应注意以下各点以确保测量的准确性。①先调定零点，然后使换能器上与大气相通的三通口与患者心房呈同一水平，再校正监护仪零点。②挤压注水器冲洗肺动脉管腔，确认其通畅。③将换能器与通向肺动脉管腔相通测得肺动脉压力。④记录呼气末肺动脉压值，但需注意肺动脉压力可能受其他因素的影响，如呼吸和应用机械通气的患者。

有自主呼吸时，吸气相胸腔呈负压，肺动脉压会明显高于呼气相的压力。相反，间歇正压机械通气时，吸气相呈正压，此时的肺动脉压会明显低于呼气相时的压力。因此，无论何种状态，肺动脉压均应以呼气末数值为准。肺动脉嵌顿压的测定与测定肺动脉压的方法基本相似，不同的是要在测定肺动脉压基础上，使导管气囊充气，导管漂入肺毛细血管测得的结果同样应以呼气末时的压力为准。

测量各种压力时，应确保导管气囊嵌顿的满意效果。具体方法如下：先用 0.01% 肝素生理盐水冲洗肺动脉管腔，以排除因血块阻塞造成的假性肺动脉楔压，缓慢充气 1.0～1.5 mL 至肺动脉波形变化为相当于或低于肺动脉舒张压的细小波形,放气后出现典型的肺动脉波形,即为导管气囊嵌顿满意,也是导管的满意位置。如有测不到肺动脉楔压的情况,应考虑可能为导管退出肺动脉或气囊破裂。如需拔出右心漂浮导管时,应先核实气囊确实已放气,再缓慢地将漂浮导管拔出,扩张导管外管后应压迫止血至穿刺部位不再渗血为止。右心漂浮导管持续应用时间过长可出现多种并发症,需要密切观察相关的症状和体征。常见并发症有心律失常、感染、肺栓塞及肺动脉破裂、导管气囊破裂、血栓形成与栓塞、导管在心房或心室内扭曲或打结等,更严重时,可以出现导管折于静脉内,甚至于心搏骤停。

2.心排血量测定

心排血量反映整个循环状态,受静脉回流量、外周血管阻力、外周组织需氧量、血容量、体位、呼吸、心率和心肌收缩力的影响。目前,临床上常用 Fick 法(包括直接与间接 Fick 法)和热稀释法(也为间接 Fick 法),其中后者方法较为简单,应用较为普遍。另外,还有一种方法为心阻抗图,是 20 世纪 60 年代起出现的应用生物电阻抗原理以测定心排血量的技术。此种技术具有无创伤、价廉、检查迅速等优点,已为学术界所重视。

(1)Fick 法测定:心排血量(L/min)＝耗氧率(mL/min)/[动脉－混合血静脉血氧含量差(mL/dL)×10]。其中氧耗量可直接测得。动静脉血管含量差测定可分别抽取动脉血和混合静脉血(经右心管抽取),经血气分析仪直接测得。但是由于此法中混合动脉血采集较为困难,因此其在临床上的应用受到限制。

(2)热稀释法:将 0 ℃的冷生理盐水作为指示剂,经 Swan-Ganz 导管注入右心房,随血液进入肺动脉,由温度传感器连续测定流过指示剂在右心房和肺动脉内的温度变化,并记录温度/时间稀释曲线。经心排血量时计算仪描记曲线的面积,按公式算出心排血量,并显示、记录其值。此法的优点是指示剂无害,可多次测量,无须抽血检验,机器可自动计算出结果,且测量时无须穿刺动脉。

(3)心阻抗图:应用生物电阻抗原理,通过测定心动周期中胸腔生物电阻抗的变化,间接推算心搏量(SV),再乘以心率即得心排血量 CO。其公式如下:$SV＝\rho\times(L/Z_0)^2\times B-X$ 间期$\times C$。式中:SV 为心搏量(mL);ρ 为血液电阻率,为常数 135;L 为两电极之间的距离(cm);Z_0 为胸腔基础阻抗(Ω);B-X 间期为心阻抗血流图的微力图上由 B 点至 X 点的时间间期(s);C 为心阻抗血流图的微分图上收缩波的最大波幅(Ω/s)。

影响测定准确性的因素很多。心排血量过低时,心肌等组织与血液间的热交换可使测得值高于实际值。心排血量过高(>10 L/min)时测定结果也不准确。其他如血液温度在呼吸和循环周期中的波动、呼吸不规则、低温液体在进入心室前温度升高等因素均可影响测量结果。在临床实际中,心排血量测定是通过心排血量测定仪计算,能迅速显示数据。

3.护理

导管的正确使用及有效的护理对血流动力学监测数值的准确性具有重要意义。

(1)测量准备:①患者准备。操作前要向患者介绍有关检查的重要性和必要性,消除患者紧张情绪,取得患者配合。体位即要适合监测的需要,又保持患者舒适。尤其是枕头的位置非常重要,其摆放一定要使患者满意。②呼吸道准备。术前尽量清除呼吸道痰液,给予及时的翻身、叩背,刺激咳嗽,必要时给予吸痰。手术当天,给予支气管扩张剂扩张支气管,减轻气道反应性,避免术中咳嗽影响检查结果。

(2)掌握操作要点:护士应熟悉导管的放置和测量操作程序,熟悉导管所在部位的压力及正常值,了解并发症及预防措施。置管时要密切观察屏幕上压力波形及心率和心律的变化。放置导管的位置不一,如肘正中静脉、右锁骨下静脉、股静脉、左锁骨下静脉和右颈内静脉。所有这些穿刺点都有优缺点。穿刺部位一般选择右侧颈内静脉,这是漂浮导管操作的最佳途径,导管可以直达右心房,从皮肤到右心房的距离最短,并发症少,容易成功。而经锁骨下静脉穿刺固定稳妥、便于护理。经股静脉插入导管达右心房的距离较远,经导管感染的机会多。置管前,导管的肺 A 腔及右心房腔以肝素盐水溶液冲洗,并检查气囊有无漏气。患者取 10°～20°体位,头转向左侧远离穿刺点,要严格执行无菌操作。密切观察心电监测,注意患者的生命体征变化,认真记录,发现异常及时报告处理。通过监视器上典型压力波形的变化就可知导管在心腔中的位置。

导管放置成功后准确记录导管位于穿刺点的刻度,测量时换能器应置于心脏水平,每次测量前应调整到零点,特别是体位变动后更要注意,否则所测压力值不准。重新校对零点,确定侧压部位后再进行测量并记录。

中心静脉导管做输液通路时,不要输入血液制品、清蛋白、脂肪乳液、高渗液体,因其容易堵塞和污染液体。气囊要用气体充气,而不能用液体,因为液体不能压缩,容易对心脏或肺动脉内膜造成损伤。用空气充气时如气囊破裂容易造成空气栓塞。利用漂浮导管进行血流动力学监测是危重症监测室的一个重要监护技术。

(3)避免和及时纠正影响压力测定的因素:检测压力最好选在患者平静呼吸的呼气末,且避免测压时患者产生剧烈咳嗽。如患者接受机械通气治疗,测量肺毛细血管楔压时,必须暂停呼吸机通气,否则测量结果为肺泡内压。测压系统中大气泡未排净,可使测压衰减,压力值偏低。导管检查过程中如有微小的气泡不会引起严重的后果,但进入较多气泡时,则情况较严重,文献报道病死率为 50%。防止气泡进入监测系统,发现气泡要用注射器及时抽出。测压系统中有小气泡,压力值偏高。测量时换能器应置于心脏水平,每次测量前应调整零点,特别是体位变动后,要重新校对零点,因此,测压时,应排除上述原因,才能准确评估血流动力学,估计左心功能。总之,当出现问题时,要观察屏幕正上方的提示。

(4)并发症的预防与护理:①测压管道堵塞。管道堵塞时,压力波形消失或波形低钝,用生理盐水 500 mL 加入 3 200 U 肝素以 3 mL/h 的速率泵入测压管内或以 2～3 mL/h(4～6 U/mL)间断推注以防止堵塞。留管时间稍长后会出现压力波形低钝、脉压变小,但冲洗回抽均通畅,考虑为导管顶端有活瓣样的血栓形成所致。护士要注意肺动脉压力值及波形的变化。一旦管腔堵塞,无回血,不宜勉强向里推注。②气囊破裂、空气栓塞。气囊充气最好用 CO_2 气充,充气速度不宜过快,充气量不超过 1.5 mL,气囊充气时间不可过长,一般为 10～30 个心动周期(10～20 秒),获得肺动脉楔压波形后,立即放气。PCWP 不能连续监测,最多不超过 20 秒,监测中要高度警惕导管气囊破裂,如发现导管气囊破裂,应立即抽出气体,做好标记并交班,以免引起气栓。气囊充气测肺楔压是将针筒与导管充气口保持锁定状态,放气时针芯自动回弹,容积与先前充气体积相等,否则说明气囊已破裂,勿再充气测肺楔压,并尽早拔管防止气囊碎片脱落。PCWP 测定后要放松气囊并退出部分导管,防止肺栓塞和肺破裂。尽量排尽测压管和压力传感器内的气泡。③血栓形成和肺栓塞。导管留置时间过长使血中的纤维蛋白黏附于导管周围,导管尖端位置过深近于嵌入状态时血流减慢,管腔长时间不冲洗及休克和低血压患者处于高凝状态等情况,均易形成血栓。血栓形成后出现静脉堵塞症状如上肢水肿、颈部疼痛、静脉扩张。④肺动脉破裂和肺出血:肺动脉破裂和肺出血是最严重的并发症,Paulson 等统计 19 例肺动脉破裂患者,11 例发生死亡。肺动脉破裂的发生率占 0.2%。常见于气囊充气过快或导管长期压迫肺动脉分支。肺出血临床可表现为突发的咳嗽、咯血、呼吸困难,甚至休克,双肺可闻及水泡音。肺小动脉破裂的症状为胸痛、咯血、气急;发生肺动脉破裂时,病情迅速恶化,应使患肺保持低位(一般为右肺),必要时行纤维支气管镜检查或手术治疗。多见于老年患者,肺动脉高压和心脏瓣膜病。⑤导管扭曲、打结、折断:出现导管扭曲应退出和调换。退管困难时注入冷生理盐水10 mL。打结时可在 X 线透视下,放松气囊后退出。导管在心内打结多发生于右心室,由于导管软、管腔较小,插入过快或用力过大,可使导管扭曲打结;测压时可见导管从右心房或右心室推进15 cm 后仍只记录到右心室或肺动脉压,X 线片即可证实。此时应将导管退出,重新插入。⑥心律失常:严密监测变化,心律失常以房性和室性早搏最常见,也有束支传导阻滞,测压时导管经三尖瓣入右心室及导管顶端触及室壁时极易诱发室性早搏。如发现室性早搏、阵发性室速要及时报告医师。一般停止前送导管,期前收缩即可消失,或静脉注射利多卡因控制。测压时要熟练掌握操作技术,减少导管对室壁的刺激。严重的室速、室颤立即报告医师,并及时除颤。⑦缩短置管时间预防感染:留置导管一般在 3～5 天,不超过 7 天为宜,穿刺部位每天消毒后用透明膜覆盖,便于观察有无渗血,保持清洁、干燥,如患者出现高热、寒战等症为感染所致,应立即拔管。感染可发生在局部穿刺点和切口处,也能引起细菌性心内膜炎。怀疑感染的病例应做导管尖端细菌培养,同时应用有效的抗生素。在血流动力学稳定后拔除导管,拔管时须按压穿刺点防止局部出血。

(三)血气监护

血液、气体和酸碱平衡正常是体液内环境稳定、机体赖以健康生存的一个重要方面。

1.血气分析指标

(1)动脉血氧分压(PaO_2):PaO_2 是血液中物理溶解的氧分子所产生的压力。PaO_2 正常范围10.7～13.3 kPa(80～100 mmHg),正常值随年龄增加而下降,PaO_2 的年龄预计值=[13.750 kPa-年龄(岁)×0.057]±0.530 kPa 或[13.50 mmHg-年龄(岁)×0.42]±4.00 mmHg,PaO_2 低于同龄人正常范围下限者,称为低氧血症。PaO_2 降至 8.0 kPa(60 mmHg)以下时,是诊断呼吸衰竭的标准。

(2)动脉血氧饱和度(SaO_2):SaO_2 指血红蛋白实际结合的氧含量与全部血红蛋白能够结合的氧含量比值的百分率。其计算公式:SaO_2=氧合血红蛋白/全部血红蛋白×100%,正常范围为95%～98%。动脉血氧分压与 SaO_2 的关系是氧离曲线。

(3)氧合指数:氧合指数=PaO_2/FiO_2,正常值为 53.1～66.7 kPa(400～500 mmHg)。ALI时存在严重肺内分流,PaO_2 降低明显,提示高吸氧浓度并不能提高 PaO_2 或提高 PaO_2 不明显,故氧合指数常<40.0 kPa(300 mmHg)。

(4)肺泡-动脉血氧分压差[$P(A-a)O_2$]:在正常生理情况下,吸入空气时 $P(A-a)O_2$ 为1.3 kPa(10 mmHg)左右。吸纯氧时 $P(A-a)O_2$ 正常不超过 8.0 kPa(60 mmHg),ARDS 时 $P(A-a)O_2$ 增大,吸空气时常可增至6.7 kPa(50 mmHg);而吸纯氧时 $P(A-a)O_2$ 常可超过13.3 kPa(100 mmHg)。但该指标为计算值,结果仅供临床参考。

(5)肺内分流量(Qs/Qt):正常人可存在小量解剖分流,一般不大于 3%。ARDS 时,由于V/Q严重降低,Qs/Qt 可明显增加,达 10%,严重者为 20%～30%。

以上 5 个指标常作为临床判断低氧血症的参数。

(6)动脉血二氧化碳分压($PaCO_2$):$PaCO_2$ 是动脉血中物理溶解的 CO_2 分子所产生的压力。正常范围 4.7～6.0 kPa(35～45 mmHg)。测定 $PaCO_2$ 是结合 PaO_2 判断呼吸衰竭的类型与程度,是反映酸碱平衡呼吸因素的唯一指标。当 $PaCO_2>6.0$ kPa(45 mmHg)时,应考虑为呼吸性酸中毒或代谢性碱中毒的呼吸代偿,当 $PaCO_2<4.7$ kPa(35 mmHg)时,应考虑为呼吸性碱中毒或代谢性酸中毒的呼吸代偿。$PaO_2<8.0$ kPa(60 mmHg)、$PaCO_2<6.7$ kPa(50 mmHg)或在正常范围,为Ⅰ型呼吸衰竭。$PaO_2>8.0$ kPa(60 mmHg)、$PaCO_2>6.7$ kPa(50 mmHg),为Ⅱ型呼吸衰竭。

肺性脑病时,$PaCO_2$ 一般应>9.3 kPa(70 mmHg);当 $PaO_2<5.3$ kPa(40 mmHg)时,$PaCO_2$ 在急性病>8.0 kPa(60 mmHg),慢性病例>10.7 kPa(80 mmHg),且有明显的临床症状时提示病情严重。

吸氧条件下,计算氧合指数<40.0 kPa(300 mmHg),提示呼吸衰竭。

(7)碳酸氢盐(HCO_3^-):HCO_3^- 是反映机体酸碱代谢状况的指标。HCO_3^- 包括实际碳酸氢盐(AB)和标准碳酸氢盐(SB)。SB 和 AB 的正常范围均为 22~27 mmol/L,平均 24 mmol/L。AB是指隔离空气的血液标本在实验条件下所测得的血浆 HCO_3^- 值,是反映酸碱平衡代谢因素的指标,当小于 22 mmol/L 时,可见于代谢性酸中毒或呼吸性碱中毒代偿;大于 27 mmol/L 时,可见于代谢性碱中毒或呼吸性酸中毒代偿。SB 是指在标准条件下[即 $PaCO_2=5.3$ kPa(40 mmHg)、Hb 完全饱和、温度 37 ℃]测得的 HCO_3^- 值。它是反映酸碱平衡代谢因素的指标。正常情况下,AB=SB;AB↑>SB↑见于代谢性碱中毒或呼吸性酸中毒代偿;AB↓<SB↓见于代谢性酸中毒或呼吸性碱中毒代偿。

(8)pH:pH 是表示体液氢离子浓度的指标或酸碱度,由于细胞内和与细胞直接接触的内环境的 pH 测定技术上的困难,故常由血液 pH 测定来间接了解 $pH=1/H^+$,它是反映体液总酸度的指标,受呼吸和代谢因素的影响。正常范围:动脉血为 7.35~7.45;混合静脉血比动脉血低0.03~0.05。pH<7.35 为失代偿的酸中毒[呼吸性和/或代谢性],pH>7.45 为失代偿的碱中毒[呼吸性和/或代谢性]。

(9)缓冲碱(BB):BB 是血液(全血或血浆)中一切具有缓冲作用的碱(负离子)的总和,包括HCO_3^-、血红蛋白、血浆蛋白和 HPO_4^{2-},正常范围 45~55 mmol/L,平均 50 mmol/L。仅 BB 一项降低时,应考虑为贫血。

(10)剩余碱(BE):BE 是在 38 ℃、$PaCO_2$ 5.3 kPa(40 mmHg)、SaO_2 100%条件下,将血液标本滴定至 pH 7.40 时所消耗酸或碱的量,表示全血或血浆中碱储备增加或减少的情况。正常范围为±3 mmol/L,平均为 0。其正值时表示缓冲碱量增加;负值时表示缓冲碱减少或缺失。

(11)总 CO_2 量(TCO_2):它反映化学结合的 CO_2 量(24 mmol/L)和物理溶解的 O_2 量(1.2 mmol/L)。正常值=24.0+1.2=25.2 mmol/L。

(12)CO_2-CP:CO_2-CP 是血浆中呈化合状态的 CO_2 量,理论上应与 HCO_3^- 大致相同,但因有 $NaHCO_3$ 等因素干扰,比 HCO_3^- 偏高。

2.酸碱平衡的调节

人的酸碱平衡是由 3 套完整调节系统进行调节的,即缓冲系统、肺和肾的调节。人体正是由于有了这些完善的酸碱平衡调节机制,才确保了机体处于一个稳定的内环境的平衡状态。机体每天产生固定酸 120~160 mmol(60~80 mEq)和挥发酸 15 000 mmol(15 000 mEq),但体液能允许的 H^+ 浓度变动范围很小,正常时 pH 在 7.35~7.45 波动,以保证人体组织细胞赖以生存的内环境稳定。这正是由于体内有一系列复杂的酸碱平衡调节。

(1)缓冲系统:人体缓冲系统主要有 4 组缓冲对,即碳酸-碳酸氢盐、磷酸二氢钠-磷酸氢二钠系统、血浆蛋白系统和血红蛋白系统。这4组缓冲对构成了人体对酸碱失衡的第一道防线,它能使强酸变成弱酸,强碱变成弱碱,或变成中性盐。但是,由于缓冲系统容量有限,缓冲系统调节酸碱失衡的作用也是有限的。碳酸-碳酸氢盐是人体中缓冲容量最大的缓冲对,在细胞内外液中起重要作用,占全血缓冲能力的53%,其中血浆占35%,红细胞占18%。磷酸二氢钠-磷酸氢二钠在细胞外液中含量不多,缓冲作用小,只占全血缓冲能力的3%,主要在肾脏排H^+过程中起较大的作用。血浆蛋白系统主要在血液中起缓冲作用,占全血缓冲能力的7%,血红蛋白系统可分为氧合血红蛋白缓冲对($HHbO_2$-HbO_2)和还原血红蛋白缓冲对(HHb-Hb^-),占全血缓冲能力的35%。

(2)肺的调节:肺在酸碱平衡中的作用是通过增加或减少肺泡通气量、控制排出CO_2量使血浆中HCO_3^-/H_2CO_3比值维持在20:1水平。正常情况下,当体内产生酸增加,H^+升高,肺代偿性过度通气,CO_2排出增多,使pH维持在正常范围;当体内碱过多时,H^+降低,则呼吸浅慢,CO_2排出减少,使pH维持在正常范围。但是当增高>10.7 kPa(80 mmHg)时,呼吸中枢反而受到抑制,这是由呼吸中枢产生CO_2麻醉状态而造成的结果。肺脏调节的特点是作用发生快,但调节的范围小,当机体出现代谢性酸碱失衡时,肺在数分钟内即可代偿性增快或减慢呼吸频率或幅度,以增加或减少CO_2排出。

(3)肾脏调节:肾脏在酸碱平衡调节中是通过改变排酸或保碱量来发挥作用的。其主要调节方式是排出H^+和重吸收肾小球滤出液中的HCO_3^-,以维持血浆中HCO_3^-浓度在正常范围内,使血浆中的pH保持不变。肾脏排H^+保HCO_3^-的途径有3条,即HCO_3^-重吸收、尿液酸化和远端肾小管泌氨与NH_4^+生成。与肺脏的调节方式相比,肾脏的调节酸碱平衡的特点是功能完善但作用缓慢,常需72小时才能完成;其次是肾调节酸的能力大于调节碱的能力。

3.血气监护

血气监护是利用血气监护仪,即一种将传感器放置在患者血管内或血管外不伴液体损失的仪器,间断或连续监测pH、PCO_2、PO_2。目前市售的血气监护仪一般包括传感器显示器、定标器三大部分。血管内与血管外血气监护仪的差别在于血管内血气监护仪的传感器置于动脉导管内的光缆顶端,而血管外血气监护仪的传感器则置于便携式传感器盒内,这标志着血气监护技术的新进展。

总之,无论选择哪种方式进行血气分析或血气监护,护士均需从以下几个方面加强护理。

(1)熟练掌握动脉采血方法或血气监护仪操作规程(参照生产厂家仪器使用说明)。临床上,凡是需要连续观察血气及酸碱变化的患者均可进行血气监护。但要求每天须进行4~6次者,方可考虑应用血气监护仪进行连续监测。

(2)严格掌握动脉采血或血气监护时机:一般情况下,需在患者平静状态下采集动脉血标本。当患者吸氧或机械通气时,需标明吸入氧浓度、吸氧或机械通气时间、监护仪显示的指尖脉氧值和患者体温。尽量避免在患者剧烈咳嗽、躁动不安,或翻身、叩背、吸痰等强刺激后进行血气分析。

(3)耐心做好解释:动脉采血不同于静脉采血,较为少见,患者易产生恐惧和紧张的心理。操作前护士需向患者详细说明采血意义、方法和注意事项,使患者有充分的心理准备,密切配合,增加一次采血成功率。

(4)避免影响因素。可能影响血气分析结果的常见因素包括以下几方面:①肝素浓度不当,一般肝素浓度应为1 000 U/mL。②采血时肝素湿润注射器管壁未排尽,剩余过量可造成pH下降和 PO$_2$ 升高。③标本放置过久,可导致 PO$_2$ 和 pH 下降。④未对体温进行校正,pH 与温度呈负相关,PCO$_2$ 和 PO$_2$ 与温度呈正相关。⑤标本中进入气泡,抽取标本时未排尽标本中的气泡,对低氧血症者影响较大。⑥误抽静脉血,一旦误抽静脉血,须及时发现,正确判断,以免影响医师对检查结果的判定。对上述影响因素,要尽量避免,如选择一次性血气分析专用注射器,标本现抽现送,立即检查。

(刘文织)

第三节 手术后患者的护理

从患者手术结束返回病房到基本康复出院阶段的护理,称手术后护理。

一、护理评估

(一)手术及麻醉情况

了解手术和麻醉的种类和性质、手术时间及过程;查阅麻醉及手术记录,了解术中出血、输血、输液的情况,手术中病情变化和引流管放置情况。

(二)身体状况

1.生命体征

局部麻醉及小手术术后,可每 4 小时测量并记录 1 次。有影响机体生理功能的疾病、麻醉、手术等因素存在时,应密切观察。每 15～30 分钟测量并记录 1 次,病情平稳后,每 1～2 小时记录 1 次,或遵医嘱执行。

(1)体温:术后,由于机体对手术后组织损伤的分解产物和渗血、渗液的吸收,可引起低热或中度热,一般在 38.0 ℃,临床上称外科手术热(吸收热),于术后 2～3 天逐渐恢复正常,不需要特殊处理。若体温升高幅度过大、时间超过 3 天或体温恢复后又再次升高,应注意监测体温,并寻找发热原因。

(2)血压:连续测量血压,若较长时间患者的收缩压＜10.7 kPa(80 mmHg)或患者的血压持续下降 0.7～1.3 kPa(5～10 mmHg)时,表示有异常情况,应通知医师,并分析原因,遵医嘱及时处理。

(3)脉搏:术后脉搏可稍快于正常,一般在 90 次/分以内。若脉搏过慢或过快,均不正常,应及时告知医师,协作处理。

(4)呼吸:术后,可能由于舌后坠、痰液黏稠等原因,引起呼吸不畅;也可因麻醉、休克、酸中毒等原因,出现呼吸节律异常。

2.意识

及时评估患者术后意识情况,并根据患者意识恢复的状况安排体位、陪护和其他护理工作。

3.记录液体出入量

术后,护士应观察并记录液体出入量,重点评估失血量、尿量和各种引流量,进而推算出入量是否平衡。

4.切口及引流情况

(1)切口情况:应注意切口有无出血、渗血、渗液、感染、敷料脱落及切口愈合等情况。

（2）引流情况：观察并记录引流液的性状、量和颜色；注意引流管是否通畅，有无扭曲、折叠或脱落等。

5.营养状况

术后，机体处于高代谢状态，且部分患者又需要禁食，应重点评估患者营养摄入，是否能够满足术后的需要，以便进行适当的营养支持，促进患者尽快痊愈和康复。

（三）心理-社会状况

手术结束、麻醉作用消失、度过危险期后，患者心理上有一定程度焦虑或解脱感。随后又可出现较多的心理反应，如术后不适或并发症的发生，可引起患者焦虑、不安等不良心理反应；若手术导致功能障碍或身体形象的改变，患者可能产生自我形象紊乱的问题；家属的态度及家庭经济情况，也可影响患者的心理。

二、护理诊断及合作性问题

（一）疼痛
疼痛与手术切口、创伤有关。
（二）体液不足
体液不足与术中出血、失液或术后禁食、呕吐、引流和发热等有关。
（三）营养失调
低于机体需要量，与分解代谢增高、禁食有关。
（四）生活自理能力低下
生活自理能力低下与手术创伤、术后强迫体位、切口疼痛有关。
（五）知识缺乏
常缺乏有关康复锻炼的知识。
（六）舒适的改变
舒适的改变与术后疼痛、腹胀、便秘和尿潴留等有关。
（七）潜在并发症
如出血、感染、切口裂开和深静脉血栓形成等。

三、护理措施

（一）一般护理
1.体位

应根据麻醉情况、术式和疾病性质等安置患者体位。①全麻手术：麻醉未清醒者，采取去枕平卧位，头偏向一侧，防止口腔分泌物或呕吐物误吸；麻醉清醒后，可根据情况调整体位。②蛛网膜下腔麻醉术：去枕平卧6～8小时，防止术后头痛。③硬膜外麻醉术：应平卧4～6小时。④按手术部位不同安置体位：颅脑手术后，若无休克或昏迷，可取15°～30°头高足低斜坡卧位；颈、胸部手术后多取高半坐卧位，以利于血液循环，增加肺通气量；腹部手术后，多取低半坐卧位或斜坡卧位，以利于引流，防止发生膈下脓肿，并降低腹壁张力，减轻疼痛；脊柱或臀部手术后，可取俯卧或仰卧位。

2.饮食

术后饮食应按医嘱执行，开始进食的时间与麻醉方式、手术范围及是否涉及胃肠道有关。能正常饮食的患者进食后,应鼓励患者进食高蛋白、高热量和高维生素饮食;禁食患者暂采取胃肠外营养支持。①非消化道手术:局麻或小手术后,饮食不必严格限制;椎管内麻醉术后,若无恶心、呕吐,4～6小时给予饮水或少量流质,以后酌情给半流或普食;全身麻醉术后可于第二天给予流质饮食,以后逐渐给半流质或普通饮食。②消化道手术:一般在术后2～3天内禁食,待肠道功能恢复、肛门排气后开始进流质饮食,应少食多餐,后逐渐给半流质及普通饮食。开始进食时,早期应避免食用牛奶、豆类等产气食物。

3.切口护理

术后常规换药,一般隔天一次,感染或污染严重的切口应每天一次;若敷料被渗湿、脱落或被大小便污染,应及时更换;若无菌切口出现明显疼痛,且有感染迹象,应及时通知医师,尽早处理。

4.引流护理

术后有效的引流,是防止术后发生感染的重要措施。应注意:①正确接管、妥善固定,防止松脱。②保持引流通畅,避免引流管扭曲、受压或阻塞。③观察并记录引流液的量、性状和颜色。④更换引流袋或引流瓶时,应注意无菌操作。⑤掌握各类引流管的拔管指征及拔除引流管时间。较浅表部位的乳胶引流片,一般于术后1～2天拔除;单腔或双腔引流管,多用于渗液、脓液较多的患者,多于术后2～3天拔除;胃肠减压管一般在肠道功能恢复、肛门排气后拔除;导尿管可留置1～2天。具体拔管时间应遵医嘱执行。

5.术后活动

指导患者尽可能地进行早期活动。①术后早期活动的意义:增加肺活量,有利于肺的扩张和分泌物的排出,预防肺部并发症。促进血液循环,有利于切口愈合,预防压疮和下肢静脉血栓形成。促进胃肠道蠕动,防止腹胀、便秘和肠粘连。促进膀胱功能恢复,防止尿潴留。②活动方法:一般手术无禁忌的患者,当天麻醉作用消失后即可鼓励患者在床上活动,包括深呼吸、活动四肢及翻身;术后1～2天可试行离床活动,先让患者坐于床沿,双腿下垂,然后让其下床站立,稍做走动,以后可根据患者的情况、能力,逐渐增加活动范围和时间;病情危重、体质衰弱的患者,如休克、内出血、剖胸手术后、颅脑手术后,仅协助患者做双上、下肢活动,促进肢体血液循环;限制活动的患者如脊柱手术、疝修补术、四肢关节手术后,活动范围受到限制,协助患者进行局部肢体被动活动。③注意事项:在患者活动时,应注意随时观察患者,不可随便离开患者;活动时,注意保暖;每次活动不能过量;患者活动时,若出现心悸、脉速、出冷汗等,应立即辅助患者平卧休息。

(二)心理护理

患者术后往往有自我形象紊乱、担心预后等心理顾虑,应根据具体情况做好心理护理工作。为患者创造良好的环境,避免各种不良的刺激。

(三)术后常见不适的护理

1.发热

手术热一般不超过38.5℃,可暂不作处理;若体温升高幅度过大、时间超过3天或体温恢复后又再次升高,应注意监测体温,并寻找原因。若体温超过39℃者,可给予物理降温,如冰袋降温、乙醇擦浴等。必要时,可应用解热镇痛药物。发热期间应注意维护正常体液平衡,及时更换潮湿的床单或衣裤,以防感冒。

2.切口疼痛

麻醉作用消失后,可出现切口疼痛。一般术后24小时内疼痛较为剧烈,2～3天后逐渐缓解。护士应明确疼痛原因,并对症护理。引流管移动所致的切口牵拉痛,应妥善固定引流管;切口张力增加或震动引起的疼痛,应在患者翻身、深呼吸、咳嗽时,用手保护切口部位;较大创面的换药前,适量应用止痛剂;大手术后 24 小时内的切口疼痛,遵医嘱肌内注射阿片类镇痛剂。必要时,可 4～6 小时重复使用或术后使用镇痛泵。

3.恶心、呕吐

恶心、呕吐多为麻醉后的胃肠道功能紊乱的反应,一般于麻醉作用消失后自然消失。腹部手术后频繁呕吐,应考虑急性胃扩张或肠梗阻。护士应观察并记录恶心、呕吐发生的时间及呕吐物的量、颜色和性质;协助其取合适体位,头偏向一侧,防止发生误吸。吐后,给予口腔清洁护理及整理床单;可遵医嘱使用镇吐药物。

4.腹胀

术后因胃肠道功能未恢复,肠腔内积气过多,可引起腹胀,多于术后 2～3 天,胃肠蠕动功能恢复、肛门排气后自行缓解,无须特殊处理。严重腹胀需要及时处理:①遵医嘱禁食、持续性胃肠减压或肛管排气。②鼓励患者早期下床活动。③针刺足三里、气海、天枢等穴位;非胃肠道手术的患者,可口服促进胃肠道蠕动的中药。肠梗阻、低血钾、腹膜炎等原因引起腹胀的患者,应及时遵医嘱给予相应处理。

5.呃逆

神经中枢或膈肌受刺激时,可出现呃逆,多为暂时性的。术后早期发生暂时性呃逆者,可经压迫眶上缘、短时间吸入二氧化碳、抽吸胃内积气和积液、给予镇静或解痉药物等处理后缓解。若上腹部手术后出现顽固性呃逆,应警惕膈下感染,及时告知医师处理。

6.尿潴留

尿潴留多发生在腹部和肛门、会阴部手术后,主要由于麻醉后排尿反射受抑制、膀胱和后尿道括约肌反射性痉挛及患者不适应床上排尿等引起。若患者术后 6～8 小时尚未排尿或虽有排尿但尿量少,应作耻骨上区叩诊。若叩诊有浊音区,应考虑尿潴留。对尿潴留者应及时采取有效措施,缓解症状。护士应稳定患者的情绪,在无禁忌证的情况下,可协助其坐于床沿或站立排尿。诱导患者建立排尿反射,如听流水声、下腹部热敷、按摩,应用镇静或止痛药,解除疼痛或用氯贝胆碱等药物刺激膀胱逼尿肌收缩。若上述措施均无效,可在严格无菌技术下导尿。若导尿量超过 500 mL 或有骶前神经损伤、前列腺增生,应留置导尿管。留置导尿管期间,应注意导尿管护理及膀胱功能训练。

(四)并发症的观察及处理

1.出血

(1)病情观察:一般在术后 24 小时内发生。出血量小,仅有切口敷料浸血,或引流管内有少量出血;若出血量大,则术后早期即出现失血性休克。特别是在输给足够液体和血液后,休克征象或试验室指标未得到改善、甚至加重或一度好转后又恶化,都提示有术后活动性出血。

(2)预防及处理:术后出血,应以预防为主,包括手术时,严密止血,切口关闭前严格检查有无出血点;有凝血机制障碍者,应在术前纠正凝血障碍。出血量小(切口内少量出血)的患者,更换切口敷料,加压包扎;遵医嘱应用止血药物止血;出血量大或有活动性出血的患者,应迅速加快输液、输血,以补充血容量,并迅速查明出血原因,及时通知医师,完善术前准备,准备进行手术止血。

2.切口感染

(1)病情观察:指清洁切口和沾染切口并发感染,常发生于术后 3～4 天。表现为切口疼痛加重或减轻后又加重,局部常有红、肿、热、痛或触及波动感,甚至出现脓性分泌物。全身表现有体温升高、脉搏加速、血白细胞计数和中性粒细胞比例增高等。

(2)预防及处理:严格遵守无菌技术原则;注意手术操作技巧,防止残留无效腔、血肿、切口内余留的线过多、过长等;加强手术前后处理,术前做好皮肤准备,术后保持切口敷料的清洁、干燥和无污染;改善患者营养状况,增强抗感染能力。一旦发现切口感染,早期应勤换敷料、局部理疗、遵医嘱使用抗菌药物。若已形成脓肿,应拆除部分缝线,敞开切口,通畅引流,创面清洁后,考虑做二期缝合,以缩短愈合时间。

3.切口裂开

(1)病情观察:多见于腹部手术后,时间上多在术后1周左右。主要原因常有营养不良、缝合技术存在缺点、腹腔内压力突然增高和切口感染等。一种是完全裂开,一种是不完全裂开。完全裂开往往发生在腹压突然增加时,患者自觉切口剧疼和突然松开,有大量淡红色液体自切口溢出,可有肠管和网膜脱出;不完全性切口裂开,是指除皮肤缝线完整,深层组织裂开,线结处有血性液体渗出。

(2)预防:手术前纠正营养不良状况;手术时,避免强行缝合,采用减张缝合,术后适当延缓拆线时间;手术后切口处用腹带包扎;咳嗽时,注意保护切口,并积极处理其他原因引起的腹压增高;预防切口感染。

(3)处理:一旦发现切口裂开,应及时处理。完全性切口裂开时,应立即安慰患者,消除恐惧情绪,让患者平卧,立即用无菌等渗盐水纱布覆盖切口,并用腹带包扎,通知医师,护送患者进手术室重新缝合;若有内脏脱出,切忌在床旁还纳内脏,以免造成腹腔内感染。切口部分裂开或裂开较小时,可暂不手术,待病情好转后择期进行切口疝修补术。

4.肺不张及肺部感染

(1)病情观察:常发生在胸、腹部大手术后,多见于慢性肺气肿或肺纤维化的患者,长期吸烟更易发生。这些患者因肺弹性减弱,术后呼吸活动受限,分泌物不易咳出,易堵塞支气管,造成肺部感染及肺不张。开始表现为发热、呼吸和心率加快,持续时间长,可出现呼吸困难和呼吸抑制。体检时,肺不张部位叩诊呈浊音或实音,听诊呼吸音减弱、消失或为管样呼吸音。血气分析示 PaO_2 下降和 $PaCO_2$ 升高,继发感染时,血白细胞计数和中性粒细胞比例增加。

(2)预防:术前做好呼吸锻炼,胸部手术者加强腹式深呼吸训练,腹部手术者加强胸式深呼吸训练。手术前2周停止吸烟,有呼吸道感染、口腔炎症等情况者,待炎症控制后再手术。全麻手术拔管前,吸净气管内分泌物,术后鼓励患者深呼吸、有效咳嗽,同时可应用体位引流或给予雾化吸入。

(3)处理:若发生肺不张,做如下处理。遵医嘱给予有效抗菌药物预防和控制炎症。应鼓励患者深吸气,有效咳嗽、咳痰,帮助患者翻身拍背,协助痰液排出。无力咳嗽排痰的患者,用导管插入气管或支气管吸痰,痰液黏稠应用雾化吸入稀释。有呼吸道梗阻症状、神志不清、呼吸困难者,做气管切开。

5.尿路感染

(1)病情观察:手术后尿路感染与导尿管的插入和留置密切相关,尿潴留是基本原因。分为下尿路和上尿路感染。下尿路感染主要是急性膀胱炎,常伴尿道炎和前列腺炎,主要表现为尿频、尿急、尿痛和排尿困难,一般无全身症状。尿常规检查有较多红细胞和脓细胞。上尿路感染主要是肾盂肾炎,多见于女性,主要表现为畏寒、发热和肾区疼痛,血常规检查白细胞计数增高。

中段尿镜检有大量白细胞和脓细胞,做尿液培养可明确菌种,为选择抗菌药物提供依据。

(2)预防与处理:及时处理尿潴留,是预防尿路感染的主要措施。鼓励患者多饮水,保持每天尿量在1 500 mL以上,并保持排尿通畅。根据细菌培养和药物敏感试验选择有效抗菌药物治疗,残余尿在 50 mL 以上者,应留置导尿管,放置导尿管时,应严格遵守无菌操作原则。遵医嘱给患者服用碳酸氢钠,以碱化尿液,减轻膀胱刺激症状。

6.深静脉血栓形成和血栓性静脉炎

(1)病情观察:多发生于术后长期卧床、活动少或肥胖患者,以下肢多见。患者感觉小腿疼痛。检查肢体肿胀、充血,有时可触及索状物,继之可出现凹陷性水肿,腓肠肌挤压试验或足背屈曲试验阳性。常伴体温升高。

(2)预防与处理:强调早期起床活动。若不能起床活动的患者,指导患者学会做踝关节伸屈活动的方法,或采用电刺激、充气袖带挤压腓肠肌及被动按摩腿部肌肉等方法,加速静脉血回流。术前,可使用小剂量肝素皮下注射,连续使用5～7 天,有效防止血液高凝状态。一旦发生深静脉血栓或血栓性静脉炎,应抬高、制动患肢,严禁局部按摩及经患肢输液,同时遵医嘱使用抗凝剂、溶栓剂或复方丹参液滴注。必要时,手术取出血栓。

(五)健康指导

(1)心理保健:某些患者因手术致残,形象改变,从而使心态也发生改变。要指导患者学会自我调节、自我控制,提高心理适应能力和社会活动能力。

(2)康复知识:指导患者进行术后功能锻炼,教会患者自我保护、保健知识。教会患者缓解不适及预防术后并发症的简单方法。

(3)营养与饮食:指导患者建立良好的饮食卫生习惯,合理的营养摄入,促进康复。

(4)合理用药:指导患者按医师开具的出院带药,按时按量服用、讲解服药后的毒副作用及特殊用药的注意事项。

(5)按时随访。

(刘文织)

第十三章

血液透析室护理

第一节 血液透析患者的健康教育

一、健康教育的目的

透析患者和其他慢性病患者一样需要在日常生活中进行自我管理,改变以往的生活方式以适应透析治疗。血液透析需要每周 2～3 次,9～15 小时的治疗时间。不仅是患者自身,也需要其家人的配合,共同改变以往的生活方式。因此,作为护理人员,对患者及其家属进行宣教,使他们获得透析治疗所需的知识及技术,是十分必要的。

二、健康教育前的评价

(一)对患者的评价

进行健康教育前应首先对患者的个人情况进行评价。通过把握患者目前的情况,以提供适用于不同患者进行自我管理所需要的知识。一般应评估患者的身体状况、情绪状况、心理社会状况及目前为止已掌握的知识,进而选择适合的宣教方法,具体见表 13-1。

(二)影响患者自我管理能力的因素

患者需要在透析治疗的同时不断调整自身状况以适应新的生活。有些因素影响着患者自我管理能否顺利进行,这些因素包括环境因素和个体因素,如患者的身体状况、对透析治疗的接受程度、包括家人在内的社会支持系统等。具体因素见表 13-2。

表 13-1　透析患者健康教育前的评价项目

评价项目	评价内容	收集信息
(1)身体状况	发病以来疾病的控制情况	现病史、既往史
	目前疾病的状况	症状、体征
	有无并发症及其程度	由并发症引发的身体障碍(如糖尿病、脑血管疾病等)
	机体功能障碍的程度	实验室检查结果
		视力、听力、语言、知觉、行动等
		治疗方法及内容
		透析条件,透析中的状况(血压、症状、体重增加等)

续表

评价项目	评价内容	收集信息
		活动度,透析疗法,饮食,药物,内瘘,并发症(心血管疾病、糖尿病等)等处置
(2)情绪状况	接受治疗及学习的意愿	是否不安、抑郁,是否拒绝透析
	疾病的接受过程,目前所处阶段	对身体和疾病关心的内容
	健康观、自我观、疾病观	社会责任的变化
	人际关系	经济状况
(3)心理社会状况	患者的目标	年龄、性别
	理解力(阅读、书写、计算)	家庭构成、职业、地位、生活计划
		每天的行动计划
		阅读能力
(4)已掌握的知识	以往学习的知识、技能	目前为止对有关肾功能不全、透析治疗所了解的知识、技术
	正在实施的康复计划	患者陈述的康复经验
	新学习的知识、技术等	与专家的交流
	医学专业术语的理解程度	
	患者希望的宣教方法,视觉(电视、图片、阅读)、听觉(交流、听录音等)	

表 13-2 影响患者自我管理能力的因素及原因

评价项目	原因	内容
(1)充分透析	身体状况	
	肾功能	尿毒症引发的症状、并发症
	心功能	血红蛋白、尿素氮、血肌酐及血钾
	贫血	血压是否稳定
	骨、关节疾病	内瘘的状况
	内瘘	血液透析次数、透析时间、透析器
	末梢血管障碍	体力
	透析中的状态	
	有无并发症	
(2)自我管理行为	透析接受情况	
	对疾病(透析疗法)的接受程度	接受程度,适应阶段(不安、抑郁、是否接受透析)
	饮食管理	有无活动的限制(听力、视力、知觉、步行)
	用药管理	透析过程是否顺利
	内瘘管理	饮食方式,血钙、血磷、血钾值
		水、盐的摄取方式,体重增加率
		服药状况
		内瘘有无闭塞、出血、感染,内瘘的观察

评价项目	原因	内容
（3）环境因素	家庭构成	家庭、高龄患者、独居
	居住环境	有无来自家庭的援助
	家庭及社会支持	经济保障（经济状况、保险的种类）
	信息源	住院方式（住院时间、有无陪护）
	社会资源	人际关系
（4）个人原因	宗教	年龄
	兴趣	职业、职位、对职业的责任及兴趣
	社会责任	对自身的接受
	自我管理知识	社会生活
		自我照顾能力
		宗派
		原有的知识、技能
		患者的康复经验
		宣教内容
		宣教后的生活规划

三、健康教育指导

血透患者只有具备良好的身心状态，进行有效的自我管理，才能保证良好的生活质量，护理人员对此担负着重要的责任。

（一）诱导期的自我管理指导

患者从保守治疗进入到透析治疗，护理人员首先应全面评价患者的身心状况，从而制订出具体的宣教计划。对于诱导期的患者，宣教的目标是让患者了解自我管理的重要性，改善患者的身体状况，通过心理护理使患者尽早接受透析治疗，改变原有的生活方式，适应透析生活。

1.健康教育指导的内容

（1）持续透析为使透析治疗顺利进行，在诱导期需要让患者了解肾功能不全的相关知识、血液透析原理及其必要性。为更好地提高透析治疗的效果，需要患者进行自我管理（充分透析、合理饮食、适当运动、预防感染、排便）等。同时应指导患者学会读取实验室检查结果、预防并发症（贫血、血钙的代谢异常、感染、糖尿病）的发生，一旦发现异常与医院进行联系，并指导患者日常生活中的注意事项。

（2）透析饮食的制定方法：透析饮食的制定原则是维持和促进健康、保证摄入平衡。具体要点如下：①营养平衡、优质的食物。②适当的热量。③必要的蛋白质（不要摄入过量）。④控制水分。⑤禁食含钾食物。⑥禁食含磷食物。

（3）告知患者如水、盐摄入过量易导致心功能不全、脑出血；热量摄入过多易出现高脂血症、动脉硬化；血钙、血磷摄入不平衡易引发甲状旁腺功能亢进症。①水盐的摄入方法：每次血液透析过程中，脱水量最好控制在体重的 5% 以内。告知患者如果透析期间体重增加过多，易增加心脏、血管的负担，体液过多导致高血压、心功能不全等并发症。此外，体重增加过多时，透析中可出现脱水困难、体力下降等问题。②钾的摄入方法：由于肾功能不全使钾不能在尿中排泄，因此如果钾摄取过量，易引发猝死等危险。指导患者每天钾的摄取量最好是 1 500～2 000 mg。③磷的摄入方法：蛋白质含量多的食物，磷的含量也比较高(1 g 蛋白质，含磷 12～14 mg)。指导患者不要过量摄取蛋白质含量多的食物，最好应用食品成分表选择食物。

(4)慢性肾衰竭患者因肾功能减退，药物排泄受阻，药物血浓度增高，半衰期延长，需调整用药剂量及用药间隔时间，尽量避免使用对肾脏有毒性作用的药物，如庆大霉素等。

(5)透析可丢失水溶性维生素，故需补充叶酸、B 族维生素、维生素 C，但不能过量。补钙药应含服或嚼服，同时适当补充维生素 D，并监测血钙浓度。

(6)大多数血液透析的患者常伴有高血压。高血压主要是由水、钠潴留引起的。通过透析清除多余的水分，纠正高钠后，血压会得到控制。但也会有部分患者尽管通过充分透析和超滤，血压仍持续升高，透析期间需服用降压药来控制血压。指导患者正确有规律地服用降压药，不得随意增减、不可自行停药；教会患者及家属自己测量血压，同时测量卧位、坐位和立位血压，防止直立性低血压；体位改变时动作尽量缓慢，防止直立性低血压的发生；透析前和透析中减少或停用降压药，以避免透析中低血压和透析后的直立性低血压；每天监测血压至少 2 次，做好记录；在服药过程中如出现不良反应，及时通知医师进行处理。

(7)有贫血者定期注射促红细胞生成素，并注意药物不良反应的观察，每月复查血常规，口服铁剂如硫酸亚铁等，宜饭后 30 分钟口服，以减少胃肠道反应。同时忌饮浓茶，以免影响药物吸收。服药过程中如出现不良反应，及时通知医师进行处理，避免不良反应发生。

(8)从肾脏排泄的药物(如 H_2 受体拮抗剂等抗溃疡药物等)，因在体内停留时间较长，为防止药效过量，应减少药量。

(9)易被透析清除的药物(如头孢类药物)，原则上应该在透析后服用或注射。

(10)患者应了解目前口服或注射药物的用途、作用、服用方法、不良反应及注意事项等。

(11)内瘘管理：内瘘是维持性血液透析患者的生命线，为了保持内瘘能长久的应用，应防止发生闭塞、狭窄、感染及出血。一旦出现问题，透析治疗就不能顺畅进行，进而导致透析不充分。因此，应指导患者了解内瘘对于患者的意义及其重要性，学习自我观察要点及透析后的止血方法等。

2.健康教育方法

(1)持续透析：①相对于说明书这类的文字说明，图片或照片、录像带、模型、实物等能更加贴近现实。为让患者更好地理解血液透析疗法，可以让其观看透析管路、透析器及透析膜断面的实物，以减少恐惧感，增进理解。②让患者熟悉各项实验室检查的正常值，便于自我管理。③为预防和早期发现并发症，可以应用各种宣传手册加深患者的认识，同时也可让一些自我管理较好的患者介绍经验。④对于刚刚开始透析治疗，身体状态调整不佳或对疾病尚未完全接受的患者，此时可能并不能马上进行自我管理。护理人员切忌向患者介绍过多的知识，以免增加负担，仅提供 1～2 个重要的信息即可。可以告诉患者所谓的自我管理是指患者能够对自身情况进行观察和判断。此外介绍一些患者感兴趣、关心的事情，注意在宣教的时候应注意与患者的个人情况相结合。

(2)水分和饮食管理：①对患者进行饮食指导，最好能连同营养师一起进行。②平衡的饮食应该是有效控制水和盐，不过量摄入钾和磷。③可以通过宣传手册、录像带等形式让患者了解食品种类及成分。④告知患者每摄入 1 g 盐能使 100 mL 的水贮存在体内。为加深印象，可以让患者观看血管内充满水时的照片,并比较正常时和心功能不全时胸部 X 线片,以增加患者的感官认识。

(3)药物管理:①应该让患者记住正在服用的口服药和透析中应用的注射药物的药品名、作用及不良反应,还应告诉患者为达到最佳药效必须按照规定的方法服药。②提醒患者把正在服用的其他科室的处方药和保健食品等告诉护理人员。③有些患者会根据以往的习惯进行服药,所掌握的知识可能是不完全正确的,因此护理人员应对患者了解的知识进行评估,对缺乏的部分进行补充说明,对错误的部分给予修正。

(4)内瘘管理:①可以让患者看内瘘的图片或照片,举例说明内瘘管理的重要性。②指导患者了解内瘘的部位、走行,用手触摸内瘘搏动,用耳倾听内瘘的范围和强度。③指导患者每天观察内瘘血管的紧张度、弹性等,防止发生闭塞、感染、出血等异常情况,一旦发现异常,应马上和医院取得联系。④宣教时应注意根据患者的实际情况来进行,避免使用专业术语,多用一些患者能理解的语言。

3.健康教育技术

(1)测量体重:向患者说明为达到水、盐管理的意义,做到每天测量体重,告知透析前后测量体重的意义,并强调如果测量错误可能出现透析不充分、脱水过量进而导致心功能不全和低血压。

(2)测量血压:测量血压是自我管理的项目之一。护理人员应向患者说明通过血压测量可及时观察到水盐管理的效果、降压药或升压药的药效。患者应该掌握血压的正常值和测量方法,护理人员在指导患者进行血压测量时,可让其反复练习,并提醒患者血压出现异常时一定和医院取得联系。

(3)观察内瘘:为预防内瘘出现闭塞等情况,应每天进行观察。教会患者沿着血管的走行进行触摸、利用听诊器听取血流声音。了解正常的声音及血管搏动的范围。

(4)做观察笔记:指导患者每天做观察笔记,记录的内容包括血压值、身体状态、自我感觉、身体调整状况、与医护人员交流后获得的信息、日常情况等。

(5)健康教育要点:①掌握正确的方法,护理人员进行指导的时候,先演示正确的方法,让患者进行观看,然后让患者来做,进行观察,对错误的地方进行纠正。通过反复的练习逐渐掌握正确的操作方法。②模仿正确的行为,模仿是提高学习效果的重要方法。为了使患者掌握正确的行为,指导者应注意每次进行演示时都应一致,不应有不同,这样才便于患者进行模仿。③减少操作错误,告知患者在测量血压和体重时,如操作不规范,可能出现错误的结果,应尽量减少操作失误。

4.心理、社会指导

(1)慢性肾衰竭患者因病难愈,需长期透析治疗并负有沉重的经济负担。患者易产生悲观、失望、焦虑、抑郁的情绪和逆反行为,对治疗信心不足。作为护理人员,首先对患者深表同情,充分认识了解患者的心理要求,态度和蔼、热情、认真,操作熟练准确,获得患者与家属的信赖。重视与患者家属沟通,取得家属的支持。根据患者不同的实际给予鼓励、帮助、提供相关忠告、咨询与支持,适当解释情绪对病情的影响,做好疏导工作,有计划地使患者了解透析的原理、疗效、血管通路的保护、控制导致疾病加重的危险因素及合适的生活方式和稳定的情绪对恢复健康的重要性等。鼓励患者树立乐观向上的思想,保持精神愉快,以最佳的身心状态接受治疗。

(2)当患者出现愤怒、悲伤的情绪时,护理人员应鼓励患者记录下自己的心理反应,或者与医护人员进行交流。护理人员应多创造与患者交流的机会,帮助患者度过心理危机。如果出现了不能解决的心理问题,应适当请教心理专家进行援助。

(3)如果是社会因素,如原有的社会义务无法履行,或由于住院给家人带来了麻烦,或者是由于住院环境、经济状况、医保手续等方面的问题而造成的困难,都可能给患者带来影响。针对具体原因提供相关的信息给患者,并注意为患者争取来自社会支持系统的援助。

(4)护理人员应特别关注高龄患者和由于并发症而影响日常生活的患者。

(5)有些患者因担心治疗无法继续履行自己的社会责任(工作、家庭和学业),体力无法从事重体力劳动而产生忧虑,这时可以适当向患者提供腹膜透析或肾移植等方面的信息,便于患者结合自身情况进行选择。

5.对患者家属的健康教育

作为透析患者的家属,应做好与患者的治疗和疾病长期相处的精神准备。护理人员应指导家属正确的理解疾病和透析治疗,指导其作为协助者,多给予患者必要的、长期的援助。

(1)宣教内容和方法:在对家属进行宣教时,一般应和患者共同进行,护理人员应制定包括宣教次数、时间、内容和方法等内容的具体计划,便于操作。

(2)慢性肾功能不全和透析疗法:向患者的家属及周围人说明患者一旦出现慢性肾功能不全就应做好终身依靠血液透析维持生命的准备,家人应给予长期的援助。

(3)协助饮食管理:患者家属应该和患者共同学习透析饮食的原则。在饮食制作上多下功夫,因为只有家人的参与与支持才能保证饮食疗法的正确实施。

(4)协助用药管理:告知家属患者目前正在应用的药物的品名、作用、服用方法,当药物变化、停药及出现不良反应等情况时,能及时发现。如患者不能与医师进行有效沟通时,家人应积极与医院取得联系,进行详细说明。对于个别不能有效进行体重管理、血压管理和用药管理的患者,护理人员应向家属进行详细的介绍,提醒家人做好监督。

(5)协助内瘘管理:护理人员应指导家属了解内瘘的意义、重要性,出现异常时学会如何应对,必要时应与医院进行联系。

(6)观察日常生活行动:家属在日常生活中应注意观察患者的身体变化、体重、血压、实验室检查结果,并协助记录观察笔记,便于为医护人员提供相关信息。

(7)社会资源的利用:由于患者长期进行透析治疗,给家庭带来了一定的经济负担。护理人员应该向家属介绍医疗保险、商业保险等信息。长期透析治疗也会给家属带来影响,出现心理、社会等方面的问题,护理人员应给予关注,并给予必要的援助。

(二)维持期患者的健康教育

维持期是指患者在诱导期之后病情趋于稳定,能正确对待疾病和治疗、能进行自我管理的阶段。

1.健康教育内容和方法

(1)持续透析:①为使透析治疗顺利进行,指导患者了解充分透析的意义、体重和血压管理的重要性、如何根据实验室检查结果判断健康状态及如何预防并发症等。②有效利用透析记录、实验室检查结果、观察笔记的内容,制定出保证患者充分透析的计划。③医院方面,可以成立患者联谊会促进患者之间的经验交流,通过印制透析手册宣传相关知识。④提醒患者学会判断异常情况,以及出现时应尽早和医院取得联系。

(2)水分和饮食管理:饮食管理中,要特别留意患者的自我管理记录、实验室检查结果、透析中的状态。对于自我管理较为困难的患者,不能单纯地进行鼓励,应注意与患者多沟通,以了解具体的原因,给予有针对性的指导。

(3)药物管理:了解患者目前正在使用的药物并观察其服药的方法是否正确等。

(4)内瘘管理:指导患者了解有关内瘘的种类、血管的走行、长期使用者的观察要点等知识,并了解患者是否进行正确的自我观察。

(5)适当的体育锻炼:大多数维持性血透患者对运动知识缺乏了解,害怕运动会加重病情。为提高患者的日常生活活动能力(ADL),要注意调整适合自身的活动量。医护人员在为患者做透析治疗时,应向其宣传正确的体育运动方法及适当运动的益处。对于长期透析患者来说,除了规律透析、合理膳食外,加强运动锻炼,不但可以增强肌力、改善心功能、改善全身机体状态,使透析更加充分,还可以转移患者的注意力,缓解抑郁、焦虑等不良情绪。患者由于贫血、营养不良、血管疾病等限制了疾病的耐受力,运动应在控制血压、纠正贫血及心力衰竭的情况下进行。锻炼的原则:早期、渐进、维持、综合,以有氧运动为主,每次运动 30 分钟左右,不可过长,4~6 次/周。锻炼项目:如散步、跳绳、骑自行车、练气功、打太极拳等,以出现轻度气喘、疲乏及出汗为运动充分的标准,禁止剧烈运动。

2.心理-社会等因素的指导

透析治疗过程中,患者常由于透析并发症伴有的躯体不适、对预后的担心、对家庭关系的担忧、对经济的忧虑、需要不断往返于医院而带来的困难而出现各种心理、社会等方面的问题。为此,护理人员在不断改善患者躯体症状的同时,应留心观察患者日常生活中的烦恼,建立良好的护患关系,与患者进行有效的交流。

有关心理、社会方面的指导目标是使患者在接受透析治疗的同时还能担负工作和家庭的责任。

有些患者,由于运动功能、心功能及视力等方面的障碍而导致日常生活活动能力(ADL)下降;有些患者由于容貌的变化、依赖家人及原有社会责任的丧失等原因出现自卑等情绪。对于这些患者,作为护理人员,应对其经济能力、社会支持、患者心理等进行深入研究,充分了解患者目前所面临的困难,给予有效地援助,扩大患者的活动范围。

四、健康教育评价

对健康教育效果进行评价时,护理人员可以通过观察法、问卷调查法、陈述法、模拟练习等形式来了解患者对相关知识的掌握情况。此外,还可以通过患者的体重增加率、血压是否平稳、血钾和血磷是否正常等来了解其水分和饮食管理的情况。此外还应评价患者的用药管理、内瘘管理等方面的能力。

对血液透析患者的健康教育,是提高患者自我管理能力的途径,而建立一个以患者为主体的学习环境是十分重要的。它需要护理人员对患者已有知识、经验及实际生活等方面进行正确、全面的评价,在此基础上结合患者的具体情况,制定出合理的宣教计划,有步骤地进行。

(朱　芳)

第二节　血液透析血管通路的护理

血管通路是血液透析关键环节之一,通路问题常会影响患者有效透析治疗,导致透析不充分。血液透析护士是血管通路的使用者,在血管通路护理中血液透析护士需掌握正确的方法解决通路问题,才能更好地维护血管通路的功能。

建立一条有效而通畅的血管通路是血液透析患者得以有效透析、长期存活的基本条件,血管通路也是血液透析患者的生命线。

一、血管通路的特点及分类

建立能够反复使用的血管通路是维持血液透析患者保证长期透析质量的重要环节。无论选择何种方式建立的血管通路,都应该具备以下几个特征:①易于反复建立血液循环;②血流量充分、稳定;③能长期使用;④没有明显的并发症;⑤可减少和防止感染;⑥不影响和限制患者活动;⑦使用安全,能迅速建立。

根据血管通路使用的时间,临床将血管通路分为两大类:临时性血管通路和永久性血管通路。临时性血管通路包括动静脉直接穿刺、中心静脉留置导管;永久性血管通路包括动静脉内瘘、移植血管内瘘。目前临床常用的血管通路有动静脉内瘘、中心静脉留置导管、聚四氟乙烯人造血管通路等。

二、临时性血管通路及护理

临时性血管通路指建立迅速、能立即使用的血管通路,包括动静脉直接穿刺、中心静脉留置导管。临时性血管通路主要适用于急性肾衰竭;慢性肾衰竭还没建立永久性血管通路,内瘘未成熟或因阻塞、流量不足、感染等暂时不能使用者或出现危及生命的并发症,如高血钾、急性左心衰竭或酸碱平衡紊乱需紧急透析或超滤者;中毒抢救、腹膜透析、肾移植术后紧急透析;其他疾病需行血液净化治疗,如血液灌流、免疫吸附、血浆置换、连续性血液净化治疗等。

(一)直接动脉穿刺

直接动脉穿刺操作简便,血流量大,可以立即使用,适用于各年龄组,常用穿刺部位有桡动脉、足背动脉、肱动脉。其缺点是透析中和透析后并发症较多,如早期的血肿和大出血;后期的假性动脉瘤;透析中活动受限,透析后止血困难;反复穿刺易导致血管损伤,与周围组织粘连,对慢性肾功能不全的患者影响永久性血管通路——动静脉内瘘的建立,因此临床的使用受到严格的限制。

1.穿刺方法

(1)穿刺前评估患者,包括神志、皮肤黏膜有无出血、需选用的穿刺部位、动脉搏动强弱、患者合作性及对疼痛耐受性。

(2)充分暴露血管,摸清血管走向。

(3)让患者采用舒适体位,做好穿刺肢体的固定,以免透析中患者体位不适影响血流量。

(4)连接好血液管路与穿刺针,常规消毒后穿刺针先进入皮下,摸到明显搏动后沿血管壁进入血管。

(5)见有冲击力的回血和搏动后固定针翼。

2.护理

(1)不宜反复进行穿刺,反复穿刺容易引起出血、血肿。穿刺尽量做到"一针见血"。

(2)穿刺后血流量不足,多受疼痛导致血管痉挛的影响,此时不用调节穿刺针位置,只要穿刺针在血管内,随疼痛缓解血流量会逐渐改善。如仍不足,可另穿刺一条浅表动脉或静脉,用无过滤器的输液管连接穿刺针,另一端接泵前侧动脉侧管,形成两条闭式循环通路,保证血流量。

(3)透析过程中加强巡视,穿刺肢体严格制动,发现针体移位致血肿或渗血应及时处理。

(4)透析结束后穿刺点做好局部止血,先指压30分钟,再用纸球压迫弹力绷带固定2~4小时后逐渐放松,同时观察有无出血。

(5)透析结束后做好患者宣传教育,教会患者对局部穿刺点出血、血肿的观察,出血处理的要点及措施,如出现出血先指压出血部位,再寻求帮助,出现血肿当天(24小时内)进行冷敷,次日(24小时后)开始热敷或用喜疗妥(多磺酸黏多糖软膏)局部敷,保持局部清洁,预防感染。

(6)由于动脉直接穿刺有损伤血管、出血、血肿及影响以后内瘘建立等缺点,故有条件应尽量选择中心静脉置管。

(二)中心静脉留置导管通路

1.中心静脉导管的种类

(1)不带涤纶套的中心静脉导管:最早的临时性血液通路是动静脉套针穿刺,后来被单腔或单针双腔静脉导管取代,如图13-1所示。随着材料的改进,一种外形设计统一的单针双腔导管被普遍采用。该导管尖部的侧孔作为出血的通路,即动脉出口、端口作为回血通路,称为静脉入口。为减少血液透析时重复循环,端孔与侧孔的距离相距2~3 cm。用聚氨基甲酸乙酯或聚乙烯材料制成的导管在室温下相对较韧,在不用鞘管的情况下即可轻松插入静脉内。进入静脉后,由于体温及血流的作用,导管变得较柔软,这样便减少了对血管的机械损伤。由于不带涤纶套,在插管时不需要做皮下隧道,因此操作过程快捷、损伤小,在床旁及无X线透视条件下即可进行。

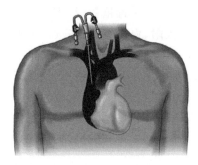

图13-1 置于颈内静脉的不带涤纶套的中心静脉导管

(2)带涤纶套的中心静脉导管:带涤纶套的中心静脉导管是1987年开始应用。这种导管是由硅胶材料制成,其硬度比普通双腔导管小,需要采用Seldinger技术并在撕开式鞘管帮助下插入静脉,做皮下隧道并将涤纶套埋入皮下导管出口处,如图13-2所示。由于涤纶套与皮下组织紧密粘贴,从而阻止了致病菌进入隧道引起感染。该种导管口径粗,且质地柔软,可以在X线下将导管尖端放置于心房内,因此具有较高的血流量。

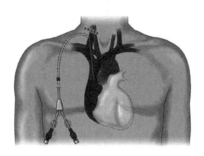

图 13-2　置于颈内静脉的带涤纶套的中心静脉导管

2.中心静脉导管插管部位

中心静脉(如颈内静脉、锁骨下静脉和股静脉)具有血流量充足、操作简单易行、不损害血管和可以反复使用等优点,已成为最常用的临时性血管通路,中心静脉置管可立即行血液透析,并保证透析充分,是一种安全、迅速和可靠的血管通路。通常置管部位有股静脉、锁骨下静脉及颈内静脉,在不同的临床情况下有各自不同的优缺点,见表 13-3。

表 13-3　中心静脉插管部位优缺点比较

置管部位	优点	缺点	患者选择
股静脉	置管技术要求低 致命性并发症罕见	留置时间短、易感染 活动受限	ICU 有心脏和呼吸支持患者
颈内静脉	留置时间长 中心静脉狭窄发生率低、活动不受限	置管技术要求高 对气管插管有影响	除气管切开和气管插管患者
锁骨下静脉	留置时间长 舒适、易固定	置管技术要求高 已发生严重并发症	上述通路无法选择时

颈内静脉插管手术较易,并发症少,且能提供较高的血流量,一般作为插管首选途径。右侧颈内静脉较粗且与头静脉、上腔静脉几乎成一直线,插管较易成功;左侧颈内静脉走行弯曲,手术难度相对较大,一般应选择右侧颈内静脉。锁骨下静脉插管手术难度和风险大,易出现血气胸等并发症,一般情况下不提倡锁骨下静脉插管。股静脉插管手术简单、操作简便、安全有效,不易发生危及生命的严重并发症,但由于位置原因,较颈内静脉容易发生感染、血栓,且血流量差、留置时间短,给患者行动带来不便,故股静脉插管只适用于短期透析的卧床患者或颈部无法建立临时性血管通路的患者。

3.中心静脉留置导管的护理

(1)治疗前取下置管部位覆盖敷料,检查导管固定翼缝线是否脱落,置管口有无渗血、渗液、红肿或脓性分泌物,周围皮肤有无破溃、皲裂等过敏现象,如无特殊,采用常规消毒置管部位、更换无菌敷料。

(2)取下导管外延端敷料,铺无菌治疗巾,取下肝素帽,消毒导管口两次后用 5 mL 注射器回抽出导管内的封管肝素液及可能形成的血凝块,回抽腔内容量在导管腔容量基础上增加 0.2～0.3 mL,以避免患者失血过多。

(3)从静脉导管端注入首次量抗凝剂,连接血管通路管,开启血泵进行透析。透析管路与留置导管连接处用无菌治疗巾覆盖。

(4)做好透析管路的固定：固定血管通路管时注意给患者留有活动长度，最好固定在患者身上某个部位（根据留置导管置管部位决定），以免患者翻身或移动时将导管带出。

(5)透析结束后常规消毒导管口，用 20 mL 生理盐水冲洗导管动脉端管腔，按常规回血后再注入相应导管腔容量的肝素封管液于动、静脉导管腔内。肝素封管液的浓度采用个体化进行封管，推注肝素时速度应缓慢，在注入管腔等量肝素封管液的同时立即夹闭导管，使导管腔内保持正压状态，然后拧紧消毒的肝素帽。导管外延端用无菌敷料包扎并妥善固定。

(6)严格无菌操作，避免感染；抗凝剂封管液量应视管腔容量而定；肝素帽应于下次透析时更换。

(7)指导留置导管患者每天监测体温，体温异常应及时告知医护人员，以便做进一步处理。

(8)与插管相关并发症的护理：与留置导管技术相关的并发症有气胸、血胸、心律失常、相邻的动脉损伤、空气栓塞、纵隔出血、心脏压塞、臂丛神经损伤、血肿、穿刺部位出血等。除血肿、穿刺部位出血外，上述并发症均需紧急处理，必要时通过手术拔管，并进行积极抢救。①穿刺部位出血及护理：穿刺部位出血是常见的并发症之一，多由于反复穿刺造成静脉损伤较重或损伤了穿刺路径上的血管造成。置管后，全身使用抗凝剂或对置管处的过度牵拉，也可能导致出血。局部压迫止血是有效而简便的方法，如指压 20～30 分钟。应用云南白药或凝血酶局部加压包扎或冰袋冷敷时应注意伤口的保护。嘱患者不能剧烈运动，应静卧休息。如透析过程中出血，可适当减少肝素用量，用低分子量肝素或无抗凝透析；如透析结束后出血仍未停止，可经静脉注入适量鱼精蛋白中和肝素。②局部血肿形成的护理：局部血肿也是较常见并发症，多与穿刺时静脉严重损伤或误入动脉造成。一旦形成血肿，尤其出血量较多时应拔管，同时用力压迫穿刺部位 30 分钟以上，直至出血停止，之后局部加压包扎，并严密观察血肿是否继续增大，避免增大血肿压迫局部重要器官造成其他严重后果。

(9)血栓护理：留置导管因使用时间长，患者高凝状态，抗凝剂的使用量不足，封管时肝素用量不足或封管操作时致管腔呈负压状，或有部分空气进入或管路扭曲等原因易引起血栓形成。与导管相关的血栓形成可分为导管腔内血栓、导管外尖部血栓、静脉腔内血栓和附壁血栓。导管腔内血栓多由注入封管肝素量不足，肝素液流失或血液反流入导管腔内所致。导管尖部血栓因封管后肝素封管液从导管侧孔流失而不能保留在尖部引起微小血栓形成。在护理中应首先重视预防：每次透析前应认真评估通路的通畅情况，在抽吸前次封管液时应快速抽出，若抽出不畅时，切忌向导管内推注液体，以免凝块脱落而致栓塞。如有血栓形成，可采用尿激酶溶栓。具体方法为5 万～15 万 U 尿激酶加生理盐水 3～5 mL 分别注入留置导管动静脉腔内，保留 15～20 分钟，回抽出被溶解的纤维蛋白或血凝块，若一次无效可重复进行。局部溶栓治疗适用于早期新鲜血栓，如果血栓形成时间比较长，则不宜采用溶栓治疗。反复溶栓无效则拔管。

(10)感染的护理：感染是留置导管的主要并发症。根据导管感染部位不同可将其大致分为3 类：①导管出口处感染。②皮下隧道感染。③血液扩散性感染。引起导管感染的影响因素有很多，如导管保留时间、导管操作频率、导管血栓形成、糖尿病、插管部位、铁负荷过大、免疫缺陷、皮肤或鼻腔带菌等。许多研究表明，股静脉置管感染率明显高于颈内静脉或锁骨下静脉插管。有涤纶套的导管比普通导管菌血症的发生率低。减少留置导管感染的护理重在预防，加强置管处皮肤护理。①置管处的换药：每天 1 次。一般用安尔碘由内向外消毒留置导管处皮肤两遍，消毒范围直径＞5 cm，并清除局部的血垢，覆盖透气性好的无菌纱布并妥善固定；换药时应注意观察置管部位或周围皮肤或隧道表面有无红、肿、热或脓性分泌物溢出等感染迹象。可疑伤口污染应随时换药。随着新型伤口敷料的临床应用,局部换药时间已逐渐延长,一般仅需在透析时进行伤口护理。②正确封管:根据管腔容量采用纯肝素封管,保留时间长,可减少封管次数,减少感染的机会;尽量选用颈内静脉,少用股静脉。③感染的监测:每天监测患者体温变化;透析过程中注意观察导管相关性感染的临床表现;患者血液透析开始 1 小时左右,患者出现畏寒,重者全身颤抖,随之发热,在排除其他感染灶的前提下,应首先考虑留置导管内细菌繁殖致全身感染的可能;导管出口部感染是局部感染,一般无全身症状,普通透析导管可拔出并在其他部位插入新导管;对于带涤纶套的导管应定时局部消毒换药、局部应用抗生素或口服抗生素,以供继续使用。隧道感染主要发生于有涤纶套的透析导管,一旦表现为隧道感染应立即拔管,使用有效抗生素 2 周。若需继续透析在其他部位置入新导管。血液扩散性感染时应予以拔管,并将导管前端剪下做细菌培养,根据细菌对药物的敏感情况使用抗生素。

(11)导管功能障碍护理:导管功能障碍主要表现为导管内血栓形成、血流不畅、完全无血液引出或单向阻塞,不能达到透析要求的目标血流量。置管术后血流不佳,通常是导管尖端位置或血管壁与导管侧孔相贴造成"贴壁"引起,后期多是由于血栓形成引起。可先调整导管位置至流出通畅。随着使用时间的延长和患者活动,虽然导管借助固定翼和皮肤缝合,导管位置也会发生不同程度改变,血液透析过程中突然出现血流不畅或完全出血停止,有时触及导管震颤感,护士应首先考虑是否是导管动脉开口处吸附管壁,立即给予置管创口处导管外延部和局部皮肤消毒,必要时停止血泵,小角度旋转导管或调整导管留置深度即可恢复满意血流量。当导管动脉端出现功能障碍而静脉端血流量充足时,可将两端对换使用,静脉导管作为引血、动脉导管作为静脉回路,这种处理方法的缺陷是导管血栓在泵压力下有可能进入体内循环,同时也和动脉端开口于侧壁型导管的使用设计原理相矛盾,其再循环率及透析的充分性受到影响。如导管一侧堵塞而另一侧通畅,可将通畅一侧作为引血,另行建立周围静脉作回路。

(12)导管脱落的护理:临时性静脉留置导管因保留时间长,患者活动多,造成固定导管的缝线断裂;或人体皮肤对异物(缝线)的排斥作用,使缝线脱离皮肤;或在透析过程中由于导管固定不佳,由于重力牵拉作用等导致导管滑脱。为防止留置导管脱出,应适当限制患者活动,换药、封管及透析时注意观察缝线是否断裂,置管部位是否正常,一旦缝线脱落或断裂应及时缝合固定好插管。当发生导管脱出时,首先判断插管是否在血管内,如果插管前端仍在血管内,插管脱出不多,在插管口无局部感染情况下可在进行严格消毒后重新固定,并尽快过渡到永久通路。如果前端已完全脱出血管外,应拔管并局部压迫止血,以防局部血肿形成或出血。

(13)中心静脉留置导管拔管的护理:中心静脉留置导管拔管时先消毒局部皮肤,拆除固定翼缝线,用无菌敷料按压插管口拔出导管,局部指压 30 分钟后观察局部有无出血现象。患者拔管采取卧位,禁取坐位拔管,以防静脉内压力低而产生气栓,拔管后当天不能沐浴,股静脉拔管后应卧床 4 小时。

(14)中心静脉留置导管自我护理及卫生宣传教育:①置管术后避免剧烈活动,以防由于牵拉致导管滑脱。②做好个人卫生,保持局部清洁干燥,如需淋浴,应先将导管及皮肤出口处用无菌敷贴封闭,以免淋湿后导致感染,淋浴后及时更换敷贴。③每天监测体温变化,观察置管处有无肿、痛等现象,如有体温异常,局部红、肿、热、痛等症状应立即告知医护人员,及时处理。④选择合适的卧位休息,以平卧位为宜。避免搔抓置管局部,以免导管脱出。⑤股静脉留置导管者应限制活动,颈内静脉、锁骨下静脉留置导管运动不受限制,但也不宜剧烈运动,以防过度牵拉引起导管滑脱,一旦滑出,立即压迫局部止血,并立即到医院就诊。⑥留置导管者,在穿脱衣服时需特别注意,避免将导管拔出,特别是股静脉置管者,颈内静脉或锁骨下静脉置管应尽量穿对襟上衣。⑦中心静脉留置导管是患者透析专用管路,一般不作其他用途,如输血、输液、抽血等。

三、动静脉内瘘的护理

动静脉内瘘是指动脉、静脉在皮下吻合建立的一种安全并能长期使用的永久血管通路,包括直接动静脉内瘘和移植血管内瘘。直接动静脉内瘘是利用自体动静脉血管吻合而成的内瘘,其优点是感染发生率低,使用时间长。其缺点是等待"成熟"时间长或不能成熟,表现为早期血栓形成或血流量不足,发生率在9%～30%,如超过3个月静脉仍未充分扩张,血流量不足,则内瘘失败,需重新制作。

动、静脉吻合后静脉扩张,管壁肥厚即为"成熟",一般需要4～8周,如需提前使用,至少应在3周以后,NKF-DOQI推荐内瘘成型术后1个月使用。我国的透析通路使用指南建议术后3个月后使用。

(一)制作动静脉内瘘部位及方法

自体动静脉内瘘常见手术部位:①前臂内瘘。桡动脉-头静脉(图 13-3)、桡动脉-贵要静脉、尺动脉-贵要静脉和尺动脉-头静脉,此外还可以采用鼻咽窝内瘘。②上臂内瘘。肱动脉-上臂头静脉、肱动脉-贵要静脉、肱动脉-肘正中静脉。③其他部位,如踝部、小腿部内瘘、大腿部内瘘等,临床上很少采用。

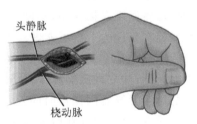

图 13-3　上肢桡动脉与头静脉的动静脉血管内瘘

动静脉内瘘吻合方式包括端-端吻合法、端-侧吻合法、侧-侧吻合法。吻合口径大小与血流量密切相关,一般为5～7 mm。吻合口径<3 mm 时,血流量常<150 mL/min,此时透析效果差或透析困难。如吻合口>7 mm 或血流量>400 mL/min 时影响心脏功能,增加心脏负荷。进行血管吻合的方法有两种。①缝合法:可采用连续缝合或间断缝合。②钛轮钉法:动静脉口径相差比较小的患者很适合钛轮钉吻合法,一般采用直径 2.5～3.0 mm 的钛轮钉。采用钛轮钉法手术损伤小,内膜接触良好,吻合口大小恒定,不会因吻合口扩张而导致充血性心力衰竭;吻合后瘘管成熟相对比较快;钛金属组织相容性好,体内可长期留置。其缺点是容易造成远端组织缺血;动静脉口径不一致、血管与钛钉口径不一致时,血管壁易造成撕裂或损伤。

(二)动静脉内瘘制作应遵循的原则

动静脉内瘘是维持血液透析患者的生命线,制作时应根据患者的血管条件最大限度地利用最合适的血管。选择内瘘血管应遵循的原则:①由远而近,从肢体的最远端开始,逐渐向近端移行。②从左到右,选择非惯用性上肢造瘘,以方便患者的生活和工作。③先上后下,上肢皮下浅静脉多,血液回流阻力小,关节屈曲对血液循环影响较少;而下肢动静脉位置较深,两者间距大,吻合后静脉充盈不良不利于穿刺,且下肢蹲、坐、站立影响下肢静脉回流,易形成血栓,感染率也高,故应选择上肢做内瘘。④先选择自身血管后移植血管。

(三)动静脉内瘘制作的时机及功能评估

终末期肾病患者都应由肾科医师做出早期治疗安排,包括药物、饮食疗法及最终的治疗方式(如腹膜透析、血液透析、肾移植);对于准备行血液透析的患者应保护好静脉血管,避免在这些静脉上行穿刺或插管,特别是上肢静脉血管;有预期血液透析的患者在透析前2~3个月、内生肌酐清除率<25 mL/min 或血清肌酐>400 mmol/L 时建议制作动静脉血管内瘘,这样可有充足时间等待瘘管成熟,同时如有失败也可有充足时间进行另一种血管通路的建立,减少患者的痛苦。

除了选择合适的时机、选择最佳的方法和理想的部位制作血管通路外,要保持血管通路长久使用,采用正确的方法解决血管通路并发症,需要对血管通路建立前、使用过程及处理并发症之后进行功能评价,血管通路建立前评估见表13-4。

表 13-4 血管通路建立前患者评价

病史	影响
是否放置过中心静脉导管	可能致中心静脉狭窄
是否放置心脏起搏器	可能导致中心静脉狭窄
患者惯用的上臂	影响患者生活质量
是否有心力衰竭	血管通路可能改变血流动力学及心排血量
是否有糖尿病	患者血管不利于血管通路的通畅
是否使用过抗凝剂或有凝血方面的问题	可能较易使血管通路产生血栓或不易止血
是否有建立血管通路的历史	失能的血管通路使身上能为血管通路的地方减少
是否进行肾移植	临时性血管通路即可
是否有手臂、颈部、胸腔的受伤史或手术史	可能有血管受损使其不适合做血管通路

血管通路使用过程的功能评估主要有物理检查、超声波和影像学检查。临床常用观察瘘管外部情况、触诊震颤和听诊杂音来判断瘘管功能,此方法既简单、方便,也很有价值。每天定期的物理检查能够早期发现通路狭窄及手臂渐进性水肿等异常。也可以早期发现自体动静脉内瘘、局部动脉瘤的形成、定点穿刺造成的静脉流出道狭窄,并提醒护士改变穿刺方式;通路中出现局部硬结和疼痛大多数提示血栓早期形成或局部血栓性静脉炎;如果内瘘出现高调杂音,表明存在狭窄。肩周和前胸壁的侧支静脉显露提示中心静脉狭窄或同侧上臂内瘘分流过大。

(四)动静脉内瘘的护理

1.动静脉内瘘术前宣传教育及护理

动静脉内瘘是透析患者的生命线,维持一个功能良好的动静脉内瘘,需要护患双方的共同努力。术前心理护理如下。

(1)术前向患者介绍建立内瘘的目的、意义,解除患者焦虑不安、恐惧的心理,积极配合手术。

(2)告知患者术前配合的具体事项,如准备做内瘘的手臂禁做动静脉穿刺,保护好皮肤勿破损,做好清洁卫生,以防术后发生感染。

(3)术前进行皮肤准备,肥皂水彻底清洗造瘘肢的皮肤,剪短指甲。

(4)评估制作通路的血管状况及相应的检查:外周血管脉搏、双上肢粗细的比较、中央静脉插管史、外周动脉穿刺史;超声检查血管,尤其是需要吻合的静脉走行、内径和通畅情况,此可为内瘘制作成功提供依据。

2.动静脉内瘘术后护理

(1)内瘘术后将将术侧肢体抬高至水平以上 30°,以促进静脉回流,减轻手臂肿胀。术后 72 小时密切观察内瘘通畅及全身状况。观察指标:①观察患者心率、心律、呼吸,询问患者有无胸闷、气急,如有变化及时向医师汇报并及时处理。②观察内瘘血管是否通畅,若于静脉侧扪及震颤,听到血管杂音,则提示内瘘通畅,如触摸不到或听不到杂音,应查明局部敷料是否缚扎过紧致吻合口静脉侧受压,并及时通知医师处理。③观察吻合口有无血肿、出血,若发现渗血不止或内瘘侧手臂疼痛难忍,应及时通知医师处理。④观察内瘘侧手指末梢血管充盈情况,如手指有无发麻、发冷、疼痛等缺血情况。

(2)定期更换敷料:内瘘术后不需每天更换敷料,一般在术后 5～7 天更换;如伤口有渗血应通知医师检查渗血情况并及时更换敷料,更换时须严格无菌技术操作,创口用安尔碘消毒,待干后包扎敷料,敷料包扎不宜过紧,以能触摸到血管震颤为准。

(3)禁止在造瘘肢进行测血压、静脉注射、输液、输血、抽血等操作,以免出血造成血肿或药物刺激导致静脉炎等致内瘘闭塞。

(4)指导患者内瘘的自我护理:①保持内瘘肢体的清洁,并保持敷料干燥,防止敷料浸湿,引起伤口感染。②防止内瘘肢体受压,衣袖要宽松,睡眠时最好卧于健侧,造瘘肢体不可负重物及佩戴过紧饰物。③教会患者自行判断内瘘是否通畅,每天检查内瘘静脉处有无震颤,如扪及震颤则表示内瘘通畅。

(5)内瘘术后锻炼:术后 24 小时可做手指运动,3 天即可进行早期功能锻炼,每天进行握拳运动,1 次 15 分钟,每天 3～4 次,每次 10～15 分钟。术后 5～7 天开始进行内瘘的强化护理,用另一手紧握术肢近心端,术肢反复交替进行握拳、松拳或挤压握力球锻炼,或用止血带压住内瘘手臂的上臂,使静脉适度扩张充盈,同时捏握健身球,1 分钟循环松压,每天 2～3 次,每次10～15 分钟,以促进内瘘的成熟。

(6)内瘘成熟情况判断:内瘘成熟指与动脉吻合后的静脉呈动脉化,表现为血管壁增厚,显露清晰,突出于皮肤表面,有明显震颤或搏动。其成熟的早晚与患者自身血管条件、手术情况及术后患者的配合情况有关。内瘘成熟一般至少需要 1 个月,一般在内瘘成形术后 2～3 个月开始使用。

3.内瘘的正确使用与穿刺护理

熟练正确的穿刺技术能够延长内瘘的使用寿命,减少因穿刺技术带来的内瘘并发症。新建内瘘和常规使用的内瘘在穿刺技术上有些不同,需要血液透析护士认真把握。

(1)穿刺前评估及准备:①首先检查内瘘皮肤有无皮疹、发红、淤青、感染等,手臂是否清洁。②仔细摸清血管走向,感觉震颤的强弱,发现震颤减弱或消失应及时通知医师。③穿刺前内瘘手臂尽量摆放于机器一侧,以免因管道牵拉而使穿刺针脱落;选择好合适的体位同时也让患者感觉舒适。④工作人员做好穿刺前的各项准备,如洗手、戴口罩、帽子、手套及穿刺用物品。

(2)选择穿刺点:①动脉穿刺点距吻合口的距离至少在 3 cm,针尖呈离心或向心方向穿刺。②静脉穿刺点距动脉穿刺点间隔在 5～8 cm,针尖呈向心方向穿刺。③如静脉与动脉在同一血管上穿刺至少要相距 8 cm,以减少再循环,提高透析质量。④注意穿刺部位的轮换,切忌定点穿刺。

沿着内瘘血管走向由上而下或由下而上交替进行穿刺,每个穿刺点相距 1 cm 左右,此方法优点在于:①由于整条动脉化的静脉血管受用均等,血管粗细均匀,不易因固定一个点穿刺或小范围内穿刺而造成受用多的血管处管壁受损,弹性减弱,硬结节或瘢痕形成及严重时形成动脉瘤,减少未受用的血管段的狭窄而延长瘘管使用寿命。②避免定点穿刺处皮肤变薄、松弛,透析时穿刺点渗血。此方法的缺点是不断更换穿刺点,将增加患者每次穿刺时的疼痛,需与患者沟通说明此穿刺方法的优点,从而取得患者的配合。

(3)进针角度:穿刺针针尖与皮肤成30°～40°角、针尖斜面朝左或右侧进针,使针与皮肤及血管的切割面较小,减轻穿刺时患者疼痛,保证穿刺成功率及治疗结束后伤口愈合速度。

(4)新内瘘穿刺技术的护理:刚成熟的内瘘管壁薄而脆,且距吻合口越近,血液的冲击力就越大,开始几次穿刺很容易引起皮下血肿。因此在最初几次穿刺时应由骨干层护士操作。操作前仔细摸清血管走向后再行穿刺,以保证"一针见血"。穿刺点一般暂时选择远离造瘘口的肘部或接近肘部的"动脉化"的静脉,沿向心或离心方向穿刺作动脉引血端,另择下肢静脉或其他小静脉作静脉回路,待内瘘进一步成熟后,动脉穿刺点再往下移。这样动脉发生血肿的概率就会减少。针尖进皮后即进血管,禁止针尖在皮下潜行,后再进血管。首次使用时血流量为150～250 mL/min,禁止强行提高血流量,以免造成瘘管长时间塌陷。在血液透析过程中避免过度活动,以免穿刺针尖损伤血管内膜,引起血栓形成。透析结束后应由护士负责止血,棉球按压穿刺点的力度宜适当,不可过重,同时注意皮肤进针点与血管进针点是否在同一部位。穿刺点上缘及下缘血管也需略施力压迫,手臂略微举高,以减少静脉回流阻力,加快止血。

(5)穿刺失败的处理:新内瘘穿刺失败出现血肿应立即拔针压迫止血,同时另建血管通路进行透析,血肿部位冷敷以加快止血,待血肿消退后再行穿刺。作为动脉引血用的血管在穿刺时发生血肿,应首先确认内瘘针在血管内,当血肿不大时,可在穿刺处略加压保护,同时迅速将血液引入体外循环血管通路管内以减轻患者血管内,压力,通常可维持继续透析。但如血肿明显增大,应立即拔出,加压止血,在该穿刺点以下(远心端)再作穿刺(避开血肿);如重新穿刺有困难,可将血流量满意的静脉改为动脉引血,另择静脉穿刺作回血端继续透析。如静脉回路发生血肿应立即拔针,局部加压止血。透析未结束,应为患者迅速建立静脉回路继续透析,如选择同一条血管,再穿刺时应在前一次穿刺点的近心端或改用其他外周静脉穿刺。

(6)内瘘拔针后的护理:内瘘拔针后的护理内容主要包括正确止血方法应用及维持内瘘的良好功能。拔针前用无菌止血贴覆盖针眼,拔针时用1.5 cm×2.0 cm大小的纸球或纱球压迫穿刺部位,弹性绷带加压包扎止血,按压的力量以既能止血又能保持穿刺点上下两端有搏动或震颤为宜,20～30分钟后缓慢放松,2小时后取下纸球或纱球,止血贴继续覆盖在穿刺针眼处,12小时后再取下,同时注意观察有无出血发生,如出血再行局部穿刺部位指压止血10～15分钟,同时寻求帮助。术后按压过轻或过重都会造成皮下血肿,损伤血管,影响下次穿刺或血流量不足,严重血肿可致血管硬化、周围组织纤维化及血栓形成等,造成内瘘闭塞。

(7)内瘘患者的自我护理指导:良好正确的日常护理是提高动静脉内瘘使用寿命的重要环节,因此指导患者正确地进行自我护理是透析护理工作者的一项重要工作。①提高患者自护观念,让其了解内瘘对其生命的重要性,使患者主动配合并实施保持内瘘良好功能状态的措施。②保持内瘘皮肤清洁,每次透析前彻底清洗手臂。③透析结束当天穿刺部位不能接触水及其他液体成分,保持局部干燥清洁,用无菌敷料或创可贴覆盖12小时以上,以防感染。提醒患者尽早放松止血带,如发生穿刺处血肿或出血,立即按压止血,再寻求帮助。出现血肿24小时内先用冰袋冷敷,24小时后可热敷,并涂搽喜疗妥消肿,如有硬结,可每天用喜疗妥涂搽按摩,每天2次,每次15分钟。④造瘘肢手臂不能受压,衣袖要宽松,不佩戴过紧饰物;夜间睡觉不将造瘘肢手臂压于枕后,尽量避免卧于造瘘侧,不可提重物。⑤教会患者自我判断动静脉内瘘通畅的方法。⑥适当活动造瘘手臂,可长期定时进行手握橡皮健身球活动。⑦避免造瘘手臂外伤,以免引起大出血。非透析时常戴护腕,护腕松紧应适度,过紧易压迫动静脉内瘘导致内瘘闭塞。有动脉瘤者应用弹性绷带加以保护,避免继续扩张及意外破裂。

(8)内瘘并发症的护理。

1)出血:主要表现为创口处渗血及皮下血肿。皮下出血如处理不当可致整个手,中、上臂肿胀。①原因:术后早期出血,常发生于麻醉穿刺点及手术切口处。内瘘未成熟,静脉壁薄。肝素用量过大。穿刺失败导致血肿。压迫止血不当或时间过短。内瘘手臂外伤引起出血。透析结束后造瘘肢体负重。迟发性出血见于动脉瘤形成引起破裂出血及感染。②预防和护理:术前准备应充分,操作细心,术后密切观察伤口有无渗血。避免过早使用内瘘,新建内瘘的穿刺最好由有经验的护士进行。根据患者病情合理使用抗凝剂。提高穿刺技术,力争一次穿刺成功。止血力度适当,以不出血为准,最好指压止血。避免同一部位反复穿刺,以防发生动脉瘤破裂。指导患者放松止血带时观察有无出血及出现出血的处理方法。

2)感染:瘘管局部表现为红、肿、热、痛,有时伴有内瘘闭塞,全身症状可见寒战、发热,重者可引起败血症、血栓性静脉炎。①原因:手术切口感染。未正确执行无菌技术操作,穿刺部位消毒不严或穿刺针污染。长期使用胶布和消毒液,致动静脉穿刺处皮肤过敏,发生破损、溃烂或皮疹,用手搔抓引起皮肤感染。透析后穿刺处接触污染液体引起的感染。穿刺不当或压迫止血不当致血肿形成或假性动脉瘤形成引起感染。内瘘血栓切除或内瘘重建。②预防和护理:严格执行无菌技术操作,穿刺部位严格消毒,及时更换可疑污染的穿刺针。避免在有血肿、感染或破损的皮肤处进行通路穿刺,提高穿刺技术,避免发生血肿。内瘘有感染时应及时改用临时性血管通路,并积极处理感染情况;局部有脓肿时应切开引流,并全身使用抗生素;发生败血症者应用有效抗生素致血细菌培养阴性。做好卫生宣传教育,让患者保持内瘘手臂皮肤清洁、干净,透析后穿刺处勿沾湿、浸液。

3)血栓形成:①原因,早期血栓多由于术中血管内膜损伤、血管外膜内翻吻合、吻合时动静脉对位不良、静脉扭曲、吻合口狭窄旋转及内瘘术后包扎过紧,内瘘受压所致。自身血管条件差,如静脉炎、动脉硬化、糖尿病血管病变、上段血管已有血栓。患者全身原因,如高凝状态、低血压、休克、糖尿病等。药物影响,如促红细胞生成素的应用,使血细胞比容上升,增加了血栓形成的危险。反复低血压。反复定点穿刺导致血管内膜损伤。压迫止血不当,内瘘血管长时间受压。②临床表现,患者动静脉内瘘静脉侧搏动、震颤及杂音减弱,患者主诉内瘘处疼痛。部分堵塞时透析引血时血流量不足,抽出血为暗红色,透析中静脉压升高。完全阻塞时搏动震颤及杂音完全消失,不能由此建立血液通路进行透析。③预防和护理,严格无菌技术,正确手术方法、规范术后护理;避免过早使用内瘘,一般内瘘成熟在6~8周,最好在内瘘成熟后再使用。计划应用内瘘血管,切忌定点穿刺,提高内瘘穿刺成功率,力争一次穿刺成功,避免反复穿刺引起血肿形成。根据患者情况,指导患者用拇指及中指指腹按压穿刺点,注意按压力度,弹力绷带不可包扎过紧。避免超滤过多引起血容量不足、低血压。做好宣传教育工作,内瘘手臂不能受压,夜间睡眠时尤其要注意。高凝状态的患者可根据医嘱服用抗凝药。穿刺或止血时发生血肿,先行按压并冷敷,在透析后 24 小时热敷消肿,血肿处涂搽喜疗妥并按摩。早期血栓形成,可用尿激酶 25 万~50 万 U 溶于 20 mL 生理盐水中,在动静脉内瘘近端穿刺桡动脉缓慢注入。若无效,则应通知医师,行内瘘再通或修补术。

4)血流量不足:①原因,反复定点穿刺引起血管壁纤维化,弹性减弱,硬结、瘢痕形成,管腔狭窄,而未使用的血管因长期不使用也形成狭窄。内瘘未成熟,过早使用。患者本身血管条件不佳,造成内瘘纤细,流量不足。穿刺所致血肿机化压迫血管。肢体受冷致血管痉挛、动脉炎症、内膜增厚。动静脉内瘘有部分血栓形成。②临床表现,主要表现为血管震颤和杂音减弱,透析中静脉端阻力增加而动脉端负压上升;血流量增大时,可见血管明显塌陷,患者血管处有触电感,静脉壶滤网上血流量忽上忽下,同时有大量泡沫析出,并伴有静脉压、动静脉压的低压报警。③预防及护理,内瘘成熟后有计划地使用内瘘血管。严格执行正确的穿刺技术,切忌反复定点穿刺。提高穿刺技术,减少血肿发生。嘱患者定时锻炼内瘘侧手臂,使血管扩张。必要时手术扩张。

5)窃血综合征:①原因,桡动脉-头静脉侧-侧吻合口过大,前臂血流大部分经吻合口回流,引起肢体远端缺血;血液循环障碍,如糖尿病、动脉硬化的老年患者。②临床表现,轻者活动后出现手指末梢苍白、发凉、麻木、疼痛等一系列缺血症状,患者抬高时手指隐痛。严重者休息时可出现手痛及不易愈合的指端溃疡,甚至坏死,多发生于桡动脉和皮下浅静脉侧-侧吻合时。③预防及护理,定期适量活动患肢,以促进血液循环。④手术治疗,将桡动脉-头静脉侧-侧吻合改为桡动脉-头静脉端-端吻合,可改善症状。

6)动脉瘤:由于静脉内压力增高,动脉化的静脉发生局部扩张并伴有搏动,称为真性动脉瘤;穿刺部位出血后,在血管周围形成血肿并与内瘘相通,伴有搏动称为假性动脉瘤。动脉瘤的形成一般发生在术后数月至数年。①原因:内瘘过早使用,静脉壁太薄。反复在同一部位进行穿刺致血管壁受损,弹性差或动脉穿刺时离吻合口太近致血流冲力大。穿刺损伤致血液外渗形成血肿,机化后与内瘘相通。②临床表现:内瘘局部扩张明显,局部明显隆起或呈瘤状。严重扩张时可增加患者心脏负担和回心血量,影响心功能。③预防及护理:有计划地使用内瘘血管,避免反复在同一部位穿刺,提高穿刺技术,穿刺后压迫止血力度要适当,避免发生血肿,若内瘘吻合口过大应注意适当加以保护,减少对静脉和心脏的压力。小的血管瘤一般不需手术,可用弹力绷带或护腕轻轻压迫,防止其继续扩大,禁止在血管瘤处穿刺。如果血管瘤明显增大,影响了患者活动或有破裂危险,可采用手术处理。

7)手肿胀综合征:常发生于动静脉侧-侧吻合时,由于压力差的原因,动脉血大量流入吻合静脉的远端支,手臂处静脉压增高,静脉回流障碍,并干扰淋巴回流,相应的毛细血管压力也升高而产生肿胀。主要的临床表现为手背肿胀,色泽暗红,皮肤发痒或坏死。早期可以通过握拳和局部按压促进回流,减轻水肿,长期肿胀可通过手术结扎吻合静脉的远侧支,必要时予重新制作内瘘。

8)充血性心力衰竭:当吻合口内径过大,超过 1.2 cm,分流量大,回心血量增加,从而增加心脏负担,使心脏扩大,引发心力衰竭。主要临床表现为心悸、呼吸困难、心绞痛、心律失常等。一旦发生,可用弹力绷带加压包扎内瘘,若无效则采用外科手术缩小吻合口内径。

(朱　芳)

第三节　血液透析治疗技术与护理

一、对患者评估

(一)透析前评估

血液透析前对患者进行必要的评估,是防止透析中并发症的最重要的要素。透析前评估包括体重、血压和脉搏,对于静脉置管的患者还包括体温。

1.水负荷状况

查看患者前次透析记录,讨论以前透析中出现的问题,评估目前的水负荷状况并作出恰当的判断。需要记录患者的水肿、高血压、体重、中心静脉压、病史、尿量、液体入量等情况。

2.血管通路

应认真评估、检查通路是否有感染和肿胀。

3.感染征象

检查穿刺部位有无感染及局部敷料清洁度等。如有感染征象,应做拭子培养;如有发生,应进行静脉血培养。更换敷料时必须执行无菌操作。

(二)透析后评估

(1)根据透析后体重、透析前体重和干体重来确定预定的超滤量是否实现,并调整干体重。

(2)通过观察患者全身情况和血压评估患者对超滤量的耐受情况。

(3)如实际超滤量与预定量不符,最可能原因有体重下降值计算错误、超滤控制错误、患者在透析过程中额外丢失液体、透析过程中静脉补液或进食水、透析前后称体重时的着装不一致及体重秤故障等。

二、血液透析技术规范

(一)超滤

1.确定超滤

患者确定超滤必须考虑超滤率和患者的生理状况及心血管并发症。如果透析过程中始终保持过高超滤率、耐受性差、透析期间容量增加较多的患者和血管再充盈差的患者,需个体化的超滤曲线。透析时体液的清除率可以是阶梯式或恒定式。

2.钠曲线

钠曲线即为调钠血液透析,指透析液钠浓度从血液透析开始至结束呈从高到低或从低到高,或高低反复调整变化,而透析后血钠浓度恢复正常的透析方法。可以帮助达到超滤目标,但应注意钠超负荷的风险。

3.容量监测

利用超声或光电方式通过计算机反映患者血细胞比容和血红蛋白浓度,计算出相对血容量,防止超滤过多、过快引起有效血容量减少,引发不良反应。协助医护人员为患者设定理想的干体重。

(二)透析液离子浓度的选择

应根据不同患者的个体差异或同一患者的病情变化选择合适的透析液成分。

(三)透析器的选择

(1)对慢性肾衰竭患者,透析器的选择应参考溶质分子清除、超滤率、透析时间、生物相容性、是否血液滤过和患者体重决定。

(2)对急性肾衰竭患者,透析器应根据患者的生化指标和体液平衡情况进行选择。

(四)血液透析机及管路的准备

(1)在治疗前彻底预冲透析器(按照不同透析器厂家说明进行预冲处理),并必须将所有的空气排出透析器,以避免治疗开始后回路中形成泡沫。

(2)预冲完毕,透析机即进入重复循环模式。

（3）在透析机上设定好目标脱水量、治疗时间、肝素剂量及任何需修改的治疗内容。

（五）开始透析

主要包括以下方式和步骤。

（1）连接动脉管路和静脉管路，开启血泵至 100 mL/min；或只连接动脉管，开启血泵至 100 mL/min，当血流到静脉端时接通管路。

（2）逐渐增加泵速到预定速度。

（3）患者进入透析治疗阶段后应确保：①动脉和静脉管路安全；②患者舒适；③机器处于透析状态；④抗凝已经启动；⑤悬挂 500 mL 生理盐水与血管通路连接以备急需；⑥已经按照程序设定脱水量；⑦完成护理记录；⑧用过的敷料已经丢掉；⑨如果看不到护士，确定患者伸手即可触及呼叫器。

（4）在整个透析过程中，应巡视、观察、记录患者的一般情况、血压、脉搏、静脉压、动脉压、超滤量、超滤率、肝素剂量等，对首次透析和急诊透析的患者应予以监护。

（5）透析时工作人员应时刻注意个人卫生和无菌操作，每次进行操作都应确保洗手、手套和工作服清洁、戴防血液或化学物质的面罩，或对高危患者采取针对性预防措施等。

（六）结束透析

（1）透析结束时，透析机将发出听觉或视觉信号，提醒程序设定的治疗时间已经达到。为避免延迟下机，之前就应准备好下机所需物品，确定至少有 500 mL 的生理盐水可用于回输血液。

（2）血泵速度为 150 mL/min 时，要用 100～300 mL 的生理盐水才能使体外循环的血液回到患者循环中。

（3）测量患者血压，如血压无异常，当静脉管中的颜色呈现亮粉色时，即可以停止回输血液。因为有空气栓塞的风险，不推荐用空气回血。

（4）动静脉内瘘和人工血管瘘患者下机处理：①在患者带瘘上肢下垫一块治疗巾作为无菌区，暂停血泵。②拔除动脉针，封闭动脉管。③无菌操作将动脉管与回水管连接，开启血泵，回输血液。④当血液完全回输到患者体内后，关闭血泵。⑤拔除针头，纱布加压穿刺点止血。⑥当出血停止，用纱布和敷料覆盖过夜。

（5）静脉置管患者下机处理：①在患者的置管上肢下垫一块治疗巾作为无菌区，戴无菌手套，采用非接触技术断开血管通路。②提前消毒导管接头，断开后用至少 10 mL 生理盐水冲洗导管，肝素封管（1 000～5 000 U/mL，用量恰好充满而不溢出管腔），立即接上无菌帽。

（七）抗凝方法

（1）应个体化并且经常回顾性分析。其方法和剂量应参考活化凝血时间值、通路情况及透析后透析器和管路的清洁程度等。

（2）肝素是最常使用的抗凝剂，可以采取初始注射剂量、初始注射剂量＋维持量、仅给维持量、间断给药等方式给药。还可以选择低分子肝素、局部用枸橼酸盐、前列环素或无肝素透析。

（3）急性肾衰竭患者肝素的用法应该参照患者整体状况和每次透析情况而定。

（4）尿毒症的患者可能有血小板功能异常和活动性出血，合并有创操作的患者应使用小剂量肝素或无肝素透析。

（5）在无肝素透析时，应保持较高血流速，每隔 15～30 分钟用盐水冲洗管路和透析器以防止血栓形成。冲洗盐水的量应在超滤量中去除。但目前很少使用无肝素透析，因为血栓形成将会引起整个管路血液损失。

(八)血标本采集方法

1.透析前

进针后立即从瘘管针采血样本,针不要预冲,如瘘管针预冲或通过留置导管透析先抽出10 mL血,再收集样本,以免污染。

2.透析后

考虑到电解质的反跳,样本再循环或回血生理盐水污染等,应在透析结束时,超滤量设置为零,减慢血流速至50～100 mL/min。约10秒后,从动脉瘘管处采血留取标本。通常电解质反跳发生在透析结束后2～30分钟。

三、透析机报警原因及处理

(一)血路部分

1.动脉压(血泵前)

通常动脉压(血泵前)为－26.6～－10.6 kPa(－200～－80 mmHg),超过－33.3 kPa(－250 mmHg)将发生溶血。如果血管通路无法提供足够的血流,动脉负压会增大,进而报警,关闭血泵。血泵关闭后,动脉负压缓解,报警消除,血泵恢复运转直到再次产生负压报警,如此反复循环。

(1)负压过大的原因:①动脉针位置不当(针不在血管内或紧贴血管壁);②患者血压降低(累及通路血流);③通路血管痉挛(仅见于动静脉内瘘);④吻合口狭窄(动静脉内瘘吻合口或移植血管动脉吻合口);⑤动脉针或通路凝血;⑥动脉管道打结;⑦抬高手臂后通路塌陷(如怀疑,可让患者坐起,使通路低于心脏水平);⑧穿刺针口径太小,血流量太大;⑨深静脉导管尖端位置不当、活瓣栓子形成或纤维阻塞。

(2)处理:①减少血流量,动脉负压减低,使报警消除;②确认动脉针或通路无凝血,动脉管道无打结;③测定患者血压,如降低,给予补液、减少超滤率;④如压力不降低则松开动脉针胶布,稍做前后移动或转动;⑤提高血流量到原先水平,如动脉压仍低,重复前一步骤;⑥若仍未改善,在低血流量下继续透析,延长透析时间,或另外打开动脉针透析(原针保留,肝素盐水冲洗,透析结束时才拔除)。如血流量需要>350 mL/min,一般需用15G针;⑦如换针后动脉低负压仍持续存在,则血管通路可能有狭窄。用两手指短暂加压阻断动脉针和静脉针之间的血流,如泵前负压明显加大,说明动脉血流部分来自下游,而上游通道的血流量不足;⑧检查深静脉导管是否扭结;改变颈或臂位置,或稍微移动导管;转换导管口。如无效,注射尿激酶或组织血浆原激活剂;放射学检查导管位置。

2.静脉压监测

通常压力为6.7～33.3 kPa(50～250 mmHg),随针的大小、血流量和血细胞比容变化。

(1)静脉压增高的原因:①移植血管的静脉压可高达26.7 kPa(200 mmHg),因移植血管的高动脉压会传到静脉血管;②小静脉针(16G),高血流量;③静脉血路上的滤器凝血,这是肝素化不充分的最早表现,也是透析器早期凝血的表现;④血管通路静脉端狭窄(或痉挛);⑤静脉针位置不当或静脉血路扭结;⑥静脉针或血管通路静脉端凝血。

(2)静脉压增高的处理:①用生理盐水冲洗透析器和静脉滤器。如果静脉滤器凝血,而透析器无凝血(冲洗时透析器纤维干净),立即更换凝血的静脉管道,调整肝素剂量后重新开始透析;②静脉针或血管通路静脉端是否阻塞可以采用关闭血泵,迅速夹闭静脉血路,与静脉针断开,用生理盐水注入静脉针,观察阻力大小的方法判定;③用两手指轻轻加压阻断动脉针和静脉针之间的血流,如为下流狭窄引起静脉流出道梗阻,静脉压会因上流受阻而进一步增高。

3.空气探测

最容易发生空气进入血液循环的部位在动脉针和血泵之间,因为这部分为负压。常见于动脉针周围(特别是负压很大时)、管道连接处、泵段血管破裂及输液管。透析结束时用空气回血操作不当也会引起空气进入体内。许多空气栓塞是在因假报警而关闭空气探测器后发生的,应注意避免。因空气栓塞可能致命。

4.血管路扭结和溶血

血泵和透析器之间的血管路扭结会造成严重溶血,这一段的高压通常测不出,因为动脉压监测器通常设在泵前,即使泵后有动脉压力监测器,如果扭结发生在探测器之前,此处的高压也无法被测出。

(二)透析液路

1.电导度

电导度增高最常见的原因是净化水进入透析机的管道扭结或低水压造成供水不足;电导度降低最常见的原因是浓缩液桶空;比例泵故障也可导致电导度增高或降低。当电导度异常时,将透析液旁路阀打开,使异常透析液不经过透析器而直接排出。

2.温度

温度异常通常是由加热器故障引起,但旁路阀可以对患者进行保护。

3.漏血

气泡、黄疸患者的胆红素或污物进入透析液均会引起假漏血报警。当透析液可能不出现肉眼可见的颜色改变时,需用测定血红蛋白尿的试纸检测流出透析器的透析液来判断漏血报警的真伪。如果确定漏血,透析液室压力应设置在 6.6 kPa 以下,以免细菌或细菌产物从透析液侧进入血液。空心纤维型透析器轻微漏血有时会自行封闭,可继续透析,但一般情况下应回血,更换透析器或停止透析。预防:①预冲时进行透析器漏血检测;②透析中避免跨膜压过高,如有凝血、静脉回路管弯曲打折等立即处理;③透析中跨膜压不能超过透析器的承受力。

四、血液透析治疗常见急性并发症及处理

(一)低血压

低血压最常见,发生率为 50%～70%。

1.原因

有效血容量减少、血管收缩力降低、心源性及透析膜生物相容性差、严重贫血及感染等。

2.临床表现

典型症状为出冷汗、恶心、呕吐,重者表现为面色苍白、呼吸困难、心率加快、一过性意识丧失,甚至昏迷。

3.处理

取头低足高位,停止超滤,给予吸氧,必要时快速补充生理盐水 100～200 mL 或葡萄糖溶液 20 mL,输血浆和清蛋白,并结合病因,及时处理。

4.预防

主要包括以下几方面:①用容量控制的透析机,使用血容量监测器;②教育指导患者限制盐

的摄入,控制饮水量;③避免过度超滤;④透析前停用降压药,对症治疗纠正贫血;⑤改变透析方法如采用碳酸氢盐透析、血液透析滤过、钠曲线和超滤曲线、低温透析等;⑥有低血压倾向的患者避免透析期间进食。

(二)失衡综合征

失衡综合征发生率为 3.4%～20%。

1.原因

血液透析时血液中的毒素迅速下降,血浆渗透压下降,而由于血-脑屏障使脑脊液中的尿素等溶质下降较慢,以至脑脊液的渗透压大于血液渗透压,水分由血液进入脑脊液形成脑水肿。这也与透析后脑脊液与血液之间的 pH 梯度增大,即脑脊液中的 pH 相对较低有关。

2.临床表现

轻者头痛、恶心、呕吐、困倦、烦躁不安、肌肉痉挛、视力模糊、血压升高;重者表现为癫痫发作、惊厥、木僵,甚至昏迷。

3.处理

轻者不必处理;重者可减慢透析血流量,以降低溶质清除率和 pH 改变,但透析有时需终止。可给予 50%葡萄糖溶液或 3%氯化钠 10 mL 静脉推注,或静脉滴注清蛋白,必要时给予镇静剂及其他对症治疗。

4.预防

主要包括以下几方面:①开始血液透析时采用诱导透析方法,透析强度不能过大,避免使用大面积高效透析器,逐步增加透析时间,避免过快清除溶质;②长期透析患者则适当提高透析液钠浓度。

(三)肌肉痉挛

肌肉痉挛发生率为 10%～15%,主要部位为腓肠肌和足部。

1.原因

常与低血压同时发生,可能与透析时超滤过多、过快,低钠透析等有关。

2.临床表现

多发生在透析的中后期,老年人多见,以肌肉痉挛性疼痛为主,一般持续约 10 分钟。

3.处理

减慢超滤速度,静脉输注生理盐水 100～200 mL、高渗糖水或高渗盐水。

4.预防

主要包括以下几方面:①避免过度超滤;②改变透析方法,如采用钠曲线和超滤曲线等;③维生素 E 或奎宁睡前口服;④左旋卡尼汀透析后静脉注射。

(四)发热

常发生在透析中或透析后。

1.原因

感染、致热源反应及输血反应等。

2.临床表现

若为致热源反应通常发生在透析后 1 小时,主要症状有寒战、高热、肌痛、恶心、呕吐、痉挛和低血压。

3.处理

静脉注射地塞米松 5 mg,通常症状在几小时内自然消失,24 小时内完全恢复;若有感染存在应及时与医师沟通,应用抗生素。

4.预防

主要包括以下几方面:①严格执行无菌操作;②严格消毒水处理设备和管道。

(五)空气栓塞

1.原因

血液透析过程中,各管路连接不紧密、血液管路破裂、透析器膜破损及透析液内空气弥散入血,回血时不慎等。

2.临床表现

少量无反应,如血液内进入空气 5 mL 以上可出现呼吸困难、咳嗽、发绀、胸部紧迫感、烦躁、痉挛、意识丧失甚至死亡。

3.处理

一旦发生空气栓塞应立即夹闭静脉通路,并关闭血泵。患者取头低左侧位,通过面罩或气管吸入 100%氧气,必要时做右心房穿刺抽气,同时注射地塞米松,严重者要立即送高压氧舱治疗。

4.预防

主要包括以下几方面:①透析前严格检查管道有无破损,连接是否紧密;②回血时注意力集中,气体近静脉端时要及时停止血泵转动;③避免在血液回路上输液,尤其泵前负压部分;④定期检修透析机,确保空气探测器工作正常。

(六)溶血

1.原因

透析液低渗、温度过高;透析用水中的氧化剂和还原剂(氯胺、酮、硝酸盐)含量过高;消毒剂残留;血泵和管道内红细胞的机械损伤及血液透析中异型输血等。

2.临床表现

急性溶血时,患者有胸部紧迫感、心悸、心绞痛、腹背痛、气急、烦躁,可伴畏寒、血压下降、血红蛋白尿甚至昏迷;大量溶血时患者可出现高钾血症,静脉回路血液呈淡红色。

3.处理

立即关闭血泵,停止透析,丢弃体外循环血液;给予高流量吸氧,明确溶血原因后应尽快开始透析;贫血严重者应输入新鲜全血。

4.预防

主要包括以下几方面:①透析中防止凝血;②保证透析液质量;③定期检修透析机和水处理设备;④患者输血时,认真执行查对制度,严格遵守操作流程。

五、透析器首次使用综合征

在透析时因使用新的透析器发生的临床综合征,称为首次使用综合征。分为 A 型首次使用综合征和 B 型首次使用综合征。

(一)A 型首次使用综合征

A 型首次使用综合征又称超敏反应型。多发生于血液透析开始后 5～30 分钟。主要表现为呼吸困难、全身发热感、皮肤瘙痒、麻疹、咳嗽、流泪、流涕、打喷嚏、腹部绞痛、腹部痉挛,严重者可发生心搏骤停甚至死亡。

(1)原因:主要是患者对环氧乙烷、甲醛等消毒液过敏或透析器膜的生物相容性差或对透析器的黏合剂过敏等,使补体系统激活和白细胞介素释放。

(2)处理原则:①立即停止透析,勿将透析器内血液回输体内;②按抗变态反应常规处理,如应用肾上腺素、抗组胺药和激素等。

(3)预防措施:①透析前将透析器充分冲洗(不同的透析器有不同的冲洗要求),使用新透析器前要仔细阅读操作说明书;②认真查看透析器环氧乙烷消毒日期;③部分透析器反应与合并应用 ACEI(血管紧张素转换酶抑制剂)有关,应停用;④对使用环氧乙烷消毒透析器过敏者,可改用 γ 射线或蒸气消毒的透析器。

(二)B 型首次使用综合征

B 型首次使用综合征又称非特异型。多发生于透析开始后数分钟至 1 小时,主要表现为胸痛,伴有或不伴有背部疼痛。

(1)原因:目前尚不清楚。

(2)处理原则:①加强观察,症状不明显者可继续透析;②症状明显者可予以吸氧和对症治疗。

(3)预防措施:①试用不同的透析器;②充分冲洗透析器。

六、血液透析突发事件应急预案

(一)透析中失血

1.原因

管路开裂、破损,接管松脱和静脉针脱落等。

2.症状

出血、血压下降,甚至发生休克。

3.应急预案

主要包括以下几方面:①停血泵,查找原因,尽快恢复透析通路;②必要时回血,给予输液或输血;③心电监护,对症处理。

4.预防

主要包括以下几方面:①透析前将透析器管路、管路针等各个接头连接好,预冲时要检查是否有渗漏;②固定管路时,应给患者留有活动的余地。

(二)电源中断

1.应急预案

主要包括以下几方面:①通知工程师检查稳压器和线路,电话通知医院供电部门;②配备后备电源的透析机,停电后还可运行 20～30 分钟;③若没有后备电源的透析机,停电后应立即将动静脉夹打开,手摇血泵,速度每分钟 100 mL 左右;④若 15～30 分钟恢复供电可不回血。若暂时仍不能恢复供电可回血结束透析,并尽可能记录机器上的各项参数。

2.预防

主要包括以下几方面:①保证透析中心为双向供电;②停电后 15 分钟内可用发电机供电;③给透析机配备后备电源,停电后可运行 20～30 分钟。

（三）水源中断

1.应急预案

主要包括以下几方面：①机器报警并自动改为旁路；②通知工程师检查水处理设备和管路。电话通知医院供水部门；③1~2小时不能解除，终止透析，记录机器上的各项参数。

2.预防

主要包括以下几方面：①保证透析中心为专路供水；②在水处理设备前设水箱，并定期检修水处理设备。

（朱　芳）

第四节　血浆置换治疗技术与护理

一、概述

（一）血浆置换

血浆置换是一种用来清除血液中大分子物质的体外血液净化疗法，指将患者的血液引出体外，经离心法或膜分离法分离血浆和细胞成分，迅速地选择性地从循环血液中去除病理血浆或血浆中的病理成分（如自身抗体、免疫复合物、副蛋白、高黏度物质和蛋白质结合的毒物等），而将细胞成分及补充的等量的平衡液、血浆、清蛋白溶液回输入体内，达到清除致病物质的目的。此方法可治疗一般疗法无效的多种疾病。

（二）每次血浆交换量

每次血浆交换量尚未标准化。一般每次交换2~4L。一般来说，若该物质仅分布于血管内，则置换第1个血浆容量可清除总量的55%，如继续置换第2个血浆容量，却只能使其浓度再下降15%。因此每次血浆置换通常仅需要置换1个血浆容量，最多不超过2个。

（三）置换频率

置换频率要根据基础疾病和临床反应来决定。每次血浆交换后，未置换的蛋白浓度重新升高，通过从血管外返回血管内和再合成这2个途径。血浆置换后血管内外蛋白浓度达到平衡需1~2天。因此，绝大多数血浆置换疗法的频率是间隔1~2天，连续3~5次。

（四）置换液

为了保持机体内环境的稳定，需要维持有效血容量和胶体渗透压。

（1）置换液种类：①晶体液，如生理盐水、葡萄糖生理盐水、林格液，用于补充血浆中各种电解质的丢失；②胶体液，如血浆代用品，主要有中右旋糖酐-70、右旋糖酐-40、羟乙基淀粉，三者均为多糖，能短时有效的扩充和维持血容量；血浆制品，最常用的有5%清蛋白、新鲜冰冻血浆，后者是唯一含枸橼酸盐的置换液。

（2）置换液的补充原则：①等量置换；②保持血浆胶体渗透压正常；③维持水、电解质平衡；④适当补充凝血因子和免疫球蛋白；⑤减少病毒污染机会；⑥无毒性，没有组织蓄积。

二、血浆置换的并发症及应对

(一)变态反应

1.原因

在血浆置换治疗过程中,由于弃去了含有致病因子的血浆,为了保持血浆渗透压稳定和防止发生威胁生命的体液平衡紊乱,在分离血浆后要补充等容量液体。新鲜冰冻血浆含有凝血因子、补体和清蛋白,其成分复杂,常可诱发变态反应。据文献报道,变态反应的发生率<12%。

2.预防

在应用血浆前静脉给予地塞米松5～10 mg或10%葡萄糖酸钙20 mL;应用血浆时减慢置换速度,逐渐增加置换量。同时应选择合适的置换液。

3.护理措施

治疗过程中要严密观察患者状况,如出现皮肤瘙痒、皮疹、寒战、高热时,不可让患者随意搔抓皮肤,应及时给予激素、抗组胺药或钙剂,可为患者摩擦皮肤缓解瘙痒。另外,治疗前认真执行三查七对,核对血型,血浆输注速度不宜过快。

(二)低血压

1.原因

置换与滤出速度不一,滤出过快、置换液补充过缓;体外循环血量多,有效血容量减少;疾病原因引起,如应用血制品引起变态反应;补充晶体液时,血渗透压下降。

2.预防

血浆置换术中血浆交换应等量,即血浆出量应与置换液入量保持平衡,当患者血压下降时可先置入胶体,血压稳定时再置入晶体,避免血容量的波动。其次,要维持水、电解质的平衡,保持血浆胶体渗透压稳定。

3.护理措施

密切观察患者生命体征,每30分钟监测1次生命体征。出现头晕、出汗、恶心、脉速、血压下降时,立即补充清蛋白,加快输液速度,减慢血浆出量,延长血浆置换时间。一般血流量应控制在50～80 mL/min,血浆流速为25～40 mL/min,平均置换血浆1 000～1 500 mL/h,血浆出量与输入血浆和液体量平衡。

(三)低钙血症

1.原因

新鲜血浆含有枸橼酸钠,输入新鲜血过多、过快容易导致低钙血症,患者出现口麻、腿麻及小腿肌肉抽搐等低钙血症表现,严重时发生心律失常。

2.预防

治疗中常规静脉注射10%葡萄糖酸钙10 mL。

3.护理措施

严密观察患者有无低钙血症表现及血液生化改变,如出现低钙血症表现可给予热敷、按摩或补充钙剂等对症处理。

(四)出血

1.原因

血浆置换过程中血小板破坏、抗凝剂输入过多及疾病本身导致。

2.预防

治疗前常规检测患者的凝血功能,根据情况确定抗凝剂剂量及用法。

3.护理措施

治疗中严密观察皮肤及黏膜有无出血点;进行医疗护理操作时,动作轻柔、娴熟,熟练掌握静脉穿刺技巧,尽量避免反复穿刺;一旦发生出血,立即通知医师采取措施,治疗结束时用鱼精蛋白中和肝素,用无菌纱布加压包扎穿刺点,术后6小时注意观察穿刺部位有无渗血。

(五)感染

1.原因

置换液含有致热源;血管通路感染;疾病原因引起的感染。

2.预防

严格无菌操作。

3.护理措施

血浆置换是一种特殊的血液净化疗法,必须严格无菌操作;患者必须置于单间进行治疗,治疗室要求清洁,操作前紫外线照射30分钟,家属及无关人员不得进入治疗场所;操作人员必须认真洗手、戴口罩和帽子,配置置换液时需认真核对、检查、消毒,同时做到现配现用。

(六)破膜

血浆分离的滤器因为制作工艺而受到血流量及跨膜压的限制,如置换时血流量过大或置换量增大,往往会导致破膜,故血流量应为100～150 mL/min,每小时分离血浆1 000 mL左右,跨膜压控制于50.0 kPa(375 mmHg)。预冲分离器时注意不要用血管钳敲打排气,防止破膜的发生。

(朱　芳)

第五节　小儿患者血液透析技术与护理

一、适应证

(一)急性肾衰竭

利尿剂难治的液体超负荷导致高血压或充血性心力衰竭,高分解状态或因为支持循环需要大量肠外补充液体,以上情况合并持续少尿状态时需要透析。

(二)慢性肾衰竭

小儿慢性肾衰竭的年发病率为(2.0～3.5)/100万人口,病因与第一次检出肾衰竭时小儿的年龄密切相关,5岁以下的慢性肾衰竭常是先天性泌尿系统解剖异常的结果;5岁以上的慢性肾衰竭以后天性肾小球疾病为主。对慢性肾衰竭来说生化指标的改变比临床症状更重要,当小儿肾小球滤过率为5.00 mL/(min·1.73 m²)时,相当于年长儿童血浆肌酐884 mmol/L。慢性肾衰竭小儿透析指征见表13-5。

凡具备以上任何一项都应开始透析,有条件时尽量提前建立动静脉内瘘,早期、充分透析可以预防出现严重并发症(如左心衰竭、致死性高血钾、心包炎等),也有助于纠正营养不良及生长发育迟缓。

表 13-5 慢性肾衰竭小儿开始透析的指征

1.血肌酐:年长儿童＞884 mmol/L,婴儿＞442 mmol/L

2.血清钾＞6.0 mmol/L

3.CO_2CP＜10 mmol/L 或血磷＞3.23 mmol/L

4.药物治疗难以纠正的严重水肿、高血压、左心衰竭

5.保守治疗伴发严重肾性骨病、严重营养不良及生长发育迟缓者

二、小儿血液透析特点

近年来由于血液透析新技术的应用使小儿血透更加安全,如血管通路的建立、专用的小儿透析材料和设备等,但是在不同国家和地区之间,小儿透析的开展还是有很大的差距。

(一)血管通路

良好的血液通路是小儿血液透析的关键。由于小儿透析患者血管细,不好合作,建立有效的血管通路是血透成功的关键。

1.经皮穿刺中心静脉置管

目前小儿临时血透血管通路以经皮中心静脉穿刺插管为主,穿刺部位常用股静脉、颈内静脉及锁骨下静脉,婴幼儿多选用穿刺技术简便又安全的股静脉,如缺点是限制患儿活动,并易发生感染,因此导管留置时间不宜超过 1 个月,较大儿童如能够合作可选择颈内静脉或锁骨下静脉,此方法不影响患儿活动,导管留置时间较长,可达 3 个月,但穿刺技术要求高,要求患儿能够很好地配合,此时可考虑应用短效的静脉麻醉剂,并发症为误穿动脉、误穿腹膜等。

2.动静脉内瘘

动静脉内瘘用于需慢性血透的患儿,最常用的部位是上肢的桡动脉与头静脉。体重 5～10 kg 的小儿可利用大隐静脉远端和股动脉侧壁建立隐静脉襻内瘘,血管条件差者可行移植血管建立动静脉搭桥。由于小儿血管细,常需要应用显微外科技术建立动静脉内瘘,术后内瘘成熟期应足够长(1～6 个月),在成熟期内患儿应在医护人员指导下做一些有助于扩张血管的锻炼。过早使用动静脉内瘘易发生血肿或假性动脉瘤。

(二)透析器及血液管道

选择透析器型号和血液管道容量依据患儿年龄和体重的不同而有所差异。透析器和血液管道总容量不应超过患者总血容量的 10%,小儿血容量约为 80 mL/kg,即透析器和血液管道总容量不应超过体重的 8%,最好选用小血室容量和低顺应性透析器,如中空纤维型、小平板型,而具有大血室容量和高顺应性的蠕管型就不适合。为防止透析后失衡综合征,首次透析选择透析器的尿素清除率不超过 3 mL/(min·kg),以后的规律透析尿素清除率应在 6～8 mL/(min·kg)。一般情况下体重＜20 kg 者选 0.2～0.4 m^2 膜面积的透析器,20～30 kg 者选 0.4～0.8 m^2 膜面积的透析器,30～40 kg 者选 0.8～1.0 m^2 膜面积的透析器,体重超过 40 kg 者可选用成人透析器和血液管道。

小儿的血液管道容量为 13～77 mL,用直径 1.5～3.0 mm 的管道可限制血流量在 30～75 mL/min,如用大流量透析可选用短和直径大的管道,以减少体外循环血容量。

(三)血透方案设计

血透初期遵循频繁短时透析的原则,避免血浆渗透压剧烈改变。低蛋白血症患儿可在透析

中输清蛋白 1~2 g/kg。

1.血流量

血流量 3~5 mL/(min·kg)。体重超过 40 kg 者可使血流量达 250 mL/min。

2.抗凝剂

常规应用肝素,首次用量 25~50 U/kg,维持量 10~25 U/(kg·h),透析结束前 30 分钟停用。低分子肝素平均剂量:体重低于 15 kg 者用 1 500 U,体重 15~30 kg 者用 2 500 U,体重 30~50 kg 者用 5 000 U。有出血倾向者应减少肝素用量或无肝素透析。

3.透析液

为避免醋酸盐不耐受,主张全部应用碳酸氢盐透析液,钠浓度 140~145 mmol/L,透析液流量 500 mL/L,婴幼儿血流量小,则透析液流量应减少到 250 mL/L。

4.透析频率

一般每周 2~3 次,每次 3~4 小时,婴幼儿因高代谢率和对饮食适应性较差,有时需每周透析 4 次或隔天透析,透析充分性指标应高于成人透析患者,建议维持 Kt/V 在 1.2~1.6。

三、小儿透析组织机构和人员设置

建议专为肾衰竭儿童设置肾病中心,包括小儿透析中心、儿科病房,透析中心除了成人透析中心应该配备的工作人员外,还应配备专门培训过的相应专业人员,如营养师、教师及心理医师等,这才能很好地控制小儿饮食等,也有助于纠正患儿的心理障碍。

四、血液透析的护理

(一)一般护理

(1)做好透析患儿的心理护理:医护人员穿着白色服装,每次透析都由护士做血管穿刺等,血液透析的不舒适及透析中没有家长的陪伴,这些往往使患儿感到恐惧、紧张,作为医护人员可以通过与透析患儿交谈,努力成为他们的朋友,用温柔的言语和娴熟的技能缓解患儿的恐惧、紧张的心理。通过做好生活护理,及时发现和满足患儿的需求,拉近与患儿的距离,提高患儿在透析过程中的依从性。另外,要做好患儿家属及年龄较大患儿的宣教工作,告诉他们疾病的相关知识,透析间期血管通路的护理及饮食控制的知识,以及自我护理对疾病预后的重要性。

(2)小儿一般选择容量控制型的透析机,以调节血流量和透析液流量,控制超滤量,降低透析失衡综合征和低血压的发生。应根据患儿的情况采用不同的透析处方,包括透析方式、透析液的温度和浓度。了解患儿的一般情况,如体重、年龄、血压、体温、有无出血倾向、有无并发症等,确定使用抗凝剂的种类及剂量,决定选用的透析器型号、超滤量及透析时间。回血时控制生理盐水的入量,以不超过 100 mL 为宜。

(3)患儿的血管条件较成人差,穿刺技术不佳可以引起血肿,诱发动静脉内瘘闭塞,加重患儿对血液透析的恐惧,不利于治疗。因此要求护士操作技术规范、娴熟,可以由资深的护士进行血管穿刺,做到"一针见血",提高穿刺的成功率,有利于动静脉内瘘的成熟,并减轻患儿的恐惧心理。

(4)在透析过程中加强观察,包括以下几方面。①穿刺处有无渗血;管道安置是否妥当,有无扭曲或折叠;②透析机运转是否正常;③管路内血液的颜色是否正常;④血流量是否正常;⑤血液、脉搏和体温情况。应经常询问患者有无抽筋、头痛、头晕和胸闷等不适。患儿年龄小,往往对不良反应敏感度较低,不能做到出现不适时及时告知医护人员,因此应通过对生命体征的密切观察,及早发现一些不良反应的早期征象,及时处理。

(5)对于有低蛋白血症的患儿,可以采用以下措施:①在透析过程中通过使用人血清蛋白或输注血浆提高血浆胶体渗透压;②对于严重低血压或严重贫血的患儿,可以增加预冲液量或使用新鲜血预冲体外循环系统,或在透析中使用升压药;③对于因体重增长过多使心脏前负荷过重或伴有急性肺水肿的患儿,应减少预冲液量;④对急性左心衰竭但不伴有高钾血症的患儿可以先行单纯超滤;⑤对合并高钾血症的患儿可以先用降钾药物,使高钾血症有所缓解,再行透析。

(6)保持呼吸道通畅,防止窒息:指导和督促患儿按时服药,定期注射重组人红细胞生成素,定期检查血液分析等各项检查。

(二)营养管理

小儿处于生长发育期,其代谢速度较成人快,活动量大,营养要求也高,但因疾病等原因,患儿食欲较差,且由于饮食控制使食物过于单调,加之透析丢失营养物质,因此患儿容易发生营养不良。因此可选择患儿喜爱的食物,经常变换烹饪方法,以保证患儿的营养需求。血液透析的患儿营养需求如下:优质高蛋白饮食,蛋白质摄入量为 $1.0 \sim 1.2$ g/(kg·d),男性患儿热量摄入为251 kJ/(kg·d),女性患儿为 201 kJ/(kg·d),要求其中 35% 来自碳水化合物。

(三)并发症及其护理

许多成人透析的远期并发症,如肾性骨营养不良、贫血、高血压、心包炎、周围神经病变等,也同样发生于慢性透析的小儿患者。因为小儿处于生长发育期,透析中低血压、失衡综合征、"干体重"的监测方面有其特殊性,且并发症中肾性骨营养不良和贫血的治疗尤其重要。此外慢性透析小儿还受生长发育迟缓、性成熟延迟、心理障碍的困扰等。

1."干体重"的监测

小儿自我管理能力较差,对水、盐不能很好限制,透析期间食欲不佳,常并发营养不良,加之处于生长发育时期,随年龄的增长或肌肉增长等"干体重"都会随之变化,每次透析都应精确计算脱水量,防止容量负荷过高,在血透过程中实时监测血细胞比容可防止透析中血液下降,定期根据心胸比等有关指标确定"干体重",注意防止因脱水过多导致血压降低或脱水不足导致心力衰竭。

2.透析中低血压

小儿对血流动力学改变非常敏感,每次透析应遵循出水少于体重的 5%(婴幼儿<3%)或除水速度<10 mL/(kg·h)的原则。体重不足 30 kg 的患者,每周血透 3 次,每次 4 小时,65% 的患者出现循环衰竭、腹痛、恶心、呕吐等因急速除水引起的症状。体重 30 kg 以上的患者,只有20% 的患者出现这些症状。发生这些症状主要与除水有关,还与选用大血室容量透析器或血液管道有关。应非常仔细地观察透析当中生命体征,透析中最好配备血容量监控装置,回血时生理盐水不能过多(尽量不超过 100 mL)。当患儿血容量相对或绝对不足时,如重度贫血、低蛋白血症或较低体重(<25 kg),血透时没有相适应的小透析器而只能用较大透析器时,在透析前预冲血液或血制品(如血浆或清蛋白)于透析器和透析管道中可预防低血压的发生。透析中低血压的处理主要是输注生理盐水或清蛋白。

3.失衡综合征

若透析前尿素氮明显升高,超过 35.7 mmol/L(100 mg/dL)或使用大面积高效能透析器都易发生失衡综合征,常表现为头痛、恶心、呕吐或癫痫样发作,可静脉滴注甘露醇 1 g/kg,在透析开始 1 小时内滴入,其余在透析过程中均匀滴入,若频繁或大量使用,应注意其对残余肾功能的影响,也可提高透析液葡萄糖浓度。若透析前尿素氮超过 71.4 mmol/L 就应频繁短时间的透析。

4.心理和精神障碍

透析小儿不仅要接受长期依赖透析生存的现实,还要应付一些透析治疗带来的问题,如穿刺的疼痛、透析过程中的不适、饮食的限制、与同龄儿童的隔阂及死亡的恐惧等,这些常常导致小儿情绪低落、精神抑郁,加重畏食。鼓励这些儿童建立生活信心,需要心理医师、护士、家长及学校教师共同配合。对这类儿童更要强调生活质量,主张回归社会,尽可能参加体育运动,应帮助患儿合理安排透析时间,与同龄儿童一样入学校完成学业。

总之,在小儿透析过程中,早发现、早处理是防治血液透析急性并发症的关键。加强对患儿及家属的宣教工作,做好饮食管理及采用个体化透析,是防治远期并发症、提高透析患儿的存活率和生活质量的前提。医护人员高超的透析技术、穿刺技术在缓解小儿不良心理情绪方面起着至关重要的作用。

从长远观点看,终末期肾衰竭患儿长期血透并非上策,因为它对患儿生活质量影响较大,故在接受一段时间透析后最终应行肾移植。北美儿童肾移植协作组资料显示,12 岁以前肾移植有利于生长发育,13 岁以后肾移植未见预期的青春期加快生长,在青春期前进行肾移植有利于生长和性发育,与透析治疗比较,肾移植具有可以获得正常生活、较好职业的优点。

（朱　芳）

第六节　老年患者血液透析技术与护理

血液透析疗法已成为治疗终末期肾脏病（ESRD）的有效措施。近年来透析人群中老年人比例显著增加,据欧洲肾脏病学会的报道,1995 年 ESRD 进入透析治疗的患者平均年龄 56.8 岁,其中＞60 岁者占 52％。美国＞65 岁的透析患者已从 1973 年的 5％,1990 年的 38％上升至目前的 42％。由于这一人群存在着与年龄相关的脏器组织学、功能及代谢的特殊性,老年终末期肾衰竭的治疗问题越来越引起人们的关注。

一、疾病特点

老年尿毒症患者并发症多,透析中的急性并发症以低血压、抽搐和心律失常为主,慢性并发症以心血管系统疾病、感染、营养不良、脑血管意外、恶性肿瘤和肾性骨病较常见,死亡原因主要为心血管疾病。

老年尿毒症患者在透析前大多伴有高血压、糖尿病、骨质疏松、心血管系统疾病、呼吸系统及消化系统疾病,因此在透析过程中容易发生低血压、抽搐和心律失常,有部分患者在透析过程中会出现腹痛,要警惕有无小肠坏死或腹腔感染灶。

维持性血液透析患者在透析前往往已存在营养不良,进行血液透析后,营养不良则更为明显,其中老年患者更为突出。患者由于对透析不耐受导致透析不充分,伴有糖尿病、胃肠道等慢性病,或使用某些药物引起不良反应导致患者厌食,蛋白质摄入不足;特别是透析不充分、微炎症状态、透析过程中各种营养物质的丢失及透析的不良反应等,这些都是引起营养不良的主要原因。长期的营养不良会使机体的免疫力降低,引起呼吸系统、泌尿系统的感染率上升。维持性血液透析的老年患者若由于上呼吸道感染诱发肺炎、高热,会使病情加重,使营养不良的状况变得更加严重,导致患者对血液透析不耐受,如此恶性循环,使患者死亡的危险性大为增加。

二、透析时机及血管通路的建立

对老年患者透析时机目前尚无一致看法,一般认为内生肌酐清除率<0.17 mL/(s·1.73 m²)[10.00 mL/(min·1.73 m²)],或血肌酐浓度>707.2 μmol/L 并有明显尿毒症症状(尤其有较明显的水、钠潴留,如明显水肿、高血压和充血性心力衰竭迹象),有较严重的电解质紊乱(如血钾>6.5 mmol/L),有较严重的代谢性酸中毒(CO_2CP≤6.84 mmol/L)者,均应开始透析。

慢性肾衰竭老年透析患者,在透析前4~6周应安排行动静脉内瘘吻合术,使动静脉内瘘有充分的成熟时间,如需紧急透析而动静脉内瘘未建立,可以通过建立临时血管通路进行透析,如经皮静脉插管或直接进行血管穿刺。

三、血液透析的特点

(一)透析器

老年患者因疾病的特殊性,在透析中极易引起低血压、抽搐等不适,应尽量安排超滤稳定、有可调钠功能的机型。伴有心功能不全、持续性低血压者,应避免选择大面积、高通量的透析器,一般使用面积为1.2 m²的透析器。

(二)血管通路

建立合适的血管通路是血液透析得以进行的前提,也是提供充分透析的必要条件。老年血透患者由于动脉粥样硬化、血管中层钙化、营养不良等因素,给自体动静脉内瘘的建立带来困难。常用的动静脉内瘘是在前臂进行桡动脉与头静脉的吻合。老年人由于桡动脉粥样硬化,造成桡动脉-头静脉瘘的失败率高达56%,老年患者特别是年龄>74岁者内瘘存活时间明显低于年轻者。

近期研究表明,老年人行直接的肘部内瘘(肱动脉合并行静脉吻合)优于任何其他形式的血管通路,早期失败率仅1.8%,而前臂瘘>20%,血管移植建立动静脉瘘为16.5%。当肘部瘘因流量不足而无法有效进行透析时,在相同血管通路改用移植血管建立动静脉内瘘可获得成功。

如果不能建立肘部自体动静脉内瘘,用同种移植静脉建立血管通路优于聚四氟乙烯人造血管,主要是并发症少,宿主血管的依从性好,技术容易等。最常见的并发症是血栓形成,常需要血管成形术或搭桥术。

部分老年透析患者无论自体或移植建立动静脉内瘘都有困难,可选用持久性双腔导管作为长期血管通路的有效补充形式。与普通双腔导管不同的是,持久性双腔导管长一些,柔韧性更好,对组织损害小,不易移动。此外,其在出皮肤处与穿刺点的平行距离至少有2 cm,且皮下有一涤纶扣,被组织生长包绕,有利于导管在皮下的固定,并设置了自然抗感染屏障,延长了导管的使用时间。由于持久性双腔导管作为血管通路可立即使用,无动静脉分流,对心脏的血流动力学影响小,加之不需要忍受每次透析时穿刺的痛苦,使一些慢性肾衰竭患者容易接受,特别是无法建立有效血管通路时。

(三)血流量

不伴有慢性病的老年患者,血流量根据其年龄、性别、体重控制在 200～250 mL/min;伴有心血管系统疾病、肺心病、持续性低血压者,血流量应控制在 150～180 mL/min。流量过快可加重患者的心脏负担,引起心律失常及心动过速等。

(四)透析液浓度

根据患者在透析中存在的不同问题调节钠浓度。对于高血压的患者,可适当调低钠浓度,一般控制在 138～142 mmol/L;对于低血压、在透析中易出现抽筋的患者,可适当调高钠浓度,一般控制在142～148 mmol/L。

(五)透析液温度

透析液温度一般控制在 36～37 ℃,对于持续性低血压的患者将透析液温度调到 35.5～36.5 ℃,因低温透析可使患者外周血管收缩,对血压有一定的调控作用。对发热患者也可适当降低透析液温度。对于血压正常或较高,但在透析中易引起抽搐的患者,可将透析液温度适当调高,控制在 37.0～37.5 ℃,以减少透析中肌肉抽搐的发生。

(六)超滤量

根据患者体重的增长情况设定超滤量。若患者透析期间体重的增长超过了干体重的 4%,则应根据患者以往的透析资料确定超滤量。一般超滤率控制在 500 mL 以内,并根据患者透析中的情况和透析结束前 1 小时的血压适当增减超滤量。

对个别水肿严重或伴有腹水、胸腔积液的患者,可以通过序贯透析来减缓透析对患者心血管系统造成的影响,促使水分排出。

(七)每周透析的次数和时间

年纪较大的患者,一般不能耐受长达 6 小时的透析,因此大都安排每周透析 3 次,每次4 小时。

四、护理

(一)一般护理

(1)病室环境应保持清洁,地面保持干燥,阳光充足,每天定时开窗通风,保持室内空气清新,保持室内温度在 18～20 ℃,湿度在 50%～60% 为宜。

(2)根据患者的病情及需求让其采取舒适的卧位,保持床单位清洁、干燥,床单位做到一人一用一更换。

(3)做好基础护理,满足患者的合理需求,对生活不能自理的患者,应帮助其进食和饮水。

(4)做好心理护理,仔细耐心地向患者及家属讲解关于血液透析的基础知识,让患者了解血液透析的意义及注意事项,消除患者紧张、恐惧的心理,使患者能配合治疗。生活上给予患者无微不至的关心,用温柔的言语、和蔼的微笑感染患者,对患者每一点微笑的进步都予以鼓励,使老年患者感受到医院的温暖,保持健康、乐观的心情,增强战胜疾病的信心和勇气。

(5)体重监测:老年患者的记忆力减退,往往在季节变换时由于衣物增减弄错自己的体重,护士应陪同患者测量体重,并做好详细记录,对透析期间体重增长过快的患者应提醒其注意控制饮食。

(6)透析前仔细询问患者有无出血倾向,合理选择抗凝剂;了解患者有无感染、发热,如有异常,先通知医师处理后再上机。根据患者体重增长情况及疾病的特点设定超滤模式、超滤量、血流量及透析液浓度等,给予患者个体化透析。

(7)加强永久性血管通路和临时性血管通路的护理:老年患者因某些慢性病,如糖尿病、肿瘤、慢性支气管炎等食欲下降,而分解代谢增加,消耗了体内蛋白质及脂肪的储备,引起营养不良,同时因尿毒症导致体内代谢和激素水平紊乱,故伤口不易愈合。老年患者大都伴有高血脂和肥胖,且疾病因素使患者血管条件较差,血管细、脆、易滑动,穿刺失败时易引起血肿,管壁修复较慢,这些给内瘘穿刺带来一定的难度。因此穿刺时应选择年资较长、技术较熟练的护士进行操作,有计划地选择动静脉内瘘穿刺点。老年人因精力不足、经济条件的限制、自身照顾不周而不能做好个人清洁卫生,容易引起动静脉内瘘感染。因此护士对其进行动静脉内瘘穿刺前应先做好皮肤清洁,观察有无血肿、内瘘是否通畅、周围皮肤是否完好;穿刺时应严格执行无菌操作技术,认真执行操作规程,防止并发症的发生。使用临时血管通路前,护士同样要做好皮肤的清洁消毒,观察伤口有无渗血、管道固定处有无缝线脱落、固定是否妥当。此外,还要做好患者动静脉内瘘及临时性血管通路的宣教工作,让其做好自我保护。

(8)给予吸氧:对伴有心肺疾病者,在透析开始时就可给予吸氧。

(9)保持呼吸道通畅:对于透析中出现恶心、呕吐者,应及时清理呼吸道,保持呼吸道通畅。

(10)透析过程中严格执行操作规程,避免发生不必要的医疗差错,造成患者身体上和心理上的痛苦。

(二)密切观察病情变化,做好记录

(1)在透析过程中加强观察:①穿刺处有无渗血;②管道安置是否妥当、有无扭曲或折叠;③透析机运转是否正常;④管路内血液的颜色是否正常;⑤血流量是否正常;⑥患者的血压、脉搏和体温情况。经常询问患者有无抽搐、头痛、头晕、胸闷等不适。有些老人对不良反应的敏感度较低,出现不适时不能及时告知医护人员,因此医护人员应通过对生命体征的密切观察,及早发现不良反应的早期征象,及时处理。

(2)在透析中,患者如需输血、输液,应严格掌握输液速度。为了使血液中的钾离子清除充分,输血应控制在透析结束前 2 小时结束;输液时根据不同的药物调节滴速,避免过快,一般控制在每分钟 30 滴为宜。用药时,密切观察患者有无输血反应、输液反应、药物变态反应等,以及用药后有何不适,如有异常应及时通知医师。

(3)透析结束后,对止血有困难的患者,应该帮助止血;告诉患者起床速度不要太快,避免发生直立性低血压;严密观察生命体征,待患者一切正常后才能护送出血液透析室。

(三)饮食护理

护士应关心患者透析期间的饮食、起居情况,加强与患者的沟通,讲解有关的营养知识,告诉患者饮食多元化的方法,把握机会和患者家属沟通,告知家庭支持的重要性。

对合并其他慢性病的老年患者,在饮食上要结合患者的不同情况,作出相应的调整。如患者伴有糖尿病,则应避免摄入含糖量过高的食物,主食以米、麦类碳水化合物为宜。

(四)并发症的护理

老年血液透析患者的急性并发症及远期并发症与常规透析患者的并发症基本相同,但由于疾病及年龄的特殊性,他们更易发生透析失衡综合征、心血管系统并发症、感染、营养不良、脑血管意外、肾性骨病及肿瘤等并发症。

1.透析失衡综合征

透析失衡综合征多见于首次进行血液透析的患者,指在透析过程中或透析后 24 小时内发生以神经系统症状为主的一系列综合征,如头痛、失眠、恶心、呕吐和血压升高等。初次血液透析的患者应缩短血液透析时间,以 3～4 小时为宜;血流量不易过快,一般控制在 150～180 mL/min。若患者在透析中出现上诉症状,在无糖尿病的情况下,可以静脉推注高渗糖水。

2.心血管系统并发症

心血管系统并发症是 60 岁以上的老年血液透析患者的常见并发症,也是最常见的致死原因之一。老年患者多患有缺血性心脏病、高血压和心脏传导系统疾病,导致心脏功能储备减弱;体外循环破坏了血流动力学的稳定性,增加了心脏的负担。透析中的低血压、体液及电解质的急剧变化、动静脉内瘘的形成均是构成老年血液透析患者心血管系统并发症的诱因。

(1)低血压:老年患者由于机体耐受力下降,多伴有心血管系统慢性病,在透析过程中极易发生低血压,应根据产生的原理认真分析,采取相应的防治措施。患者如在透析一开始就出现血压下降,可能与伴有心血管系统疾病或体外循环的建立、血流量过大致患者不能耐受有关。可通过减慢血流量、减慢超滤、增加预冲液量或使用新鲜血液预冲管道等减轻患者的不适,使患者顺利完成血液透析。如在透析过程中或透析结束前突然出现血压下降、打哈欠、恶心、呕吐、出冷汗、胸闷或伴有下肢肌肉痉挛,可能与患者透析间期体重增长过多,以致在透析时超滤量过多、速度过快有关,也可能是透析中进食过多所引起,应立即减慢血流量、减慢或停止超滤水分,补充生理盐水,待症状改善后继续透析。但要注重控制补液量,避免因补液过多造成透析结束后体内仍有过多水分潴留,诱发急性左心衰竭。对于在透析中经常出现低血压、抽搐的患者,通过适当调高透析液钠浓度能使患者顺利地完成透析治疗。做好饮食宣教工作,让患者知道因饮食控制不佳而导致透析过程中出现各种并发症的危险性,使患者自觉遵守饮食常规,同时告知患者在透析过程中避免过多进食。

(2)心绞痛:由于体外循环的建立,患者可出现暂时的冠状动脉供血不足,在透析过程中突然出现胸骨后疼痛、胸闷,心电图可见 ST 段压低、T 波平坦或倒置,应立即减慢血流量及超滤量,或停止超滤,吸氧,并通知医师,根据医嘱给予硝酸甘油舌下含服,待情况好转后继续透析。如症状不缓解,应立即停止透析治疗。

(3)心律失常:在透析过程中患者感觉心悸、胸闷,出现心动过速、心律不齐,严重者可以出现室性或房性心律失常,应立即减慢血流量及超滤量,或停止超滤,吸氧,针对病因给予抗心律失常的药物,严重者应停止透析治疗。

(4)高血压:多见于患者饮食上摄入过多钠、患者过于紧张、肾素依赖性高血压、透析液浓度过高、超滤不足、失衡综合征、降压药物被透出,药物因素如重组人红细胞生成素的使用等。加强宣教工作,使患者了解饮食控制的重要性,严格控制水、钠的摄入;每次透析都应完成透析处方;鼓励患者在透析期间按时服药,使高血压得到有效控制;或改变透析方式,如进行血液滤过治疗;检查透析液的浓度是否过高;对在透析中有严重高血压的患者可以使用药物加以控制。

(5)心力衰竭:患者突发呼吸困难、不能平卧、心率加快、血压升高,在排除高钾血症的情况下,可以先给患者行单纯超滤,然后改为血液透析,这样可以减轻心脏负担。给予患者半卧位,吸氧或必要时用 50%乙醇湿化给氧。积极控制贫血,平时注意充分超滤,及时拍胸片以了解心胸比例,特别在发热或患其他疾病后,应警惕因体重减轻引起的水分超滤不足,预防透析后未达到干体重而诱发心力衰竭。

3.感染

老年患者由于疾病及年龄因素,免疫力低下,加上营养不良,易发生感染性疾病,特别是呼吸系统、泌尿系统感染及结核。上呼吸道感染易并发肺炎,老年血液透析患者感染的发生率仅次于心血管并发症。因此,应鼓励患者平时注意饮食的合理均衡,进行适度的锻炼,注意在季节变换时及时增减衣物,防止上呼吸道感染。一旦发生感染应立即去医院就医,按时服药,使感染得到有效控制。同时,在透析过程中,应注意严格执行无菌操作技术,防止医源性感染。

4.营养不良

长期血液透析的老年患者大多合并其他慢性病,由于消化吸收能力减弱,对蛋白质的吸收和利用能力降低,更易发生营养不良。很多患者独居,不愿给儿女带来负担,因此缺乏照顾,因疾病因素使其精力有限,不能做到饮食的多元化;因饮食需要控制,故饮食单一乏味;或由于缺乏营养知识,蛋白质及能量摄入减少,这些都会导致营养不良。

5.脑血管意外

老年患者由于高血压、高血脂、脑动脉硬化的发生率较高,反复使用肝素后,在动脉硬化的基础上,更易发生脑出血。患者往往表现为持续头痛、无法解释的痴呆、神志的改变,严重的出现偏瘫、死亡。有些患者因脑动脉硬化、降压幅度过大,诱发脑循环障碍,形成脑血栓,引起脑梗死。

因此,对高血压患者应鼓励其在透析期间严格做好自身防护,定期测量血压,按时按量服药,严格控制水分摄入,注意劳逸结合,避免过度疲劳。同时,对严重高血压的患者,应避免短时间内降压幅度过大。对已出现脑血管意外的患者,应避免搬动,在透析中严格控制血流量及超滤量,严密观察生命体征。因病情需要进行无肝素透析的患者应注意血流量、静脉压、跨膜压的变化,防止体外凝血。

6.肿瘤

老年血液透析患者因其免疫功能低下,恶性肿瘤的发生率是正常人的 3～5 倍,且预后差。对于患有恶性肿瘤的患者,做好心理护理极为重要。在透析过程中更要给予无微不至的关怀,密切观察病情,尽量减少急性并发症的发生。

7.老年血液透析胃肠道出血

老年人消化道憩室、毛细血管扩张、癌症的发生率高于年轻人,因而胃肠道出血的发生率也增高。出血原因以出血性胃炎占首位,其次为毛细血管扩张,可发生在任何部位,常为多发性,确诊依靠内镜检查。结肠憩室穿孔的症状不典型,以低热和模糊的腹痛为初发症状,须提高警惕。

8.精神心理问题

首先,慢性病的存在导致了患者对治疗的依赖性,维持性血液透析患者则更多依赖医师、护士、透析机。其次是由于疾病自身产生的依赖性,他们不得不进行调整,改变生活方式,并寻求在新的水平上的平衡,这常常是不舒服的,并由此产生一系列心理问题。国内统计资料表明,老年透析患者常存在着焦虑和抑郁,常有一些模棱两可的感情和行为,特别是那些集体活动受阻而致功能损害,不得不依赖他人者。国内资料显示,老年血透患者抑郁、焦虑自评量表总分明显高于中青年组,血液透析患者情感障碍严重者,可影响康复及预后,更加严重的可造成血液透析治疗中并发症的发生率增多,使血液透析中不稳定因素增加,治疗的风险性加大。尤其应注意的是老年患者血液透析时高血压的发生率较高,Kennedy 发现抑郁症增加冠心病患者心源性猝死的危险性。有研究发现,抑郁症状患者在血液透析中心律失常的发生率明显增加,中青年患者出现抑郁症状时,虽然心律失常增加,但更多则表现为胃肠反应。

　　临床上绝大多数疾病背景下的抑郁未获得及时诊断和治疗,因此对患者抑郁症状发作的再认识已是临床上不可忽视的问题。老年血透患者抑郁症状的产生使临床医师面临更为复杂的医疗问题。两种疾病的并存和相互影响使得对躯体疾病治疗的难度增加。

　　患者在透析过程中出现不适时会紧张、焦虑,医护人员若能准确、快速、沉稳地做出处理,缓解患者的不适,既能减轻患者的痛苦,又能增加患者的信任感,提高患者在治疗过程中的依从性,改善患者的透析质量和生活质量。

　　随着血液透析技术的不断成熟、更新和发展,年龄不再是血液透析考虑的首要因素,但如何提高老年患者的透析质量和生活质量,仍然是学者继续探讨的话题。

（朱　芳）

参 考 文 献

［1］朱燕.儿科疾病护理与健康指导［M］.成都:四川科学技术出版社,2022.

［2］杨青,王国蓉.护理临床推理与决策［M］.成都:电子科学技术大学出版社,2022.

［3］张晓艳.临床护理技术与实践［M］.成都:四川科学技术出版社,2022.

［4］任丽,孙守艳,薛丽.常见疾病护理技术与实践研究［M］.西安:陕西科学技术出版社有限责任公司,2022.

［5］李艳.临床常见病护理精要［M］.西安:陕西科学技术出版社,2022.

［6］于翠翠.实用护理学基础与各科护理实践［M］.北京:中国纺织出版社,2022.

［7］王芳,白志仙,赵蓉.肿瘤患者放疗护理指导手册［M］.昆明:云南科技出版社,2022.

［8］陈凌,杨满青,林丽霞.心血管疾病临床护理［M］.广州:广东科学技术出版社,2021.

［9］李庆印,张辰.心血管病护理手册［M］.北京:人民卫生出版社,2022.

［10］任秀英.临床疾病护理技术与护理精要［M］.北京:中国纺织出版社,2022.

［11］弓洁,邢朋,邵泽花.心血管疾病护理与技术［M］.成都:四川科学技术出版社,2022.

［12］张军.现代护理教育［M］.武汉:武汉大学出版社,2022.

［13］陈若冰,朱慧,安晓倩.内科护理［M］.北京:中国医药科技出版社,2022.

［14］杨方英,吴婉英,胡斌春.肿瘤护理专科实践［M］.北京:人民卫生出版社,2022.

［15］李佳.护理基础与疾病护理要点［M］.北京:中国纺织出版社,2022.

［16］石晶,张佳滨,王国力.临床实用专科护理［M］.北京:中国纺织出版社,2022.

［17］安旭姝,曲晓菊,郑秋华.实用护理理论与实践［M］.北京:化学工业出版社,2022.

［18］纪代红,王若雨.内科临床护理问答［M］.北京:科学出版社,2022.

［19］郭娟.护理基本技术［M］.北京:北京大学医学出版社,2022.

［20］董海静,朱婷婷,纪莉莎.新编实用护理与管理［M］.沈阳:辽宁科学技术出版社有限责任公司,2022.

［21］陈晓侠,赵静,张艳玲.临床实用护理基础［M］.沈阳:辽宁科学技术出版社有限责任公司,2022.

［22］张艳婷.临床康复护理实践［M］.沈阳:辽宁科学技术出版社有限责任公司,2022.

［23］高华鹤.常见疾病临床护理［M］.沈阳:辽宁科学技术出版社有限责任公司,2022.

［24］谢家兴.康复护理常规与技术［M］.北京:人民卫生出版社,2022.

［25］郑娜,郭静,杨雅景.实用重症护理技术［M］.北京:中国纺织出版社,2022.

[26] 刘莉华,王冬梅,张燕.护理综合实训[M].北京:中国医药科技出版社,2022.

[27] 于桂霞,陈明霞,张淑.现代临床护理与管理[M].沈阳:辽宁科学技术出版社有限责任公司,2022.

[28] 张俊英,王建华,宫素红,等.精编临床常见疾病护理[M].青岛:中国海洋大学出版社,2021.

[29] 李密密,杨晓冉,刘东胜,等.现代常见病临床护理[M].青岛:中国海洋大学出版社,2022.

[30] 李丛言,徐淑爽,刘金凤,等.临床常见疾病诊治与护理[M].西安:西安交通大学出版社,2022.

[31] 周小娅,张瑜,臧小琴.新编重症护理理论与实务[M].兰州:兰州大学出版社,2022.

[32] 顾宇丹.现代临床专科护理精要[M].开封:河南大学出版社,2022.

[33] 付艳枝,席祖洋,许璐.肿瘤内科治疗护理手册[M].北京:科学出版社,2022.

[34] 李绮薇,刘悦新.妇产科临床护理手册[M].广州:中山大学出版社,2022.

[35] 王秀萍.临床内科疾病诊治与护理[M].西安:西安交通大学出版社,2022.

[36] 陈晓珊,吴淑燕,沈丽月.急性脑卒中吞咽障碍患者早期康复护理的效果观察[J].中国卫生标准管理,2022,13(4):172-176.

[37] 丁杏,赵小玉.成都市社区脑卒中患者自我护理能力与护理需求的调查研究[J].护士进修杂志,2022,37(5):424-429.

[38] 邓俊,李晶,陶珍晖,等.应用循证护理持续改善护理质量[J].中国卫生质量管理,2022,29(1):63-65.

[39] 成红.风险管理在产房护理管理中的应用研究[J].中国社区医师,2022,38(18):153-155.

[40] 汤月华,岳定雄,陈丽萍.探讨绩效考核在护理人员管理中的应用[J].中国卫生产业,2022,19(13):47-50.